STRONG
MEDICINE

強壯靈藥

全方位重整生理機能、延長強壯顛峰的個人健身計畫

How to Conquer Chronic Disease
and Achieve Your Full Genetic Potential

Christopher G. Hardy — Marty Gallagher
克里斯多夫・哈迪 — 馬蒂・加拉格爾

范瑋倫——譯

U0009720

目次

第一階段 基礎訓練

BASIC TRAINING｜訓練 1

疾病與健康的核心主題

BASIC TRAINING｜訓練 2

認識營養與代謝

從最基本的改變生活方式開始，健康活到老

吳肇基

骨科專科醫師

粉絲專頁「大夫訓練」編輯

　　自古以來，人們總是不斷的在追尋長壽的方法，隨著醫學進步，人類的壽命大幅增加，但是壽命雖然增加了，健康狀況反而每況愈下，常常老來各種慢性疾病纏身，反而怨嘆為何如此長壽。所以活得多久很重要，但是活得多好更重要，要有健康的身體和良好的生活品質，靠的並不是神奇的養生保健方法，而是從最基本的改變生活方式開始，包括壓力、飲食、和身體活動。這本書就是由這些面向來告訴讀者們，如何能夠健康的生活到老。

　　壽命長短和罹患某些疾病，很大一部分是由先天的基因所決定，也就是一般俗稱的體質。經常聽到有人會抱怨，明明是類似的生活方式，為什麼我就是比別人老得快，為什麼我就是比別人容易生病，為什麼我就是比別人容易受傷。但是不要因此就心灰意冷，後天的環境會影響基因是否表現，以及基因表現的程度，這就是「表觀遺傳學」，也就是我們所能夠努力的部分。也許你先天帶有某種疾病的基因，但是靠著維持良好的生活方式，也許就不會發病，或是發病的症狀也比較輕微。

　　慢性發炎和氧化壓力，是造成老化和許多慢性疾病的主要原因，包括肥胖、胰島素阻抗、糖尿病、心血管疾病等等。要減少慢性發炎和氧化壓力，首先要避免累積過度的壓力，也就是交感神經所主導的「戰或逃」反應。訓練的適應有專一性，但是日常生活中所有的壓力都是壓力，適度的壓力有助於向上適應，可是過度的壓力反而會造成傷害。隨著向上適應，自然會增加對於壓力的容忍度，也

就是加大了你的壓力杯，減少壓力所可能造成的身體危害。

　　肥胖會嚴重的影響到身體健康，體內過量的脂肪堆積會產生慢性發炎和氧化壓力。而肥胖又和飲食密不可分，尤其是現代社會充滿了各種過度加工的高熱量低營養食物。想要減重的飲食控制不只是限制熱量攝取，過度的熱量赤字雖然可以短期看到明顯的減重效果，但是往往也會造成過大的心理壓力和快速復胖。健康飲食更重要的是多元均衡、原型少加工和適當熱量，而書中所強調的無麩質、有機、放養、草飼等等條件的食物，有餘力可嘗試看看，不過台灣的慣行農牧產品普遍品質良好，可以不必拘泥。

　　飲食對於肥胖和慢性疾病的影響，有時並不是來自於飲食本身，而是身體活動無法對應於飲食方式。靜態生活讓身體活動大幅減少，但是足夠的身體活動和良好的能量代謝能力是對抗慢性發炎和氧化壓力最好的方式，也是減緩老化和避免慢性疾病最好的方法。高強度間歇訓練因為省時有效，而日益受到大眾的關注和喜愛，但是除了短時間的熱血運動，更重要的是打破靜態生活，增加日常的身體活動。

　　隨著老化所導致的肌肉萎縮和肌力減退，會讓身體活動不足的問題雪上加霜，所以要能夠增加身體的活動能力，阻力訓練是首選。書中介紹了幾種阻力訓練的方式，以大肌群、多關節的自由重量訓練為主，可惜限於篇幅，內容極為精簡，讀者們若想要再大幅增加改善健康的效益，可以延伸閱讀其他的專門書籍，再深入探索阻力訓練的世界，實際練下去，收穫將會更加直接且明顯。

　　《強壯靈藥》是一本讓第一線醫者很有共鳴的健康書。兩位作者為了解決現代健康問題，貢獻出自己的真本事。書中針對現代人必須具備的健康常識和原理，做了更廣也更深一層的推展，難懂的原理也解說得十分生動到位。雖然書中討論的主題又多又廣，但對健康概念有疑惑或深受慢性疾病困擾的一般人或訓練者，相信本書能帶給你不少領悟。而書中所提出的生活改善法，也相當安全、適用性廣又有效率，值得大家身體力行。

　　同樣身為一位醫者、訓練者和寫作者，我贊同兩位作者的主張，也同樣呼籲：要擁有健康的身體沒有捷徑，就是靠自己的願力和努力一步步從生活方式修改調整，找出自己的健康模式，持之以恆實踐吃對、睡足、練好，才是貨真價實、無以取代的高品質恆彩人生。

榮譽・勇氣・承諾

克雷格・索恩（Craig D. Thorne）

醫學博士、公共衛生碩士暨企業管理碩士、內科及預防醫學專家
約翰霍普金斯大學彭博公共衛生學院臨床助理教授

　　榮譽、勇氣和承諾，是美國海軍堅不可摧的原則。自美國獨立戰爭開始，這個價值觀也引領著堅強的海軍男女健兒應付所有挑戰，從一開始幾艘小船，直至今日成長爲強大的艦隊，具有全球性的影響力。

　　許多注重健康的健身愛好者很有使命感，會投入時間和精力教導大眾強健身心的運動和生活習慣，但鮮少有人能融合現有科學理論和個人實戰經驗，將營養、運動和心理健康融會貫通成一份完整攻略，從身體與心理雙向徹底改善健康，而本書的兩位作者十分難能可貴，綜合上述的科學和經驗，寫成了這本書。

　　這本書的「醫生作者」克里斯・哈迪（Chris Hardy）曾擔任海軍醫官將近十年的時間，迄今他仍在日常生活中堅持分享有關營養、肌力與體能訓練方面的專業知識。他除了具備預防與綜合醫學專業，並於公共衛生方面卓有成就外，還是位經過認證的肌力與體能訓練專家。

　　而「教練作者」馬蒂・加拉格爾（Marty Gallagher）從事菁英級體育運動已有 50 多年資歷。1967 年，他年僅 17 歲，就在奧林匹克舉重運動中奪得生涯第一座全美冠軍，同時締造個人第一項全國紀錄。2013 年 5 月，加拉格爾以 64 歲之齡，在健力賽事中締造了另一項個人全國紀錄。馬蒂不僅是成就非凡的運動員、教練和作家，還是「成功熟年」（Successful Aging）的最佳代言人，他的身體與心理強健程度，甚至勝過許多比他小上 40 歲的人。

　　克里斯和馬蒂在本書中結合了科學和實務經驗，並採用現代軍隊的行動架構，規劃出令人信服的訓練模式，讓一般人也能改變原本不良的生活方式，並且成功地維持良好的生活習慣。

日常生活中，我們的身心健康受到許多威脅。想像一下這些威脅如同緊追在後的天敵：在緊張環境中要使命必達的工作壓力、在交通壅塞的環境中通勤、因加工食品而營養不良或營養過剩、整體消費環境需求帶來財務壓力，甚至努力想放鬆一下緩解焦慮，都成了一種壓力，這些例子多到不勝枚舉。隨著肥胖、糖尿病、高血壓、心臟病、癌症等等致命慢性疾病的罹患率不斷攀升，加上不健康的現代生活型態，使得人們更加關心如何促進健康，扭轉劣勢。前面提到的問題雖然有些是社會變化的結果，但更多是因為個人選擇和不良習慣所造成，日積月累導致身心健康嚴重破壞，也讓我們失去了活得長壽、健康且美好的機會。

但是身體蘊藏許多潛能，若充分發揮，就能改變致病因子及不良環境影響，減緩慢性病的發生及失能。在這個訊息大爆炸的年代，教人健康生活的指南不計其數，流行的健康飲食和健身課程也比比皆是。克里斯和馬蒂幫我們解決了資訊過載的問題，以「了解敵人」這樣友善使用者的傳達方式，提供我們以資訊、實證為基礎的良好習慣及行動建議，引導大家以可行方式持續改善身體健康。

當你閱讀本書，請思考這些話：

榮譽

「我懷揣著信仰和忠誠……」這句話對海軍來說，意味著不分軍人或百姓，與人來往都懷揣忠誠、實事求是。身為軍人也要勇於創新，承擔己任，謹守並超越一己之責，同時牢記自己能為同胞服務的殊榮。在本書中，作者根據科學文獻和近期研究，提供了一系列深入淺出的建議，使讀者能用正確的資訊來實踐並改善自己的生活。

勇氣

「我將支持與捍衛……」代表要有克服困難完成任務的勇氣，同時也代表軍人會謹慎有效率地運用所得資源。改變固有生活方式令人卻步。這本書不僅提供了預防疾病和促進健康所需的知識，也同時為生理和心態的轉變提供一份指引，幫助我們找到內在的勇氣去改變，為自己設計新的好習慣。

承諾

「我會遵行……」這代表關心自己和他人的安全、專業、身心健康，而且努力積極地追求改變，不斷進步。給自己一個承諾，仔細地閱讀本書，不要草率翻閱或跳過任何章節，也不要輕易拒絕採用書中給予的專業建議。

現在開始花點時間，像我一樣好好的讀這本書，從**基礎訓練**開始，然後了解身體的敵人，接著去了解書裡所有實用的計畫，到了本書的末尾，就是新生活的開始，用學到的知識去評估，並為自己量身打造個人專屬**作戰計畫**。書中講解的理論每一個都有科學實據，而且以簡單易懂的方式呈現，包含各種醫學小記、重要關鍵、教練的叮嚀和食譜……然後統合書裡的資訊來實踐你的生活，保證你絕對不會後悔！

克雷格・索恩，2014 年寫於華盛頓特區

美國第一線
公衛專家、醫師
肌力體能教練、物理治療師
挺身推薦

　　克里斯‧哈迪和馬蒂‧加拉格爾所著的《強壯靈藥》是一本研究詳盡、文字清晰且實用的指南，能幫助大家改善健康。改善健康和治療疾病本質上截然不同，這本書說的是全民健康照護的未來，要大家自己負起責任學習基本知識，透過改善飲食，加上運動、睡眠和正念促進健康。如果想求快立馬見效，那麼這本書不適合你。若能體認世上沒有一蹴可及的神奇方法，那請你閱讀並相信本書內容，書中資訊準確切要，方案易於理解且可行。

—— 派屈克‧羅斯（Patrick Roth）

醫學博士、哈肯薩克大學醫學中心神經外科長、神經外科住院醫師訓練總召

　　在過去的 40-50 年間，慢性病激增對世界各個富庶社會造成影響。多數人比過去更胖、更不健康。在這本令人驚豔的新書裡，醫生哈迪與健身教練加拉格爾互相搭配，帶我們深入了解這些狀況發生的原因，並且一步步的解說對策。他們用易於理解的方式，對近期科學研究作完整回顧說明。他們的對策是以綜合性的「作戰計畫」的形式呈現，包含清楚而詳細的健身計畫以及精巧的營養建議，兩者綜合運用能使身體變得更健康、更強壯、更健美。最重要的是，它還說提供了評估健康是否真正改善的最佳方法。

　　對於如此廣博的主題，我想這已經是我所見過最全面、最易讀的書，它所提供的營養和健身菜單，背後都有完整的解說與根據。對於一些新穎的研究，或許有人會覺有待討論，但書中都是如實呈現，留給讀者評估的空間。現今公衛組織雖然十分努力卻沒什麼效果，但反觀這本書，裡頭有著許多令人振奮的新觀點，它有可能成為減少慢性病的契機。

—— 彼得‧古杰斯博士（Peter Gootjes），紐西蘭公共衛生及醫學專家

《強壯靈藥》令人讚嘆。如果你想將自己的營養和健身素養提升到菁英等級、勝過 99.9% 的健身教練，那這本書適合你。所有的知識都在裡面：遺傳學、腸道菌、最先進的生物壓力研究、分子營養……更棒的是，本書運用圖表、關鍵點、照片和示意圖，把這些進階科學理論解釋得如此清楚明白，要看不懂幾乎不可能。這本書已經成爲這個領域裡無法超越的經典，向哈迪醫師和馬蒂致敬！

— 保羅‧韋德（Paul Wade），《囚徒健身》系列作者

審視現今社會那令人憂心的健康狀態與保健素養不足的情形，《強壯靈藥》正是醫生應該開的處方。克里斯和馬蒂一起爲讀者提供了全方位可靠的健康資訊，無論是遺傳學的影響、生物標誌、正確的健身、睡眠的重要性和營養資訊等內容，都囊括在本書之中。該是用知識讓社會復元、加強的時候了，讓公民懂得「爲什麼」，而不是讓他們在一無所知之下不斷被各種潮流牽著鼻子走。任何認眞看待健康的人，書架上都該有一本《強壯靈藥》，感謝克里斯和馬蒂寫了這麼好的一本書。

— 邁克‧戴維斯（Mike Davis），臨床物理治療博士

《強壯靈藥》是珍貴的寶石，是任何追求健康者的必備品。克里斯和馬蒂合寫了一本非常詳盡又易於理解的百科全書，教人們如何把健康、健身與遺傳潛能發揮到極限。處於在這個前所未有的不健康的時代，何時吃、如何吃、怎樣健身？種種問題都讓人困惑，而這是本可以讓人重新控制生活的新聖經。爲什麼我說是控制？因爲這是本踏踏實實由內到外的保健書。沒有時尚、沒有噱頭、沒有「節食計畫」，只有如何達到眞正健康、健美的知識。如果沒有健康，生活就不會有樂趣。這本書是所有健身愛好者、保健從業人員與健身教練的必備資源。

— 札克‧伊凡奈許（Zach Even-esh）
《The Encyclopedia of Underground Strength and Conditioning》作者

《強壯靈藥》是近期出版關於健康和健身內容最詳實的書籍之一，不僅解說人體生物化學與保健的基本原理，也將這些知識轉化爲實用的「強效生活習慣」，寫得很好並且有科學論據。本書在壓力反應、營養、心理與生理調節等方面鉅細彌遺，提出了重要且新興的概念，有些甚至是討論中新概念還未定論。強烈推薦給對希望能在現在世界裡活得更好的人。

— 歐利‧霍夫梅克勒（Ori Hofmekler），《The Warrior Diet》作者

克里斯‧哈迪醫師和傳奇人物馬蒂‧加拉格爾的《強壯靈藥》，是對死亡這場不對稱戰爭的宣戰。作者的武器是知識，以圖文並茂易於理解的形式，巧妙地將知識傳遞給讀者。這是本資訊豐富的手冊，不論是健身門外漢還是經驗老道的醫生，都能找到所需的知識。

　　無論讀者背景如何，即使是沒有任何醫學背景、白髮蒼蒼的長者，《強壯靈藥》都能讓人簡單的了解關鍵概念，例如「毒物興奮效應劑量」。哈迪醫師深入解說揭秘飲食、營養、生物化學、腸道變化、慢性壓力與疾病的關連，然後將交由加拉格爾接力，以五大基本健身動作為基礎設計健身菜單。加拉格爾以精美的照片和清晰的圖表說明了每個動作要點，設計對抗身體脆弱與老化的完美計畫，而且易於實行。作為一名醫療從業人員和體適能教練，這是一本我打算一讀再讀的書。

　　—— 鄭馬克（Mark Cheng）博士，認證針灸師、《Black Belt Magazine》特約編輯

　　當加拉格爾完成這本書的初稿時，我很榮幸與他在一起，當時我飛奔回家看了書以後，才發現我的基礎動作訓練需要從零開始。書中有深入見解，以及我讀過對「藥食同源」這個概念最清楚的解釋，了解這些你就有了改善生活的一帖猛藥。這是本了不起的書，非常值得花時間閱讀和「消化」它。

　　—— 丹‧約翰（Dan John），世界名教練、《健身，也健心》作者

　　《強壯靈藥》呈現了現今保健領域的發展與轉變。我們不能把健壯置於健康之上，有了健康才有健壯的可能；但反過來看，維持健壯又能有益健康。這本書的重點是：用追求健壯外表同樣的心力去促進健康，那麼最後兩者都能兼得。

　　—— 格雷‧庫克（Gray Cook）
　　物理治療師、世界名教練、功能性動作檢測（FMS）共同創始人

幫助你找回健康的全面性指南

說句實話，大多數購買節食和健身書籍的人，都是爲了要擁有更好身材。想改變自己身形體格的念頭，給了我們健身和節食的動機。總而言之，我們並不滿意自己的外表和狀態。人天生就希望自己內外都迷人，求偶、繁殖，然後延續種族。我們要理解這種潛在的自然需求，改善自我的渴望是與生俱來，並非源自於虛榮感。這種求偶和繁殖的原始動力，支撐著如今成長到數十億美元規模的節食和「減重」產業。

有人每年花大把的鈔票在那些困難且虛無的節食和運動計畫上。**事實上，所有節食都有效，但最終也都會失敗**。甚至還有人發明了巧克力棒減肥法，限制熱量但每天只吃巧克力棒，而最後也眞的瘦了。控制熱量的確能讓體重在短期內減少，但不論何種節食妙方，最後都免不了失敗。節食者就是會復胖，而且還更胖。減重產業就盼著節食減肥又復胖，無限循環才能生意興隆。

運動減肥也好不到哪裡去。每個人都想追上最新的「訓練營式高強度」運動課程。要不了幾個月就弄到運動傷害、透支倦怠，接下來這些一窩蜂訓練者又會另闢蹊徑，再找別的體適能大師幫他們健身塑形，實現夢想中能去海灘時秀一波的好身材。

眞正令人「不願面對的眞相」是，只有長期改變包括飲食和運動習慣在內的生活方式，才能眞正改造你的身形狀態，並歷久不衰。我們會告訴你如何在不犧牲口腹之慾的情況下達到想要的體態目標，也會教你如何打造強健又苗條的身體和良好的生理基礎，讓你達到健身目標，並減緩身體老化衰退。

所有改善身體的方法都在這本書裡，但我們還有一個更高的目的。

「門戶」樂團主唱吉姆·莫里森（Jim Morrison）曾說：「人最終都難免一死。」的確，生命的每一天都是寶貴的禮物。生活的品質如何，我們過的究竟是怎麼樣的日子，這才是最重要的。許多人因慢性病而早逝，失去了生命中無可取代的黃

金歲月，也有許多人晚年生活在身心極度虛弱的狀態之中。慢性疾病正在以驚人的速度蔓延。

對某些人來說，這本書用軍事戰鬥的形式呈現有點過頭，但在我們看來，要對抗現今的情況就得如此。毫無疑問，地球上每年死於慢性病的人數，遠遠多過兩次世界大戰的整體傷亡人數。糖尿病、高血壓、心臟病、神經退化性疾病（阿茲海默症）、癌症和肥胖症等等疾病是現代人真正的致命大敵，確實應該擬定作戰計畫了。

這些疾病雖不像炸彈和子彈那樣讓人一擊斃命，但同樣致人於死地。這些陰險的殺手嚴重摧殘我們的身心健康，我們有許多朋友家人也都受到這些殺手所害。糖尿病或阿茲海默症這種神經性退化疾病，甚至讓我們所愛的人變得不再是原來的他們。

不能再逃避，別再忙著刷手機，就抬起頭來那麼一分鐘，我們必須起身行動，從自我滿足中覺醒。長期保持基於科學原理原則的良好生活習慣，才是真正抵抗慢性病盛行的唯一途徑，同時也能實現我們對身體審美的渴求。

要讓良好的新生活方式能長久維持下去，你必須了解這些新改變是基於怎樣的理論。書中會解釋我們建議的新生活方式所根據的理論及科學基礎。如果不花時間解釋為什麼這麼做，那我們就與那些只要你跟著做卻完全不加以解釋的課程沒什麼兩樣了。如果你只想跟風，不願意去了解背後的原理，那注定要被層出不窮的減肥大師牽著鼻子走，不明就理地試過一種又一種的節食法，想不通為什麼會總是失敗。

我們會提供能讓你進步的方法和策略。勇於嘗試並按照我們的戰術去做的人，執行 1 週就能感到健康有改善，到第 2 週結束時，你能看到身體外觀明顯變化。1 個月後，身邊的親友都能看出你有「不可思議的改變」。只要 90 天，3 個月內，你會經歷生理與外表上徹徹底底的轉變，不需要任何嚴酷的訓練或極端飲食控制。

這本書提供了一個**原則性框架**，讓一般人也可以在家進行。《強壯靈藥》是一個指引，引導有健康狀況的人改善問題、持續提升健康，達到身心健全（wellness）和健壯（fitness）的狀態。考慮到每個人都有不同的需求，所以我們在計畫裡留有一定程度的彈性。這麼做是有原因的。我們所給的是一份原則性的計畫，希望讀者嘗試後，能根據實際需求個人化。

《強壯靈藥》提供你自我評估並建立個人計畫，這份計畫會幫助你找回久違

的健康狀態。你手裡拿著的是一份改善健康的指南，但你必須確實去用。一旦理解書中概念，並懂得如何選擇正確生活方式，就扛得住自己的健康大任。不需要怪罪誰，就讓我們主導自己的選擇和行動，爲自己負起責任。

致所有決心改革的讀者，我們只要求你一件事：燃起強烈的革新欲望。要改變我們的身體，就得先改變我們的思想。如此一來，你每個遙不可及的健康和健壯理想，都會變得觸手可及。

沒有捷徑……

賦予你重掌健康主導權的能力

作者——克里斯·哈迪醫師

美國社會正面臨著銀行破產、人民崩潰的危機，「我等民眾」在這場危機中，身體不健全、不健康，心理也不快樂，脆弱多病。明明可以預防的慢性疾病，持續失控地飛速增長。平心而論，這場土石流般的危機，最後可能眞會導致我們經濟破產。我們要看清這個現實：

• 1965 年，美國醫療保健開支占國內生產總值（GDP）的 5%。也就是說，此期間每賺 1 美元，只需要花 5 美分在醫療保健上。

• 到 2010 年，這個數字成長到了 17%。

• 2030 年，美國將花費 GDP 的 25% 用於醫療保健費用。這等於每賺 1 美元，就有 25 美分要用於醫療。

• 美國醫療保健系統世界排名第 37，但在人均醫療保健上的支出，比世界上其他國家都多。

我們持續在醫療保健上投資，擁有世界上最先進的醫療儀器和技術。但在那些讓人身體和金錢都付出沉重代價的疾病面前，仍是慘遭挫敗。**大部分醫療保健費用都花在治療可預防的慢性疾病：諸如肥胖症、糖尿病和心臟病。**癌症會折磨人並消耗大量資源，但許多癌症其實可以預防。公共衛生分析師給出種種原因，解釋爲何花在這些疾病上的錢越來越多，也預測到未來人口高齡化、醫藥和檢測花費將持續增加，以及醫療服務效率會因此下降。看來眾多醫藥衛生人員已經放棄了預防這些疾病的念頭。

治療糖尿病、肥胖症和心臟病的成本很高，但在大多數情況下，我們不應該長期處理這些疾病。這些疾病可以預防，而且在大多數的情況下也可以逆轉。並不是因爲我們不想去預防。公共衛生領域裡充滿了許多才華橫溢又敬業的人，他們每天都在努力預防疾病發生、改善公共衛生。每年有數十億美元花在推動公共衛生，但這些運動通常還沒開始就注定失敗。這就引出了一個問題：爲什麼我們會不斷失敗？這當然不是因爲經費不足或不夠努力。儘管我們在公共衛生上已經花費心力，但爲何這些可預防的慢性疾病罹患率卻仍然不斷升高？這個問題在邏輯上有 4 個可能的答案。

1. 這些預防疾病的資訊和建議不正確

許多資訊看起來合理，但其中不少在理論基礎上有著重大疑慮，而且還是根據一些已經過時科學研究，這類資訊的數量多得令人無法接受。

2. 傳達方式不良也沒有效果

公共衛生主管機關很少能本著科學基礎，將關鍵資訊以簡單易懂的方式，向人們解釋「爲何」需要遵循這些指引，他們常低估民眾的理解程度。問題不在於公眾無法掌握醫學概念，而是主管機關和學界無法有效地傳達這些概念，不能因爲公衛傳達上的缺失而責怪大眾。

3. 相互矛盾的資訊讓人疑惑

坊間充斥著大量不合邏輯的資訊，這些資訊往往來自所謂的「權威」，然後藉由主流媒體（網路和新聞媒體等）進一步渲染。

4. 人們不願意改變

要遏阻這些可預防的慢性疾病，往往要從改變生活方式做起，而這是許多人不太願意去做的。簡單講，許多人就是沉迷於某些物質、食物、生活方式和習慣，才造成了自己的慢性病。

本書的核心精髓就是教你識別並**有效傳達**那些可預防的潛在成因。然後提供資訊及實用的解決方案，賦予讀者主導的能力。這樣培力授能（empowerment）並進而產生自我效能（self-efficacy）至關重要，我們不能只坐等公衛界傳遞健康資訊。

教導呢？

美國醫療保健體系正在十字路口徘徊。因為系統失靈導致的經濟考量，看診時間短到只有 15 分鐘成為常態，醫生根本沒有足夠的時間針對不同個體需求，提供詳細的衛生教育。「醫生」（doctor）這個詞來自拉丁文 docere，意思是「教導」，不過大多數近期看過醫生的人可能都有同樣的感覺，現在很少有醫生會對患者提供衛教。醫生多數時間都花在開藥，而不是真正去引導、治癒患者，更不用說就預防的角度提供任何個人化的衛生教育。不過，就算有時間好了，大多數醫生真的受過訓練知道如何傳授這種預防衛教嗎？

首要原則：不傷害

大眾相信自己的醫護人員所給出的意見和建議，可惜多數醫護人員根本不具備營養和運動的科學專業，就提供了自己的建議。諷刺的是，醫生養成過程中，幾乎沒花什麼時間在運動科學和營養，大部分時間都花在學醫藥。可惜慢性病無法用藥治癒，只能控制。而改變生活方式，例如適度的營養控制與運動，確實可以治癒許多慢性疾病。為什麼醫生的養成過程中，沒有著重學習這些呢？

太多的醫生被大眾供在神壇上，成為無所不知的神威。這顯然沒有道理可言，尤其是談到運動和營養專業時。我有不少同事只是單純把他們聽來的關於營養和運動的知識，複製貼上轉給他們的患者。他們並沒有像在醫學院修習醫藥專業那樣，從基礎去徹底了解這些學科。還有，許多醫生早已忘記了在醫學院學到的生物化學、解剖學和生理學等基礎學科。如果我們要去推動疾病預防保健並促進健康，身為專業人員就有義務從頭由基礎科學開始學習。醫生們要以「第一原理」為本，批判性地去審視當前所謂傳統的健康指引。在這方面懂得以科學為本，針對保健實踐工作能有批判性思考的醫生，確實是難能可貴。

也是你的錯……

另一方面，我們的社會也嚴重缺乏基礎科學素養。我不認為人們對人體基本常識不足能夠當作藉口。我認識不少對棒球、足球各種數據鉅細靡遺了然於胸的人，他們也沒有成為職業運動員。再說到汽車引擎的基本常識，知道的人又更多了，那麼回頭說到認識身體如何運作，難道就會超出常人理解範圍？我想不是。我們都**需要**了解身體的基本運作，才能為自己的生活方式和疾病預防選擇正確的策略，不然要如何幫自己的健康把關？

預防工作的開端

　　雖然人人都有不同的目標和需求，但我們都是人類，所以都適用生物化學和生理學。我們會告訴你如何使用這些最根本適用於每一個人的「指導原則」架構，而這個架構內還能納入最新的科學研究結果。只要架構論據夠紮實，以此為本配合新的科學發現來作局部調整就不難，即使需要與時俱進修改這個架構也完全沒有問題，我們的指引原本就建立在堅若磐石的科學基礎上。

　　這不是一本教人快速減肥的書，而是透過持續運用書中的原則和戰術，為你的身體帶來深遠的轉變。我們追求的是能長久維持的健康，而不是速成的變化。我們的目標是培養讀者的能力，使大家都能在這場與慢性病的大戰之中，贏得真正健康且健壯的身體。

克里斯・哈迪（Chris Hardy），2014 年寫於西北太平洋某處

改善身體機能
作者二——馬蒂・加拉格爾教練

　　在歐洲黑暗時代（Dark Age），因各路專業人士聚集在一起切磋業內竅門，而有了基爾特（guild，專指以同業互助合作為宗旨的西方中世紀職業行會）的興起。這些人沒有私心、沒有保留，而是相互為了理想，交流彼此所知，提升共同專業知識水準。水漲，所以船升高，大家都受益，行會形成與運作促使技術水準提高。

我們這個基爾特聚集的是一群志同道合的人，大家有一個共同的理想：找到療癒、排毒、打造並雕塑人體的最佳方法，同時加強所有運動和健康特性。敝人所學一點淺薄的專業知識，是在打造強健體魄並改善身體運作。我的工作是訓練世界級肌力運動員與頂尖特種部隊軍人，而我的職責是讓世界級超越世界級。

基爾特裡兩位不可取代的核心成員分別是醫生和教練，我們兩人不但有志一同，也都希望分享實際有效的技術、策略、戰術和理念。克里斯和我兩人加起來有 70 年的經驗，雖然各自在不同的領域裡工作，卻自然而然被想要改善健康的那股引力吸引在一起。我們想追求真正具體客觀的明顯改善，不是自我感覺良好的進步。醫學和高階競技運動乍看之下像是兩個平行的宇宙，最終交會在一起。我們見面交換了心得，從彼此的世界學到的知識，讓我們兩人都茅塞頓開，從此教練成了更好的教練，醫生成了更好的醫生。

《強壯靈藥》是能讓人改頭換面的手冊，書中所說的方法都有科學根據，並且經過實證。本書是我們倆全力以赴所寫成。克里斯和我的創意相輔相成，使本書能清楚描述並制訂出可行的技巧與戰術，讓有心的讀者可以一眼理解並上手。而我們認為動力很重要。與其面對一個漠不關心的菁英運動員，我更願意幫助積極熱血想解決病態肥胖問題的一般人。積極充滿動力追求自身健康的人如果幸運讀到本書，改頭換面不是「有沒有可能」，而是「何時來臨」。

我們基爾特裡的成員都致力於提升生理上的進步，無一例外。發現哪個生理指標或類別，我們就會去想辦法改善或提升，這就是使命感。在世界級運動員和頂尖特種部隊菁英組成的圈子裡，成效是唯一圭臬，也是唯一能夠贏得回頭客的方法，而我們有不計其數的大量回頭客。我們這幫人在身體健康改造工程上有非常豐富的經驗。我們大量生產翻新過的人類，就像克萊斯勒生產知名的道奇毒蛇超跑一樣。這成果是我們在運動、飲食、心理學和數十年經驗的精湛結合。不過，這項由內行人所掌握的非傳統、反直覺策略，還只在頂尖運動員、特種菁英、傑出教練、創新科學家和醫療人員所組成的小圈子使用。

我們基爾特聯盟的成員都關心著一個恆久不變的核心問題：要如何改善身體機能和外表？只要有關健身和醫療這方面，節食、減肥、運動、保健等等的各種戰術、策略和方法，這些零零總總都是為了改善身體狀況。但關鍵問題在於：「如何能真正改善人體體能？」我們究竟如何能改善人類這副「血肉之軀」的外表和功能？

我們這個基爾特正是尖端科學與實證醫學的交點，同時融會了高階競技運

動、成果導向教練和菁英軍事訓練。我們結合這兩個領域的戰術，並把不好理解的理論重新處理，讓一般普羅大眾也能輕鬆上手。我們的挑戰是如何不損及每個指引的核心重點，而且能兼顧有效性的基礎上，還能達到讓一般大眾都能輕鬆運用的目標。而這個目標已然達成，本書闡述的多層次系統，讓不同健身階段的人都能運用。我們為有決心付諸行動的人，提供了一套計畫。我們的方法論與計畫有效，這點無庸置疑，因為這些策略現在就用在世界頂尖的運動員和特種部隊軍人身上。

修身保健之道真實存在，我們可以告訴你「該怎麼實踐」。我們能教你如何制定個人化的計畫，你只要先懂得一些科學和生物學基礎知識就能成功。我們會教你「整套流程」。在我們這裡，如果不先弄清楚科學、醫學和生物學，就沒有知識基礎，也就不能投入訓練、飲食和有趣的事情上。與其給你魚，我們寧願教你如何釣魚。

馬蒂・加拉格爾（Marty Gallagher），2014 年寫於美國賓州

INTRODUCTION

緒論

我們正在一場節節敗退的戰爭裡，而且輸得很慘。
這不是場國家或意識型態的戰爭，用的甚至不是子
彈炸彈而是醫藥，前線則是醫院和診所。這是一場
對抗慢性疾病的全球戰爭，世界上沒有地方不受波
及。敵人正全力猛攻，而前線正在崩潰。

儘管配備了最先進的技術和武器，但我們的精兵：醫療專業人員，似乎無法擊退、摧毀敵人。充其量也只能讓這個深藏不露的對手，減緩進攻的速度。投入戰爭的心力和資源越來越多卻仍節節敗退，局勢似乎毫無希望，這場戰爭正使我們瀕臨破產。

我們需要你的加入，成為阻止慢性病進攻最好的也是最後的希望。要在這場戰爭中成為戰將，就必須先接受良好訓練，我們會告訴你敵人是如何由內而外運作，你必須先了解敵人，才能精準戰鬥克敵制勝。這場大戰是由一場又一場的小型戰役組成，你不但是最後一道防線，而且會是最終勝利的關鍵。

拿出勇氣和努力，你將從訓練中脫穎而出，所有遺傳潛力也都會完全發揮在外形、體格和活力上，最終將為自己贏得良好的身心健康。加入這場抵抗戰吧，我們需要你。

第一階段：基礎訓練

我們的基礎訓練雖然不容易，但只要有動機、有決心，都能完成。基礎訓練重點在了解身體健康與發生疾病的主因，也就是營養學和新陳代謝科學的入門知識。我們會解說那些你可能還不太熟悉的概念。對本階段有基本的認知很重要，這樣才能為未來的對抗作好準備。這個階段的資訊比較多，需要多花點時間。如果第一次看還沒辦法完全掌握，也不需要著急，後續的內容會重複強調這些知識，我們也不會預期新兵能一夜之間變成老練的戰士。

在學習基本知識的同時，我們會同步解說防禦戰術，即使還沒有完全學會所有知識，也可以馬上運用一些戰術。完成基本知識訓練，就能接受進階訓練，深入了解敵人，進一步學習對抗慢性病和強化健康的策略。

第二階段：了解敵人

我們對健康的大敵十分了解。我們會整合軍事情報並分析他們的弱點。我們知道他們的防禦缺口，這些知識都會系統性地傳授給你。走到這階段你已不再一無所知，只是在帶領自己的部隊投入對抗之前，還是有很多東西要學習。你將學會防守戰術，並了解戰術背後的原理。我們的防禦戰術分金級戰術、銀級戰術、銅級戰術三個等級。黃金戰術對敵人有超強殺傷力，要盡早掌握，銀級和銅級的戰術也很有效，一旦使出來，就可以改善慢性病。

到了這個階段，加拉格爾教練會定期檢查。他是位大師級的教練，也是一名嚴格的教官，他會毫不修飾的點出殘酷眞相，但這就是我們需要時刻牢記於心的警鐘。學到了必要的克敵知識，就可以準備投入練習，將防禦戰術具體轉變爲進攻、毀滅慢性病的計畫。

第三階段：作戰計畫

我們將在第三階段制訂作戰計畫，這個計畫會從第一、二階段中學到的知識與策略醞釀而生。我們會教你如何量身訂制最適合自己的對策。

第三階段還有精簡且高效的體能訓練計畫，結合原創技巧和專業戰術，將鬆垮垮的身體，變成輪廓分明且強大的武器，一位戰無不勝的驍勇戰士。我們還設計了一個小節，教你測量方法來監測你的血肉之軀，了解內部運作成效，讓自己保持在正確的軌道上。

本書每單元的末尾都會附上參考文獻，提供書中「軍事情報」的科學來源和出處，方便你進一步深入閱讀和研究。這些參考資料是我們創造這個訓練系統的來源和科學基礎。本書談到的科學都是從基礎出發，如果想了解更多，可以看書中「深入研究」和「技術筆記」等等的補充資訊。

願意加入對抗慢性病戰爭的人，讓我們開始吧。我們是參戰的勝利者，不是受害者。**強壯靈藥**的基礎訓練等待各位。

疾病與健康的核心主題

本節要教你的是在上戰場前的戰爭規則。有些概念對你來說或許陌生，但在開始之前，先花一些時間在這裡很重要。如果你初次閱讀時沒有完全理解，請不要擔心，我們在後續也會不斷複習下列的五大核心主題。這五大主題是我們對抗慢性疾病的基礎，也是能使我們在健康和健身上發揮身體潛能的圭臬。

1. 發炎和氧化壓力反應
2. 基因和環境的關連
3. 毒物興奮效應
4. 壓力反應
5. 身體調適

我們會從第 1 個核心主題〈發炎和氧化壓力反應〉開始說明。發炎和氧化壓力反應是絕大多數可預防慢性疾病的潛在根源，了解這兩個狀況的機轉至關重要。我們開始吧！

核心主題 1：發炎和氧化壓力反應

發炎的 4 個主要特徵

1. 紅
2. 腫
3. 熱
4. 痛

發炎和氧化壓力反應是本書反覆出現的兩個重點，這兩個生理作用關乎生存，也是導致疾病的關鍵。

發炎

　　發炎反應是由免疫細胞所引起，對傷口癒合和對抗傳染病，都是絕對必要的生理反應。在急性損傷或感染期間，受影響的局部區域血流量增加，因而導致發紅和發熱。腫脹是體液與蛋白質從血管「滲出」到組織中的結果，疼痛是由於免疫細胞分泌了一種名為細胞激素（cytokines）的化學引信，刺激了神經末梢所引起。發炎過程可以持續數日，這是身體的「戰鬥」期間，身體會消滅入侵的傳染病和清除因受傷而受損的細胞。這就是急性發炎的基本過程。

　　人體發炎反應，以及伴隨而來的氧化壓力反應，都是由免疫系統產生。因此也是有必要多了解免疫系統的基礎知識。免疫系統極其複雜，在此我們將簡化免疫學概念，不會讓大家淹沒在細節裡。

認識免疫學

　　先天免疫系統（innate immune system）的細胞就像城堡門口的「守衛」，他們負責處理所有「看起來或行為可疑」的傢伙。實際上，這是身體和細菌、病毒或外來的蛋白質片段（protein fragments）的第一線交鋒。先天性免疫反應不是針對特定目標（抗原），而是對任何「外來物」一視同仁的保護性反應。樹突細胞（dendritic cells）或巨噬細胞（macrophages）等先天免疫細胞可以「擄獲」外來入侵者並摧毀他們，然後將入侵者的碎片展示出來，就像城牆掛著敵人頭顱一樣。其中一些守衛還會分泌稱為**細胞激素**（cytokines）的化學**發炎物質**。

　　後天免疫系統（adaptive immune system）的細胞比較像「刺客」，俗稱 T 細胞和 B 細胞。一旦遇到先天免疫系統的樹突狀細胞或巨噬細胞所捕獲的囚犯，他們就會後天性的「調整」自己，成為專門對付這種囚犯的完美刺客。刺客會辨視「囚犯」特有的蛋白質（抗原），用來鎖定目標。然後他們**自我複製**組建一支「刺客大軍」，消滅這種特定類型的入侵者。這些刺客大軍遍布全身，等著毀滅具有相同蛋白質（抗原）特徵的入侵者。這些刺客默默蟄伏著，在陰影中等待目標再次出現。一旦遇到獵物，就會以抗體和發炎性細胞激素引爆一連串的摧毀力量。

　　重要的是，要注意免疫系統並不是總是在破壞。後天免疫系統裡有種 T 細胞，可以控管刺客，並製造抗發炎反應，這種類型的 T 細胞稱為**調節性 T 細胞**（Treg）。調節性 T 細胞就像反戰的嬉皮，是抗爭者。我們需要在抗爭者和刺客之間取得平衡，以防止免疫系統攻擊我們自身正常組織。一般所謂自體免疫現象，就是免疫系統攻擊自己身體。

免疫系統會製造並控制急性發炎反應，這是傷口癒合、抵抗感染和身體復原所必要。**慢性發炎**的過程和急性發炎雷同，也是由免疫系統產生，但不會在短時間內結束，而是會長時間持續。

氧化壓力反應

與發炎反應同時作用的是氧化壓力反應。大多數人都看過舊車生鏽，生鏽是含鐵金屬的氧化過程，水分會使環境中的氧氣與鐵發生反應而生鏽。人體同樣也會發生氧化反應，這是生理上不可或缺的重要環節，除非它們失控。

氧自由基，又稱為**活性氧**（reactive oxygen species, ROS）是引發氧化及氧化壓力反應的分子，會因為各種外部和內部壓力（如污染、感染、輻射和吸菸等等）而形成。**氧自由基分子同時也是我們細胞裡正常代謝的產物。**許多加工食品含有容易氧化的成分，會使氧化壓力反應大幅增加，遠遠超出正常範圍。

從化學結構來看，穩定的分子結構上有著成對的電子，但自由基分子擁有的是**不成對的電子**，這種不成對的電子使分子結構極其不穩定，容易產生化學反應。這種類型的分子會傾向與另一個不成對的電子配對，以獲取電子，如此「竊取」其他分子的電子，會損壞細胞膜甚至 DNA 等結構。DNA 長期遭受自由基破壞，會導致突變，造成癌症。

體內自由基和抗氧化系統間的**平衡**，決定了氧化壓力反應。若是只有幾個醉漢，那只夠逗樂一下俱樂部裡的顧客，因為保鏢很快會來解決他們。如果自由基排山倒海淹沒了抗氧化防禦系統（保鏢），身體就會處於高氧化壓力狀態，高氧化壓力狀態是自由基引發連鎖反應的結果。連鎖反應產生大量新生的自由基，就像一個醉漢開始在酒吧打架，然後釀成群架，保鏢控制不了。自由基連鎖反應會破壞細胞膜，並使細胞破裂，對人體而言，健康會因此受到損害。

關鍵重點｜慢性發炎是免疫系統持續受到刺激的結果。發炎細胞激素持續分泌，會對身體組織和健康造成嚴重破壞。

醫學小記｜人體約有 70-80% 的免疫細胞集中在腸道。

實事快報｜你可以把自由基想像成一個在酒吧裡找人打架的醉漢，而身體有處理自由基的機制，稱為**抗氧化防禦系統**（antioxidant defense systems, ADS）。這個系統就像酒吧裡的保鏢，在醉漢傷人之前，先把人架到外面。

氧化壓力的微妙平衡

抗氧化系統會中和來自內部（生理過程所產生）和外部（食物、水、毒素等等）的自由基，這樣的平衡是一種不斷角力與重新平衡的過程。一旦產生自由基，就會迅速刺激氧化壓力和抗氧化系統反應。從長遠來看，天秤的任何一端偏重都不是件好事。**身體確實需要一些氧化壓力來維持健康，但也不能太多。過多的氧化壓力會導致疾病。**

葡萄糖和脂肪代謝等正常生理過程會產生自由基，而抗氧化系統通常可以處理這些自由基（糖尿病患者除外）。正常情況下，免疫系統會透過引起發炎和氧化反應，對抗微生物入侵，而外部環境的氧化壓力上升，也會刺激免疫系統導致發炎。發炎和氧化壓力兩者形影不離。

加工食品中氧化酸敗的油脂帶來自由基，身體可能難以控制這些額外增加的氧化壓力。相反的，多吃有機蔬果可以刺激體內的抗氧化系統，使系統更強壯、更有恢復力，並且對發炎症狀和失控的自由基更有防禦力。

時間的長或短，讓情況翻轉

間歇性的短期發炎反應與氧化壓力，對於身體的正常運作和防禦很重要，不過如果持續時間長了，疾病反而就來了。**長期發炎和氧化壓力是慢性病的根源。**在後面的章節，我們將重點介紹慢性發炎和氧化壓力的成因，而這些原因正是導致慢性發炎和氧化壓力，最終招致慢性病的根本原因，是我們正在戰鬥的敵人。

多數的慢性發炎和氧化壓力都是身體適應外在環境的結果。這些環境包括：

- 我們吃的食物
- 睡眠品質
- 身體活動
- 生活中的壓力

關鍵重點｜有些許發炎和氧化壓力是**正常、必要，甚至有益健康**，能先了解這一點非常重要。有益的發炎和氧化壓力「劑量」，透過毒物興奮效應（hormesis）對身體產生益處，而這個效應是面對壓力積極適應的所謂身體調適的一環。「低劑量」的氧化反應甚至有助於延年益壽。適量發炎和氧化壓力的益處有：
1. 免疫系統在可控的情況下，會利用發炎和氧化反應來殺死入侵的微生物。
2. 來自運動或蔬果中的一些化合物，有助於產生有益的發炎反應與氧化反應。

關鍵重點｜**慢性發炎和氧化壓力**是心臟病、糖尿病、癌症、高血壓、自體免疫性疾病、神經退化性疾病（阿茲海默症）、氣喘和早衰的**潛在因子**。

外在環境會直接與基因相互作用，影響我們身體的運作。現代人知道各種控制環境的方法，因此我們可以藉此控制基因的表現，來強化並達到健身的目標，下一節會說明運作方式。

核心主題 2：基因和環境的關連

遺傳學和表觀遺傳學

基因組成決定了我們是什麼樣的人，每個人基因中的 DNA 序列都是獨一無二的。雖然人與人之間的相似之處多於差異，但就是這看似微小的遺傳差異使我們每個人與眾不同。1952 年發現遺傳物質 DNA 時，人們一度以為基因的表現是固定的，每個人的基因注定無法改變，這個觀念在 20 世紀下半葉蔚為主流。

演化論的中心思想之一是遺傳變異以相對緩慢的速度發生，DNA 編碼中的緩慢變化俗稱突變。21 世紀開始，另一個概念主導了遺傳學研究，一個稱為**表觀遺傳學**（epigenetics）的概念，按原本文字面意義是「基於基因」。

基因是由 DNA 序列組成，這些序列是人體製造各種蛋白質的指導手冊，所製成的蛋白質各有不同功能。

- 蛋白質組成了身體的物理性結構，包括器官、血管、皮膚等等。
- 蛋白質的功能是製造我們身體所需的必需化學物質和荷爾蒙。
- 蛋白質組成免疫系統，抵禦入侵者。

帶有製作特定蛋白質遺傳訊息的小片段 DNA 序列稱為**基因**。我們可以將基因看成是製作特定菜色的特別食譜，人類基因體是所有 DNA 中基因的總集合。**基因體**是一本食譜百科，包含製造超過 2 萬種特定蛋白質的食譜（基因）。

在傳統的演化論中，基因**突變**可以視為是配方改變，這就像一開始的蛋糕食譜寫著需要 4 個雞蛋，突變後改成了 5 個，以後看蛋糕食譜時，都會看到要用 5 個雞蛋。**突變是從物理上改變了配方**，新配方生產的蛋糕會與以往的蛋糕不同，就像突變後產生的蛋白質都會與原本的蛋白質不同。

表觀遺傳系統調節基因表現的方式截然不同，在表觀遺傳影響下，環境訊號（來自體外的訊號）會影響基因是否表現。簡而言之，**表觀遺傳學不改變配方**，蛋糕就是由原本 4 個雞蛋的配方製成，只是有外來訊號影響製作多少蛋糕，或者是否會製作蛋糕。

如果你做菜都必須看食譜書，有些菜色屬於「黏在一起」的書頁裡，就沒辦法讓你參考，結果你會更常看那些有書籤標記的可用食譜來做菜。這就是表觀遺傳學原理的簡化解釋。身體為回應內外部需求，關閉或開啟不同基因（食譜）。根據「環境」不同，有些食譜頁面會黏在一起，有些則會帶有標記起來的書籤。

你的「環境」

美國傳統詞典將「環境」定義為：「作用於生物體、種群或生態群落，並影響生存和發展的所有生物和非生物因素。」我們把這個定義再白話一些：所謂環境，是指食物、飲水量、空氣品質、物理環境、身體活動和生活方式。本書所提倡的改善健康的過程，側重於食物的選擇、運動、睡眠和壓力，這些可以控制的環境因素。

外在環境會影響基因表現，這與我們每日飲食、活動量及生活方式息息相關。表觀遺傳變化會對身體健康產生深遠的影響，處理不當，身體會過早衰退，但處理得當，則可以阻擋時間流逝。有益的環境來自健康的飲食及運動，可以用來預防慢性病如第 2 型糖尿病。

表觀遺傳學隱含著一個概念：現代疾病是由不適合的環境所引發的基因表現。透過改正這種不適合，我們可以從病痛走向健康。

表觀遺傳學範例研究

一個關於同卵雙胞胎的假設案例研究，說明了表觀遺傳學原理：**同卵雙胞胎**約翰和史蒂夫，他們的食譜百科（基因體）裡的每一道食譜都完全相同。青少年時期，約翰想成為健美選手，史蒂夫想參加超級馬拉松比賽。在他們各自的理想萌芽之初，兩人的身高都是 178 公分、體重 77 公斤，體脂也都是 10%。

關鍵重點｜在完整的基因體食譜百科裡，表觀遺傳訊號可以使不同食譜頁面「黏在一起」無法閱讀，無法閱讀食譜，就無法製作餐點。就 DNA 而言，無法讀取基因，就無法合成蛋白質。表觀遺傳訊號也可以在特定食譜「放書籤」標記，以方便經常製作。被表觀遺傳「標記」的基因會產生大量的特定蛋白質。就像常用的食譜比如燉肉或燒烤，DNA 放上書籤後就能經常製作。

約翰為了訓練健美，長時間在健身房練大重量舉重，藉由肌纖維大量損傷來促進肌肥大。為了加快肌肉生長，他吃了大量的蛋白質。約翰在向肌肉生長的「食譜」發送「環境」訊號，肌肉生長「食譜」（基因）因而被表觀遺傳訊號標記。由於個人所選擇的表觀遺傳路徑影響，約翰在持續能量輸出（長跑需要的那種）這部分的食譜已經「黏在一起」，大部分都不作用了。這種變化是為了讓約翰能夠適應他施加在身體上的特定環境壓力（吃大量蛋白質的同時做舉重）。他的肌肉越來越明顯，但卻不適合去跑長跑。

史蒂夫開始訓練的時間和約翰差不多。他沒待在健身房，而是穿上了跑步鞋，為 80 公里超級馬拉松進行特訓，他訓練身體長期維持在高能量的狀態。這種耐力型訓練向身體發送的「環境訊號」是提升肌肉耐力，而不是使肌肉生長。幾個月來，當約翰在增加肌肉時，史蒂夫正在甩掉用不到的肌肉。而史蒂夫的高強度耐力訓練，使他的肌肉能連續連幾個小時不停跑步，但他肯定沒辦法贏得任何舉重比賽。

經過一年的訓練，同卵雙胞胎不再相同。約翰肌肉發達體重達到 90 公斤，需要跑來跑去的話，真會有筋疲力盡的感覺。史蒂夫則瘦到了 64 公斤，減掉了大量的肌肉和也減去了肌力。

約翰和史蒂夫**仍然具有相同的基因**，但不同環境壓力引發的表觀遺傳變化，使他們的身體變得不一樣了，經過一年的特訓練以後，他們不再相同。表觀遺傳變化會隨環境而改變，並非一成不變。根據環境訊號，曾經黏在一起的食譜可以加上書籤，反之亦然。

從子宮到墳墓

你在母親的子宮內發育時，表觀遺傳變化已經開始了。母親在懷孕期間的飲食和她所經歷的壓力，對寶寶在子宮裡的環境有直接影響。表觀遺傳變化開始適應這種環境，並持續到出生以後。已經有科學研究明確指出，一些表觀遺傳變化會由父母傳給孩子，就像基因一樣。

母親在懷孕期間的代謝、健康狀況會傳遞給子宮內的胎兒，胎兒的「環境」就是母親的身體。如果這個環境有壓力，胎兒的表觀遺傳學就會改變，以適應環

境壓力。母親的壓力如妊娠糖尿病、心理壓力和營養不良，會導致胎兒發生表觀遺傳變化，這些變化可以持續到出生後。

近期的表觀遺傳研究就指出，在懷孕前和懷孕期間承受極端壓力的母親，她們的孩子比較容易產生焦慮，抗壓性也比較低。表觀遺傳變化被認為這種現象的原因。壓力透過母親提供的環境傳到了孩子身上。

重要的是記住表觀遺傳變化的重要性，這個變化使我們能夠適應所處的環境，這就是為什麼懷孕期間媽媽要維持良好健康，這對孩子未來的健康和成長非常重要。近年來，這種關於環境透過表觀遺傳變化影響基因表現，進而影響壽命長短的研究，已經成為生命科學的重要主題。先天基因或後天教養孰輕孰重？這問題的爭論點在於，是遺傳勝過環境，或環境重於遺傳。根據最先進的表觀遺傳變化研究結果，天秤的一端似乎是傾向後天教養，而後天教養始於子宮。

如果說基因體記載了個人的所有「食譜」，那麼表觀基因組體代表的就是這些食譜的狀況，會是「加上書籤」或「黏在一起」。隨著生活環境變化，表觀基因體會有相應的調適變化。DNA 突變仍會發生，而且極其重要，但表觀遺傳讓身體為了即時適應環境壓力而變化，這點絕非 DNA 突變能趕得上。

表觀遺傳學已成為我們適應環境壓力的主要方式，而這些環境壓力可以改變表觀基因組，可能變好或變壞。適量的運動和食物是有益的，過多或過少都無益健康。弄清楚適當劑量，就能了解毒物興奮效應的概念。

「健康食譜」

環境包括飲食、運動、睡眠和壓力。這些不斷變化的環境刺激，會使基因被「加上書籤」或「黏在一起」，時時改變、日日不同。

讀或不讀某個食譜的能力，以及每個食譜所作成的「膳食」數量，決定了健康或疾病。這是非常因人而異的狀況，也是為何沒有一個完美飲食或健身計畫能適合所有人的原因。不過，我們可以透過健康的環境訊號，來提升表觀基因組的表現。

近期研究 | 近期研究證實，媽媽在懷孕期間患有妊娠糖尿病，孩子日後罹患肥胖症與糖尿病的風險較高，這很明顯這就是子宮內的表觀遺傳變化。

核心主題 3：毒物興奮效應

　　壓力被認為是負面的東西，可是運動就是種自我引發的壓力，甚至非常正面有益。所有生物體都需要環境壓力。為了生存壯大，充分發展潛能，我們必須克服環境挑戰。誠如尼采的名言：「殺不死我的，反而使我更強大。」這句話用在DNA、基因和表觀遺傳學構成的世界裡，再合適不過了。生物體不論人類或其他生物，若非變得更強去應付挑戰，不然就只能面臨死亡。適量的挑戰不僅有益，而且極為必要。把身體虛弱的人與定期運動、吃天然健康食物的人放在一起比較時，想想他們整體健康狀態和外表會有多大的差異。

　　缺乏活動的生活方式，少了對身體的挑戰，會使人因代謝疾病、肥胖、肌肉流失、骨質疏鬆等等原因縮短壽命。不健康的人隨著年齡的增長會迅速退化，在我們這個缺乏身體勞動又不夠健康的年代，這情況已經不幸地成為常態。

　　必要強度的身體挑戰會大幅減緩衰老退化的過程。有益且適當的環境挑戰，使身體透過毒物興奮效應的過程變得更強壯、更有彈性。毒物興奮效應概念源於毒理學研究，儘管學界對毒物興奮效應仍有爭議，但仍被視為身體適應環境壓力的中心概念。

劑量決定毒性

　　16世紀的瑞士醫生也是毒理學之父的帕拉塞爾蘇斯（Paracelsus）說：「任何東西都有毒性，但到底是毒藥還是解藥，視劑量而定。」簡言之，劑量才是重點，是有益或有害的關鍵。毒物興奮效應就是來自這個概念，這也意味著環境的挑戰有其必要之處。恰當的「劑量」可以刺激身體適應，有益健康，但同一件事要是「過量」，長期下來就對身體有害。有益身體適應的劑量，稱為「毒物興奮效應劑量」。

　　毒物興奮效應很容易應用在飲食、運動和生活方式上。正確的劑量所產生的壓力與挑戰，對健康絕對必要，但過量就會產生反效果。只要說到劑量，當「一點」劑量有產生效果，「再多」就不見得會更好，過與不足同樣糟糕。

　　抗氧化保健食品被大肆宣傳炒作，但研究顯示，抗氧化劑被分離做成營養補充品後，對人類健康**並沒有**實質的效果。部分研究指出，高劑量的抗氧化補充劑（如維生素E）反而會使某些疾病惡化導致壽命縮短。正如前面所述，身體需要

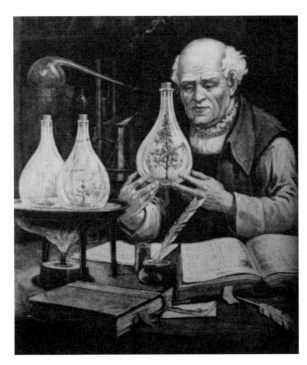

帕拉塞爾蘇斯：「是否有毒全看劑量。」

一些氧化壓力來刺激適應性反應，這會增進體內抗氧化系統的能力，往後面對壓力會更有彈性。補充高劑量抗氧化劑會中和掉少量有益於氧化壓力的活性氧（即自由基），也就是說，**中和掉這種有益的氧化壓力，會抵消掉有益健康長壽所需的正面的適應反應。**

如果這看起來有悖常理，請這樣想：適量的運動對身體有益，但過多則有害健康。擔心太多氧化壓力會傷害健康，而完全去除所有氧化壓力，就跟擔心運動過度傷身於是完全坐著不動一樣，是因噎廢食的錯誤邏輯。正如我們需要適當劑量的運動來讓身體更強壯、更有彈性，我們也需要一些氧化壓力來激發適應性反應讓身體茁壯。

多酚

多酚是一群天然化合物的統稱，存在於水果、蔬菜和植物性產品（如橄欖油）中。多酚因其抗氧化、清除自由基的特性而受到推廣，能有助於降低氧化壓力和發炎反應。近期研究顯示，多酚所帶來的好處可能跟抗氧化作用沒有直接關係，它們其實是以刺激、強化身體抗氧化防禦保護機制的方式間接作用。這些化合物會導致少量氧化壓力使環境改變，進而刺激有益的適應性反應。

運動、營養和毒物興奮效應

教練和運動員懂得如何運用身體適應反應變得更敏捷、更強壯，他們在不知不覺中實踐了毒物興奮效應理論。為了變得更快更強，就必須觸發適應性反應。要觸發適應性反應，得有個合適的劑量。劑量太少無法觸發改變，太多則會變成過度訓練。病態訓練導致傷害的運動成癮者，就是過度訓練的例子。

聰明的教練和運動員都知道，恢復階段對提升表現的重要性。充分的休息恢復可以讓身體達到「運動劑量」的極限，在下一期訓練之前恢復完全。長期過度訓練和恢復不足，是身體的「毒藥」。

高品質的飲食和營養也符合毒物興奮效應理論。為滿足每日實際活動所需，蛋白質、澱粉、纖維和脂肪這些主要營養素比例可以天天不同。我們需要考慮個體遺傳差異，並根據不同的「劑量」需求、目標和個體本身條件（例如是否肥胖和糖尿病），來選擇食物品質、數量和種類。不管是營養或不足，只要是超出個人身體的理想範圍，實際上都會影響健康。

要掌握毒物興奮效應的概念，請見下圖。

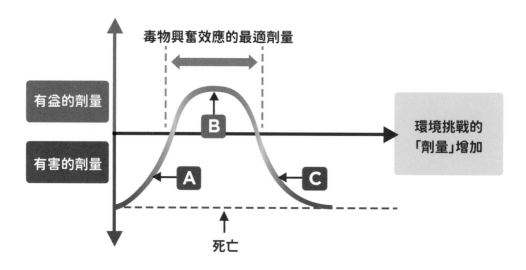

上圖說明了毒物興奮效應的概念，X軸（從左到右）是環境挑戰的「劑量」，越往右，劑量就遞增。環境挑戰可以是所有先前提過的事物，食物和運動就是例子。Y軸（從上到下）代表在身體對於「劑量」大小所產生的相對應的影響，無論好壞。

• A區：左側黃色與紅色混合曲線代表活動不夠（以運動劑量來看）或營養不良（以食物劑量來看）時。活動或營養劑量過低，對身體有不良影響。從食物來說，A區代表營養不良，從活動來說，A區代表久坐或活動量太少。

- B 區：隨著環境挑戰劑量增加向右移動，可看到曲線變綠，且上升到有益的「毒物興奮效應劑量」。在這種情況下，這個綠色區域代表了食物和運動達到了有益身體的劑量。
- C 區：繼續向右，劑量持續升高始使曲線再次下降呈現黃色和紅色混合，在超量情形下會產生副作用，持續升高最後會達到致死劑量導致死亡。從食物來看，C 區代表營養過剩，可能導致肥胖等有害健康的結果，從運動來看，C 區代表可能有運動過度的情況。

我們繼續從下面兩圖進一步認識毒物興奮效應。

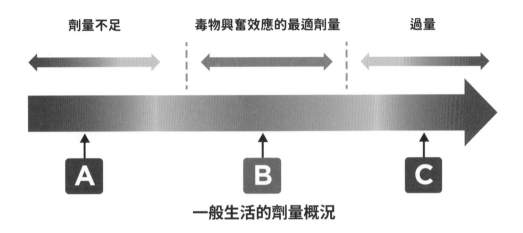

上圖是在不考慮其他外部環境壓力來源（如睡眠不足或心理壓力）的情況下，每個人都有合適的食物和運動劑量，可以把身體的適應力提高到極限。A 區代表營養不良或缺乏活動。B 區是恰到好處的毒物興奮效應劑量，代表有益的營養和運動量。C 區代表過度運動或過度進食。

如果我們考量到其他外部壓力，情況就不同了。一夜沒睡好、某天工作壓力特別大，或者有段時間陷入財務問題等等，都會增加「環境壓力」，這些額外的壓力會縮小食物和運動等的理想毒物興奮效應區間。將適合連續假期間的食物和運動「劑量」，用在有工作壓力且睡眠不足的上班日，並不是好主意。

下頁圖是工作壓力大加上熬夜幾個晚上之後的毒物興奮效應狀況。在這種情況下，只需做點運動，就可以進入最適劑量的綠色區域，如果此時以上週的一般生活劑量做同樣強度的運動，身體很快就會進入「過量」區域（黃框 B 區）。也就是說，上週有益的運動量，到了這週工作壓力大且睡眠不足的情況下，就會變成過量。這週的運動「劑量」要少一點，才是有益的劑量。

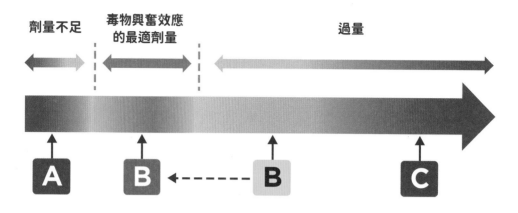

剖量不足   **毒物興奮效應的最適劑量**   **過量**

環境壓力突然增加的劑量概況

小心所有可能降低身體最適劑量的陷阱和地雷

睡眠不足、長期的緊張或心理壓力、飢餓、暴飲暴食、運動過量或不足等等，都可能縮減身體最適劑量。毒物興奮效應是一種脆弱的狀態，只要某個晚上睡不好、某天工作壓力特別大、某段時間陷入財務問題、訓練時把自己弄到筋疲力盡，然後挨餓或大吃大喝等等，外部壓力會在短短幾小時內，將我們從進步區間拽出來。

要一直停在「最適劑量區間」並不容易，不過如果能夠精準地控制在這個區間裡，就能得到實實在在的回報：體脂顯著減少、肌肉量增加、健康、健全、能量提升和精力充沛，還有各項體能指標也都會有驚人的進步。這一切並不是遙不可及，本書會準確地告訴你，如何達到並維持在這個最適區間裡，這是能讓身體明顯改善的先決條件。

對菁英運動員來說，想要持續不斷進步，除了完美的訓練和飲食控制，也需要結合充足的休息，食用有機和高營養價值的食物，加上無壓力的生活等等相關

技術筆記｜毒理學所描述的毒物興奮效應，基本上在低劑量下有益，而高劑量則有害。傳統毒物興奮效應的示意圖會和這裡描述的略有不同，因為我們將毒物興奮效應概念擴展到包括營養、壓力和運動等生活習慣等等因素，而不僅僅是注重化學物質暴露劑量。隨著我們將毒物興奮效應概念擴展到生活習慣，我們在前面的圖裡，看到了極低劑量（缺乏運動、營養不良等等）和高劑量（運動過度、暴飲暴食等等）**都是**負面影響，相較之下，中等劑量（綠色曲線或區間）對人體會比較有益。

元素結合起來，創造出一個進步的協同環境。而最重要的關鍵是讓這些因子之間達到平衡。每個相關的元素都能掌握到一點最好，遠勝過爲了強化其中 1-2 個因子而放棄其他因子。

下一階段我們將討論「壓力杯」和身體調適的概念。這些觀念能解釋你在壓力較低時，某件事情如何有益於健康，而同樣的事情放到你壓力很大時做，卻可能對健康不利。到目前爲止，我們已經談了很多關於「壓力」的問題，後續我們會更深入解說壓力的概念，尤其是大腦如何處理壓力，也就是所謂的**壓力反應**。

核心主題 4：壓力反應

大腦的主要作用之一，是保護身體免於受傷，大腦裡有神經系統向外延伸到身體各部位。這個系統會對身體外部與內部的威脅作出反應，並且會隨著人類發展而進化，對生存很重要。

爲什麼在一本以健康和健身爲主題的書裡，要不斷強調大腦的重要性？這道理正如先前解釋爲何要學習身體的科學知識一樣，我們也需要了解大腦。我們的目標是利用未開發的大腦潛能，來提升營養和訓練的效果。如何駕馭大腦？如何使大腦成爲盟友而不是阻礙？首先要從科學的角度了解大腦如何運作。

遠古時代人類的大腦迴路相當敏感，可以面對已知或將至的威脅，並迅速反應，這種稱爲「戰鬥或逃跑反應」（fight-or-flight response）的本能對生存很重要。隨著一代又一代的演化，戰鬥或逃跑反應也越根深蒂固，深植在人類心理之中。

早期人類必須面對各種「威脅」，包括：
- 掠食者
- 敵對的鄰近部落
- 資源競爭
- 食物匱乏
- 環境壓力，如氣候過熱或過冷
- 受傷及傳染病

在現代社會，人類面臨著不同的「威脅」：
- 工作壓力
- 交通問題
- 財務問題

- 生理時鐘失調（夜間人工照明、睡眠不足且品質不良、輪班工作）
- 加工食品
- 環境毒物（化學物品、環境污染）
- 慢性病

現代人和原始人面臨的威脅雖然明顯不同，但在我們大腦天生的壓力反應系統中，對這些威脅一視同仁，會引發相同的壓力反應。大腦便以類似方式處理這些威脅。在必須立即逃離的各種危險裡面，「看見野熊」實際上比「交通」帶來的壓力更大，但像交通這樣日常的慢性壓力，日積月累同樣會讓健康出問題。大腦很懂得如何處理急迫性的威脅（如看見野熊），但對於處理長期的日常相關（如交通）壓力，就不這麼在行。

「原始威脅」與「現代威脅」最大的區別在於，原始威脅大多是臨時性、短暫性，而現代的威脅往往是持續性、長期性。不論是讓遠古人類能適應環境、生存、繁衍，或是讓現代人能應付每日加班壓力，身體所用到的都是同一套大腦壓力反應系統。讓壓力反應系統不斷持續運轉，會拖累健康。

慢性壓力反應和以下疾病息息相關：
- 心臟病
- 第二型糖尿病
- 高血壓
- 自體免疫疾病（請見腸道章節）
- 憂鬱
- 慢性疼痛
- 癌症

當大腦感受到「威脅」

環境中任何被大腦視為威脅的狀況，都會觸發生理壓力反應。被巨大的聲響驚嚇，或差點發生車禍的瞬間，我們都曾經歷過心跳突然加速、慌張且進入高度戒備狀態，這就是壓力反應系統在作用。在最初的階段，這個反應系統的功能是讓人作好準備進入戰鬥或逃離危險。

這種「戰鬥或逃跑反應系統」有兩個主要部分，包含自律神經系統（autonomic nervous system, ANS），以及下視丘 – 腦下垂體 – 腎上腺軸（hypothalamic-pituitary-adrenal axis, HPA axis）。這兩個部分共同合作，使大腦和身體準備好面對壓力威脅，並在壓力後恢復。一旦感覺到壓力，自律神經系統負責馬上整備應付威脅。

I. 自律神經系統

　　自律神經系統的運作不受主觀意識控制。這個系統運作方式類似自動駕駛，身體遇到威脅時，我們不必去想要加速心跳或要增加血液輸送到肌肉，它是自動發生的，所以才稱爲「自律」。這個系統有 3 個主要部分：

- **交感神經系統**（sympathetic nervous system, SNS）是自律神經系統中處理「戰鬥或逃跑反應」的部分。當你受到驚嚇、感到危險或爲了運動作出反應，交感神經系統負責提高心跳速率。**交感神經系統刺激「急性反應機制」**快速產生化學物質，以提供能量並提高心跳速率，讓身體在危急時進入戰備狀態。腎上線素由腎上腺分泌，是大腦回應危險訊號刺激時產生的化學物質之一；還有另一種類似腎上腺素（epinephrine，或稱 adrenalin）的化學物質，稱爲去甲基腎上腺素（nor-epinephrine）。

  在交感神經系統占有優勢時，消化、休息和恢復等等生理反應會被暫時擱置，因爲我們要爲生命而戰鬥或逃跑時，不需要也不會想要做這些事。交感神經系統在壓力反應期間的主要工作是產生能量，讓身體可以保持高度警覺，並增加肌肉活動力，從而在「戰鬥或逃跑」的威脅中存活下來。**交感神經系統主要具有發炎作用**，只在遇到危險和壓力時才會占有主導權。

- **副交感神經系統**（parasympathetic nervous system, PNS）是「休息和消化」的系統，會抵消交感神經系統的作用。這個系統能讓人在度過危險之後減緩心跳，在進食過程中增進腸道蠕動促進消化，也能讓身體平靜下來進入放鬆的狀態。副交感神經系統對於恢復很重要，它可讓身體恢復體力，爲應付下一個威脅作好準備。**副交感神經系統主要具有抑制發炎的作用**，我們希望大部分的時間裡都由它主導身體。

- **腸神經系統**（enteric nervous system, ENS）是自律神經系統的第 3 部分，主要控制著腸胃道。由於連結著數量龐大的神經細胞，這個系統有時也會被稱爲「第二大腦」。後續在腸道的章節裡，我們會深入討論這個系統。

實事快報｜遠古的人類祖先一生中，大部分時間都由促進「休息和消化」的副交感神經系統支配。只有威脅出現時，才會改由交感神經系統作用。現代人則因爲日常生活壓力過大，使交感神經系統長期處於活躍狀態。

關鍵重點｜交感和副交感神經系統時時都在運作，至於要由哪個系統在什麼時機主導，則視環境訊號決定。

II. 下視丘 – 腦下垂體 – 腎上腺軸

下視丘 – 腦下垂體 – 腎上腺軸是威脅壓力反應系統的第二要素。它負責的機制作用相對較爲緩慢，主要是透過促進各種相關荷爾蒙生成，來提升身體應付緊急狀況的能力。

下視丘

大腦反應緊急狀況的系統其核心在下視丘。這是一個位於大腦基底的小區域，如果從頭部側剖面的鼻梁根部處畫一條水平線，這條水平線就會穿過在大腦中央下視丘的位置。這個區域只有杏仁核那麼大，但這小小空間卻是人體應對環境壓力的中心。下視丘負責調節許多關乎存亡的生理機能：

- 藉由光線調控睡眠週期（生理時鐘）
- 飢餓
- 口渴
- 調節體溫（保持恆定）
- 產生繁殖訊號（生孩子）
- 戰鬥或逃跑反應

從下視丘所控制的這些生理機能可以看得出來，邏輯上下視丘輔助大腦對壓力產生反應。下視丘負責啟動自律神經系統產生立即反應，並透過下視丘 – 腦下垂體 – 腎上腺軸產生後續反應。

腦下垂體

爲應付環境壓力，下視丘會分泌荷爾蒙刺激大腦下視丘下方的一個小小結構，這個結構稱爲腦下垂體。腦下垂體就像中繼站，從下視丘分泌的荷爾蒙中獲取訊號後，再根據這些訊號合成對應的荷爾蒙。腦下垂體受到壓力會產生壓力荷爾蒙，並由大腦流向腎上腺。

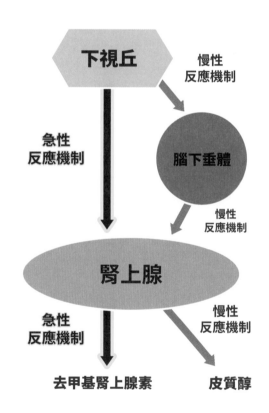

·**急性反應機制**：該機制在大腦感知到威脅後，立即觸發。腦下垂體會向腎上腺發出訊號，刺激腎上腺素及與去甲基腎上腺素分泌。這條途徑會讓身體立即處於警戒狀態，隨時準備「戰鬥或逃跑」。

·**慢性反應機制**：在感到威脅的同時會觸發，但反應較緩慢。這個機制過程是由腎上腺發出訊號刺激分泌皮質醇，皮質醇的上升能幫助身體從壓力中恢復。

腎上腺

腎上腺位於腎臟頂部，大約拇指大小。腎上腺是下視丘-腦下垂體-腎上腺軸的第三個夥伴。壓力來臨，不論是作急性或慢性反應機制，腎上腺都會分泌不同的荷爾蒙和化學物質促進作用。

受壓力刺激時會分泌的主要荷爾蒙

皮質醇（cortisol）會因慢性壓力反應訊號而分泌。皮質醇能控制代謝提升能量，幫助身體從壓力中恢復，並能抗發炎。**腎上腺素和去甲基腎上腺素**會受到急性壓力反應訊號刺激而分泌。

古代哲學呼應現代科學

中國的陰陽哲學概念，恰好對應交感與副交感神經系統在面對壓力時的交互作用。陰陽太極圖充分描述了自然世界的整體性概念，大至生態學小到分子生物學。這個概念也能說明自律神經系統裡交感與副交感神經系統的平衡。而長期刺激產生壓力反應，就是破壞平衡，使交感神經系統長期主導，磨耗身體和大腦。

壓力反應系統對健康的影響

交感神經系統可能引發重度的發炎和氧化壓力，會嚴重磨耗身體和大腦。在理想的狀態下，交感神經系統為主導的時間應該要很短暫。除了反應身體所受到威脅和挑戰，過度激烈的體能訓練也能引發交感神經系統反應。許多人的交感神經系統總是不斷運轉、作用旺盛、過度亢奮，讓身體處在疲於應付慢性壓力的狀態之下。**長期刺激交感神經系統會導致慢性發炎。**

醫藥資訊 | 強體松（prednisone）是一種類固醇的藥物，在人體裡的作用機制**與皮質醇相同**。在現代醫學中，強體松用於控制許多不同的發炎性疾病，例如嚴重氣喘和自體免疫疾病。眾所周知，長期使用強體松（和其他類似藥物）的副作用是脂肪增加、肌肉流失、骨質疏鬆，還有心理影響，比如容易亢奮。要提醒的是，慢性壓力或威脅刺激皮質醇分泌升高所導致的結果，與每日使用類固醇並無二致。

副交感神經系統能使人感到平靜、精神放鬆，並有**抗發炎的作用**。當副交感神經系統作用時，身體機會呈現最佳狀態，我們要促進副交感神經系統運作，讓它在大部分的時間裡都保持主導權。

　　長期刺激**下視丘－腦下垂體－腎上腺軸**，會導致皮質醇分泌異常升高。皮質醇是幫助身體從壓力反應中復原的必要成分，有極為重要的作用。現代壓力刺激下視丘－腦下垂體－腎上腺軸反應的時間超乎自然，使得現代人體內皮質醇濃度長期超標，這會損害大腦、使肌肉流失，骨質疏鬆、脂肪堆積，結果導致健康狀況不良。

　　健康狀況不佳和疾病的發生，就是交感神經系統長期壓倒副交感神經系統的結果。許多現代人長期生活在「戰鬥或逃跑」狀態中，用面對古代致命危機的狀態應付現代不怎麼致命的「威脅」。容我們再次重申：不論是身體內部壓力或來自外部的環境壓力，都會引發大腦啟動壓力反應。

- **內部壓力**：脂肪細胞腫脹導致肥胖，並引起身體發炎。
- **外部壓力**：工作環境壓力。
- **內部壓力**：細菌感染或受傷。
- **外部壓力**：加工食品引起發炎和氧化壓力。
- **內部壓力**：多慮和憂慮導致慢性心理壓力。
- **外部壓力**：執著於魔鬼運動課程的過度訓練。
- **內部壓力**：睡眠不足。

　　以上只是順手舉幾個會刺激大腦產生壓力反應的例子。隨著後續各章節的解說，你會對這些威脅健康的因子有更多了解。請注意，身體內部（比如肥胖）和外部（比如加工食品）因子都會刺激壓力反應，接下來交感神經（戰鬥或逃跑）系統會活化，導致身體產生發炎與氧化壓力，造成惡性循環，使健康惡化。

　　在接下來深入解說慢性壓力的章節裡，你會學習到發炎與壓力反應系統過度活化，兩者相互循環對身體和大腦所造成的損害。你還會學到防禦戰術，用來打破循環，重新找回平衡與身體健康。

　　認識壓力反應系統，了解環境和內部壓力如何影響健康，接下來進一步探索：我們每個人每天都能應付某一定量的壓力，在此我們把這個量叫「壓力杯」，簡單說就是一天之中身體可承受的壓力大小。下一節將導入身體調適和超適應負荷這兩個科學概念，進一步擴大我們的「壓力杯」。

核心主題 5：身體調適

　　不同於聖經裡福杯滿溢的含義，我們借用杯子的意象，把身體承受壓力的能力具象化，將福杯轉化為「壓力杯」，相信沒有人會希望讓自己的壓力杯滿溢。

　　科學家把人體適應壓力的過程稱為**身體調適**，原文 Allostasis 字面意思是「經過變動達到穩定」的過程。簡言之，人體會自然地改變和適應環境，最終達到平衡。

　　如果環境裡的某項因子破壞了這種平衡，身體會適應到可以承接這個挑戰，改變成與環境達成新平衡的狀態。若以肌力訓練破壞平衡來說，身體會因為舉重訓練，而變得更強壯。（這裡的「環境」主要指食物與水的攝取量、空氣品質、身體活動量和生活方式。）

　　許多人在劇烈運動後會有愉快或幸福的感覺。耐力運動界人士稱這個現象為「跑步者的愉悅感」（runner's high）。這種感覺來自於名為腦內啡（endorphin）的天然嗎啡類化合物，是身體對壓力的保護性反應。腦內啡的分泌是身體調適的一環，在上述現象中，大腦在試著減輕劇烈運動所帶來的不適。

　　身體調適還負責處理其他各種類型環境壓力所產生的適應和反應：

- 大腦和腎上腺釋放壓力荷爾蒙（如皮質醇和腎上腺素），以應付各種形式的壓力。
- 增加肌肉量以應付重量訓練。
- 增進心肺適能以應付運動所需。
- 自由基過多時，刺激抗氧化保護系統運作。

　　這些身體調適反應使人體更能克服環境挑戰，也可成為「戰鬥或逃跑」反應的一環，滿足迫切的生存需求。

關鍵問題｜身體調適和毒物興奮效應兩者有何不同？答案為：身體調適是毒物興奮效應主導下的生理機制。當環境壓力使身體產生正面或有益的適應，就會發生毒物興奮效應。身體調適是指實際在人體內產生的效益和適應，使身體配合環境改變，達到穩定。

實事快報｜當環境挑戰的劑量與頻率持續超出身體的適應力，**身體會開始崩潰，從耗損導致生病**。

無法調適：每個人的「壓力杯」

任何時候身體都有對抗壓力的上限，在這個範圍內身體會處理壓力，並產生正面的適應性反應。這種抗壓力的大小或強弱，可能短則幾日就有顯著改變，也可能數月或數年才有緩慢變化。晚上睡不好、吃幾頓速食、早上塞車或有個苛刻的老闆，都會減少身體抗壓的能力。使用「壓力杯」這個視覺意象，可能更容易了解這個概念。

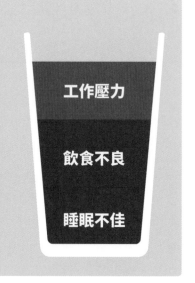

壓力杯

　　整個杯子代表某日透過身體調適反應所能處理的壓力上限。在這個例子中，工作壓力、飲食不良、睡眠不佳等環境壓力占去了大部分容量，只留下頂部些微的空間能用於肌力訓練這類的生理壓力。在這樣的日子裡如果再做高強度鍛鍊，原本可增進健康的有益壓力，可能會因為「壓力滿溢」使身體調適能力變差，甚至生病或受傷。

當環境壓力大於身體能夠調適的量，這種情形在科學上稱為**身體調適穩定失恆**或**超適應負荷**。這種系統超載（壓力滿溢）的情況會損耗健康，長此以往則會生病。這種損耗所產生的表徵可能是新陳代謝異常（如糖尿病）或身體退化，會帶來提早衰退和健康不良的問題。

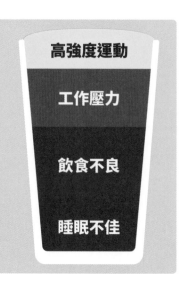

滿溢的「壓力杯」

　　當你的「壓力杯」被工作壓力、飲食不良、睡眠不佳等等壓力填滿，這時再做高強度運動就會超出負荷。

　　運動基本上是件好事，但像是這樣的日子就需要減少運動量，以免自己的「壓力杯」像圖示那樣滿溢出來。「壓力杯」這樣滿溢而出，就是**超適應負荷**。

當不同的壓力「倒入」壓力杯，大腦會透過身體調適機制做出反應，並適應這些壓力。只要不超過杯子的容量，身體和大腦就會在壓力下存活，並茁壯成長。看到這裡，我明白你在想什麼：「我的生活壓力太大了，得避免運動以免我的壓力杯太滿。」這是個非常糟糕的想法，因為**完全不動會使你的壓力杯縮小**，結果導致無法適應其他壓力，例如受傷、營養不良、睡眠不佳和工作壓力。

舉例來說，缺乏運動會讓壓力杯從**中杯**慢慢變**小杯**，杯子越小就越容易溢**出**，更容易產生超適應負荷和健康問題。

放慢時間之輪，讓你的壓力杯變大

「壓力杯逐漸縮小」是衰老的自然過程。隨著年齡的增長，我們越來越不容易從身體壓力或疾病中恢復，同時適應力也比起年輕時來得差。

但好消息是，我們可以明顯減緩壓力杯的「收縮率」，讓自己在年邁時也能抵禦壓力。可以透過減壓技巧「清空」壓力杯，例如呼吸練習、專注正念、身體運動，以及本書將後面介紹的飲食營養方式。那些原先營養不良、運動和生活習慣不良的人，當他們採用本書所述的保健方法時，他們的壓力杯會明顯變大。

實事快報│超適應負荷會促進**慢性發炎**和**氧化壓力**，對身體和大腦造成損害。超適應負荷代表各種類型的壓力總合，超出身體和大腦可以處理的範圍，結果就是「壓力杯」裡的壓力不斷滿出來。

醫學筆記│我們可以透過醫學檢驗，評估超適應負荷所造成的結果。例如：與糖尿病相關的血糖測試／評估心臟病風險的血脂分析／甲狀腺測試／評估皮質醇分泌異常的腎上腺壓力分析／C反應蛋白（發炎指標）檢驗／心率變異分析。上述部分檢測方式會在第三階段作戰計畫之計畫4〈你能做的身體檢測〉裡詳細介紹。在此只需要概略性的了解，超適應負荷，**或者說是身體無法調適壓力的結果**，的確能夠透過分析檢驗出來。

關鍵重點│重點就是，要記住**缺乏壓力（例如缺乏運動的生活方式）同樣會導致超適應負荷**！再次強調，這些壓力刺激對於健康的身體來說也是必要的一環。中年人因為缺乏運動與活動，結果肌肉不足、骨質流失，最後導致關節炎和關節退化不在少見。**經常運動可以讓你的「壓力杯」變大！**

減緩壓力杯的「收縮率」

透過適切的訓練、充足的睡眠、良好的營養並運用減壓技巧，你的壓力杯會隨著時間的增大。透過極大化壓力杯的容量，可以減緩老化過程。就圖示這個例子來說，睡眠不足和飲食不良的壓力已經透過改變生活方式大幅減少。工作壓力雖然還在，但已經騰出很大的空間，可以容納強度較高的訓練，又不會讓壓力滿溢出來。

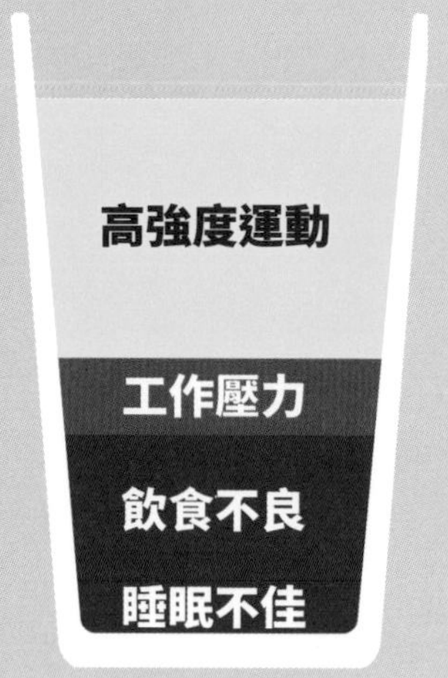

高強度運動

工作壓力

飲食不良

睡眠不佳

未來醫學？

在我們看來，身體調適與超適應負荷的概念，是全面性審視慢性病的最佳角度。高血壓、糖尿病、高膽固醇、肥胖和心理健康問題（如焦慮和憂鬱）都是身體無法適應環境壓力（如慢性壓力、飲食不良和缺乏運動）的例子。眾所周知，這些疾病經常相伴而生，如果看作是超適應負荷的結果，你就不會覺得意外了。

我們必須停止把這些疾病當作用藥才能解決的獨立問題，而代之的是我們應該積極改變生活方式來減輕生活壓力、吃得好、多運動。如果你不願意這樣做，那就注定要吃越來越多的藥，注定要用人造加工的方式，迫使身體在速食、缺乏運動和高壓的惡劣環境中去調適。上面列舉的慢性病都無法用藥物治療痊癒，最多只能用藥控制。我們要做的是消除問題根源，而不是處理症狀。身體有不可思議的自癒能力，正確提供好食物、健身並減少壓力，身體就會知道該怎麼做。

日常生活實踐

運用壓力杯的概念，你可以評估自己每日的身體調適上限，讓食物、運動和生活方式等各種環境壓力保持在適當「劑量」，從而帶來有益的改變。對自己有效的方式可能對身邊的家人、鄰居或同事無效，反之亦然。在嘗試的過程中可能會犯下一些錯誤，只要注意不要讓自己的壓力杯一直滿溢出來就好。本書後面的章節會提供方法，用來避免超適應負荷和相關的慢性病。

軍事情報（參考文獻）

Bohacek J, Gapp K, Saab BJ & Mansuy IM. Transgenerational epigenetic effects on brain functions. *Biol Psychiatry* **73** (2013): 313-320.

Calabrese, V. et al. Cellular stress responses, hormetic phyto-chemicals and vitagenes in aging and longevity, *Biochim Biophys Acta* **1822** (2012): 753.

Calabrese, V. et al. The hormetic role of dietary antioxidants in free radical-related diseases, *Curr Pharm Des* **16** (2010): 877.

Cohen, S. et al. Chronic stress, glucocorticoid receptor resistance, inflammation, and disease risk, *Proc Natl Acad Sci USA* **109** (2012): 5995.

Davidson RJ, McEwen BS. Social influences on neuroplasticity: stress and interventions to promote well-being, *Nat Neurosci* **15** (2012): 689.

Fairfield KM. Daily multivitamin supplements did not reduce risk for major CV events over > 10 years in men, *Ann Intern Med* **158** (2013): JC2.

Ganzel BL, Morris PA. Wethington, E. Allostasis and the human brain: Integrating models of stress from the social and life sciences, *Psychol Rev* **117** (2010): 134.

Goldstein DS. Adrenal responses to stress, *Cell Mol Neurobiol* **30** (2010): 1433.

Gomez-Pinilla, F. The influences of diet and exercise on mental health through hormesis, *Ageing Res Rev* **7** (2008): 49.

Goto S, Radak Z. Hormetic effects of reactive oxygen species by exercise: a view from animal studies for successful aging in human, *Dose Response* **8** (2009): 68.

Joseph PG, Pare G, Anand SS. Exploring gene-environment relationships in cardiovascular disease, *Can J Cardiol* **29** (2013): 37.

Li G, He H. Hormesis, allostatic buffering capacity and physiological mechanism of physical activity: a new theoretic framework, *Med Hypotheses* **72** (2009): 527.

Maeta K, Nomura W, Takatsume Y, Izawa S, Inoue Y. Green tea polyphenols function as prooxidants to activate oxidative-stress-responsive transcription factors in yeasts, *Appl Environ Microbiol* **73** (2007): 572.

Mansuy IM, & Mohanna S. Epigenetics and the Human Brain: Where Nurture Meets Nature. *Cerebrum* **2011**(2011): 8.

McEwen BS. Sleep deprivation as a neurobiologic and physiologic stressor: Allostasis and allostatic load, *Metabolism* **55** (2006): S20.

McEwen BS. Central effects of stress hormones in health and disease: Understanding the protective and damaging effects of stress and stress mediators, *Eur J Pharmacol* **583** (2008): 174.

McEwen BS. Brain on stress: how the social environment gets under the skin, *Proc Natl Acad Sci USA* **109 Suppl 2** (2012): 17180.

McEwen BS, Getz L. Lifetime experiences, the brain and personalized medicine: an integrative perspective, *Metabolism* **62 Suppl 1** (2013): S20.

McEwen BS, Wingfield JC. What is in a name? Integrating homeostasis, allostasis and stress, *Horm Behav* **57** (2010): 105.

Menendez JA, et al. Xenohormetic and anti-aging activity of secoiridoid polyphenols present in extra virgin olive oil: A new family of gerosuppressant agents, *Cell Cycle* **12** (2013): 555.

Muscatell KA, Eisenberger NI. A Social Neuroscience Perspective on Stress and Health, *Soc Personal Psychol Compass* **6** (2012): 890.

Novakovic B, Saffery R. The importance of the intrauterine environment in shaping the human neonatal epigenome, *Epigenomics* **5** (2013): 1.

Nunn AV, Bell JD, Guy GW. Lifestyle-induced metabolic inflexibility and accelerated ageing syndrome: insulin resistance, friend or foe?, *Nutr Metab* (Lond) **6** (2009): 16.

Ogino S. et al. Molecular pathological epidemiology of epigenetics: emerging integrative science to analyze environment, host, and disease, *Mod Pathol* (2013).

Pace TW, Hu F, Miller AH. Cytokine-effects on glucocorticoid receptor function: relevance to glucocorticoid resistance and the pathophysiology and treatment of major depression, *Brain Behav Immun* **21** (2007): 9.

Pickering AM, Vojtovich L, Tower JA, Davies KJ. Oxidative stress adaptation with acute, chronic, and repeated stress, *Free Radic Biol Med* **55** (2013): 109.

Pietsch K, et al. Hormetins, antioxidants and prooxidants: defining quercetin-, caffeic acid- and rosmarinic acid-mediated life extension in C. elegans, *Biogerontology* **12** (2011): 329.

Puterman E, et al. The power of exercise: buffering the effect of chronic stress on telomere length, *PLoS One* **5** (2010): e10837.

Radak Z, Chung HY, Koltai E, Taylor AW, Goto S. Exercise, oxidative stress and hormesis, *Ageing Res Rev* **7** (2008): 34.

Ristow M, Schmeisser S. Extending life span by increasing oxidative stress, *Free Radic Biol Med* **51** (2011): 327.

Ristow M, Zarse K. How increased oxidative stress promotes longevity and metabolic health: The concept of mitochondrial hormesis (mitohormesis), *Exp Gerontol* **45** (2010): 410.

Speciale A, Chirafisi J, Saija A, & Cimino F. Nutritional antioxidants and adaptive cell responses: an update. *Curr Mol Med* **11** (2011): 770-789.

Webster AL, Yan MS, Marsden PA. Epigenetics and cardiovascular disease, *Can J Cardiol* **29** (2013): 46.

Ye Y, Li J, Yuan Z. Effect of antioxidant vitamin supplementation on cardiovascular outcomes: a meta-analysis of randomized controlled trials, *PLoS One* **8** (2013): e56803.

認識科學家 | 本章節有一部分的內容受到布魯斯・麥克尤恩（Bruce McEwen）博士的身體調適與超適應負荷理論所啟發，他在這個研究領域的貢獻無與倫比。

認識營養與代謝

　　現在開始進入基礎訓練的第 2 部分。用這些概念鞏固基礎知識，可以避免被大眾媒體的錯誤訊息誤導。這些知識可以保護你不受流行飲食法和特定利益團體廣告影響，這些人想利用人們的無知來獲利。掌握這一單元的知識，可以教你從基礎去剖析營養，讓你能夠穿透這個「飲食戰爭」的迷霧。

　　就像把天然礦石放進熔爐冶煉，我們身體這個熔爐天生就能攝取天然原始的食物，利用新陳代謝「冶煉」出能量，讓我們保持最佳健康狀態。如同冶煉過程一般，食品中若有雜質，也會影響最終產品的品質，也就是說，會影響我們的健康。飲食方式和營養已經是個爭議話題。人活著就需要吃，這是人類能發展為地球主要物種的要素之一。諷刺的是，這麼自然而然的事，在現代社會突然成了各說各話的事情。

　　我們必須寫下這個單元（或甚至整本書），這讓我們可以從不同的角度去了解，我們祖先所享受的那種食物與新陳代謝之間的古老協同效應，和我們現在的飲食有多大的差異。那些原型、未加工、無添加劑的食物離我們的生活已經很遠。現代人的飲食被那些添加了許多化學物質的所謂「食品」淹沒，多到身體來不及適應。這種無法適應（超適應負荷）的後果，反映在現代人糖尿病、肥胖症、心臟病和癌症盛行的情況，一目了然。

　　本單元將闡述營養學的基礎原則，以及當身體與環境和諧共處時，新陳代謝情形應該如何的背景知識。有鑑於超過 ⅔ 的人口肥胖或過重，而且糖尿病發生率繼續攀升到史無前例的程度，「正常」的人體新陳代謝在現代社會變得越來越罕見。

　　當前官方飲食和運動指南存在根本性的缺陷：科學基礎不足，大眾溝通也不夠。飲食指南裡有許多建議所根據的科學原理其實不怎麼可靠，這些指南的基礎像骨牌一樣的薄弱，而他們也很少解釋這些建議背後的動機。

　　如果了解到選對生活方式（如營養的飲食）對身體會有多大影響，相信許多人會認真去改善生活方式。許多公共衛生當局並不認為民眾有判斷和理解的能力。但民眾不是問題，資訊才是問題，要用本於科學又可理解的方式教育大眾。我們需要的是打下扎實的科學基礎，才能不偏不倚地評判各種營養建議是否真實與合理。

基於本書的使命，本單元將嘗試以容易理解的方式解釋科學理論，同時在複雜與過度簡化之間保持謹慎的平衡。

導論

何謂「好」營養？

人人心中對於何謂營養都有自己認定的觀點，即使生活上並沒有照這樣去選擇食物。這些觀點的依據是什麼？從大眾媒體上聽來或看來的嗎？或是來自如醫師和營養師等等專家的建議？也許是基於政府的官方指南？還是朋友和家人所說？對大多數的人而言，答案通常是「以上皆是」的排列組合。但這些聽來的建議湊在一起常常相互矛盾。我們該相信什麼、相信誰？這是個終極的問題，也是人們最糾結的問題，也常是各種風行一時的節食方法無處不在的原因。總是有更新的「速瘦法」翩然出現，吸引人們盲目跟風，期盼邁向健康窈窕的奇蹟降臨。

當前營養科學的問題

若要試著一層層剝開這些飲食方法的外衣，看看它們根據哪些科學原理而來，你會不幸地發現自己處在一個距離公正扎實的科學理論很遙遠且粗劣不實的地方。那麼，政府的膳食指南總會基於最先進的科學，對吧？這就要討論一下現今營養學研究和實踐存在四大問題。

大師智慧｜「不可否認，所有理論的最高目標都是保留盡可能簡單、盡可能少的基本要素，但又不放過對任何單一數據的解釋。」（一切都應該盡可能簡單，但不能簡化。）——愛因斯坦

問題 1：第一原理？

第一個主要問題就是現今的營養學沒有所謂共同原則。物理學、化學、生物學、地質學，這些學科都以數學、相對論、量子論、元素週期表等等原理作為共同基礎。在科學領域裡，這些**理論基礎**是透過實驗設計與操作，反覆驗證而得。這些具共通性、不證自明的原理就稱為「**第一原理**」。

閱讀過無數科學期刊論文後，結果會發現，營養學研究中幾乎找不到第一原理。一般認為生理學、生物化學甚至人類學的基礎原理對營養學的理論與臨床實務非常重要，但這些學科的基礎原理卻往往被忽視。當我們再仔細研究下去，我們發現專業醫療組織和政府機構的現代「官方」營養指南，有時甚至和它們應該基於的基本科學原則相互矛盾。

$$\oint E \cdot dA = q / \varepsilon_0$$

$$\oint B \cdot dA = 0$$

$$\oint E \cdot dS = -d\Phi_B / dt$$

$$\oint B \cdot dS = \mu_0 i + \mu_0 \varepsilon_0 d\Phi_E / dt$$

麥克斯威爾方程式（Maxwell's Equations）解釋了電場和磁場間的作用，成為所有現代應用電磁學的技術基礎。大學時為了物理化學考試，我還得把這個方程式推導出來，這就是貨真價實的第一原理，但也是個無比煎熬的經歷！

問題 2：研究設計

大多數營養學研究都離不開「**觀察性數據**」，講白一點也就是研究人員透過問卷了解受試者的飲食。但有多少人會認真誠實地報告自己吃了什麼，而且還是

研究人員的提問？換個角度，誰記得前幾週甚至前幾個月吃了什麼？問卷本身設計是否考慮到受試者所吃的食品品質會有差異？例如放牧的草飼牛比起農舍裡用含農藥穀物飼養的牛，這兩種肉真的有相同的生化成分、脂肪成分和營養價值嗎？當人們都說紅肉不好，這兩種肉真的都一樣差嗎？

營養科學研究想要仿照物理科學那樣嚴格控制變因，不受到外部干擾因素，幾乎不可能。因為要遵照這樣的標準，需要投入的人力物力會非常可觀。

問題 3：還原推導主義

營養學研究裡另一個常見的問題是「還原推導主義」。例如某食物 x 對健康有益，而化合物 y 存在於食物 x 中，結果就還原推導得出可分離出 y 成分進行實驗，甚至做成保健食品。這種食品研究方法的問題在於，食品 x 中也可能**存在其他未知成分**，而且可能是 y 化合物能促進健康的共同作用成分。單獨分離了 y 做成保健食品，長期食用不見得對健康有幫助，還**甚至可能有害**。

問題 4：團體迷思

> *「就算是五千萬人說著同一件傻事，那終究還是件傻事。」*
>
> ——安那托爾‧佛朗士（Anatole France）

團體迷思是種現象。在這種現象裡，一群人就特定的議題作出集體決議時，會試圖將衝突最小化。這樣一來避免了爭議，但也阻礙了創新的想法和做法。為了合群，獨立的思考被巧妙地排除在外，類似大家青少年時期曾經歷過的同儕壓力。這種同儕壓力會以**團體迷思**的形式持續到成年，糟糕的是，這種壓力在政府和醫療界很盛行。

技術筆記｜觀察型研究的結果能提供一些方向，對於後續進行更嚴謹的實驗很有幫助，但要直接引用這些結果去做飲食建議，就應該要非常謹慎。你看過多少自相矛盾的研究結果？貌似年年都有研究說吃雞蛋不好，但又會有另一個研究卻說吃雞蛋很好。這些研究結果來自觀察性數據，需要驗證實驗過程和結果間的關連。觀察型研究結果的可以用這些邏輯初步驗證：(1) 這個研究所依據的生理或生化機制是什麼？ (2) 就一般對分子生物學或生物化學的了解，這樣的研究結果是否可信？**可惜這些問題都有待釐清，媒體就已經開始報導了，結果就是普羅大眾又再次疑惑，到底該不該吃蛋！**

實事快報｜光是在美國，保健食品就是個價值數十億美元的產業！

當我們從所謂「營養專家」、媒體、政府和醫生那裡聽到營養資訊，往往會盲目地認為這些訊息千真萬確。我們之中有充足知識背景能批判性思考這些「既定科學」和正統飲食觀念的人並不多。以至於要從科學的角度找到完全合理的飲食資訊，幾乎不可能。當這些知識的背後摻雜了利益考量，錯誤訊息就無法避免地成為主流。錯誤訊息有時甚至變換成各種形式的不實廣告，導致資訊既衝突又混亂。例如：

1. 利益團體為了行銷產品賺取收入而宣傳錯誤觀念。
2. 政府機構的官方建議往往受到特定利益團體影響，因利害衝突導致不公正。
3. 愚善的團體和公衛組織固守過時的資訊，他們怕被排擠、被指控為庸醫，不敢挑戰固舊的觀念。
4. 團體迷思盛行，且背後有既得利益者。

接下來的章節會訓練你批判性思考，讓你具備檢視飲食建議和背後的理論基礎的能力，這樣就不會淪為錯誤和過時資訊的犧牲品。

不要節食！

本書所提倡的飲食方法相對簡單：盡可能食用當地未經加工且有品質的天然食品。簡單這樣一句話就能總結本書的營養哲學。我們認為「現代」社會肥胖和糖尿病流行的主要原因，是來自工業化生產、經過加工產銷的食品。多數人不再向本地農民購買新鮮食物，而是吃那些用紙盒和塑膠袋包裝的加工食品。

「吃原型食物」這句話說得容易，但我們不只說，還會用基礎生物化學和生理學對來解釋這句話，讓大家更了解原型食物對健康的意義。當人知道自己為何而做時，會更擇善固執，而長久的改善生活習慣正是我們的初衷。節食從來都無法持久，以後也不可能。

由於多數營養研究存在缺陷，我們將回到「第一原理」邏輯，以生物化學和人體生理學為基礎的視角檢視營養。除此之外，我們還會結合所觀察到的傳統、較少受「西方飲食習慣」影響的飲食文化。接受這些傳統飲食文化的人較少有慢性病問題，所以這似乎是最合理的做法。

主要營養素

　　了解營養科學的最佳起點是了解食物的三大主要組成部分，即**主要營養素**：

1. 碳水化合物
2. 蛋白質
3. 脂肪

　　從生物化學的角度去了解主要營養素非常重要。這些營養成分在人體內透過化學反應分解和處理。碳水化合物、蛋白質和脂肪都是**自然化學物質**，既然是化學物質，那麼結構就決定了它們在體內所產生的化學反應。

　　脂肪會因不同的化學結構形成不同類型，在人體內的功能也大不相同。討論營養和健康時，若千篇一律把它們全看成一樣的東西，那就會忽略不同結構脂肪所產生的不同功能。若能從生物化學角度思考主要營養素，那麼「碳水化合物不好」或「脂肪不好」等這些武斷、以偏概全的言論就是無稽之談。為了能明理地為自身健康作出決策，在查看食品標示時，需要了解標示背後相關的生化原理。

碳水化合物

　　許多認為碳水化合物就是指麵包、義大利麵、貝果和馬鈴薯這類的食物。但碳水化合物的範圍遠不止這些，它通常分為 3 大類：糖、澱粉和纖維。

單醣和澱粉

　　葡萄糖屬於單醣，是單一分子結構。澱粉是由葡萄糖聚合而成，存在於貝果、麵包、義大利麵、根莖類食物（如馬鈴薯）之中。澱粉被稱為「多醣」，由單醣間透過化學鍵連接而成，如下頁圖中的綠色的鍵結。這些化學鍵將葡萄糖連接在一起，某些特定類型的化學鍵可以被人體切割。這種切割過程就是消化的一部分，使人體能將澱粉分解成葡萄糖分子，以用作燃料。

　　下一個常見的單醣是果糖，不過身體處理果糖的方式與葡萄糖**完全**不同。果糖在水果中的含量不一，大量存在於**高果糖玉米糖漿**中。果糖在肝臟代謝，肝臟將果糖轉化代謝為葡萄糖或**脂肪**。果糖還會使肝臟變成「葡萄糖海綿」，加速肝臟對葡萄糖的吸收。每天大量攝取果糖會產生大問題，稍後會再進一步討論。每天吃加工食品的人所攝取的果糖（通常是高果糖玉米糖漿的形式），比起身體能處理的量要多得多。

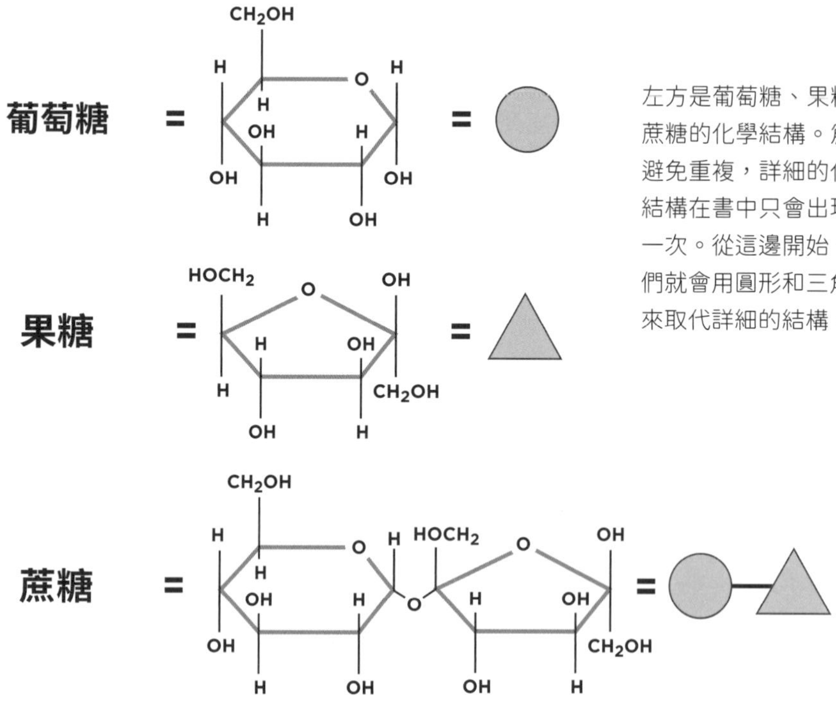

葡萄糖 =

果糖 =

蔗糖 =

左方是葡萄糖、果糖和蔗糖的化學結構。爲了避免重複，詳細的化學結構在書中只會出現這一次。從這邊開始，我們就會用圓形和三角形來取代詳細的結構。

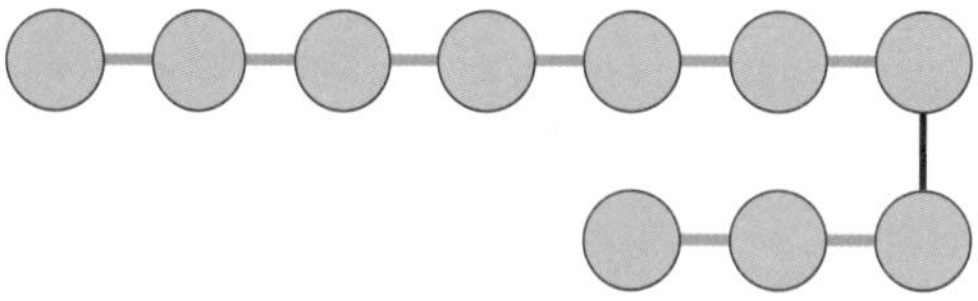

葡萄糖（圓圈）連接在一起形成澱粉。

脂肪肝如何形成？

　　攝食高果糖是讓肝臟堆滿脂肪的不二法門。**讓肝臟發胖的並不是膳食中的脂肪，鵝肝醬的生產過程就是典型例子。**爲了生產肥大的鵝肝，鴨子一直被強制灌食玉米，使肝臟迅速充滿脂肪。這是因爲玉米中的大量糖分（尤其是果糖）在肝臟中轉化爲脂肪。

　　人類還有其他因素也與脂肪肝有關，但高果糖攝取量仍是其中主因。過去大量飲酒導致的酒精性脂肪肝，也曾是造成脂肪肝的主因，但現在非酒精性脂肪肝則已成主因。

　　一般認爲攝取高果糖是導致非酒精性脂肪肝的成因，因爲大多數加工食品中都有的一種成分：高果糖玉米糖漿，這就是禍首。汽水和其他含糖飲料都有大量的高果糖玉米糖漿，所以也被認爲是**兒童非酒精性脂肪肝的主要因素。兒童罹患非酒精性脂肪肝的情況，一直到 1980 年代初都還很少見。**我們要強調的是，加工食品和飲料裡含有太多果糖。只要避免加工食品，肝臟其實可以輕鬆代謝一般蔬果裡的果糖含量。

蔗糖結構上是雙糖分子，由一個葡萄糖和一個果糖聚合而成（在前面的圖示中，蔗糖是一個圓圈和一個三角形接在一起）。蔗糖在生活中最常見的形式是白砂糖。蔗糖分子進入身體之後，很快就會被裂解為葡萄糖和果糖分子。

纖維

　　一串葡萄糖分子和其他單醣（如果糖）透過特定鍵結連接在一起，而人體無法切割這些鍵結。這些連結起來的部分稱為**纖維**，這是一種人體無法直接分解獲取能量的多醣類，它是第三種碳水化合物。纖維素存在於各種植物，基本上對健康有益。還是要再次強調，魔鬼藏在細節裡：並非所有纖維都一樣。從健康和營養的角度來看，**以纖維可發酵的程度分類**，是最理想的分類方式。

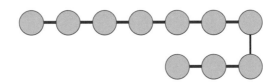

圖中顯示為纖維的一小部分，這是透過鍵結（**紅線**）連接的葡萄糖串（圓圈）。**纖維鍵結和澱粉鍵結的化學結構不同，人體沒有將纖維分解成葡萄糖的機制（酶）**。請注意，某些類型的纖維也可能是果糖串（三角形而非圓形）。

　　發酵：結腸裡有超過 1 兆個細菌，這些細菌具有破壞可發酵纖維鍵結的機制，它們以糖類為食，並會分解產生短鏈脂肪，如丙酸（propionate）和丁酸（butyrate），這就是分解可發酵纖維的方式。這些短鏈脂肪是**結腸上皮細胞的主要能量來源**。想知道更多有關發酵的資訊，請閱讀後面的〈腸道〉單元。

全穀類穀物真健康？

　　營養學家與醫學專家常把可發酵纖維和不可發酵纖維混為一談，這容易造成大家觀念混淆。他們一概而論只說纖維對健康有益，但這實際上是錯誤的觀念，

> **關鍵重點**｜近期研究顯示，如果沒有足夠的細菌發酵供應脂肪，結腸上皮細胞就會開始死亡。丙酸和丁酸還具有抗發炎和抗癌的特性。這就是為什麼可發酵纖維對健康有益。順帶一提，丙酸和丁酸是**飽和脂肪**，這是「飽和脂肪對有害健康」是論點的另一個漏洞，我們會在脂肪章節繼續討論。

許多穀物尤其是小麥製品，所含的纖維在人體**很難發酵**。腸道菌因此難以分解小麥纖維，也沒辦法由此產生大量促進健康的短鏈脂肪。

下次看到標榜「高纖維」的廣告時，了解一下那是可發酵的還是不可發酵的纖維。蔬果是可發酵纖維的最佳來源，而穀物纖維不易發酵，因此從健康角度來看並沒那麼好。穀物的成分主要是葡萄糖，而且大部分都不含能促進健康的高度可發酵類型纖維。**蔬果才是最佳纖維來源！**

蛋白質

在所有主要營養素裡，大家對蛋白質提出的疑問最多。應該吃多少量？什麼時候吃？什麼蛋白質來源最好？本節能夠幫助解答一些問題。當然我們還是要從生物化學說起。

蛋白質由名爲**胺基酸**的化學物質相互鏈結構成，一般胺基酸結構如下圖所示。圖中N代表氮，C代表碳，O代表氧，H代表氫。

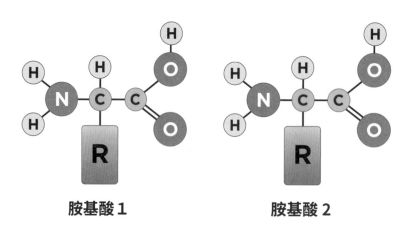

胺基酸 1　　　　　　　胺基酸 2

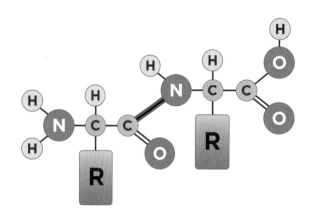

蛋白質的化學結構
圖中**紅色**顯示的鍵是 2 個胺基酸之間的鏈結，稱爲胜肽鍵。這種鏈結的過程會重複無數次，**產生胺基酸長鏈，最後結成蛋白質。**

蛋白質的化學結構圖中方塊內的 R 代表化學「側鏈」。這些側鏈也稱爲 R 基，不同種類的胺基酸會有不同的側鏈。構成蛋白質的基本胺基酸共有 20 種，每種都有不同的側鏈。不同的側鏈具有不同的化學性質，一些是親水性（或稱爲極性），一些是疏水性（或稱爲非極性），有些帶正電荷，有些帶負電荷。

為什麼要知道這些？

側鏈的化學性質決定了不同的胺基酸與水之間的作用（**別忘了人體主要是由水構成**），以及它們如何與胺基酸長鏈中的其他側鏈相互作用。例如兩個帶正電荷的側鏈會相互排斥，而正電荷與負電荷胺基酸側鏈之間會相互吸引。

蛋白質是由胺基酸長鏈組成，不同的胺基酸的順序和類型會產生不同的長鏈，而長鏈會因側鏈特性不同所影響，折疊成特定形狀的立體蛋白質。比如非極性（疏水）胺基酸側鏈會自然的避水，想像一下將一滴油滴入水中，那滴油會保持滴狀並且「避水」，而不是溶解在水中。因此邏輯上胺基酸長鏈在折疊時，非極性（疏水）胺基酸側鏈，會被折進立體蛋白質結構的內部以避水。

相反的，極性（親水）胺基酸側鏈會被折在蛋白質表面結構，以便與周圍的水接觸。想像一下將酒精（一種極性物質）倒入一杯水中，由於酒精分子對水有親和力，它很容易在水中溶解擴散。

這有什麼關係？

前面那段長長的說明，是爲了奠定以下基礎：**每種蛋白質都有特定的胺基酸序列，其化學性質各有不同，且因為不同的化學性質，折疊出獨一無二的蛋白質構造，從而具有獨特的功能。**有些蛋白質是酵素，促進身體重要化學反應（例如產生能量），有些蛋白質是荷爾蒙（如胰島素），對一般新陳代謝很重要，還有其他蛋白質具有結構性特質，形成我們細胞的支架。

結構＝功能

許多讀者應該會對**肌動蛋白**（actin）和**肌凝蛋白**（myosin）這些能讓肌肉收縮的蛋白質感興趣。肌動蛋白和肌凝蛋白各有特定的胺基酸順序，這使它們以特定方式折疊成立體結構蛋白質。折疊使蛋白質成形，不同形狀可執行不同功能。

重點是什麼？

既然已經談到了胺基酸形成序列並折疊成立體蛋白質的概念，以及胺基酸對身體功能的重要性，就到了討論「必需」和「非必需」胺基酸的好時機。

20 種基本胺基酸裡，有 9 種是必需胺基酸。這表示**身體只能從飲食中獲取這 9 種胺基酸**。其他 11 個當然也是生存所必需，但它們可以由人體自行合成。前面針對蛋白質所說明的生物化學理論，可以總結出以下關鍵重點：

為了製造日常所需的蛋白質，**身體必須從飲食中獲取足量的 9 種必需胺基酸，以維持生活所需**。缺乏必需胺基酸會影響蛋白質合成。當身體需要時，尤其是在環境壓力之下，如果沒有得到足夠的必需胺基酸，就無法合成必要的序列，也沒有辦法正確折疊，形成重要的蛋白質，並發揮其功能。

比如說生病時，身體需要提升免疫反應。免疫細胞尤其需要稱為「支鏈胺基酸」的必需胺基酸，用來合成特定的免疫蛋白以對抗感染。如果飲食中缺乏這些必需胺基酸，就沒有足夠的原料來產生足量的免疫蛋白，也就無法如常人一般，從飲食中取得足夠營養來對抗感染。

9 種人體必需胺基酸

9 種必需胺基酸分別是組胺酸、異白胺酸、白胺酸、離胺酸、甲硫胺酸、苯丙氨酸、蘇胺酸、色氨酸和纈胺酸。

蛋白質的品質

阻力訓練計畫是本書的核心，而這必須搭配比每日建議攝取量更多的優質蛋白（我們很快就會談到這一點）。

膳食中所含的蛋白質的好壞，通常是根據其所能提供的 9 種必需胺基酸的完整性來分級。動物性來源的食品屬於優質蛋白，因為它們含有完整且大量的 9 種必需胺基酸，植物性來源的蛋白質常會有必需胺基酸種類不足或比例不均的問題，不足以供應高強度阻力訓練或運動所需的營養。

對於那些很少運動的素食者，飲食中的蛋白應該就足以供應身體所需。但對於有做阻力訓練習慣的素食者來說，攝食不同來源的植物蛋白很重要，因為不同植物蛋白含有不同必需胺基酸，可以互相彌補不足。這種搭配不同植物蛋白質的飲食方式，被稱為**「互補性蛋白質法」**，素食者不需要過度補充營養就能獲得足夠的蛋白質，是個很好的策略。

簡單滿足所有必需胺基酸

對於經常進行肌力訓練的人來說，沒什麼能比得上動物性來源的蛋白質了，而這些蛋白質又以野生或放牧（草飼）的動物產品最為營養。

我需要多少蛋白質？

目前官方建議「健康且活動程度中等的人」，每日最低蛋白質攝取量為每公斤體重攝取 0.8 克。這個數字是參考美國國家科學院轄下醫學研究院食物與營養委員會（Institute of Medicine, Food and Nutrition Board）的建議，同時考慮**氮平衡**而得。前面討論蛋白質生物化學時，有提到胺基酸主要結構含有氮分子（部分胺基酸側鏈也帶額外的氮分子）。

蛋白質中的胺基酸是我們體內氮的主要來源，腎臟則負責清除多餘的氮。氮的攝取（來自蛋白質）與腎臟排泄之間的關係稱為氮平衡。當氮的攝取量等於排泄量時達到氮平衡。當身體需要蛋白質合成新組織，氮的攝取量大於排泄量，就會出現正氮平衡，處於**合成代謝**狀態。反之當排泄出的氮多於攝入的氮時，就會出現負氮平衡，這表示身體處於**分解代謝**狀態下，蛋白質的損失會使肌肉減少。

按照官方建議，平均 70 公斤（155 磅）的男性，每日蛋白質攝取量應在 56-175 克之間。這個範圍非常寬！到底該吃多少蛋白質呢？許多因素都會影響蛋白質的需要量，包括年齡、活動的類型和活動量，以及健康狀況等。

蛋白質需求隨年齡與活動量而不同

飲食中所含的 9 種必需胺基酸會促進身體反應，是通知身體合成肌肉的訊號。隨著年齡增長，身體對於肌肉合成的訊號反應會變得比較遲頓，因此我們建議蛋白質攝取量可以高於每公斤體重 0.8 克，這對於步入中年甚至老年的人們尤其重要。

實事快報 | 美國官方建議普通成年人每日每公斤體重需要攝取 0.8 克蛋白質，才能達到氮平衡。考慮到不同個體對飲食和活動有不同的需求和偏好，食物與營養委員會將蛋白質攝取量的安全上限設定在每日體重每公斤 2.5 克。

技術筆記 | 身體受到必需胺基酸刺激而後驅動合成代謝增肌的主要路徑，是透過**哺乳動物雷帕黴素標靶蛋白**（mTOR）訊息傳遞路徑而成。mTOR 會受到必需胺基酸的刺激驅動合成，是蛋白質合成代謝訊息傳遞的主角。

規律的阻力訓練加上充足的蛋白質，已證實能有效刺激老年人肌肉增加，同時能預防肌少症。**只要沒有腎臟疾病**，這個年齡層的人應該以每公斤體重攝取 1-1.5 克蛋白質為目標。

如果要配合阻力運動增肌，大多數人需要的蛋白質會明顯多於每日每公斤體重 0.8 克。這個量會隨著不同個體，以及所搭配的訓練量和強度而不同，每個人都需要試試看才能知道多少量最適合。

要增加蛋白質攝取量的其他理由

除了氮平衡以外，蛋白質攝取量多於一般建議的每日每公斤體重 0.8 克還有額外的好處。蛋白質能促進代謝，對體重過重的人更是如此，比起碳水化合物或脂肪，蛋白質更能有效地向大腦傳遞代謝訊號。

這個向大腦傳遞訊息的結果，就是產生所謂的飽足感。研究證實，早餐攝取 30 克以上的蛋白質，會降低整日總熱量攝取，**既能控制熱量攝取又不會感到飢餓**。飽足感會讓熱量攝取量自然減少，在避免囤積脂肪的同時，攝取高量蛋白質也可以盡量減少肌肉流失。那些早餐老愛吃麵包配柳橙汁的人要注意囉！

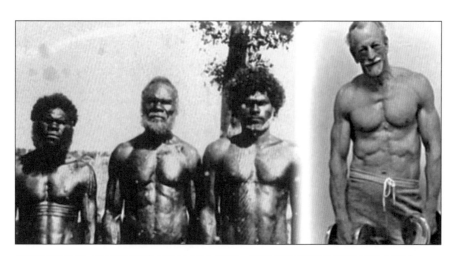

看不到肌少症：充足的蛋白質配合阻力訓練，可以避免因老化帶來的肌肉流失。

醫學小記 │ 從來就沒有證據能證明，攝取蛋白質過多會導致腎功能障礙或疾病。不過，本來腎功能就有問題的人，的確需要密切監測蛋白質攝取量，並應與醫生確認安全食用量。

脂肪

脂肪是個熱門話題，部分原因是這個營養素被很多質疑和錯誤資訊所包圍。讓我們先從生物化學的角度分析，然後再去討論那些爭議。

脂肪，或者以化學的角度稱爲「脂質」，是一種用途廣泛且不可或缺的化學物質，在人體內執行著數百種不同的功能。以下列舉一些脂肪功能：

- 儲存能量
- 細胞膜的主要成分
- 維持大腦正常發育和神經功能
- 維持正常肺功能並預防肺部塌陷
- 發炎反應和免疫細胞訊號傳遞之必要物質

若要用一整章來講解脂肪，會遠超出本書設定範圍，在此只把重點放在膳食脂肪，以下介紹三種主要類型：飽和脂肪、單元不飽和脂肪、多元不飽和脂肪。

飽和脂肪

「恐怖至極！恐怖至極！」

就像约瑟夫・康拉德 (Joseph Conrad) 書中的情節一樣，我們現在要冒險進入《黑暗之心》——飽和脂肪的世界裡。在反覆出現的官方營養指南裡和源源不絕的商業廣告中，很明顯，飽和脂肪已經被打成營養界的惡人。不知爲何，飽和脂肪「堵塞」動脈的畫面，已經深植在大家的腦海裡。在主流營養學和醫學專業人士教條式的洗腦下，對飽和脂肪的妖魔化已經達到了一種準宗教狂熱的程度。這訊息甚至也附帶影響到從事基礎研究的科學家們，而他們才應該是更懂前因後果的人。讓我們深吸一口氣退後一步，冷靜的從科學角度來看飽和脂肪。

注意，化學課來囉！

當我們討論到脂肪時，「飽和」是什麼意思呢？正如右圖中所顯示，飽和只是表示脂肪分子連接了滿滿的氫原子。用樹來

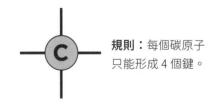

規則： 每個碳原子只能形成 4 個鍵。

技術筆記 | 脂肪在化學分類上只是脂質的一種。其他非脂肪脂質還包括了蠟、固醇、磷脂和脂溶性維生素。

比喻的話，可以說是有枝就有葉。在繼續解說之前，讓我們先了解最基本的碳原子化學規則，這個規則與所連結的氫原子數量（即脂肪的**飽和**程度）有關。

單一脂肪分子稱為**脂肪酸**，是由碳串在一起形成長長的骨架（又稱主鏈），脂肪酸的頭部稱為 α 端（alpha end），α 端因為有氧分子，使其帶有**親水性**。脂肪酸分子的尾部稱為 ω 端（omega end），而這端只有碳和氫，使其為**疏水性**。

飽和脂肪酸上的碳鏈之間只靠單鍵相互連接。這點很重要，因為每個碳原子有 4 個鍵，在脂肪酸鏈中間的碳連結前後**還剩 2 個鍵可與氫原子鍵結**。ω 碳在尾端，所以實際上有 3 個鍵與氫原子鍵結。

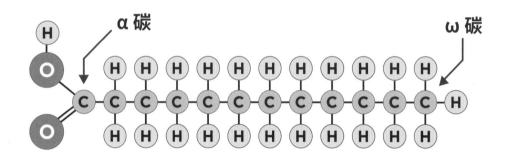

α 碳　　　　　　　　　　　　　　ω 碳

C →	碳
O →	氧
H →	氫
= →	雙鍵
— →	單鍵

這是一種含有 12 個碳的飽和脂肪酸，稱為月桂酸。每個灰色碳原子都有 4 個鍵（即使是 α 碳也是如此，因為雙鍵算作 2 個鍵）。

以單鍵連結的碳主鏈結構較具有靈活性。所謂靈活性是指，當一堆飽和脂肪酸聚在一起時，主鏈尾巴能夠「彎曲」相互糾結，這就是**為何飽和脂肪在低溫時是固體**，但在超過一定溫度以上呈現液體的原因。

關鍵重點｜單鍵連結的骨架是飽和脂肪酸鏈非常重要的特徵，原因主要基於以下兩點：⑴單鍵使其更有靈活性。⑵鏈結中沒有雙鍵，使飽和脂肪對自由基有抵抗力。後面很快會談到這兩點的重要性。

技術筆記｜我們得對閱讀本書的生物化學家解釋一下，這裡的確把脂肪酸的碳鏈畫成直線，而實際上就已知的立體結構來看，碳鏈看起來的確會比較像「鋸齒」狀。但是要在平面圖裡要準確畫出幾何形狀，視覺上會變得很複雜，因此我們才把簡化成直鏈。

從生物化學的角度了解飽和脂肪之後，我們會討論各種分類飽和脂肪的基本方法。你會發現，即使只是脂肪酸鏈長度的小小變化，種類上也會有大大的不同，對身體機能的影響更是天差地遠。你還會發現，在沒弄清楚飽和脂肪種類的情況下，一概認為飽和脂肪都會影響健康，是多麼籠統而且荒謬。

依碳鏈長度分類

一般對飽和脂肪（以及其他脂肪）的分類，是看碳「骨架」的長度。

1. 短鏈飽和脂肪含 2-5 個碳。
2. 中鏈飽和脂肪含 6-12 個碳。
3. 長鏈飽和脂肪超過 12 個碳原子。

接下來我們會用圖來解說這三個類別的脂肪，你會發現，它們雖然**都屬於飽和脂肪**，但是功能差異極大。

丁酸 butyric acid（丁酸鹽 butyrate）

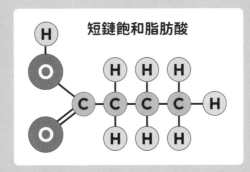

短鏈飽和脂肪酸

從圖中可以看出丁酸（又稱丁酸鹽）是含 4 個碳的飽和脂肪酸，丁酸在人體內的作用很有意思：

· 丁酸是纖維經過腸道細菌**發酵後的主要產物**。

· 丁酸具有很好的**抗發炎**作用。

· 丁酸透過表觀遺傳機制也具有強大的**抗癌作用**。

· 丁酸已運用於現代癌症治療技術（光動力療法），某些類型的腦腫瘤合併丁酸治療，能殺死更多癌細胞。

· 奶油含約 3% 的丁酸，是最佳**直接**膳食來源（最佳間接來源則是可發酵纖維）。

月桂酸 lauric acid（月桂酸鹽 laurate）

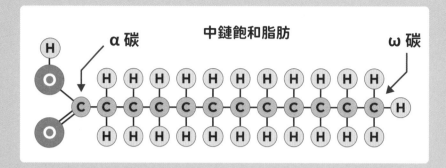

從圖中可以看出月桂酸（又稱月桂酸鹽）是含有 12 個碳的飽和脂肪酸。月桂酸對身體有以下作用：

· 約占母乳中脂肪含量的 6%。

· 能**對抗細菌和病毒**。

· 月桂酸是一種中鏈三酸甘油酯（triglyceride），可作為**大腦替代燃料**的來源，並且在治療癲癇和**阿茲海默症**等腦神經退化性疾病上，有令人振奮的結果。

· 增加高密度脂蛋白（HDL）膽固醇，可**降低**罹患心臟病的**風險**。

· 月桂酸是中鏈三酸甘油酯的一種，飲食中含月桂酸已證實**有助於減輕體重**。

· **椰子油**是月桂酸的重要來源，月桂酸約占椰子油脂肪含量 50%。

深入研究｜**中鏈脂肪代謝**｜中鏈脂肪酸與長鏈脂肪酸在代謝上有很大的不同。中鏈脂肪以中鏈三酸甘油酯的形式，由腸道吸收後**直接進入肝臟**，在肝臟中它們會被迅速代謝**作為能量供給**來源。長鏈脂肪酸經腸道吸收後進入淋巴系統，在到達肝臟轉化為能量之前，半路上很有可能就先被儲存到脂肪細胞裡了。這大概就是為何中鏈三酸甘油酯會被做成膳食補充品，用來降低體脂的原因。因為它們能夠直接用於產生能量，而不是被儲存到脂肪組織中。此外，中鏈脂肪**不需要**靠專門的脂肪運送蛋白（肉鹼–醯基肉鹼移位酶）才能進入粒線體（細胞中產生能量的地方），但長鏈脂肪需要靠轉運蛋白運送，這使得中鏈脂肪能快速進入粒線體以產生能量。

棕櫚酸 palmitic acid（棕櫚酸鹽 palmitate）

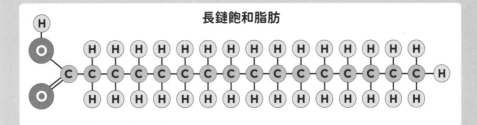

長鏈飽和脂肪

從圖中可以看出棕櫚酸（也稱棕櫚酸鹽）是含有 16 個碳原子的飽和脂肪酸。棕櫚酸具有以下特點和作用：

· 它是**儲存在人體脂肪組織裡最主要脂肪成分。**
· 脂肪細胞內含量過高會導致發炎反應。
· 飽和脂肪**研究多以它為主角。**
· 能刺激免疫系統產生發炎反應。
· 體內有過多棕櫚酸會增加胰島素阻抗，導致糖尿病。
· **穀飼動物脂肪的棕櫚酸含量較高。**

什麼是三酸甘油酯？

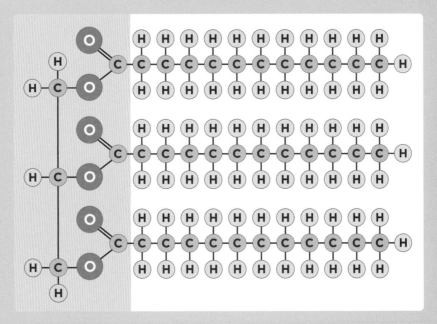

三酸甘油酯是 3 條獨立的脂肪酸，其「α」端透過另一個碳主鏈（以甘油組成）連接在一起。脂肪會以三酸甘油酯的形式儲存在脂肪細胞

中，它也是做健康檢查時，要抽血檢測的對象（參見第三階段〈計畫4：你所能做的身體檢測〉）。

圖中是3條獨立的月桂酸分子（12碳飽和脂肪酸）透過甘油主鏈的3個碳原子連接在一起。粉紅色陰影區域就是甘油主鏈連結3條獨立的脂肪酸而形成三酸甘油酯的區域。

為了呈現碳鏈在長度上差異小但功能卻大不同的狀況，我們再介紹一種長鏈脂肪酸，它有18個碳原子，只比16個碳原子的棕櫚酸多2個。

硬脂酸 stearic acid（硬脂酸鹽 stearate）

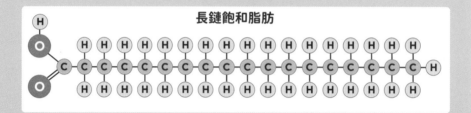

長鏈飽和脂肪

從圖中可以看出硬脂酸（也稱為硬脂酸鹽）是含有18個碳原子的飽和脂肪酸。儘管長度和棕櫚酸只差2個碳，但硬脂酸和棕櫚酸對人體的影響有天壤之別：

· 硬脂酸已被證實可以**減少血栓**，降低罹患心臟病的風險。
· 與棕櫚酸不同，硬脂酸對胰島素阻抗或糖尿病**沒有不良影響**。
· 硬脂酸**不會導致脂肪細胞發炎**。
· 非臨床數據裡，硬脂酸會引發乳腺癌細胞死亡。
· 草飼牛肉是硬脂酸的優質來源。

我們來試著比較看看，16碳飽和脂肪棕櫚酸與18碳飽和脂肪硬脂酸，兩者對健康的影響有明顯差異。

從第一原理的角度來看

　　過量的棕櫚酸會引起發炎反應，我認為應該是基於以下的原因。棕櫚酸是人體合成儲存於脂肪細胞中的特定脂肪酸類型。當脂肪細胞超出負荷時，免疫細胞會被啟動，這是身體發生「問題」（在此情況下是指肥胖）的警告反應。當免疫細胞引起發炎反應，超出負荷的脂肪細胞則會被鎖定是「問題」目標，就因為棕櫚酸基本上是身體儲存脂肪的特定類型，飲食中若含有大量棕櫚酸，對身體來說有如脂肪細胞內棕櫚酸過量，刺激免疫系統反應。令人玩味的地方是，棕櫚酸是透過稱為類鐸受體（toll-like receptors）的特定分子引起發炎反應，而病原菌也是透過同一家族的分子引發身體免疫反應。

為什麼大家都說飽和脂肪有害健康？

　　我認為所謂「飽和脂肪是魔鬼」這個訊息是偽科學，是利益交換和**團體迷思**交織下的產物。有本很棒的書可以讀讀看，蓋瑞・陶布斯（Gary Taubes）的《**好卡路里，壞卡路里**》書裡詳述了飽和脂肪如何漸漸的被人誤會有害健康。只需大略回顧一下，前幾頁介紹不同類型飽和脂肪產生的不同影響，就足以讓我們了解到，並非所有飽和脂肪都是有害、阻塞動脈的物質。看待這種類型的脂肪應該更細心，並多加思考。

　　平心而論，的確有許多科學研究證實，在動物實驗中飽和脂肪會引起發炎和疾病，所以科學家們會得出這個結論也不算毫無道理。然而 2012 年有一群富有批判性思考的科學家，共同在美國生理學、內分泌與代謝期刊上發表了一篇論文，指出大多數關於飽和脂肪的研究，實驗時**只使用了棕櫚酸、動物脂肪和體外培養的人體細胞**，更不合邏輯的地方的是，這其中有許多研究人員把棕櫚酸實驗的結果**廣泛延伸到所有飽和脂肪**，以偏概全。

　　我們在前面曾說明過，棕櫚酸在某些情況下確實會引起發炎，也可能導致健康問題，但是**棕櫚酸當然不能代表所有種類的飽和脂肪**。這種的偽科學只會強化迷思，讓大家認為飽和脂肪就是壞東西，而這些所謂科學，就這樣在醫生和營養師之中不斷傳承，糟的是他們從不懷疑科學。**這邊要再次強調，公共衛生被有漏洞的研究和迷思深深影響著。**

　　花了這麼多時間討論飽和脂肪都是有原因的，我們得改變那種「所有飽和脂肪」都該少吃的資訊。大多數飽和脂肪是必需營養素，而且也有益健康，在遠古人類飲食裡是相當重要的一部分。

單元不飽和脂肪

現在了解「飽和」的定義以後，從生物化學的角度討論單元不飽和脂肪應該更容易些。別忘了每個碳原子只能形成 4 個化學鍵，單元不飽和脂肪酸「骨架」中的碳原子是透過雙鍵而不是單鍵連接，雙鍵會用掉碳原子 4 個鍵結中的 2 個。

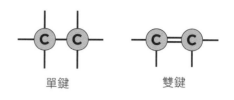

單鍵　　　　　　雙鍵

你會看到上方右圖的碳因為雙鍵連結的關係，所以沒有頂部的鍵結。如果在它的頂部加上鍵結，會使圖中的碳原子有五個總鍵，那就違反了 4 鍵原則，這點很重要，因為當脂肪酸碳主鏈以雙鍵連結，就無法帶有最大量的氫原子。它不再被氫「飽和」，而是因為**雙鍵**而變得「**不飽和**」。所以我們稱這種脂肪為**單元不飽和脂肪酸**。

雙鍵骨架鏈中的「偏折」對單元不飽和脂肪酸的功能很重要，當大量的單元不飽和脂肪排列在一起時，「偏折」的角度讓它們**無法靠得太近**，所以當它們聚集時密度相對較低。就像是一堆彎曲的木棍，比較不容易紮成一捆。這就是為什麼常見的單元不飽和油像是橄欖油，在低溫下仍然**保持液體**，而不是像飽和脂肪那樣結成固體。

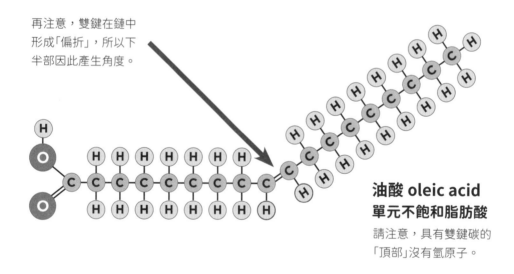

再注意，雙鍵在鏈中形成「偏折」，所以下半部因此產生角度。

油酸 oleic acid
單元不飽和脂肪酸
請注意，具有雙鍵碳的「頂部」沒有氫原子。

開啟對話 ｜ 下次當醫療人員或朋友跟你說要少吃飽和脂肪時，你可以試著問他：「**你希望我少吃哪一種飽和脂肪？**」或許在尷尬幾秒之後，你們能開啟一段相互學習、更有教育性的對話。

單元不飽和脂肪的特性和保健功效

油酸含有 18 個碳原子，是膳食中主要的單元不飽和脂肪酸，原則上對健康有以下幾點好處：

- 可能有助於降低高血壓與心血管疾病風險。
- 維持正常細胞膜功能的必需脂肪。
- 地中海飲食中主要的脂肪成分，一般認為這種飲食有益健康。
- **橄欖油、酪梨、夏威夷豆、豬油和牛油中都有高含量的單元不飽和脂肪。**

雙鍵：不飽和脂肪的軟肋

還記得我們先前針對自由基和氧化壓力所作的討論嗎？自由基是不穩定的分子，因為帶有未配對的電子，會去奪取其他分子的電子來配對，任何電子都可能吸引自由基，它會迫不及待的靠近。事實證明，雙鍵就是一種特別有吸引力的電子來源，就像海裡的血絲能吸引自由基鯊魚一樣。自由基會從不飽和脂肪酸的雙鍵那裡偷一個電子，而失去電子的脂肪會被轉化為自由基，新產生的脂肪酸自由基是一種「**過氧化脂質**」。

想像一下這個新生的過氧化脂質，它由不飽和脂肪形成，原本是細胞膜的成分之一，變成自由基以後，它也會開始去偷別人的電子，比如從鄰近細胞膜的不飽和脂肪中竊取，結果使細胞膜產生脂質過氧化連鎖反應，持續下去會破壞細胞膜導致**細胞死亡**。

雙鍵在受熱、光照下或暴露在空氣中也會失去電子，這稱為**光氧化**（photo-oxidation）及**自氧化**（autoxidation）作用。氧化脂肪本身就是受損的脂肪和自由基，沒人想吃氧化脂肪，這就是為什麼基於健康因素**不該用不飽和脂肪烹煮食物**，而這也是油炸食品損害健康的主要原因。食用因高溫烹煮加工而受損的不飽和脂肪，就等於**將氧化壓力吃進身體裡**。

另一方面，骨架鏈中沒有任何雙鍵的飽和脂肪，它們在高溫下相對抗氧化。這就是為什麼飽和脂肪不會像其他脂肪一樣「變質」，以及為什麼它們有較長的保存期限的原因。含有高單元不飽和脂肪的食物對健康有很多好處，不過要確保能儲存在陰涼的地方，不要經常用來加熱烹煮。

金級戰術｜烹飪時以使用椰子油等這類飽和脂肪為主，以免因脂肪氧化將自由基吃進體內。

多元不飽和脂肪

在了解「不飽和」的定義以後，這邊讀起來會駕輕就熟。**多元不飽和脂肪酸**是一種具有**多個雙鍵**的脂肪酸。這裡要介紹的兩種主要的多元不飽和脂肪是 ω-3 和 ω-6。在前面的脂肪酸圖示中，我們稱「頭部」為 α 端，「尾部」為 ω 端。在命名多元不飽和脂肪時，是以 **ω 端第一個雙鍵的位置命名**。雖然我們需要的多元不飽和脂肪的量相對較少，但它們對健康卻有著深遠的影響，接下來將從這兩種多元不飽和脂肪的類型、飲食來源和健康影響開始談起。

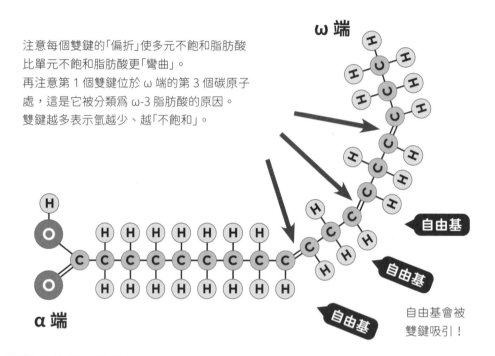

注意每個雙鍵的「偏折」使多元不飽和脂肪酸比單元不飽和脂肪酸更「彎曲」。
再注意第 1 個雙鍵位於 ω 端的第 3 個碳原子處，這是它被分類為 ω-3 脂肪酸的原因。
雙鍵越多表示氫越少、越「不飽和」。

ω 端

自由基
自由基
自由基

自由基會被雙鍵吸引！

α 端

「必需」脂肪酸：α 次亞麻油酸和亞麻油酸

已知只有 2 種脂肪酸對人類是「必需」，身體無法自行合成，我們必須從飲食中獲取這些脂肪，這有點類似於我們在蛋白質部分討論的必需胺基酸的概念。這 2 種必需脂肪酸都屬於多元不飽和類型，它們是：

· **α 次亞麻油酸**（alpha linolenic acid）：含有 18 個碳的 ω-3 多元不飽和脂肪酸，存在於許多種籽中尤其是**亞麻籽**。

· **亞麻油酸**（linoleic acid）：含有 18 個碳的 ω-6 多元不飽和脂肪酸，多存在於植物油如**紅花籽油、葡萄籽油、玉米油和大豆油**。

這 2 種必需脂肪酸是身體合成其他脂肪的重要成分，飲食中只需要少量 α 次亞麻油酸和亞麻油酸就可以滿足身體所需。只要照著本書的飲食建議，就能確保攝取足量的 α 次亞麻油酸和亞麻油酸。

ω-3 脂肪酸

你可能聽說過很多關於 ω-3 的優點，各種加工食品中似乎都能找到它們的身影，甚至連牛奶和冰淇淋中都有。在你以為它有益健康而購買這些產品之前，我們得先討論所謂的有益健康背後的科學根據。

近年的研究裡顯示出 ω-3 多元不飽和脂肪酸有助於改善下列疾病：

- 高血壓
- 第二型糖尿病
- 心率不整
- （部分）癌症
- 三酸甘油酯過高
- 骨質疏鬆症

研究人員發現它們還有其他的好處：

- 減少慢性發炎
- 促進大腦發育
- 對老年人神經退化性疾病有幫助

EPA 和 DHA 似乎成了促進健康的 ω-3 超級明星，比 α 次亞麻油酸更重要。

三大 ω-3 多元不飽和脂肪酸

以下是飲食中 3 種最重要的 ω-3 多元不飽和脂肪酸：

· α 次亞麻油酸：前頁所示含有 18 碳的 ω-3 脂肪酸，為 2 種必需脂肪酸之一，亞麻籽和亞麻籽油可能是最為人熟知含有大量 α 次亞麻油酸的食品。

· 二十碳五烯酸 (EPA)：這種 ω-3 多元不飽和脂肪酸長達 20 個碳，是「油性」魚類（鮭魚、鮪魚、沙丁魚）的主要脂肪酸之一。

· 二十二碳六烯酸 (DHA)：DHA 是 ω-3 多元不飽和脂肪酸中最長的，長達 22 個碳。它也存在油性魚 (oily fish) 與魚油之中。DHA 已被證實有助於大腦健康，尤其是發育中兒童的大腦。

油性魚（或稱多脂魚）是指那些在肉與腸道中含有豐富脂肪的魚，不像白肉魚，白肉魚脂肪主要儲存於肝臟。油性魚通常在海中的水層區游動，白魚相較比較靠近海底。油性魚類包括鮭魚、鮪魚、沙丁魚和鱒魚等物種。

ω-3 多元不飽和脂肪酸來自哪裡？

魚類和動物性食品中所含的 ω-3 多元不飽和脂肪酸，**是來自這些動物攝取的陸地植物和藻類。**在野外，魚類從食物鏈中獲取 ω-3，從水生植物例如藻類開始。藻類被磷蝦（一種小型甲殼類動物）吃掉，而磷蝦被小魚吃掉，然後小魚被大魚吃掉。透過這種方式，藻類所帶有的 ω-3 多元不飽和脂肪酸，就到了我們的餐桌上的魚肉裡。如此一來不難理解，傳統上富含 ω-3 的魚類如鮭魚，若是來自養殖場，吃的是加工過的魚飼料，那**幾乎就沒吃進什麼** ω-3。另外，野生和馴養的食草動物（比如牛），同樣也從所吃的植物中獲取大量 ω-3；因此草飼牛的肉所含的 ω-3 多元不飽和脂肪酸幾乎是穀飼牛的 2 倍。

ω-6 脂肪酸

化學結構上，ω-6 脂肪酸就是多元不飽和脂肪酸，只是它們從尾端（或稱 ω 端）算過去第 1 個雙鍵落在第 6 個碳上。結構上看，ω-6 與 ω-3 差異不大，但在人體內的功能差異卻很大。

ω-6 多元不飽和脂肪酸對以下各項身體機能極為重要：

• 影響傷口癒合時的發炎反應
• 調節血液凝固
• 刺激細胞生長和修復
• 使免疫系統正常運作

金級戰術 ｜ 為了補充更多的 ω-3 多元不飽和脂肪酸，請選擇食用**野生捕撈的油性魚**和**草飼動物的肉**。

ω-6 多元不飽和脂肪酸來自哪裡？

ω-6 多元不飽和脂肪酸在堅果、種籽以及植物油和種籽油中含量很高。它們也存在於動物性食品中，但與動物產品中的 ω-3 含量一樣，ω-6 多元不飽和脂肪酸的含量取決於動物本身所吃的食物類型。在加工食品普遍的西式飲食中，含有大量 ω-6 多元不飽和脂肪酸，這主要是來自食品加工時常用的種籽油如葵花油、紅花籽油、大豆油和玉米油。另外還有月見草油、琉璃苣油等草本植物油也是來源。穀物也含有大量的 ω-6 多元不飽和脂肪酸。與早期人類的飲食文化相比，現代人飲食裡的 ω-6 量明顯要多上許多，而如此大量增加是有健康疑慮的。

這是**亞麻油酸**，是人體必需的 ω-6 多元不飽和脂肪酸，長度爲 18 個碳。
請看第 1 個雙鍵在 ω 端（尾端）算過來第 6 個碳，因此它被分類爲 ω-6 多元不飽和脂肪酸。

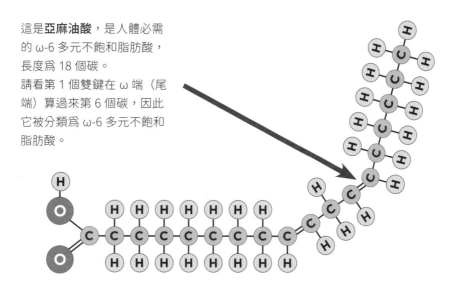

可惜的是，ω-6 多元不飽和脂肪酸最近在營養界和飽和脂肪一樣被妖魔化。在評論 ω-6 之前，我們需要更深入地了解，並批判性的去思考這件事。的確，許多人從加工食品中攝取的大量 ω-6，而其來源是工業化添加生產的植物油和種籽油，從健康角度來看可能會有問題，但從原型食物中均衡飲食攝取 ω-6，卻是維持良好健康所需。

三大 ω-6 多元不飽和脂肪酸

以下是飲食中三種最重要的 ω-6 多元不飽和脂肪酸：
· **亞麻油酸**是含有 18 個碳的 ω-6，存在於許多植物油中，例如紅花籽油、葡萄籽油、玉米油和大豆油。

· γ 次亞麻油酸（gamma linolenic acid）是另一種比亞麻油酸多 1 個雙鍵的 18 個碳的 ω-6。與大多數 ω-6 會引起發炎不同，γ 次亞麻油酸可以抑制發炎。膳食來源有：月見草油、琉璃苣油和黑加侖籽油。

· 花生四烯酸（arachidonic acid）是 20 個碳的 ω-6，它對發炎反應和修復非常重要（例如重訓後的肌肉組織修復），它對神經細胞的生長和修復也很重要。膳食來源主要來自動物產品，如肉類和雞蛋。不過，它也可以從亞麻油酸合成，所以素食者也不用擔心。

飲食中需保持 ω-3 與 ω-6 的比例平衡，對於許多常吃加工食品的現代人來說，這表示要減少 ω-6 的攝取並增加 ω-3 的攝取。如果停止食用加工食品改吃優質原型食物，體內 ω-3 和 ω-6 會自然而然的平衡，就不用額外補充。以下會討論為什麼 ω-3 和 ω-6 的平衡如此重要。

ω-3 和 ω-6 的平衡

ω-3 和 ω-6 多元不飽和脂肪，是合成訊息傳遞分子類花生酸（eicosanoids）族群的材料。這類的分子是身體抑制發炎和抗發炎的核心。類花生酸包含前列腺素（prostaglandins）、前列環素（prostacyclins）、血栓素（thromboxane）和白三烯（leukotrienes）。

ω-3 所合成的類花生酸具有抗發炎作用，可以控制身體的發炎反應。而 ω-6 合成的類花生酸有促進發炎作用，例如傷口癒合和免疫反應，大致上是如此，當然也有例外。發炎和抗發炎類花生酸之間的平衡，可以讓身體達到最佳的運作。

當受傷或被病毒細菌感染時，身體需要由 ω-6 合成的類花生酸引起發炎，以促進傷口癒合或產生強烈的免疫反應。由 ω-3 合成的類花生酸，則能在損傷癒合或感染處理後抑制發炎、平息反應。

動手調查｜看一下你所購買的食品上面的標示，你會意外的發現成分中不斷出現植物油和種籽油（高 ω-6 油品）。它們看來無所不在，也是許多人飲食中攝取過多 ω-6 脂肪酸的主要原因。

關鍵重點｜如果沒有足夠的 ω-6 合成的類花生酸引起發炎反應，身體就無法從受傷中恢復、運動後修復肌肉或抵抗感染。如果沒有足夠的 ω-3 合成的類花生酸抑制發炎，那麼急性發炎就會轉變為慢性發炎。免疫系統可能會過度活躍，結果無法控制細胞增生，這是癌症產生的原因之一。

因為吃加工食品而攝取過多 ω-6，會使體內 ω-6 量過高，這導致身體處於輕度**慢性發炎**狀態的狀態。毫不意外，隨著 20 世紀以來加工食品攝取量的增加，癌症、心臟病、糖尿病和肥胖症等慢性病的發生率也有所增加。加工食品中的植物油和種籽油含有大量 ω-6 可能是主要因素。許多研究指出補充魚油（含高量 ω-3）可有效治療一些慢性疾病，這也頗有道理。

多元不飽和脂肪酸的競爭

ω-3 和 ω-6 都需要嵌合到細胞膜後再產生作用。一旦進入細胞膜，它們就可以成合成類花生酸的材料。ω-3 和 ω-6 會**相互競爭細胞膜中的位置**，因此保持飲食均衡使兩者的量達到平衡很重要。從不均衡的飲食中攝取過量 ω-6，導致細胞膜中 ω-6 不成比例的多，遠超過 ω-3。細胞膜中含有大量 ω-6 會合成大量促進發炎的類花生酸，讓身體失衡。

ω-3 和 ω-6 的競爭關係

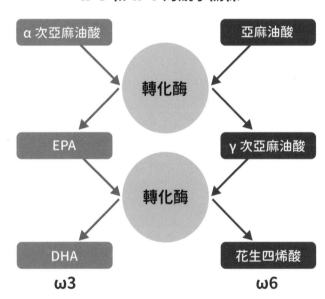

從圖中可以看出，必需脂肪酸 α 次亞麻油酸和亞麻油酸經過轉化酶轉化，可分別合成 DHA 和花生四烯酸。ω-3 和 ω-6 轉化途徑**用的是相同的轉化酶**，這很重要，因為如果飲食中 ω-6 過量，轉化酶會忙於轉化 ω-6，而沒有餘力將 ω-3 轉化為有益健康的 EPA 和 DHA。同樣需要注意的是，從 α 次亞麻油酸轉成 EPA 到產出 DHA 的轉化效率非常低，**大約只有 5% 膳食 α 次亞麻油酸轉化為 EPA 和 DHA**。如果加入一堆亞麻油酸、ω-6 會占用轉化酶，結果會使 α 次亞麻油酸轉化為 EPA 和 DHA 的效率降低，不到 5%。從富含脂肪的魚肉中直接攝取 EPA 和 DHA 是個方法，但**對素食者會是問題**，只能透過攝取亞麻籽等來源的 α 次亞麻油酸轉化得到 EPA 和 DHA。

醫學小記 ｜ 研究證實，ω-3 還能透過抑制細胞中發炎訊息傳遞分子的基因表現，來抑制發炎反應。這種抑制發炎的機制，與 ω-3 類花生酸抗發炎的作用機制是分開的。

這個競爭關係圖凸顯了 ω-3 和 ω-6 多元不飽和脂肪酸共用轉化酶會產生的問題。如前所述,由於 α 次亞麻油酸的轉化率低,而純素食者很難從飲食補充足夠的 EPA 和 DHA,這對健康的影響很大。如果純素食者同時又攝取大量 ω-6 多元不飽和脂肪酸,這更成問題。

透過營養補充品?

在了解 ω-3 和 ω-6 之間細胞膜位置和轉化酶需求等等的競爭關係之後,平衡兩者較好的策略是減少飲食中的 ω-6,並多攝取優質、含 ω-3 的原型食物。

如果習慣吃含有大量 ω-6 的加工食品,想用魚油膠囊補充 ω-3 平衡,可能會有以下 2 個缺點:

- 這是在透過提高 ω-3 攝取量壓過 ω-6。但人體其實只需要少量的 ω-3 和 ω-6,因此這麼做有可能使身體不堪重負。

- ω-3 本質仍然是多元不飽和脂肪,由於存在多個雙鍵,因此容易氧化並形成自由基。人工萃取加上儲存魚油的過程,會使這些脆弱的雙鍵暴露在熱和光下,不可避免地產生 ω-3 自由基。只要是自由基,無論是否含 ω-3,對人體都不好。

同樣的,食品加工萃取出的植物油,也可能含有大量的 ω-6 自由基!

技術筆記│在競爭關係圖中,也簡化並省略了一種重要的 ω-6,名為升二碳 γ 次亞麻油酸,它是由 γ 次亞麻油酸合成並可製成花生四烯酸。升二碳 γ 次亞麻油酸(dihomogamma linolenic acid)屬於 ω-6,但有趣的是,它有**抗發炎的特性**。

醫學小記│DHA 對大腦功能尤其重要,神經細胞的細胞膜有 40% 是由 DHA 組成的。DHA 對於大腦尚在發育中的兒童,以及大腦可能開始退化的老年人都非常重要。育齡婦女將 α 次亞麻油酸轉化為 EPA 和 DHA 的效率高於男性。這不難理解,因為身體需要能為發育中的胎兒提供大量的 DHA,以促進懷孕期間的大腦發育。兒童就沒有這種轉化優勢了,因此攝取足夠的 EPA 和 DHA 非常重要。要求孩子三餐遵行嚴格素食會使 DHA 攝取不足,如果不補充可能會導致發育問題。

醫學小記│最近的研究開始發現 ω-6 與 ω-3 比例失衡(主要是 ω-6 過高),可能與**過敏和氣喘發病率增加**有關。這樣的發現合乎邏輯,因為過多 ω-6 會使發炎性的類花生酸增加,同時免疫系統也會過度活躍。平衡體內 ω-6 和 ω-3 比例可能有助於降低過敏症狀和氣喘情況。

金級戰術│要平衡身體的 ω-3 和 ω-6 多元不飽和脂肪酸含量,可以減少使用 ω-6 含量高的加工植物油,並多攝取 ω-3 含量高的原型食物,如野生捕撈的魚類和草飼性動物產品。

反式脂肪酸

你可能或多或少都聽說過「反式脂肪」，天然食物中含有的只是少量，但如果是食品加工過程產生的那些，就真的會對健康產生不良影響。

反式脂肪酸的化學概念比較簡單，

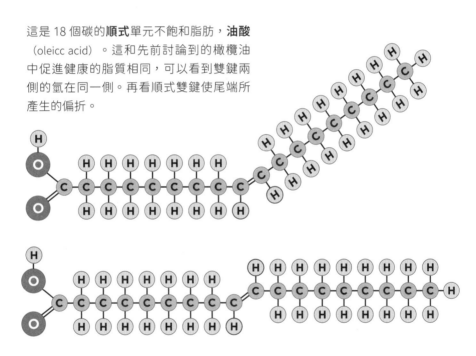

順式
順式結構是指雙鍵的同一側有氫原子。

反式
反式構型是指氫原子在雙鍵的**不同側**。

在前面學過雙鍵的化學特性以後，了解下面概念就很簡單。脂肪酸碳鏈的雙鍵有 2 種結構類型，自然界中的不飽和脂肪酸幾乎都是以「順式」鍵結，而「反式」就相對很少見，順式和反式所指的是氫在雙鍵上的位置。這種位置的不同會影響脂肪結構，前面的內容已經討論過結構對生化功能的重要性。結構上差異小卻可能造成功能上大不同。

這是 18 個碳的**順式**單元不飽和脂肪，**油酸**（oleicc acid）。這和先前討論到的橄欖油中促進健康的脂質相同，可以看到雙鍵兩側的氫在同一側。再看順式雙鍵使尾端所產生的偏折。

這是 18 個碳的**反式**單元不飽和脂肪，**反式油酸**（elaidic acid）。除了雙鍵順反不同以外，其化學組成與油酸相同。我們可以看到反式雙鍵對尾部偏折的作用與順式不同，反式的偏折相對「較直」，這種結構變化影響了它在身體內的作用。眾所周知，反式油酸是種反式脂肪，與癌症和心臟病等疾病有關。

動手調查｜你是否知道，在美國食品和藥物管理局規定，食品**每份反式脂肪若少於 0.5 克**，製造商可以標示為「零反式脂肪」？如果某項食品成分表有任何氫化或部分氫化油，那它就一定有反式脂肪，儘管產品上面標示為 0。（譯注：依我國衛福部「包裝食品營養宣稱應遵行事項」規定，每 100 克食品內所含反式脂肪量不超過 0.3 克，反式脂肪含量可標示為零。）

從順式變反式，看起來只改了一點，但變成了反式脂肪酸在體內的作用完全不同。飲食中大多數的反式脂肪不是天然產物而是人造，身體會本能的將它們視為異物、入侵者，結果**發炎和氧化壓力**因此增加。想到這點，反式脂肪與**慢性發炎和氧化壓力相關**的疾病（如心臟病、糖尿病、癌症）、神經退化性疾病（如阿茲海默氏症）有關，也是理所當然。

反式脂肪從何而來？

在 1900 年代初期，人們發現可以透過一種稱為氫化的過程，將液態油加工變成固態。氫化是透過催化反應使不飽和脂肪酸結合氫原子的過程，不飽和植物油生產成本比動物脂肪便宜得多，同樣用於烹飪與食品加工。就如前面提到的，不飽和脂肪帶有雙鍵所以容易被氧化。你可能聽說過「脂肪酸敗」，這就是不飽和脂肪中雙鍵被氧化的結果。

食品加工業者的想法是在不飽和植物油中添加氫，用人工的方式使它們飽和（或至少更飽和）以防止「變質」，這創造了一種不會變質的廉價脂肪，也同時延長了保存期限。植物起酥油和人造奶油就是使用這種方式，將原本液態的植物油加工成常溫下仍保持固態「食品」的例子。令人憂心的是，氫化過程會使不飽和脂肪酸的雙鍵，從天然順式變成身體難以消化的反式構型。在 1950-1960 年代，氫化植物油比傳統豬油、牛油等動物脂肪更常用於食品製造和烹飪。令人玩味的是，心臟病在舊時相對罕見，卻在廣泛使用氫化與部分氫化植物油之後急劇增加。總而言之，氫化與部分氫化植物油是自然界中不存在的工業混合物。

我們花了很多時間討論脂肪，但希望這些時間花得很值得。如果你有興趣多研究，請閱讀瑪莉·艾寧格（Mary Enig）博士的《了解你的脂肪》（Know Your Fats）一書。接下來準備好深入了解人類新陳代謝的基礎知識。我們必須知道人體運作模式，才能了解新陳代謝受損的前因後果。

金級戰術｜避免食用氫化或部分氫化的植物油包括大豆油產製的食品。閱讀標示！

技術筆記｜動物性食品中存在少許天然的反式脂肪，但並未發現對健康會造成不良影響，比如乳製品和**母乳**中的**牛油酸**（vaccenic acid）。牛油酸會轉化為有益健康的**共軛亞麻油酸**（conjugated linoleic acid），共軛亞麻油酸已被證明能**抗癌**，並初步測知可能作為減肥的輔助劑。除了從牛油酸合成外，共軛亞麻油酸還可以直接在草飼動物的乳製品與肉類中發現。

軍事情報（參考文獻）

Astbury SM, Corfe BM. "Uptake and metabolism of the short-chain fatty acid butyrate, a critical review of the literature," *Curr Drug Metab* **13** (2012): 815.

Astrup A, et al. "The role of reducing intakes of saturated fat in the prevention of cardiovascular disease: where does the evidence stand in 2010?" *Am J Clin Nutr* **93** (2011): 684.

Baer DJ, et al. "Whey protein but not soy protein supplementation alters body weight and composition in free-living overweight and obese adults," *J Nutr* **141** (2011): 1489.

Bakewell L, Burdge GC, Calder PC. Polyunsaturated fatty acid concentrations in young men and women consuming their habitual diets, *Br J Nutr* **96** (2006): 93.

Benjamin S, Spener F. Conjugated linoleic acids as functional food: an insight into their health benefits, *Nutr Metab (Lond)* **6** (2009): 36.

Brenna JT. Efficiency of conversion of alpha-linolenic acid to long chain n-3 fatty acids in man, *Curr Opin Clin Nutr Metab Care* **5** (2002): 127.

Bueno-Carrazco J, et al. Sodium butyrate increases the effect of the photodynamic therapy: a mechanism that involves modulation of gene expression and differentiation in astrocytoma cells, *Childs Nerv Syst* **28** (2012): 1723.

Burdge GC, Calder PC. Conversion of alpha-linolenic acid to longer-chain polyunsaturated fatty acids in human adults, *Reprod Nutr Dev* **45** (2005): 581.

Burdge GC, Calder PC. Dietary alpha-linolenic acid and health-related outcomes: a metabolic perspective, *Nutr Res Rev* **19** (2006): 26.

Calder PC. Branched-chain amino acids and immunity, *J Nutr* **136** (2006): 288S.

Calder PC. Mechanisms of action of (n-3) fatty acids, *J Nutr* **142** (2012): 592S.

Calder PC. Long-chain fatty acids and inflammation, *Proc Nutr Soc* **71** (2012): 284.

Calder PC, Yaqoob P. Marine omega-3 fatty acids and coronary heart disease, Curr Opin Cardiol **27** (2012): 412.

Clegg ME. Medium-chain triglycerides are advantageous in promoting weight loss although not beneficial to exercise performance, *Int J Food Sci Nutr* **61** (2010): 653.

Covas MI. Bioactive effects of olive oil phenolic compounds in humans: reduction of heart disease factors and oxidative damage, *Inflammopharmacology* **16** (2008): 216.

Daley CA, Abbott A, Doyle PS, Nader GA, Larson S. A review of fatty acid profiles and antioxidant content in grass-fed and grain-fed beef, *Nutr J* **9** (2010): 10.

Donohoe, D. R. et al. The Warburg effect dictates the mechanism of butyrate-mediated histone acetylation and cell proliferation, *Mol Cell 48*, 612 (2012).

Evans LM, Cowey SL, Siegal GP, Hardy RW. Stearate preferentially induces apoptosis in human breast cancer cells, *Nutr Cancer* **61** (2009): 746.

Golomb BA, Dietary fats and heart disease--dogma challenged?, *J Clin Epidemiol* **51** (1998): 461.

Kang JX, Liu A. The role of the tissue omega-6/omega-3 fatty acid ratio in regulating tumor angiogenesis, *Cancer Metastasis Rev* (2012).

Kelly FD, et al. A stearic acid-rich diet improves thrombogenic and atherogenic risk factor profiles in healthy males, *Eur J Clin Nutr* **55**, 88 (2001).

Kiecolt-Glaser JK, et al. Omega-3 fatty acids, oxidative stress, and leukocyte telomere length: A randomized controlled trial, *Brain Behav Immun* **28** (2013): 16.

Kuipers RS, et al. Saturated fat, carbohydrates and cardiovascular disease, *Neth J Med* **69** (2011): 372.

Leonel AJ, Alvarez-Leite JI, Butyrate: implications for intestinal function, *Curr Opin Clin Nutr Metab Care* **15** (2012): 474.

Liu YM, Wang HS, Medium-chain Triglyceride Ketogenic Diet, An Effective Treatment for Drug-resistant Epilepsy and A Comparison with Other Ketogenic Diets, *Biomed J* **36** (2013): 9.

Loef M, Walach H. The omega-6/omega-3 ratio and dementia or cognitive decline: a systematic review on human studies and biological evidence, *J Nutr Gerontol Geriatr* **32** (2013): 1.

Louheranta AM, et al. A high-stearic acid diet does not impair glucose tolerance and insulin sensitivity in healthy women, *Metabolism* **47** (1998): 529.

Maki KC, Slavin JL, Rains TM, & Kris-Etherton PM. Limitations of observational evidence: implications for evidence-based dietary recommendations. *Adv Nutr* **5** (2014): 7-15.

Meijer K, de Vos P, Priebe MG. Butyrate and other short-chain fatty acids as modulators of immunity: what relevance for health?, *Curr Opin Clin Nutr Metab Care* **13** (2010): 715.

Mensink RP, Dietary Fatty acids and cardiovascular health - an ongoing controversy, *Ann Nutr Metab* **58** (2011): 66.

Mozaffarian D, Wu JH. Omega-3 fatty acids and cardiovascular disease: effects on risk factors, molecular pathways, and clinical events, *J Am Coll Cardiol* **58** (2011): 2047.

Ohira H, et al. Butyrate Attenuates Inflammation and Lipolysis Generated by the Interaction of Adipocytes and Macrophages, *J Atheroscler Thromb* (2013).

Page KA, et al. Medium-chain fatty acids improve cognitive function in intensively treated type 1 diabetic patients and support in vitro synaptic transmission during acute hypoglycemia, *Diabetes* **58** (2009): 1237.

Paskova L, et al. Different effect of sodium butyrate on cancer and normal prostate cells, *Toxicol In Vitro* (2013).

Pham TX, Lee J. Dietary regulation of histone acetylases and deacetylases for the prevention of metabolic diseases, *Nutrients* **4** (2012): 1868.

Porter NA. A Perspective on Free Radical Autoxidation: The Physical Organic Chemistry of Polyunsaturated Fatty Acid and Sterol Peroxidation, *J Org Chem* (2013).

Psomiadou E, Tsimidou M. Stability of virgin olive oil. 2. Photo-oxidation studies, *J Agric Food Chem* **50** (2002): 722.

Ranalli A, Ferrante ML, De Mattia G, Costantini N. Analytical evaluation of virgin olive oil of first and second extraction, *J Agric Food Chem* **47** (1999): 417.

Rizos EC, Elisaf MS. Current evidence and future perspectives of omega-3 polyunsaturated fatty acids for the prevention of cardiovascular disease, *Eur J Pharmacol* **706** (2013): 1.

Rizos EC, Ntzani EE, Bika E, Kostapanos MS, Elisaf MS, Association between omega-3 fatty acid supplementation and risk of major cardiovascular disease events: a systematic review and meta-analysis, *JAMA* **308** (2012): 1024.

Roelofsen H, Priebe MG, Vonk RJ. The interaction of short-chain fatty acids with adipose tissue: relevance for prevention of type 2 diabetes, *Benef Microbes* **1** (2010): 433.

Russo I, Luciani A, De Cicco P, Troncone E, Ciacci C. Butyrate attenuates lipopolysaccharide-induced inflammation in intestinal cells and Crohn's mucosa through modulation of antioxidant defense machinery, *PLoS One* **7** (2012): e32841.

Saemann MD, et al. Anti-inflammatory effects of sodium butyrate on human monocytes: potent inhibition of IL-12 and up-regulation of IL-10 production, *FASEB J* **14** (2000): 2380.

Schneider C. An update on products and mechanisms of lipid peroxidation, *Mol Nutr Food Res* **53** (2009): 315.

Segain JP, et al. Butyrate inhibits inflammatory responses through NFkappaB inhibition: implications for Crohn's disease, *Gut* **47** (2000): 397.

Shaw B, et al. Individual Saturated and Monounsaturated Fatty Acids Trigger Distinct Transcriptional Networks in Differentiated 3T3-L1 Preadipocytes, *J Nutrigenet Nutrigenomics* **6** (2013): 1.

Simopoulos AP. The importance of the omega-6/omega-3 fatty acid ratio in cardiovascular disease and other chronic diseases, *Exp Biol Med* (Maywood) **233** (2008): 674.

Simopoulos AP. Importance of the omega-6/omega-3 balance in health and disease: evolutionary aspects of diet, *World Rev Nutr Diet* **102** (2011): 10.

Simopoulos AP. Evolutionary aspects of diet: the omega-6/omega-3 ratio and the brain, *Mol Neurobiol* **44** (2011): 203.

Siri-Tarino PW, Sun Q, Hu FB, Krauss RM. Meta-analysis of prospective cohort studies evaluating the association of saturated fat with cardiovascular disease, *Am J Clin Nutr* **91** (2010): 535.

Stanhope KL, et al. Consuming fructose-sweetened, not glucose-sweetened, beverages increases visceral adiposity and lipids and decreases insulin sensitivity in overweight/obese humans, *J Clin Invest* **119** (2009): 1322.

Sun LB, et al. Serum palmitic acid-oleic acid ratio and the risk of coronary artery disease: a case-control study, *J Nutr Biochem* **22** (2011): 311.

Teres S, et al. Oleic acid content is responsible for the reduction in blood pressure induced by olive oil, *Proc Natl Acad Sci USA* **105** (2008): 13811.

Tholstrup T. Influence of stearic acid on hemostatic risk factors in humans, *Lipids* **40** (2005): 1229.

Tsuji H, et al. Dietary medium-chain triacylglycerols suppress accumulation of body fat in a double-blind, controlled trial in healthy men and women, *J Nutr* **131** (2011): 2853.

Vinolo MA, et al. Suppressive effect of short-chain fatty acids on production of proinflammatory mediators by neutrophils, *J Nutr Biochem* **22** (2011): 849.

Voon PT, Ng TK, Lee VK, Nesaretnam K. Diets high in palmitic acid (16:0), lauric and myristic acids (12:0 + 14:0), or oleic acid (18:1) do not alter postprandial or fasting plasma homocysteine and inflammatory markers in healthy Malaysian adults, *Am J Clin Nutr* **94** (2011): 1451.

Waterman E, Lockwood B. Active components and clinical applications of olive oil, *Altern Med Rev* **12** (2007): 331.

Watt MJ, Hoy AJ, Muoio DM, Coleman RA. Distinct roles of specific fatty acids in cellular processes: implications for interpreting and reporting experiments, *Am J Physiol Endocrinol Metab* **302** (2012): E1.

代謝的基本觀念

　　任何有關人體代謝的討論最後都很容易失焦，因為這個動態的自我調節系統實在是太過複雜。所有以此為主題的學術教科書都難以鉅細靡遺地囊括所有細節。在此我們會簡化內容，把重點放在整體概念上，但基本細節仍會帶到。

能量如同貨幣

　　所謂代謝，是指從我們所吃的食物中獲取並利用能量。所有進到身體的飲料食物，都會被轉化為人體運行所需的燃料。人體使用特定分子作為能量貨幣，一切都圍繞著如何合成和分解這種分子以獲取能量，賺錢花錢，都是為了滿足基本需求，能量也是如此。我們合成和分配或「消耗」可用的能量，以滿足身體的基本需求，這種能量貨幣分子被稱為三磷酸腺苷（adenosine triphosphate, ATP）。

　　身體和大腦控制著新陳代謝，把新陳代謝比作家裡的空調，而最好的狀態是代謝快速。透過大量運動巧妙結合富含營養素的食物，可以「增強」或加速新陳代謝，大家都要提升代謝。病態肥胖的人，新陳代謝有如蝸牛般慢吞吞，而活蹦亂跳的小男孩，則有煉鋼爐般旺盛的新陳代謝。肥胖者代謝慢、使用燃料非常有效率，身材苗條、健壯常運動的年輕人，新陳代謝像熾熱的熊熊烈火，需要大塊木頭（大量的食物／燃料）維持。我們希望建立的新陳代謝，是基礎速度高、烈火旺盛，並能燃燒更多的燃料（熱量）。

　　我們的身體天生就靈敏，懂得優先將營養素快速運到最需要的部位，而新陳代謝不分晝夜，調節身體所有部位需要的營養素。你會學到不同類型的食物如何刺激產生不同的荷爾蒙，進而控制身體選擇脂肪或是碳水化合物作為能量來源。

代謝概念

1. 大腦是「耗能小豬」，需要葡萄糖。人腦的平均重量約為 1.4 公斤，對於 77 公斤重的人來說，**大腦只占全身重量的 2%** 不到，卻消耗了**每天身體總能量的 20%**。大腦也非常講究自己要使用哪種燃料。多數情況下大腦需要葡萄糖才能發揮作用，不過緊急時大腦也可以使用酮作為替代燃料。

2. **肝臟是葡萄糖「金庫」**。會接收大腦的訊號，將血糖保持在相對穩定的濃度。當碳水化合物攝取量高，肝臟會儲存葡萄糖，攝取量低時，肝臟則會分解釋出葡萄糖。肝臟所做的調節都是為了保持血糖濃度，使大腦保持愉快。在節食期間（比如嚴格限制卡路里的飲食），肝臟會利用膳食中所含的蛋白質合成葡萄糖，或甚至更常見的，讓身體**分解自己的肌肉組織**（muscle cannibalism）以獲取胺基酸產生葡萄糖。分解蛋白質產生胺基酸合成葡萄糖的過程稱為**糖質新生**（gluconeogenesis）。在長期節食的情況下，肝臟會像美國聯邦儲備銀行一樣印鈔票（從肌肉中提取胺基酸合成葡萄糖），並將這種能量貨幣立即投入市場。

3. **骨骼肌儲存葡萄糖的能力很好，肌肉可以儲存比肝臟多 5 倍的葡萄糖作為肝醣**（glycogen）。儲存在肌肉中的葡萄糖只進不出。肌肉儲存葡萄糖，是為了緊急時刻比如遇到熊，就能及時做出「戰鬥或逃跑」反應。

   遇到危急情況時，脂肪來不及提供能量，因此肌肉儲存了大量葡萄糖以備不時之需。**肌肉不會也不能與大腦分享這些葡萄糖（即使是在飢餓的情況下）**。我們要利用這個原理，透過高強度運動把肌肉鍛鍊成大型葡萄糖金庫。請持續注意本書後面相關的內容。

4. **雖然脂肪所含能量較高，但身體會先使用葡萄糖**。脂肪提供人體大部分的能量，甚至肌肉在休息時也以脂肪為主要能量來源，但如果飲食中含有葡萄糖，身體器官和組織會優先使用葡萄糖，而後才以脂肪為能量。當葡萄糖不足，身體會開始減少使用葡萄糖，並會轉變為燃燒脂肪的代謝模式。**血糖不足時，以脂肪為能量來源，可把葡萄糖省下來供大腦（和紅血球）使用。**

回顧核心主題｜大腦運作需要葡萄糖作為燃料製造能量，當血糖開始下降，大腦馬上會發出訊號讓身體產生更多的葡萄糖，或讓身體「渴望吃糖」，以應付更多葡萄糖消耗。在〈敵人 3：慢性壓力〉章節中，我們會進一步討論下視丘及其調節身體壓力反應的作用。下視丘也是新陳代謝和飢餓的調節器，可確保大腦獲得穩定的葡萄糖供應，大腦中的葡萄糖濃度若偏低，會被視為「威脅」。大腦「感覺到威脅」（即低血糖），這對控制我們的新陳代謝至關重要。

技術筆記｜糖質新生實際上是持續在體內發生，尤其在我們晚上睡覺的時候。只要飲食中有足夠的蛋白質來提供胺基酸，這個過程對身體骨骼肌的影響就會很小。肌肉萎縮主要發生在飢餓或控制卡路里期間且蛋白質攝取不足的時候。

技術筆記｜紅血球無法利用脂肪作為能量來源，因為沒有粒線體，紅血球只能用葡萄糖作為能量。

5. **高血糖對身體有害。**血糖太高時會產生「葡萄糖毒性」，引起發炎和氧化壓力，其代謝過程也會產生自由基。葡萄糖也會「黏」在血中蛋白質上和血管內壁細胞上，產生**糖化終產物**（advanced glycation end-products, AGEs）。**糖化終產物會助長發炎和氧化壓力。**身體原本能清除正常血糖濃度下產生的少量糖化終產物，也會不斷持續運作排除它，但血糖一直過高就會無法負荷。有幾種機制能使血糖保持在最適範圍，不高不低、恰到好處。當胰島素作用，可以幫助血液中的葡萄糖進入細胞產生能量（或儲存）。掌握葡萄糖和胰島素之間的作用，以及發炎反應對兩者的影響，就是掌握了身體組成的關鍵。

6. **脂肪細胞是能量儲存庫，遍布全身。**人體會將多餘的能量視為重要資源，而它來自膳食中所含的脂肪和碳水化合物。過多的碳水化合物（葡萄糖、果糖）會被儲存在肝臟和骨骼肌裡，一旦肝臟和骨骼肌被填滿，多餘的葡萄糖就會被送到脂肪細胞，轉化為脂肪儲存。（編注：脂肪細胞〔adipocytes〕為構成脂肪組織的主要細胞。）葡萄糖在脂肪細胞內轉化為脂質的原因有二：

   • 高血糖對身體有害，因此血中過多的葡萄糖必須運走處理掉。如果肝臟和肌肉都飽了，而其他器官也不缺能量，那就只剩變成脂肪儲存這條路。

   • 脂肪熱量是碳水化合物和蛋白質的 2 倍多。碳水化合物或蛋白質每克 4 大卡，而每克脂肪有 9 大卡熱量。1 公斤碳水化合物有 4,000 大卡熱量，而 1 公斤脂肪有 9,000 大卡，把葡萄糖轉化為脂肪就能濃縮儲存更多能量。

   吃進身體的脂肪若沒有消耗掉，就會直接儲存在脂肪細胞裡，存多少脂肪就看當下身體對能量的需求，以及血中特定種類荷爾蒙的濃度。

7. **身體會同時使用葡萄糖和脂肪作為能量。**每次使用多少取決於身體對能量的需求量、活動量、活動強度以及大腦對葡萄糖的需求。1960 年代初期，菲利普·蘭德爾（Philip Randle）首次提出葡萄糖和脂肪酸之間的循環，稱為**「蘭德爾循環」**（Randle cycle）。

8. **粒線體是「能量工廠」**，是細胞內的微型發電站。粒線體分解碳水化合物、脂肪和蛋白質，並以三磷酸腺苷（ATP）的形式產生能量，不同細胞因所在的組織類型不同、能量需求不同，粒線體數量也不盡相同。對能量需求較高的細胞（如肝臟、大腦和肌肉細胞），一個細胞可能就有幾千個粒線體。**粒線體必須有氧氣才能產生能量。**

技術筆記｜身體一直是同時使用葡萄糖和脂肪作為能量來源。胰島素、升糖素和生長激素這些荷爾蒙會共同決定要用多少葡萄糖和多少脂肪。舉例來說，胰島素濃度高時，代表身體用脂肪為能量比較少，用葡萄糖的能量比較多。不會有只用 100% 脂肪或 100% 葡萄糖來當能量的情況發生。

9. 有氧氣時，葡萄糖可以產生更多能量。不過，由於運作複雜，產生速度慢，一旦啟動，持續時間就久。身體在全速衝刺下撐不了太久時間，就是因為衝刺期間有氧系統來不及提供足夠能量給肌肉細胞。此時葡萄糖只能在粒線體外的細胞質中分解。**無氧糖解**（anaerobic glycolysis）也是分解葡萄糖產生能量的方式之一。但在沒有氧氣的情況下，分解所產生的能量就比較少。

- 無氧糖解所能產生的能量（ATP）非常少，最終產物是乳酸，也就是劇烈運動後常見的乳酸「堆積」。乳酸就是在無氧的情況下分解葡萄糖以獲取能量的最終產物。

- 如果放慢衝刺速度，讓粒線體有時間透過有氧系統運用，身體能夠產生更多的能量。

人體細胞內，葡萄糖如何產生能量？

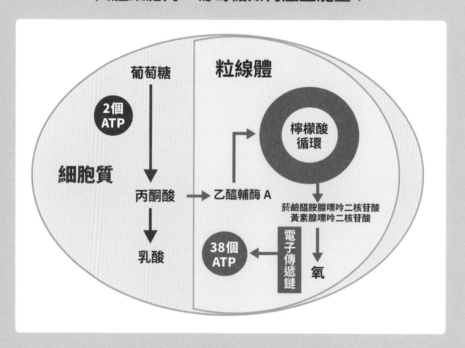

　　上方為人體細胞示意圖。細胞的胞器懸浮在**細胞質**中，細胞質為液體就像水球裡的水。粒線體（未按比例繪製）懸浮在液體細胞質（粉紅色區域）之中。不需要知道圖裡所有的專有名詞，只要從葡萄糖開始，**跟著細胞質裡的箭頭走**即可。沒有氧氣存在（無氧）時，葡萄糖分解成乳酸就會停止，到這只會產生 2 個 ATP（能量）。有氧氣存在時（有氧）時，葡萄糖的分解產物可以進入粒線體，最終 1 個葡萄糖分子能產生 38 個 ATP（能量）！

10. 燃燒脂肪需要有氧。

人體細胞內，脂肪如何產生能量？

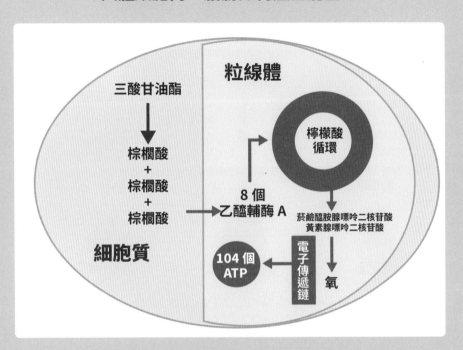

從上圖可以看出，脂肪（三酸甘油酯）在細胞質中分解成 3 個 16 碳棕櫚酸鹽，而它們必須進入粒線體才能變成能量。別忘了粒線體必須有氧氣才能產生能量，因此脂肪只能在有氧的情況下燃燒。

這作用很划算，因為一個 16 碳棕櫚酸脂肪酸就可以產生 104 個 ATP！

在有氧的情況下，可以使用脂肪和葡萄糖產生能量（ATP），所以不難理解為什麼有氧運動比如馬拉松，能持續很長的時間。

飲食、荷爾蒙和蘭德爾循環

理解了前面 10 個概念，讓我們弄清楚這些概念在日常生活中如何運作。

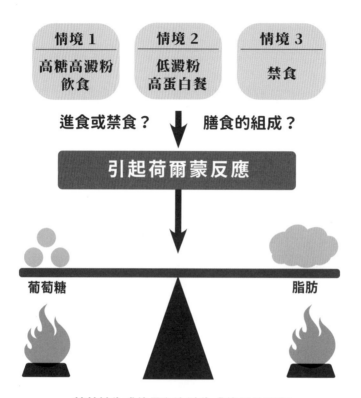

葡萄糖生成能量和脂肪生成能量的平衡

上圖簡單總結了進食後身體的代謝反應。我們將在不同情境下模擬一些狀況，以前述 10 個概念為基礎，幫助你深入理解吃進大量碳水化合物，會使身體產生哪些特定的反應。

情境 1：高糖高澱粉飲食

例如以貝果配柳橙汁當早餐，麵粉加工類食物所含的成分主要是澱粉（貝果），吃進身體後迅速消化分解成大量葡萄糖。消化貝果所產生的大量葡萄糖會引起胰腺反應。胰腺位於消化道附近，當大量葡萄糖產生，**胰腺會分泌胰島素。**

胰島素是一種「儲存與建造」荷爾蒙，在體內有以下作用：

情境 1 荷爾蒙反應＝胰島素上升

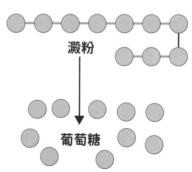

- 胰島素是葡萄糖「守門員」，能讓葡萄糖進入細胞，用來生成能量或儲存起來。胰島素是身體降低血糖的機制，在大多數的情況下，沒有胰島素，葡萄糖就無法進入細胞，而會逗留在血液裡。
- 胰島素促進葡萄糖合成**肝醣**。
- 肝醣是葡萄糖的儲存形式，化學結構和澱粉非常類似，攝取過量葡萄糖會啟動肝醣合成並儲存起來。身體大部分的肝醣儲存在肝臟和骨骼肌之中，需要能量時會分解成葡萄糖。
- 胰島素會促進脂肪酸的合成和儲存。當身體充滿葡萄糖且肝臟也儲滿肝醣，肝臟就會成爲脂肪合成工廠。結果可能就是健康檢查出現「三酸甘油酯過高」的問題。肝臟合成的脂肪和吃進身體的脂肪都會一起在胰島素的作用下儲存起來。
- 脂肪合成和儲存的機器（酶）是由胰島素啟動。胰島素高時，所有吃進身體的脂肪都會被運送到脂肪儲存庫，而不是用於製造能量。胰島素會降低脂肪分解，並啟動生產儲存脂肪的機器，**胰島素還會關閉燃燒脂肪的功能**。
- 胰島素可增加蛋白質合成，是讓胺基酸能結合成蛋白質變成肌肉的推進器。
- 胰島素刺激細胞生長和分裂，並創造有利於細胞新生。

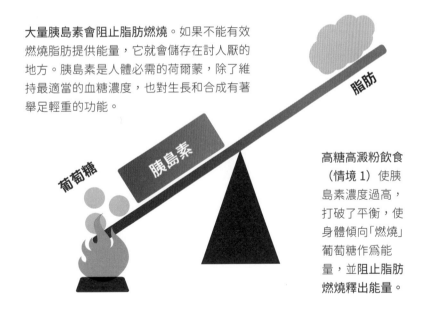

大量胰島素會阻止脂肪燃燒。如果不能有效燃燒脂肪提供能量，它就會儲存在討人厭的地方。胰島素是人體必需的荷爾蒙，除了維持最適當的血糖濃度，也對生長和合成有著舉足輕重的功能。

脂肪

胰島素

葡萄糖

高糖高澱粉飲食（情境 1）使胰島素濃度過高，打破了平衡，使身體傾向「燃燒」葡萄糖作爲能量，並阻止脂肪燃燒釋出能量。

關鍵重點 | 任何以加工的澱粉為主且蛋白質或脂肪很少的膳食，比如義大利麵和麵包，都會刺激胰島素分泌，阻止脂肪燃燒。

除非有糖尿病，否則吃完貝果配柳橙汁這樣的一餐，身體會分泌大量胰島素，迅速有效地清除血液中的葡萄糖，但會很容易分泌過量，導致血糖急劇下降引發疲勞、注意力不集中和飢餓感等症狀。難怪早餐吃這種類型的餐點（或是吃烤麵包、麥片等）的人，通常不到中午就餓了。

吃進大量碳水化合物後，體內會有超量的葡萄糖和胰島素，導致原本不必用葡萄糖作為能量來源的器官，也開始用葡萄糖，因為它容易取得、量又充足。當胰島素清除了血液中的大部分葡萄糖，血糖濃度就會開始下降，等胰島素濃度也降下來，脂肪就可以成為能量開始燃燒。不論是協助葡萄糖進入細胞儲存，或分解產生能量消耗掉，只要胰島素能越快完成工作，就能越快讓血中胰島素濃度下降恢復正常。**胰島素敏感性**是指胰島素「觸發」葡萄糖從血液進入細胞的能力。

胰島素敏感性

有個能幫助你了解胰島素敏感性的比喻。請把家裡房子想像成一個細胞，房子外面的街道是血流。假設你正要辦聚會，希望從門口開始就給朋友留下高級派對的深刻印象，你請了保全人員幫客人開門。保全人員（胰島素）會注意來訪的客人（葡萄糖），並在門口迎接他們，按開門鈕幫客人開門。如果按鈕正常，按下之後，門會打開讓客人進去。

假設由於某種原因使按鈕感應不良，要按 10 次才能打開門讓客人進去，而這個大型豪華派對賓客特別多，大門無法正常開啟就會延誤時間，讓門外大排長龍，賓客們擠在車道上等（就像血液中的葡萄糖等著進入細胞一樣）。按鈕失去了敏感性，保全要按好幾下才會開，如同胰島素失去敏感性，血中的葡萄糖濃度會增加，最終導致糖尿病。

當細胞的胰島素敏感性較低，就需要更長的時間才能發揮作用。罹患糖尿病的人對胰島素不敏感，葡萄糖較難進入細胞，所以會留在血流中。只要血液中有大量的葡萄糖，胰島素濃度就不會下降。胰島素作用時間越長，脂肪燃燒的就越少。胰島素敏感性降低也稱為**胰島素阻抗**，會導致糖尿病。

醫學小記｜反應性低血糖症（reactive hypoglycemia）是常見的症狀，發生原因是高碳水化合物飲食刺激胰島素過度反應。如果能改變飲食提升膳食中的蛋白質與脂肪含量，並大量減少澱粉和糖，就能不藥而癒。

情境 2：低澱粉高蛋白飲食

　　讓我們來看看吃墨西哥式新鮮萵苣包牛肉酪梨醬這樣的膳食對身體會有什麼影響。新鮮萵苣含有碳水化合物，但沒什麼澱粉，而組成新鮮萵苣的碳水化合物成分主要是纖維素這類難消化纖維。我們無法從纖維素中獲得葡萄糖，因為身體無法消化連接葡萄糖的化學鍵（如圖中的紅色鍵結）。由於消化纖維素的過程不會產生葡萄糖，因此消化新鮮萵苣不會刺激胰島素上升。

　　墨西哥式牛肉酪梨醬的牛肉特別使用了草飼牛肉，所以含有大量的蛋白質，在消化過程中會被分解成胺基酸。胺基酸刺激胰腺會分泌一種名為升糖素（glucagon）的荷爾蒙。

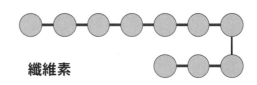

纖維素

情境 2 荷爾蒙反應＝升糖素上升

　　就葡萄糖而言，升糖素的作用與胰島素相反：

- 升糖素分解儲存在肝臟中的肝醣會釋出葡萄糖。當飲食中的葡萄糖含量低（不吃澱粉類碳水化合物），身體會分泌升糖素分解儲存的肝醣，試圖將葡萄糖釋放到血液中，以防止血糖過低。

- 升糖素啟動糖質新生：肝臟是葡萄糖「銀行」，當儲存的肝醣已經不夠轉換成葡萄糖使用，肝臟會開始「印鈔」，透過糖質新生的過程利用胺基酸為原料合成葡萄糖，然後分泌到血中。

　　大腦是「耗能小豬」，對葡萄糖的需求量很大。當澱粉和糖這類膳食來源的葡萄糖較少，大部分器官和組織會燃燒脂肪作為能量來源，把葡萄糖省下來供給大腦、紅血球和腎臟使用。

　　來自牛肉酪梨醬中的脂肪，是飽和脂肪、單元不飽和脂肪和多元不飽和脂肪的良好綜合來源，尤其是草飼牛肉的脂肪 ω-3 ／ ω-6 的比例均衡。脂肪對荷爾蒙算中性，不會刺激胰島素或升糖素分泌。

　　來自膳食中蛋白質所提供的胺基酸會刺激少量胰島素分泌，胰島素的作用之一是促進蛋白質合成，並有助製造蛋白質。這就是菁英運動員在鍛鍊後會補充胺基酸的原因之一，他們想要刻意觸發這些與胰島素分泌相關的合成代謝（誘發生長）特性，促進蛋白質合成。

　　酪梨中的碳水化合物，主要是可發酵的纖維，因此不會促進胰島素的分泌。可發酵纖維可以提供腸道菌營養，發酵後的「產品」是有益健康的短鏈飽和脂肪（如丁酸）。

此時產生的荷爾蒙主要是升糖素和少量胰島素，身體傾向於燃燒脂肪作為能量來源而不是碳水化合物。當葡萄糖不足時，身體的其他部位就會進入脂肪燃燒模式，以減少用葡萄糖消耗，把肝臟分泌的葡萄糖省下來留給大腦使用。

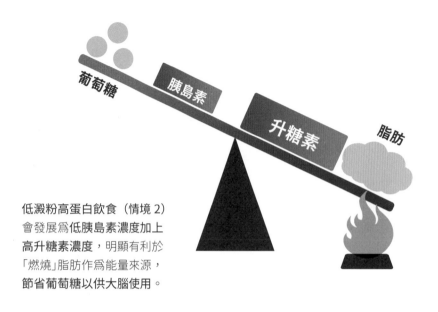

低澱粉高蛋白飲食（情境 2）會發展為低胰島素濃度加上高升糖素濃度，明顯有利於「燃燒」脂肪作為能量來源，節省葡萄糖以供大腦使用。

升糖素會直接刺激脂肪燃燒嗎？

關於這個問題，近期相關研究產生了相互矛盾的結果。一些研究證實，升糖素會刺激分泌荷爾蒙敏感性脂解酶 (hormone-sensitive lipase, HSL)（編注：荷爾蒙敏感性脂解酶可將三酸甘油酯分解成游離脂肪酸），但這些研究只是脂肪細胞實驗，沒有到人體試驗的程度。相反的，也有少數的人體試驗證實，升糖素不會對分解脂肪產生能量有直接刺激的情況。先不論升糖素是否會使脂肪分解，但的確有其他能直接刺激脂肪燃燒的荷爾蒙，我們很快就會討論到。

正如先前所述，胰島素會促進合成和儲存脂肪，並抑制脂肪燃燒的機制（如荷爾蒙敏感性脂解酶）。現有的科學邏輯是當胰島素濃度下降，脂肪燃燒的「剎車」也就被解除，讓脂肪被用作能量。

因此若要論及升糖素對脂肪的影響，還不如談談降低胰島素濃度，如此一來似乎更能促進脂肪燃燒。

這是個熱門的研究領域。很快我們就會有更好的答案。

胰島素／升糖素的比率

在情境 2 中，進食後會分泌一些胰島素，但升糖素還是比較高。身體對於任何膳食，胰島素和升糖素含量之間的平衡被稱為**胰島素／升糖素比率**。胰島素濃度高時，會促進身體儲存脂肪，同時傾向以葡萄糖作為能量來源。

升糖素濃度高時，葡萄糖會留給大腦使用，肝臟會分解肝醣以產生葡萄糖，並以胺基酸為原料生成新的葡萄糖，而**身體的其餘器官則會轉以脂肪為能量來源**。胰島素會抑制胰腺分泌升糖素。當胰島素濃度高，升糖素濃度通常很低，不過兩者並不是互相消長，因為升糖素並不會抑制胰島素的分泌。

新陳代謝健康時，可以依照攝入的食物不同，快速且有效的改變比率來應對。如果新陳代謝有問題（比如有糖尿病），就沒辦法快速應變。我們會在肥胖與糖尿病章節中會詳細說明這一點。

情境 3：禁食

晚上睡眠期間，吃了晚餐而升高的血糖下降之後，胰島素濃度也會迅速下降。當血液中葡萄糖和胰島素濃度下降，會引發升糖素分泌。升糖素會使儲存於肝臟的葡萄糖釋出，供大腦和紅血球使用，同時會促進肝臟糖質新生作用，合成新的葡萄糖。

由於正值睡眠期間，沒有吃進蛋白質，因此肝臟會促進肌肉分解以「竊取」胺基酸，合成新的葡萄糖來餵養大腦。但是有些機制可以避免身體在睡覺及禁食期間流失肌肉。睡眠期間，肌肉主要由**生長激素**（growth hormone, GH）保護，以免胺基酸被用於糖質新生而流失。

情境 3 荷爾蒙反應＝生長激素

生長激素由腦下垂體接收了下視丘的訊號（精確地說，這個訊號是另一種稱為生長素釋放激素〔growth hormone releasing hormone〕的荷爾蒙）而分泌。分泌生長激素的訊號包括：

• 禁食

• 劇烈運動

• 熟睡

生長激素是種有趣的荷爾蒙，它能促進蛋白質合成使肌肉增加，同時又能引發脂肪分解產生能量。如果將生長激素看作是睡眠和禁食期間的肌肉保護劑，就能理解為什麼會有增加肌肉和分解脂肪的作用了。

一路睡到瘦？

如果睡得好，確實可以在睡覺時燃燒你的肥肚腩作為能量。生長激素全天都在分泌，但在深度睡眠的前 1-2 小時內，分泌量最大。睡眠不足會使生長激素分泌顯著減少，不良的睡眠習慣會阻礙你的減脂之路！

生長激素促進脂肪細胞分解產生能量的效率很高，透過這種方式，能為身體大部分的器官提供充足的能量。問題是：「如果生長激素阻斷了肌肉分解竊取胺基酸，肝臟就沒有胺基酸可以合成葡萄糖給大腦使用，那麼大腦該如何獲取葡萄糖能量？」

肝臟可以合成一種名為「酮」的特殊燃料。酮是來自睡覺時身體分泌生長素所釋放的脂肪酸。大腦無法直接使用脂肪作為能量，但遇到禁食和飢餓時，大腦 ⅔ 的能量需求可以由脂肪合成的酮供應。當大腦開始使用酮作為能量來源，對葡萄糖的需求就會下降，也就能保住肌肉組織（以及身體的胺基酸儲備庫）。

生長激素也會促進肝臟的糖質新生（合成新的葡萄糖）。不過，使用了不同的材料：乳酸。紅血球和腎臟內部都以無氧方式從葡萄糖中產生能量，代謝廢物為乳酸。禁食期間身體會以乳酸為原料，透過糖質新生合成葡萄糖。也就是說，當生長激素出現，乳酸就成為合成葡萄糖的原料，保住了胺基酸，也等於保住了你的肌肉組織！

情境 3 的重點整理

· 徹夜禁食後，胰島素與升糖素比率會發生變化，升糖素濃度較高。

· 為了把葡萄糖留給大腦使用，身體大部分器官組織會轉而燃燒脂肪。

· 生長激素可加速脂肪燃燒，使肝臟使用脂肪細胞的脂肪酸合成酮體。

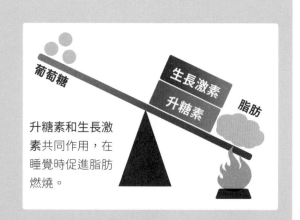

升糖素和生長激素共同作用，在睡覺時促進脂肪燃燒。

- 禁食期間大腦多數可以使用酮來取代葡萄糖作為能量，此時對葡萄糖的需求也較少。
- 生長激素可減少蛋白質流失，保護肌肉在禁食期間不被分解用來合成葡萄糖。
- 葡萄糖主要會由乳酸合成，而不是胺基酸。

甜點和荷爾蒙

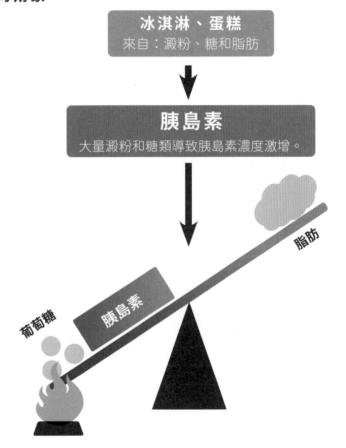

當胰島素濃度達到顛峰，吃進大量脂質的結果是**脂肪會被儲存而不是燃燒。此時葡萄糖成為主要的能量來源。**
以荷爾蒙的角度看這個過程，吃冰淇淋和蛋糕等於使胰島素成為儲存熱量的荷爾蒙。同樣地，當葡萄糖觸發大量胰島素分泌，身體會儲存脂肪和葡萄糖，**在胰島素的保護下，脂肪不太會被燃燒。**

　　一旦胰島素下降，就可以再次燃燒脂肪產生能量。對於胰島素敏感性高的人來說，胰島素濃度能快速升降調節，一旦胰島素消退，脂肪就能燃燒，供應能量。胰島素敏感性差的「代謝受損」者，飯後很長時間裡胰島素濃度仍然高，也很難燃燒脂肪產生能量。

胰島素和碳水化合物不是壞東西

前面所有關於胰島素、碳水化合物和脂肪儲存的說明，可能會給人一種錯誤的想法，就是胰島素和碳水化合物是不好的東西，得盡量避免。很遺憾，這種觀點越來越流行，卻忽略了一件很重要的事。那就是胰島素和碳水化合物對健康很重要，胰島素變得不敏感才是真正傷害健康的地方。一旦胰島素不敏感，身體處理澱粉和碳水化合物的能力就會受到影響，正如我們在情境 1 高糖高澱粉飲食最後所討論的那樣。

傳統飲食文化，像沖繩人的飲食就足以說明這一點。傳統沖繩人以地瓜為主食，飲食裡有 85% 是碳水化合物，但傳統沖繩人也是地球上最長壽的人之一。他們有許多百歲人瑞，體型較為精瘦，而且慢性病也相對少。大量地瓜肯定會讓他們體內的胰島素升高，但關鍵是他們能保持胰島素敏感性。

不要急著把胰島素阻抗、糖尿病和肥胖都歸咎於胰島素和碳水化合物，還有其他重要因素也有影響，後面很快會討論。

接下來我們會解說慢性發炎和氧化壓力如何導致胰島素阻抗並破壞新陳代謝，讓脂肪燃燒速度慢到極點。代謝紊亂是肥胖、糖尿病、心臟病、神經退化性疾病甚至癌症等慢性病的原因之一。在說明背景知識之後，接下來我們就要深入去了解這些疾病成因。

軍事情報（參考文獻）

Textbooks:

Frayn KN. Metabolic Regulation, A Human Perspective, 3rd Edition, John Wiley & Sons Ltd, West Sussex, United Kingdom (2010).

Journals:

Habegger KM, et al. The metabolic actions of glucagon revisited, *Nat Rev Endocrinol* **6** (2010): 689.

Heppner KM, et al. Glucagon regulation of energy metabolism, *Physiol Behav* **100** (2010): 545.

Moller N, Jorgensen JO, Effects of growth hormone on glucose, lipid, and protein metabolism in human subjects, *Endocr Rev* **30** (2009): 152.

Moller N, et al. Growth hormone and protein metabolism, *Clin Nutr* **28** (2009): 597.

Perea A, Clemente F, Martinell J. Villanueva-Penacarrillo, M. L., Valverde, I., Physiological effect of glucagon in human isolated adipocytes, *Horm Metab Res* **27** (1995): 372.

Stanhope KL, Schwarz JM, Havel PJ. Adverse metabolic effects of dietary fructose: results from the recent epidemiological, clinical, and mechanistic studies, *Curr Opin Lipidol* (2013).

Vendelbo MH, et al. Insulin resistance after a 72-h fast is associated with impaired AS160 phosphorylation and accumulation of lipid and glycogen in human skeletal muscle, *Am J Physiol Endocrinol Metab* **302** (2012): E190.

PART II

第二階段
KNOWING
了解敵人
YOUR ENEMY

五大敵人

　　造成身體慢性發炎和氧化壓力有五大敵人，他們陰謀侵害人體健康。我們已經大量收集了這些禍害的情報，接下來會帶你從頭開始了解他們，並教你如何防禦，保護自己免於攻擊。接下來我們會按照以下次序解說這五大惡敵：

- 腸道發炎
- 肥胖症
- 慢性壓力
- 晝夜節律紊亂

　　第五大敵是「缺乏運動」，我們將在第三階段作戰計畫特別說明。

　　無論敵人多麼邪惡，大多數慢性疾病的根本原因都要歸咎於長期發炎和氧化壓力。這五大禍害造成了許多痛苦和疾病，下圖所列的致命疾病，在慢性發炎和氧化壓力引起的種種疾病裡都只是一小部分而已。

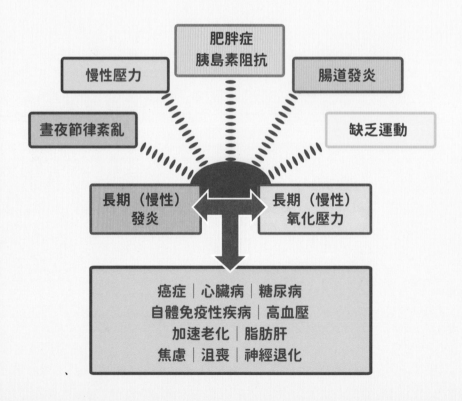

腸道發炎

隨著人們對慢性病的成因與治療方法了解更多，腸道可能將成爲焦點。事實上，過去十年間，人們對於腸道系統的認知，有了長足的進步，這個系統對人體健康舉足輕重。接下來的說明比較冗長，但要維持健康，需要有腸道運作原理基本常識，並能了解腸道功能不良時會有什麼問題。尤其是對於想要達到健康和健美目標的人，就更不能忽視這個部分。

腸道的慢性發炎是五大禍害中的首位。腸道是消化食物的地方，也是我們抵禦外來「入侵者」（如致病菌）的第一道防線。當腸道防禦系統不斷受到刺激，它們也會從保護者的角色，轉變爲慢性病的病因。我們會告訴你，如何運用本書的防禦戰術阻止這個隱患。我們就深入來了解腸道這個健康守衛者的運作方式。

腸道健康是第一原理

改變飲食「治癒了」第 1 型糖尿病患者？

英國醫學期刊上發表了一項案例研究，是一位 6 歲男孩被診斷出罹患第 1 型糖尿病後，採用無麩質飲食治療的結果。第 1 型糖尿病是一種自體免疫疾病，患者自身的免疫系統會破壞胰腺中產生胰島素的細胞，患者基本上終生都要注射胰島素。

研究結果顯示無麩質飲食能顯著改變這名男孩的症狀。在進行無麩質飲食幾週過後，他不再需要注射胰島素，20 個月以後，他仍然可以不用每天注射胰島素，無麩質飲食讓他的第 1 型糖尿病症狀得到緩解。第 1 型糖尿病，在傳統上被認爲是不治之症，那爲何無麩質飲食如此簡單的方法，看起來卻把他「治癒」了呢？

腸道健康即整體健康

「第一原理」論點認爲腸道健康對整體健康至關重要，因爲：

- 腸道是人體吸收營養的地方。
- 腸道是**外來物質（包含食物和水等）進入身體的第一道屏障**，能有所選擇地讓「好東西」輸入，並阻止「壞東西」侵入。
- 這是身體抵禦飲食中所帶有的細菌和毒素的第一線。
- 身體大部分的免疫系統位於腸道。
- 腸道免疫系統過度活躍時，會造成健康問題。慢性發炎就是腸道免疫系統持續活化的結果，這會產生慢性發炎和氧化壓力。
- 慢性全身發炎和隨之而來的氧化壓力，是誘發癌症、動脈粥狀硬化和糖尿病等慢性疾病的主因。
- 腸道和大腦緊密相連。腸道發炎會透過大腦傳播，產生全身壓力反應，如果不加以控制，會破壞新陳代謝，並損害健康。

腸道屏障

腸壁上有錯綜複雜的折疊，形成稱爲絨毛的結構，腸道天生能以最小的空間吸收最多的養分。絨毛是由上皮細胞組成，而這些上皮細胞表面具有無數個突起的微絨毛。所謂腸「腔」是指食物經過消化後通過腸道的「管內」空間。上皮細胞從消化道的食糜中，選擇性吸收營養物質，其中大部分的養分，包含胺基酸、葡萄糖、短鏈和中鏈脂肪，會被輸送到血液中，而長鏈脂肪則會由淋巴管吸收。

人體大部分的免疫細胞集中在腸道，約占 70-80%。腸道是免疫系統的戰略要塞，是人體內部接觸外界物質（如食物和飲水）的第一線，這些外界物質可能帶有致病菌和病毒。而腸道的免疫系統，對於維持健康和抵禦入侵者非常重要。

首先，我們會簡要介紹免疫系統，然後討論免疫系統如何反應過度，最後失控攻擊自體組織。近期研究顯示，腸道可能就是誘發自體免疫反應的主要部位。

免疫系統概述

免疫系統很複雜，我們已盡量簡化說明內容，請回頭複習一下，基礎訓練章節裡介紹的免疫系統主要參與者。因爲腸道是人體免疫系統重鎮，因此你必須對免疫系統裡每個成員，以及他們各自如何發揮功能維持這個防線，要有基本的了解，他們是真正的健康守衛者。

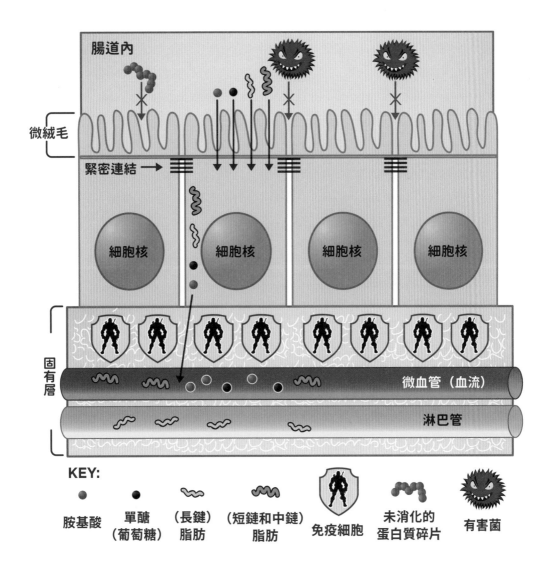

腸道內

微絨毛

緊密連結 →

細胞核　　　細胞核　　　細胞核　　　細胞核

固有層

微血管（血流）

淋巴管

KEY:

胺基酸　　　單醣　　　（長鏈）　（短鏈和中鏈）　免疫細胞　　未消化的　　有害菌
　　　　　（葡萄糖）　脂肪　　　脂肪　　　　　　　　　　　蛋白質碎片

上方「腸道屏障示意圖」的肉色部分，是上皮細胞的結構圖，細胞間是緊密連結（tight
junction）的構造。這種構造能阻擋未消化的蛋白質和顆粒較大的有害細菌滲透到血液
中，但同時能讓營養物質（胺基酸、醣類、脂肪）進入微絨毛，交給轉運蛋白運送。
上皮細胞屏障是腸道守衛，我們抵禦飲食中有害物質的第一道防線，在上皮層下方的
固有層裡有免疫細胞，可以抵擋任何想穿過緊密連結層的東西。
當緊密連結斷毀，就會增加腸道通透性（intestinal permeability）**，或稱「腸漏」**（leaky
gut）。這個症狀會讓有害的細菌和未消化的蛋白質碎片穿入固有層，並進入血液中，
引發免疫系統攻擊，導致身體發炎。

先天免疫系統

　　先天免疫系統的細胞如同城堡大門的守衛，他們會處理任何看起來或行為可
疑的人，這通常是指初次接觸到的細菌、病毒和「外來」的蛋白質片段。先天免
疫系統是對所有「外來物」作一般保護性反應，並不是針對特定入侵者。

後天免疫系統

這些刺客是 T 細胞和 B 細胞，一旦遇到被先天免疫系統的樹突狀細胞或巨噬細胞捕獲的囚犯碎片，就後天性地「調整」自己變形，並成為專門對付特定類型囚犯的完美刺客。一旦找到特定目標，就能自我複製，組建一支刺客大軍。

調節性 T 細胞（又稱為 Treg 細胞）

這種細胞是能控制刺客的嬉皮反戰分子。調節性 T 細胞是後天免疫系統中的和平愛好者，能產生抗發炎反應。身體需要讓調節性 T 細胞和刺客之間達到平衡，以防止免疫系統產生自體免疫，攻擊自體組織。

自體免疫和腸道通透性

當免疫系統（先天守衛和後天刺客）無法辨識「自身」的正常組織，就會產生自體免疫反應，將自身組織當作外來異物對付。免疫系統的功能，在於保護身體不受外來侵害，因此被當成外來異物的自體組織，會遭到免疫系統的攻擊破壞。這種情形會發生在不同的身體組織裡。

- 乳糜瀉（celiac disease）：腸道內的細胞被破壞。
- 橋本氏甲狀腺炎（hashimoto's thyroiditis）：甲狀腺組織被破壞。
- 多發性硬化症（multiple sclerosis）：神經髓鞘（myelin，神經細胞表面絕緣物質）被破壞。
- 類風濕性關節炎（rheumatoid arthritis）：關節被破壞。

已經有許多研究和理論試著解釋為何免疫系統會攻擊自體組織，有理論談到調節性 T 細胞（嬉皮）的數量減少的問題。我們知道遺傳體質是產生自體免疫的重要原因之一，而環境因素則會「誘發」自體免疫。在這個領域裡，有大師級的學者指出，還有第 3 個造成自體免疫的必需因素，那就是**腸道通透性**。

認為腸道通透性是自體免疫所需的第 3 個因素，這個理論源自於乳糜瀉患者相關研究。乳糜瀉是因為腸道通透性所引發的自體免疫疾病。眾所周知，患有這種疾病的人罹患其他自體免疫疾病的機率比別人高出許多。我們知道，無論是細菌、病毒、食物顆粒或什麼樣的環境因子所致，都必須先與免疫系統接觸才能造成身體反應，而**腸道通透性增加，使環境風險因子更容易接觸腸道免疫系統**。

請看前述「腸道屏障示意圖」的「緊密連結」，這個構造可以阻擋食物殘渣和細菌穿過腸壁。當屏障功能缺損，本不該越過腸道內壁屏障的東西，結果卻能穿越細胞間的縫隙。緊密連結功能缺損，是造成腸道通透性增加（腸漏症）的原因。當這種情況發生時，未消化的食物殘渣和細菌，會與保衛城牆的免疫系統守衛接觸，使腸道免疫系統處於警戒狀態。

腸道屏障功能缺損

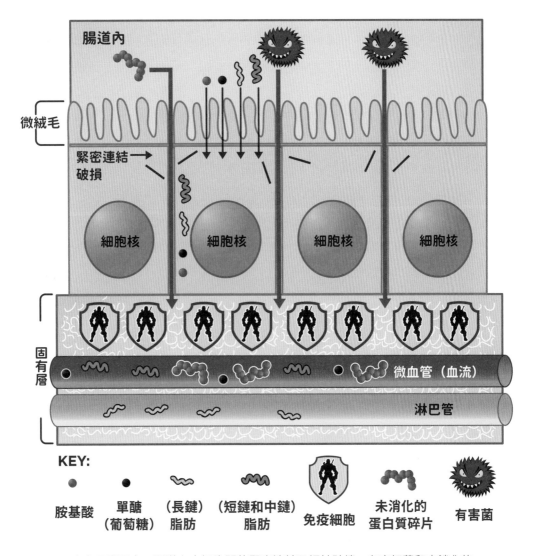

KEY:

胺基酸	單醣 (葡萄糖)	(長鏈) 脂肪	(短鏈和中鏈) 脂肪	免疫細胞	未消化的 蛋白質碎片	有害菌

上方示意圖中，腸道上皮細胞間的緊密連結已經被破壞，有害細菌和未消化的蛋白質碎片段能夠穿過屏障，接著免疫系統被活化（紅色框起的免疫細胞），發炎反應就此開始。

後果與臨床疾病

常接觸誘發腸道通透性的物質，會導致：

- 慢性發炎，這是許多疾病包括糖尿病、肥胖症、癌症、阿茲海默症和心臟病等等慢性病的成因。
- 自體免疫疾病，這本與遺傳體質有關，但若再加上腸道通透性的問題，就可能引起多發性硬化症、類風濕性關節炎、第 1 型糖尿病、橋本氏甲狀腺炎、乳糜瀉和克隆氏症（Crohn's disease）這類的自體免疫性疾病。

長期的腸道通透性問題也會導致調節性 T 細胞（嬉皮）數量減少，以及後天免疫細胞（刺客）數量增加。有研究指出，調節性 T 細胞在預防自體免疫方面，扮演著重要角色。擁有足量的調節性 T 細胞，對防止免疫反應失控相當重要。所以我們要維護腸道屏障健康，預防慢性腸道通透性增加，以保持「刺客」和「嬉皮」之間的平衡。刺客太多，會導致發炎和自體免疫反應，而嬉皮太多，會讓我們容易受到細菌和病毒等微生物的入侵。當「刺客」和「嬉皮」之間的平衡被破壞時，就會引起慢性發炎和自體免疫反應導致疾病。

後面還會說明保持兩者平衡的策略。但首先我們要討論的是，加工食品、壓力與腸道菌叢被破壞將如何導致慢性腸道通透性（腸漏症）。

根據研究指出，即使帶有自體免疫疾病的體質，如果腸道免疫系統沒有與環境風險因子接觸，其實並不會致病。接下來，會再深入探索腸道發炎的原因，我們會列出導致慢性腸道通透性的環境風險因子，並教你如何防禦，保護自己不受影響。這就是如何打倒五大敵人中的第一位，並保持「腸道守衛」完好無損，維護健康免受慢性病襲擊的策略。

引起腸道發炎的原因

發炎因子

誘發腸道內的慢性發炎使人生病的潛在因子：

1. 麩質和其他不良飲食
2. 壓力（腸腦軸作用）
3. 腸道菌相失衡（dysbiosis）

因子 1：麩質

在環境醫學研究裡，我們會根據化合物的毒性和暴露的可能性，來評估環境

關鍵重點｜我們必須了解，當身體在處理腸道中傳染性細菌和病毒，暫時性的腸道通透性是正常的生理機制，腹瀉作用也是，這些機制能將有害物質從腸道中清除。只有長期的腸道通透性與發炎才是問題。

中的毒素和毒物對大眾健康的影響。麩質對人體的毒性雖然隨個人體質有所不同，但潛在暴露量極高。麩質永遠有其潛在問題。

　　過去幾年來，小麥、大麥和裸麥食品中的麩質蛋白所引起的發炎反應，受到許多關注，麩質蛋白已成為飲食論壇和大眾媒體報導的熱門話題。儘管負面看待麩質某種程度算合理，且研究結果也支持這個論調，但我們還是需要冷靜看待這個問題。無數加工食品和許多食物中都帶有麩質，我們不能低估這個潛在風險。

認識麩質

- 麩質俗稱麵筋，是小麥、大麥和黑麥中的主要結構蛋白，也是讓麵包質地具有彈性和延展性的成分，一般來說，額外添加麵筋會使麵包質地更加柔軟。
- 麩質中有害健康的成分是麥膠蛋白 (gliadin) 和麥穀蛋白 (glutenin)。蛋白質由胺基酸鏈結而成，胺基酸序列的不同，也決定了蛋白質形狀、消化的難易程度的不同，最重要的是，序列決定了它們在生物學上的功能。
- 麥膠蛋白和麥穀蛋白中有部分鏈結，對人體消化系統具有很強的抵抗力。這些蛋白質片段含有大量脯胺酸 (proline) 和麩醯胺酸 (glutamine) 序列，這是使它難以消化的原因，此類麩質蛋白成分也被稱為「醇溶穀蛋白」(prolamins)。
- 醇溶穀蛋白片段會誘發腸道通透性和免疫反應，導致發炎和氧化壓力。
- 遺傳體質上的差異會使不同個體對這些醇溶穀蛋白片段的免疫反應在強度和類型有所不同。

　　對麩質的免疫反應不同，引發的麩質相關疾病也不同：

- 乳糜瀉又稱為麩質敏感性腸症，發作時會引發先天與後天兩種免疫反應。
- 麩質敏感症是一種先天、非特異性的免疫反應。

　　對麩質反應的個別差異，主要是基因遺傳與表觀遺傳影響。許多研究麩質的專家共同得出的結論是，人類根本沒有足夠的時間來完全適應穀物來源食物，他們認為人類農耕興起於至今大約只有一萬年，而這時間長度相較於人類史，只是彈指之間。還有個很有意思的說法，認為麩質造成的健康問題與食品加工的增加成正比。食品加工業所使用的是大量生產且廉價的含麩質穀物。與麩質相關的健康疾病，隨著這些含麩質加工食品消費量增加而上升。

　　那些古早傳統飲食習慣長期食用穀物，卻幾乎沒有現代西方飲食所衍生的與麩質相關的健康問題。這類飲食習慣常運用發芽和發酵過程來處理穀物，恰好降低了麩質的毒性。（可於溫斯頓‧普萊斯基金會〔Weston A. Price foundation〕參考相關訊息。）

　　有個學派認為穀物尤其是小麥的基因改造，已經改變了蛋白質結構，可能使自體免疫反應更加嚴重。

麩質相關疾病圖譜

基因遺傳和表觀遺傳，決定了免疫系統對麩質是否敏感、敏感的程度，以及落在這個圖譜的何種範圍。

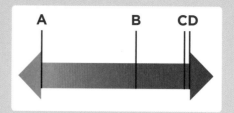

在 A 點到 B 點之間：無任何已知負面影響，可安心食用含麩質食品，多數人都落在這個範圍內。

在 B 點到 C 點之間：屬於麩質敏感症患（gluten sensitivity）者。落在這個範圍內的人對麩質有免疫反應，這裡面有些人可能發炎程度較低沒有明顯症狀，但也有症狀很明顯的，比如有腸躁症（irritable bowel syndrome, IBS）的人。大約有 20-30% 的人屬於這一類。

在 C 點到 D 點之間：這些人有乳糜瀉的問題。大約 1% 的人口患有乳糜瀉。

乳糜瀉

這種「疾病」並不那麼罕見，大約每 100 人中就有 1 人患有這個症狀，但不容易被確診。據估計，有 90% 乳糜瀉患者未被確診，而未確診的乳糜瀉兒童與同齡孩童相比，身材較矮小、身形偏瘦，而且發育遲緩。與其說乳糜瀉是一種疾病，倒不如說是個人基因與環境不合。當消除麩質環境因子後，大多數乳糜瀉患者的症狀會完全消失。

- 先天性和後天性免疫系統，兩者都是導致乳糜瀉問題的推手。
- 未消化的麩質蛋白碎片，會破壞腸道上皮屏障的緊密連結。
- 先天性免疫細胞（守衛）攔截外來物質，分解並將外來碎片呈現於細胞表面。個體遺傳決定了這些碎片的呈現方式，以及與後天性免疫 T 細胞（刺客）的相互作用方式。
- T 細胞（刺客）視麩質碎片為外來物，自我複製組建大軍消滅麩質入侵者。

醫學小記 ｜ 研究發現，麩質與多種疾病及代謝失調有關，如胰島素阻抗、瘦素（Leptin）阻抗、橋本氏甲狀腺炎、神經系統疾病、類風濕性關節炎、腸躁症、發炎性腸疾（克隆氏症、潰瘍性結腸炎）等等。由腸道引起的全身性發炎，可能就與這些疾病有某種程度的關連。

- 不幸的是，這對腸道屏障是個毀滅性的過程。刺客大軍在對付麩質碎片時，會釋出大量的發炎性細胞激素。
- 大量發炎性細胞激素又增加了腸道通透性，使更多麩質碎片包括細菌等外來異物進入。這個毀滅性的過程，會讓上皮細胞無辜傷亡，同時損壞腸道屏障。腸道上皮遭到破壞，會同時降低吸收營養的能力，結果使成長中的兒童營養不良，無法茁壯。

乳糜瀉患者身體裡的腸道通透性和免疫反應，可能導致常見的各種發炎性、自體免疫性的疾病，其中包括：

- **內分泌疾病**：例如第 1 型糖尿病、橋本甲狀腺炎（最常見的自體免疫甲狀腺疾病），以及生殖障礙。
- **神經系統疾病**：例如小腦萎縮症、周邊神經病變、精神病、癲癇、自閉症和偏頭痛。
- **自體免疫肝病**：例如原發性膽管硬化和自體免疫性肝炎。
- 貧血、骨質疏鬆症、類風濕性關節炎、自體免疫性心臟病（心肌炎）。
  - 非何杰金氏淋巴瘤（一種免疫系統癌症）。

診斷乳糜瀉

目前尚無明確可靠的檢驗方式可以直接診斷出乳糜瀉，只有腸組織切片檢驗，能夠作為臨床診斷的「黃金標準」，基本上就是取組織樣本，透過顯微鏡檢的方式，查找是否有腸壁微絨毛損傷的跡象。問題在於，並非所有乳糜瀉患者都有微絨毛損傷的現象，想了解是否有麩質問題，最可靠的方法，還是暫停食用含有麩質的飲食幾個月，實際觀察身體的變化。

關鍵重點｜先天體質敏感的人，只要飲食中含有麩質，身體就會產生這樣的免疫過程，後天性免疫刺客總是等著撲向麩質碎片。這就是為什麼只要一點麩質，就能讓乳糜瀉患者馬上腸胃道不適，產生腹瀉。

近期研究｜研究發現，有高達 50% 的乳糜瀉患者微絨毛看不出有損傷。不過大多數乳糜瀉患者，仍會有上皮細胞組織被免疫細胞侵入浸潤的跡象，因此組織切片鏡檢仍可能有助於診斷，這些侵入的免疫細胞稱為上皮內淋巴細胞（intra epithelial lymphocytes, IEL）。

麩質敏感症

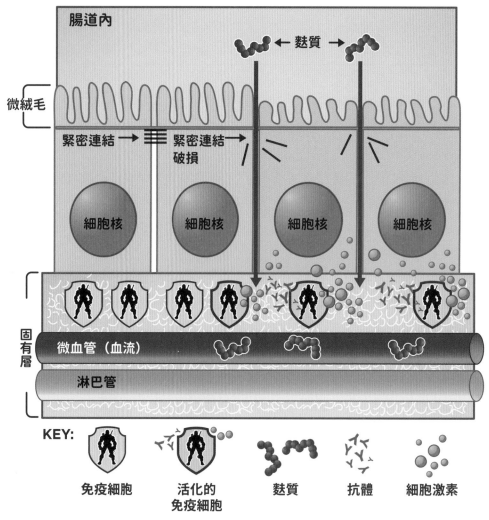

麩質會經由腸道通透性，激發自體免疫反應（乳糜瀉）。可以觀察腸道內壁上皮細胞（右邊）中微絨毛受到破壞的情況，微絨毛受損就無法再從食物中吸收營養。

　　麩質敏感症是新興的健康議題，但越來越受到大眾認可。與乳糜瀉不同的是，麩質敏感症的重點在於麩質蛋白如何引發身體各種症狀，而不在於微絨毛受損。

- 小腸內的上皮細胞通常沒有異狀，沒有微絨毛受損的跡象。
- 後天免疫性細胞刺客大軍，似乎並不是造成麩質敏感症的關鍵，但一切仍在研究之中。
- 非特異性的先天免疫守衛系統，會分泌細胞激素對付麩質蛋白，因而導致身體發炎。

- 臨床上這個反應機制，會使過敏者在接觸麩質後，出現**腹脹**、**腹瀉**和**痙攣**的症狀。
- 這些症狀常會被醫界歸類為**腸躁症**，這是對無法找到特定原因的腸胃道症狀的統稱。研究顯示，麩質敏感症有可能是腸躁症的原因之一。

許多人一輩子都被腸胃道症狀所苦，但卻都沒有被明確診斷出來。這些症狀常會影響生活品質，多數人卻只能學著忍受它，有些人在日常生活中甚至會需要隨時確認哪邊有洗手間。

大多數人都沒有乳糜瀉或麩質敏感症的問題，但是如果你有任何慢性腸胃道問題，例如腸躁症、胃食道逆流（慢性胃灼熱）、膽囊問題或發炎性腸疾（例如潰瘍性結腸炎或克隆氏症），那麼麩質有可能是導致這些疾病的重要因素。腸胃道問題通常來自發炎，既然如此，何不就此戒除麩質，徹底消除這個會讓腸道發炎的潛在因子。

在還沒有斬釘截鐵診斷出乳糜瀉或麩質敏感症的檢測出現之前，最合邏輯的確認方式就是嘗試無麩質飲食。試試看 1 週或 1 個月後的感覺如何，胃灼熱好點了嗎？腸躁症的症狀是否減輕？

如果你患有自體免疫疾病，那真得試試看無麩質飲食，除了麵包，你什麼都不會損失，而且還因此遠離那些不該得的病。吃麩質對營養沒好處，尤其對於那 30% 的過敏族群來說，吃含麩質食品還會傷害健康。

醫師心聲｜我一直很好奇，許多患有腸躁症的人即使知道了上面的資訊，仍然不願意「放棄」麵包和義大利麵等口腹之欲。正如前幾章中所討論，大多數含麩質的穀類食品營養並不豐富，而且還很不好消化。

既然從營養的角度來看，不吃含麩質食品並不可惜，那為什麼人們就是不能放棄穀物？怎麼就不會聽到人家說：「我絕不放棄吃花椰菜！」科學家們研究了這種現象，結果顯示某些麩質蛋白對大腦的影響模式，可能類似鴉片和嗎啡這類藥物。

我們都聽說過腦內啡，一種身體自然分泌能使人產生愉悅感的物質。有科學家開始將特定的麩質蛋白片段稱為「腦外啡」，認為這些分子可能是使人對含麩質產品上癮的原因。

近期研究｜不可否認，我們對小麥麩質的說法是有點簡化。麩質當然有潛在問題，目前研究的也最多，但單就此項論述，可能並不夠完整。

新興研究顯示，小麥中除了麩質之外的其他蛋白質，也是刺激腸道通透性和發炎的潛在危險因子，而且可能強化麩質對人體的不良影響。

金級戰術｜進行無麩質飲食 1-2 個月，以評估麩質對自身健康的影響。

因子 2：壓力和腸道通透性

許多人都聽過膽識過人、肝腸寸斷或是膽顫心驚這類用語。還有，在遇壓力時，應該也有不少人有過「胃痛」或「肚子翻騰」的經驗。腦與腸之間的連結，有非常扎實的科學與解剖學基礎。腸道有自己的神經系統，可以**獨立於大腦之外**自行運作，這個神經系統被稱為腸神經系統，有些科學家也稱它是人體的「第二大腦」。

第二個大腦

腸神經系統分布廣泛，所包含的神經細胞與脊髓的一樣多。與大腦一樣，腸神經系統具有交感神經（戰鬥或逃跑）與副交感神經（休息和消化）系統，這些系統獨立於大腦以外自行運作。與大腦類似，腸神經系統具有感覺、控制肌肉運動（蠕動），與分泌神經傳導物質的細胞。神經傳導物質是在神經細胞之間傳遞訊息的分子，就像你或許知道的血清素和沮喪焦慮有關、腎臟會分泌腎上腺素等等。腸神經系統本身能分泌的神經傳導物質，就有超過 30 種之多！

腸腦軸（Gut-Brain Axis, GBA）

儘管腸神經系統可以獨立於大腦之外運作，但兩者間有個強而有力的溝通管道：腸腦軸。透過這個雙向溝通管道，訊號可以由腸道傳遞到大腦，也可以從大腦傳回腸道。大腦和腸道之間存在訊息傳遞系統，這也讓心理壓力可能導致腹瀉等腸胃反應這情況，有了合理的解釋。

腸腦軸系統能夠協調以下生理功能：

• 胃腸功能
• 控制食慾
• 控制體重

深入研究｜腸神經膠質細胞｜腸神經系統和大腦神經系統有個相似之處，是都有支持神經細胞的特化細胞。大腦的特化細胞稱為星形膠質細胞（astrocytes），這些細胞具有多種功能，可以支持並調節神經細胞運作。星形膠質細胞是血腦障壁（blood-brain barrier）的主要成分，它可以防止有害物質進入大腦。血腦障壁中有非常特殊的運輸系統，只有特定物質（如營養物質）能夠穿過。腸神經系統中也有類似於星形膠質細胞功能的細胞，稱為腸神經膠質細胞（enteric glial cells），這些細胞支援腸神經系統內的神經細胞，並幫助維護腸道功能。腸神經膠質細胞能透過減少腸道通透性，幫助維持腸道屏障功能。

迷走神經連結了腸和大腦神經系統，將感知訊息從腸道傳送到大腦，還能控制腸道肌肉收縮這類運動訊號。

大腦對壓力的反應

迷走神經是**副交感神經（休息和消化）**訊號從大腦到大部分內臟器官（包括腸道）的主要通路。在受到心理壓力或生理壓力（睡眠不佳、運動過度等）時，大腦會從下視丘分泌一種名為**促腎上腺皮質激素釋放激素**（corticotropin releasing hormone, CRH）的訊號，這會刺激發腦下垂體分泌**促腎上腺皮質激素**（adrenocorticotropic hormone, ACTH）作用於腎上腺，然後分泌壓力荷爾蒙**皮質醇**。

皮質醇能以抑制免疫的方式，來對抗壓力降低發炎反應，這是身體遇到壓力時的一種自我保護方式。這對短期壓力很有效，但如果在日常生活中不斷的受到壓力刺激，系統就會崩潰。**體內皮質醇濃度長期過高，會有體重增加和血糖問題，而這就是糖尿病的危險因子。**壓力也會讓人容易感染細菌和病毒。

腸道對壓力的反應

「第二個大腦」腸神經系統也會分泌自己的促腎上腺皮質激素釋放激素，來應付壓力訊號，但作用與大腦分泌的激素有所不同。腸神經系統所分泌的激素會直接作用於「先天守衛」類型的免疫細胞，即肥大細胞（mast cell）。肥大細胞在過敏反應產生過程時會分泌組織胺（histamine），目前已知肥大細胞也會分泌各種發炎性細胞激素。**這些細胞激素會影響腸道的緊密連結，增加腸道通透性。**

壓力引起的腸道發炎和慢性疾病

1. 心理和身體壓力都會活化交感神經（戰鬥或逃跑）系統。
2. 大腦同時會降低副交感神經（休息和消化）訊號以應付壓力。
3. 迷走神經向副交感神經傳遞的訊號減弱，使腸道通透性增加。

關鍵重點｜已經證實活化副交感神經（比如讓身體放鬆）可以降低發炎反應，並能保護腸道避免上皮組織通透性增加，這就是為何減輕壓力能讓腸道更健康的道理所在。主導戰鬥或逃跑的交感神經活化時，會同步抑制副交感神經作用，導致發炎並使腸道通透性增加。如果你一直「倍感壓力」，請想想腸道健康會變得如何！

金級戰術｜減輕壓力對改善腸道健康很重要，有助於預防慢性病，可以運用慢性壓力章節中的方法減壓。

4. 腸道通透性增加會活化腸道免疫系統，此時外來的「入侵者」細菌和蛋白質碎片，會引起發炎反應。

5. 腸道發炎會影響腸道功能，引起腹瀉和腹脹等症狀。

6. 慢性壓力導致慢性腸道通透性，造成慢性發炎。

7. 慢性發炎會導致糖尿病、癌症、高血壓和心臟病。

腸道內：

1. 壓力活化腸神經系統，分泌促腎上腺皮質激素釋放激素。

2. 促腎上腺皮質激素釋放激素會活化肥大細胞，使發炎性細胞激素分泌。

3. 發炎性細胞激素破壞腸道上皮緊密連結，造成腸道通透性。

4. 腸道通透性會引起發炎反應。

5. 慢性壓力造成慢性發炎。

6. 慢性發炎會導致糖尿病、癌症、高血壓和心臟病。

因子 3：腸道菌相失衡

「這個聯盟裡的細菌數量是人體細胞數量的 10 倍，基因數量是人類基因組的 100 倍，並且具有如人類肝臟般的代謝能力。」這是 2009 年發表在知名科學期刊上的一篇論文所形容的人體腸道菌叢。我們早就知道人體腸道內有大量菌叢，但直到最近人們才開始了解它們對健康的影響力。腸道確實有如「動物園」：

• 人體腸道內大約有 100 兆個細菌。

• 約有 1,000 種不同的細菌物種。

• 健康成年人的腸道內，平均都會有 150-200 種細菌長駐。

• 腸道內會存在哪些菌種，取決於人類宿主的環境。研究顯示，非洲農村兒童與歐洲城市兒童的腸道細菌種類截然不同。

物種越多樣對地球生態平衡越有益，同樣道理，腸道菌種的豐富性也是人類健康狀況的指標。事實上，個體腸道細菌種類減少，會讓身體狀況變差。**與健康的人相比生病和肥胖的人腸道中的細菌種類更少。**

什麼是微生物基因組 (Microbiome) ？

很多人都聽說過人類基因組這個詞。人類基因組是基因的總集合，每個人都有大約 2 萬個不同的基因，每個基因都代表個人 DNA 中獨有的訊息，被活化時會製造特定結構和功能的蛋白質。這些蛋白質包括荷爾蒙、催化酶、訊號蛋白和結構蛋白等。人體的代謝機器也是由這些 DNA 編碼所產生的蛋白質構成。合成與分解碳水化合物、蛋白質和脂肪的機器，都是由特定基因製成。

腸道菌微生物基因組，指的是腸道細菌所含的基因總數。人類基因組和腸道菌微生物基因組相比，有個主要的區別：

· 人類基因組存在於單一個體內。

· 腸道菌微生物基因組則是由不同細菌所含的不同基因組成。人的身上會有 150-200 個菌種，稱為微生物叢，而生物叢的基因總和稱為微生物基因組。

你我的腸道菌叢中，可能存在不同種類的細菌，但腸道微生物基因組卻仍可能相近，因為不同細菌可能會有類似的基因。生病和肥胖的人的菌種較少，而這種菌種較為單一的情形，使這些人的微生物組可能缺乏一些對人體健康很重要的細菌基因，這就是為什麼腸道菌種多樣性很重要。經過前面說明，之後再提到微生物基因組時，大家應該比較能了解我們在討論什麼。

從搖籃到墳墓

當你還在媽媽的子宮裡，這是一個無菌的地方，沒有任何細菌，一旦分娩過程開始，胎兒離開無菌的子宮，細菌也隨之進入腸道。近期研究指出，分娩過程與剛分娩這段期間，對新生兒腸道菌叢多樣性的影響很大。西方社會的某些做法會影響這個過程，從長遠來看，對新生兒健康可能有負面影響。

2006 年荷蘭發表的一項研究結果指出，嬰兒腸道內細菌種類多寡取決於下列因素，包括：胎齡（胎兒在母親體內的週數）、分娩類型（剖腹或自然產）、分娩地點（醫院或住家）、餵養類型（母乳或配方奶），以及是否使用抗生素。結果顯示，在家出生並以母乳餵養的嬰兒，有最多的腸道益菌、最少的致病菌。

醫院當然是監測分娩最合適的場所，奶粉餵養有時也是不得已，而剖腹生產必要時可以挽救生命。不過，如果在可行且安全的前提下，「自然」的出生環境與過程，最能帶給嬰兒健康、多樣化的腸道菌叢，餵母乳則被證實特別有幫助。

三歲定八十，一般認爲三歲時腸道菌種已經成熟，能反映出成年時的數量。新生兒頭幾年是形成平衡的腸道菌群最爲重要的時期。

嬰幼兒時期免疫系統的發育，受到腸道菌種組成的影響，腸道菌群平衡若被破壞，可能會影響免疫系統的發育，或許連帶提高下列健康問題的發生機率：

- 過敏性疾病，如氣喘
- 自體免疫疾病，如第 1 型糖尿病

微妙的平衡

事實上，益菌與害菌之間存在著微妙的平衡。在醫學術語中，我們稱害菌爲「伺機性病原菌」，如果益菌數量足夠，那麼害菌就不會引起問題。如果好菌的數量減少了，結果就是病原菌伺機坐大，導致身體慢性發炎。

「腸道房客」對健康的益處

只要我們善待益菌，它們就能爲我們帶來巨大的好處。

· 益菌能將來自蔬果的可發酵纖維當成食物，代謝它並產生**抗發炎**的短鏈脂肪酸。這些短鏈脂肪酸除了是結腸細胞主要的營養來源，還可以有效降低身體發炎反應，並增強免疫系統，而且有抗癌的特性。

· 分解食物和水中的有害化合物。

· 防止病原菌大量繁殖。

· 對於人體免疫系統的正常發展很重要。

· 幫助預防胰島素阻抗和糖尿病。

· 腸道益菌甚至能幫助預防自體免疫疾病。

近期研究發現，腸道益菌能發出訊號，促進腸道內調節性 T 細胞（嬉皮）形成，而調節性 T 細胞能控制「刺客」T 細胞，預防免疫失控傷害自體組織。腸道益菌叢若能平衡，就能幫助「刺客」和「嬉皮」保持適當平衡。

近期研究 | 一些科學家認為，嬰幼兒時期的腸道菌相可能引導人體新陳代謝發展方向，並影響到後續是否容易有肥胖症或第 2 型糖尿病等代謝失調障礙。就有科學家建議，或許能透過改善童幼兒腸道細菌失衡，預防成年後的肥胖症和糖尿病！

腸道益菌有助調節性 T 細胞形成的說法，可能來自以下研究發現：

· 腸道益菌有助於防止免疫系統過度活躍，進而預防慢性發炎。

· 特定類型的腸道益菌可以預防自體免疫疾病，包括發炎性腸疾如潰瘍性結腸炎和克隆氏症。

· 患有發炎性腸疾的人，通常缺少某些類型的腸道益菌。

· 腸道益菌已證實有助於維護腸道屏障，防止慢性腸道通透性。

· 腸道益菌以發酵方式分解蔬果纖維，所代謝出來的**丁酸會產生更多的調節性 T 細胞**（嬉皮），有助於控制發炎反應。

平衡被打破

所謂「腸道菌相失衡」，是指正常菌叢的平衡被打破而可能致病，腸道菌相失衡的共同特徵，是細菌種類失去多樣性。身體需要在「益菌」和「伺機性病原菌」之間取得平衡。而腸道菌相失衡和許多疾病有關：

• 自體免疫疾病（包含發炎性腸疾）

• 結腸癌

• 過敏性疾病（包含氣喘）

• 脂肪肝

• 腸躁症

• 心血管疾病（比如動脈粥狀硬化）

• 肥胖症

• 痤瘡（不必訝異，痘痘就是種發炎）

• 第 2 型糖尿病

近期研究｜腸道益菌不足，調節性 T 細胞就會不足｜近期研究顯示，調節性 T 細胞不足，人可能就容易罹患氣喘、發炎性腸疾、第 1 型糖尿病和多發性硬化症。

技術筆記｜此處我們大幅簡化了所謂腸道菌相失衡的定義。確實，依據近期研究顯示，在肥胖與一般體型者，以及糖尿病患者和健康人之間，腸道菌種類組成和比例有明顯的差異。然而，腸道菌的確並不能簡單的以「益菌」和「伺機性病原菌」這樣非黑即白的方式去分類。我們用這種二分法，是為了說明概念，但更重要的是想強調，某些會導致腸道發炎的細菌可能並不是「病原菌」。我們仍然將這些菌歸類為「伺機性病原菌」，這是因為當正常平衡被破壞、細菌多樣性喪失而導致腸道通透性時，它們的確會促進發炎，並引發慢性疾病。

肥胖症、糖尿病、動脈粥狀硬化和脂肪肝之間的關連？

革蘭氏染色法是微生物學家分類細菌的方法之一，方式是在顯微鏡下觀察細菌的細胞壁對某種特殊染料的吸收能力如何，分為革蘭氏陽性菌和陰性菌兩種。革蘭氏陽性菌對染料的吸收能力好，在顯微鏡下呈紫色，而革蘭氏陰性菌的細胞壁周圍有一層外膜，可防止細胞壁被染色劑著色，所以革蘭氏陰性菌不吸收染料呈粉紅色。

革蘭氏陰性菌的外膜中有一種名為脂多醣 (lipopolysaccharide, LPS) 的物質，脂多醣也被稱為細菌的「內毒素」。當脂多醣穿過腸道屏障進入血液，免疫系統會觸動並開始產生大量的發炎反應，這種現象稱為內毒素血症 (endotoxemia)。腸道內壁的上皮細胞有識別脂多醣的機制，當免疫細胞在血流或腸壁中發現脂多醣，就會產生發炎反應。

已證實患有第 2 型糖尿病、脂肪肝病和肥胖症的人，腸道中革蘭氏陰性菌較一般人高（腸道菌相失衡），因此體內的脂多醣也比健康的人多。許多第 2 型糖尿病患者體重過重或有肥胖症，合併有脂肪肝且有動脈粥狀硬化傾向，這可能不只是巧合。

有一假說認為，血液中長期存在低濃度的脂多醣（慢性內毒素血症），會導致第 2 型糖尿病、肥胖症、動脈粥狀硬化和脂肪肝，而事實上近期研究結果也支持這個推論。科學家認為身體裡長期有低濃度的脂多醣，這個毒素會因為慢性腸道通透性而進入血液。

什麼原因會導致腸道菌相失衡？

> 「對健康者腸道微生物菌叢影響最大的因素，是飲食。」
>
> ——班格馬克 (Stig Bengmark, 2012)

導致腸道菌相失衡的因素有很多，但最主要的影響似乎是飲食。另外，使用抗生素等因素也有影響。有越來越多的證據顯示，含有大量麵粉、精製糖和油的加工食品，可能是導致腸道菌相失衡的元凶。我們太習慣從碳水化合物、脂肪和蛋白質這三大主要營養素的角度來思考食物。減肥書都是暢銷書，每本都有各自的營養邏輯，提倡一種營養素的同時，就貶低另一種，比如「低脂高碳水」或「高脂低碳水」。有趣的是，傳統部落文化的飲食範圍就很廣，有像伊努特族 (Inuit tribe) 高脂低碳水的吃法，也有像基塔瓦人 (Kitavans) 的低脂高碳水。儘管

不同文化的飲食所攝取的主要營養素在類型和比例上都有很大差異，但他們罹患「西方」文明病像是糖尿病、肥胖症和心臟病的比率，都同樣很低。

當這些習慣傳統飲食的人，開始食用含有大量精製穀物、糖和精製油這些西式加工食品時，他們很快就會失去原本的健康和活力。本來沒沒無聞的肥胖症很快就盛行，吃「西餐」的人最終敗在西方疾病。

伊恩‧史普貝瑞（Ian Spreadbury）博士在科學期刊發表了一篇有趣的論文，他認為穀物加工製成的碳水化合物食品對腸道細菌的影響，相較於純天然未加工的「原型食物」碳水化合物全然不同，這些原型食物包含快塊根類（地瓜）、塊莖類（馬鈴薯）和水果等。史博士認為食物的**碳水化合物密度**對腸道細菌群很重要。

如果你很難想像什麼是密度，那可以試想一下，1平方公里的人口數量在農村和在大都市，兩者會有怎樣的不同。就碳水化合物密度而言，塊莖和水果像是農村那樣疏鬆，而穀物加工食品就像都市這麼密。

史博士表示，含有高密度碳水化合物的食物，會讓腸道菌相失衡，使特定會促進發炎的細菌過度繁殖，一旦這種類型的腸道菌相失衡固定下來，再加上高油脂飲食尤其是精製油、玉米油、植物油，會使發炎情形更加嚴重。這表示飲食中的脂肪，或許只有在食用加工穀物食品的前提下，才有礙健康。若將大量加工穀物食品搭配大量精製油一起食用，肯定會促進腸道菌相失衡，是最糟糕的飲食習慣，而其實大多數的西式速食就是這樣的組合。

不要擔心吃塊莖、蔬果，這些食物含有大量的「可發酵纖維」，它們是很棒的食物選擇，含有腸道益菌能用的纖維類型。這些食物不會使腸道菌相失衡，因為纖維發酵會產生短鏈脂肪酸，像是乙酸、丙酸、丁酸，這些都是能抗發炎的短鏈脂肪酸，可以**促進腸道益菌生長並有益健康**。

「現代化社會是人類經過數百萬年共同進化而成，但這個進化是否減少了人類與益菌的接觸，反而對健康造成不利的影響？」這個提問來自於2009年發表的研究論文，說明了飲食失調的可能原因。現代社會中有許多人從孩提時代就習慣「阻隔」食物中的細菌，與傳統飲食習慣相比，現代化的飲食在很大程度上都殺菌過。自然生長的蔬果中存在多種益菌，古早時期這些蔬果是人類從飲食中獲取益菌的來源。

現代社會有種種理由，不得不堅持滅菌和食品衛生。現代化的大規模養殖和分銷方式，導致食品供應經常遭到致病菌污染，肉品中大腸桿菌、沙門氏菌污染的新聞報導時有所聞。近期研究結果顯示，非洲農村兒童與歐洲城市兒童的腸道菌種有天壤之別，其中非洲兒童擁有大量且多樣化的腸道益菌，能夠發酵纖維，而歐洲兒童腸道益菌在數量及種類上相對較少。歐洲食品多半都會消毒殺菌，這被認為是造成差異的因素之一。

可發酵纖維與腸道健康——第一原理

當前科學主流想法，支持可發酵纖維會促進益菌生長，幫助腸道菌相平衡，而「西式」加工食品基本上不含可發酵纖維，會使伺機性病原菌增殖，導致腸道菌相失衡。這種假設有其道理，原因如下：

· 有些傳統部落飲食方式吃的是相對高脂肪的食物，卻也沒有明顯的健康問題，但他們不吃加工食品。

· 加工過的、穀物來源的高密度碳水化合物加上精製油和脂肪，是標準的**危害健康的「西式飲食」**。

· 一些傳統飲食會習慣吃大量非食品加工來源的碳水化合物，比如地瓜，卻沒有肥胖症或糖尿病等代謝性疾病問題。

我們再次了解到，食物品質比起營養素的比例更為重要，對健康的影響更顯著。真正的食物永遠勝過加工食品。

抗生素是一把雙刃劍

另一個導致腸道菌相失衡的潛在因素，是抗生素的使用。20 世紀抗生素的發現與廣泛運用，挽救了無數生命，到後期這個神奇藥物有被濫用的傾向。有些人認為，儘管抗生素非常有效，但它對健康的反噬難以預期。

抗生素會顯著改變腸道細菌的平衡，在某些情況下甚至會導致腸道菌相失衡。它的主要作用是殺死會引起感染的害菌，但可惜的是，益菌在這個過程中也會被消滅，就像無辜的旁觀者在幫派槍戰中喪生一樣。益菌減少會打破平衡，最終導致腸道菌相失衡。

會對抗生素產生抗藥性的，往往是伺機性病原菌。如果任其惡化，腸道菌相失衡的情況就會失控，若繼續坐視不管，就會導致慢性發炎。當抗生素殺死益菌，導致困難梭狀芽孢桿菌（clostridium difficile, CD）這類伺機性病原菌過度繁殖，就會造成偽膜性腸炎，產生結腸發炎和腹瀉症狀。

金級戰術 | 為預防腸道菌相失衡導致疾病，例如第 2 型糖尿病、脂肪肝和肥胖症，我們應該減少攝取加工穀物這類的高密度碳水化合物，並以葉菜、根莖類和水果等低密度碳水化合物取代。

偽膜性腸炎是由抗生素所導致的腸道菌相失衡的一個極端例子。近期科學顯示,使用抗生素常會顯著改變菌相的平衡,這種變化在臨床上的意義尚不明確。我們知道抗生素的使用會改變腸道菌相,但研究時間還不夠長,無法確定這種改變實際上對健康的影響如何。**頻繁的使用抗生素破壞腸道細菌平衡,可能會招致意想不到的後果。**

從現有的研究中,可以清楚地看出以下幾點:

• 接受廣效抗生素(可以殺死多種細菌的抗生素)療程,會造成腸道菌相改變長達 3 個月到 2 年之久。

• 治療幽門螺旋桿菌感染(胃潰瘍病因)的抗生素合併療法,在某些特殊的案例裡,已證實治療後長達 4 年的時間腸道菌相都無法恢復。

• 濫用抗生素的結果,會培養出具有抗藥性的細菌菌株。

許多人去看診時,對相對較輕的疾病如上呼吸道感染,也會要求醫生開抗生素治療。儘管大多數上呼吸道是由病毒感染,而抗生素根本殺不了病毒,但仍有相當多的患者最後還是從醫生那裡要到了抗生素處方。不當地頻繁使用抗生素,最終可能會因為腸道益菌受損,反而造成長期的健康問題,更別提它可能養出抗藥性的菌株,給所有人帶來問題。而且我們還是會在無意間從環境(例如畜牧養殖所生產的肉類和奶製品)中攝取到低濃度的抗生素。目前美國銷售的抗生素裡,有 80% 用於畜牧業(牛、豬和雞),目的在防止動物在擁擠的飼養環境中感染。許多抗生素最終會到餐桌上,而且其中大多數都不會因為烹飪而被破壞。

有些研究甚至在生菜、胡蘿蔔和馬鈴薯等農產品中發現了抗生素,因為在種植過程中,曾使用抗生素養殖動物的糞便當作肥料。目前還不清楚這些抗生素會如何影響腸道菌和人體健康,但邏輯上還是應該要盡可能避免食用到。

了解食物的來源是最好的開始。選擇在地種植的有機農產品,還有以放牧方式生產、不含抗生素的動物肉品。

近期研究|兒科期刊《Pediatrics》上的一篇論文,已對抗生素引起的腸道菌相失衡所導致的健康問題,提出一些初步的結果。該研究針對 464 名兒童進行了長達 15 年的追蹤調查,結果發現童年時期接受過抗生素治療的兒童,隨著年齡漸長,罹患發炎性腸疾的風險也顯著增加。作者認為雖然有其他因素與發炎性腸疾有關,但童年時期使用抗生素顯然是個重要因素。

銀級戰術|為防止腸道菌相失衡和抗藥性細菌,生小病時要避免用抗生素治療。同時可以挑選有機、放牧方式飼養,以及在地種植的食材,盡量選擇不含抗生素的肉類和農產品。

> 「讓食物發揮藥物功能，藥食同源。」　　——希波克拉底（Hippocrates）

恢復菌相平衡最好的方法就是改善飲食習慣，其中首要任務就是要避免加工食品。對於腸道菌相失衡和腸道發炎的人來說，食用發酵食品獲得益生菌顯有助益。以益生菌治療疾病是當前醫學研究的熱門議題，值得進一步探討。

益生菌和發酵食品

世界衛生組織將益生菌定義為：「活的微生物，當攝取量足夠，可以促進人體健康。」幾千年來，含有活微生物例如酵母和細菌的發酵食品，一直是傳統飲食的一部分。150 年前人們就懂得利用發酵食品中的細菌和酵母促進健康。

發酵是指酵母、細菌或黴菌等微生物以碳水化合物作為原料所進行的生化反應，微生物分解碳水化合物並產生代謝廢物。腸道益菌會將纖維分解為短鏈脂肪酸，這些來自蔬果纖維的短鏈脂肪發酵「廢物」，對腸道的整體健康非常重要。人們最為熟知的微生物發酵產物是酒精。酒是酵母發酵糖的代謝物，但它不具有益生菌的效果，因為酒中的酵母一般在飲用前會先濾除。

幾千年來，傳統飲食文化用蔬菜、水果和乳製品製作發酵食品。發酵食物是為了方便儲存，以備日後在寒冷的冬季食用，並不是為了要促進健康。發酵食品可以長期保存，比如韓國泡菜就能像酒一樣陳年。在食物不方便冷藏儲存時，發酵是很普遍的保存法。發酵食品迄今仍然是全球無數人日常飲食的一部分。

古時候發酵食品就常拿來養生，甚至作為藥用。時至今日，隨著食品加工業興盛，發酵食品卻悄悄退居幕後。近年因為研究顯示益生菌有保健功效，人們重新燃起對發酵食品的興趣。

健康食品產業注意到了益生菌，正將它商品化和普及化，這不恰好又是個還原論的例子？健康食品產業大量製造所謂益菌，繁殖、分離、混合，做成膠囊販售，然後還加上誇大的宣傳內容。

反觀傳統飲食方式，是從發酵食物中獲取這些益菌，而不是從膠囊裡補充。傳統發酵食品中常用的益菌在發酵過程會產生乳酸，使用這種類型的細菌發酵，稱為乳酸發酵。乳酸發酵可應用於各種水果、蔬菜和乳製品，以生產發酵食品。

乳酸發酵

蔬果表面本來就有為數不少的細菌，再怎麼努力清洗，細菌一樣會在上面繁殖，蔬果擺在室溫下一段時間都會變質。蔬果會因為細菌而分解，冰在冰箱裡能延長保鮮時間，但時間久了還是免不了分解腐爛。蔬果擺在室溫下加上氧氣的催化，表面的細菌會開始迅速分解宿主。

乳酸發酵反應之所以能夠進行，需要以下幾項條件的配合：

- 酸性環境
- 鹽濃度相對較高
- 無氧

自己動手做

將蔬果裝入容器中，加滿水，並確認裡面沒有空氣。加入鹽，並放置於陰涼處，溫度約在攝氏 20-22 度之間，並注意要避光。這種環境條件會促進乳酸益菌的生長。隨著細菌的繁殖，它們會分解蔬果作爲能量，同時分泌乳酸代謝物，這就是發酵過程。乳酸會降低發酵物液體的酸鹼值，增強酸性，過程中若有腐敗菌，腐敗菌會因爲無法適應高鹽和酸性而死亡，只留乳酸菌繼續發酵過程，直到乳酸積累到讓乳酸菌生長減緩的程度。發酵後的蔬果可以長期儲存，因爲高酸和高鹽可以防止雜菌生長避免腐敗。

乳酸發酵的蔬果對健康的益處：

- **增加維生素**：乳酸菌在發酵過程中會產生大量維生素，尤其是維生素 B。
- **幫助消化**：植物較難消化的部分會被發酵分解，提升人體消化利用率。許多傳統飲食文化都是用發酵食品讓幼兒斷奶。
- **去除天然植物毒素和抗營養物質**：許多植物都有自己的防禦機制來防止自己被吃掉。發酵過程會大量分解這類防禦性毒素和干擾營養物質消化吸收的分子，讓人能更安全的食用。

乳酸菌與健康

近期科學顯示乳酸菌特別有益健康，能夠強化免疫系統。

- 乳酸桿菌已證實能誘發腸道中調節性 T 細胞（嬉皮）的形成，進而控制「刺客」並減少發炎。

技術筆記｜抗營養物質（anti-nutrients）是種化合物，存在於許多植物之中，會與維生素和礦物質等營養物質結合。食用植物時，抗營養物質與營養素結合，會干擾人體吸收營養。發酵過程會大量破壞抗營養物質，使人體能更容易利用植物中的礦物質和維生素。

- 乳酸菌能增加腸道上皮細胞緊密連結，以減少腸道通透性。不但如此，它們還可以保護緊密連結，避免受到損傷。

過去曾經認為，吃發酵食品可以補充腸道內的乳酸菌數量，但現在看來已經不是如此。以前的想法是吃進身體的益生菌，會直接「填充」補滿腸道益菌，但現今科學研究結果似乎更傾向於認為，這些益菌大多數雖然只是「經過」腸道，卻還是能幫助免疫系統和健康，這就是為何要建議經常食用發酵食品。在許多飲食文化中都有吃發酵食品的習慣，而這些人少有心臟病和糖尿病等慢性發炎問題，道理或許就在這裡。

要恢復腸道細菌「平衡」，最好的方法還是要常吃富含纖維的食物，像是蔬果。這些類型的食物能供應腸道益菌能量、促進生長和繁殖。乳酸發酵過的蔬果好處多，不只是食物本身所含的乳酸菌能促進抗發炎反應，而且纖維還有助於腸道中已經存在的益菌繁殖。**想靠膠囊補充益生菌解決腸道菌相失衡和發炎，等於只出了半招。**

討論如何製作發酵食品，超出了本書範圍，不過網路和書本都能提供許多很棒的資源，比如山鐸・卡茲（Sandor Katz）的《發酵聖經》和凱文・吉亞尼（Kevin Gianni）寫給初學者的《培養：在家做健康發酵食物》（Cultured: Making Health Fermented Foods at Home）都是很好的資源。強烈推薦這兩本書，試著做發酵蔬菜吧！

腸、腦、菌三巨頭，誰才是老大？

研究顯示細菌可能會影響人的情緒和行為。這些生活在人體內悄無聲息的細菌，竟然會影響人類行為，這個觀點頗為奇特。然而，這幾年一些動物實驗研究顯示，特定細菌的確可以明顯改善焦慮，並改變動物對壓力的反應。研究結果發現，隨機投給小鼠少劑量病原菌時，小鼠焦慮相關的動作會增加，但若投給一些益生菌，小鼠的焦慮情況則明顯改善。研究還發現，幼鼠腸道菌叢若有異常，則成年後容易表現出情緒壓力反應。

大腦和「第二大腦」（腸神經系統）之間，是透過「高速公路」（迷走神經）相互交流。已知腸道菌叢會影響腸道通透性和菌相平衡，改變腸道神經系統的功能，而腸道神經系統再透過迷走神經，將這些變化傳達給大腦。

不知何故，這個複雜的系統能夠區分「好菌」和「壞菌」，並發送訊號影響大腦產生焦慮。

銀級戰術 ｜ 每週吃 2-3 次發酵食品，能預防腸道通透異常、減少發炎，還可以平衡免疫系統並改善消化。

從第一原理的角度來看

伺機性病原菌的過度繁殖對身體是種「威脅」。無論來源如何,大腦都會透過刺激「戰鬥或逃跑」的交感神經系統,來應付任何潛在「威脅」。刺激「戰鬥或逃跑」系統會促進焦慮,想想與車禍擦身而過那瞬間,或是看到兇猛的野生動物,就能體會這道理。與相對較小的威脅相比(如腸道中的病原體增加),前兩個例子算是外部會產生較大反應的例子,但是話說回來,長期持續性的小威脅,同樣不斷使大腦繃緊神經處於備戰狀態。隨著時間慢慢過去,這種持續性低強度的「威脅」反應,會對大腦和身體帶來負面影響。我們知道慢性壓力會導致焦慮和沮喪,因此前面所提到,認為腸道菌相失衡(**低強度慢性壓力**)可能導致心理健康問題,這個說法並不牽強。

值得玩味的是,以刺激迷走神經治療重度憂鬱症,是美國食品與藥物管理局(FDA)核可的治療方式。再對應腸道細菌能刺激迷走神經,或許腸道菌相與憂鬱症等情緒障礙之間,真有可能存在連繫。腸道菌除了經由迷走神經與大腦互動外,還可能影響幾種直接作用於大腦的激素,藉此調節食慾、睡眠週期、記憶力和新陳代謝。這些荷爾蒙包括瘦素、飢餓素、胃泌素、食慾激素等。

一項來自法國的研究結果顯示,免疫系統會產生「自體免疫抗體」(auto-antibodies),對抗上述的一些荷爾蒙。(自體免疫抗體是後天免疫系統〔刺客〕所製造,用於對付自身組織的抗體。有關於自體免疫的說明請參見前面「自體免疫和腸道通透性」一節。)

研究小組假設這些自體免疫抗體,是免疫系統受到特定腸道細菌發出的「訊號」刺激而來,而且是「分子相似」(molecular mimicry)訊號,這是指在細菌中的某種蛋白質序列,與身體組織的某個蛋白質序列相似。基本上免疫系統要識別的是細菌蛋白,產生抗體來防禦細菌入侵。

但問題在於,這些抗體會因序列相似,誤認自身的蛋白質序列並與之結合,在這裡的例子是與荷爾蒙分子結合。這些抗體稱為自體免疫抗體,結合後會影響荷爾蒙向大腦傳遞訊息的方式。後續依據受到影響的激素種類不同,這些自體免疫抗體可能會改變飢餓、睡眠和情緒等訊號,接踵而來的荷爾蒙混亂,會導致飲

近期研究 │ 2011 年一項研究結果初步顯示,使用益生菌 30 天可以改善焦慮和情緒。這是個很有意思的發現,但還需要更多的研究驗證。

食失調、睡眠障礙和憂鬱。腸道裡有哪些細菌會影響免疫系統，產生何種類型的自體免疫抗體，將連帶決定哪些荷爾蒙會受到影響。

這些假設相對新穎，在下結論前還需要更多證據，先在此處提及是爲了說明細菌影響健康和行爲的可能機制。睡眠、飢餓和情緒等基本生理，都是由大腦所產生的荷爾蒙調節，任何可影響、調節的因素，如腸道細菌，都會共同影響大腦功能。越來越多科學研究證據支持腸道菌相能影響外在行爲這個假設。這裡又再給你好理由相信本單元所教的防禦戰術，遵循我們的建議、防止腸道菌相失衡。

結語

慢性腸道通透性與腸道發炎，不僅僅是身體慢性發炎的前兆，而且可能是造成自體免疫疾病（如第 1 型糖尿病）的必要成因之一。使用本單元所建議的飲食方式和生活習慣，就可以改善體質並「阻絕」腸道內的慢性發炎及相關病變。

重新審視第 1 型糖尿病案例研究

讓我們回到開始那個患有第 1 型糖尿病的 6 歲男童。無麩質飲食之所以能有效改善他的健康，儘管是試想，但可以合理推測原因如下：

· 麩質可能會誘發腸道通透性。
· 慢性腸道通透性導致男童免疫系統持續受到「外來」分子的刺激，引發後天免疫反應。
· 男童的遺傳體質可能後天免疫反應本來就比較強，結果免疫細胞意外瞄準了自體細胞並開始破壞，在這裡無辜傷亡的是胰腺中產生胰島素的細胞。我們進一步合理推測，他可能也有腸道菌相失衡的問題，導致的調節性 T 細胞（嬉皮）不足，就更難馴服失控的免疫「刺客」。

教練叮嚀 | 如果你想增肌減脂，請注意這邊。當下視丘 – 腦下垂體 – 腎上腺軸受到壓力活化，會產生高濃度皮質醇，促進脂肪增加並減少肌肉。而腸道中的發炎和氧化壓力會被大腦視爲威脅，就會活化下視丘 – 腦下垂體 – 腎上腺軸，導致皮質醇分泌。因此，**控制腸道發炎能阻擋壓力反應改善健康，強化爲增肌減脂所做的努力。**

- 腸道菌相平衡對嬰幼兒免疫系統的發育特別重要。

- 在男童所有的胰島素生成細胞被失控的免疫破壞殆盡之前，去除麩質風險因子能讓身體恢復。沒有了麩質，慢性腸道通透的症狀與隨之而來的免疫反應惡性循環就會停止。

- 因為治療及時，得以在他的胰腺裡保有足夠的胰島細胞，因此不需要再依賴胰島素注射。

在這個案例裡，無麩質飲食恰如其分的防患未然，不過大多數第 1 型糖尿病患者沒有那麼幸運，當發現問題出在麩質敏感症時，為時已晚。在我看來，讓孩童吃含麩質飲食並沒有任何好處，若能從嬰幼兒時期開始吃無麩質飲食，對健康的好處難以言喻。的確，大多數兒童沒有第 1 型糖尿病的體質，但值得拿孩子的健康冒險嗎？

既然已經了解慢性腸道發炎對健康的破壞，接下來請準備好認識「五大敵人」裡的狠角色：**肥胖症**。

軍事情報（參考文獻）

Ahrne S, Hagslatt ML. Effect of Lactobacilli on Paracellular Permeability in the Gut. *Nutrients* **3**(**1**) (2011): 104.

Al-Lahham SH, et al. Regulation of Adipokine Production in Human Adipose Tissue By Propionic Acid. *Eur J Clin Invest* **40**(**5**) (2010): 401.

Arpaia N, et al. Metabolites produced by commensal bacteria promote peripheral regulatory T-cell generation. *Nature* **504** (2013): 451-455.

Arrieta MC, et al. Alterations in Intestinal Permeability. *Gut* **55**(**10**) (2006): 1512.

Assimakopoulos SF, et al. Enterocytes' Tight Junctions: From Molecules to Diseases. *World J Gastrointest Pathophysiol* **2**(**6**) (2011): 123.

Attene-Ramos MS, et al. DNA Damage and Toxicogenomic Analyses of Hydrogen Sulfide in Human Intestinal Epithelial Fhs 74 Int Cells. *Environ Mol Mutagen* **51**(**4**) (2010): 304.

Azad MB, Kozyrskyj AL. Perinatal Programming of Asthma: The Role of Gut Microbiota. *Clin Dev Immunol* (2012): 932072.

Backhed F. Programming of Host Metabolism By the Gut Microbiota. *Ann Nutr Metab* **58** Suppl 2 (2011): 44.

Bengmark S. Gut Microbiota, Immune Development and Function. *Pharmacol Res* (2012).

Bernardo D, et al. Is Gliadin Really Safe for Non-Coeliac Individuals? Production of Interleukin 15 in Biopsy Culture From Non-Coeliac Individuals Challenged With Gliadin Peptides. *Gut* **56**(**6**) (2007): 889.

Blaut M, Klaus S. Intestinal Microbiota and Obesity. *Handb Exp Pharmacol* (**209**) (2012): 251.

Bowe WP, Logan AC. Acne Vulgaris, Probiotics and the Gut-Brain-Skin Axis - Back to the Future? *Gut Pathog* **3**(**1**) (2011): 1.

Bravo JA, et al. Communication Between Gastrointestinal Bacteria and the Nervous System. *Curr Opin Pharmacol* (2012).

Briani C, et al. Celiac Disease: From Gluten to Autoimmunity. *Autoimmun Rev* **7**(**8**) (2008): 644.

Brown CT, et al. Gut Microbiome Metagenomics Analysis Suggests a Functional Model for the Development of Autoimmunity for Type 1 Diabetes. *PLoS One* **6**(**10**) (2011): e25792.

Clarke SF, et al. The Gut Microbiota and Its Relationship to Diet and Obesity: New Insights. *Gut Microbes* **3**(**3**) (2012): 186.

Clemente MG, et al. Early Effects of Gliadin on Enterocyte Intracellular Signalling Involved in Intestinal Barrier Function. *Gut* **52**(**2**) (2003): 218.

Collins SM, Bercik P. The Relationship Between Intestinal Microbiota and the Central Nervous System in Normal Gastrointestinal Function and Disease. *Gastroenterology* **136**(**6**) (2009): 2003.

Cryan JF, & Dinan TG. Mind-altering microorganisms: the impact of the gut microbiota on brain and behaviour. *Nat Rev Neurosci* **13** (**2012**): 701-712.

De Filippo C, et al. Impact of Diet in Shaping Gut Microbiota Revealed By a Comparative Study in Children From Europe and Rural Africa. *Proc Natl Acad Sci U S A* **107**(**33**) (2010): 14691.

de Vos WM, de Vos EA. Role of the Intestinal Microbiome in Health and Disease: From Correlation to Causation. *Nutr Rev* **70** Suppl **1** (2012): S45.

Di Cagno R, et al. Exploitation of Vegetables and Fruits Through Lactic Acid Fermentation. *Food Microbiol* **33**(**1**) (2013): 1.

Diamant M, et al. Do Nutrient-Gut-Microbiota Interactions Play a Role in Human Obesity, Insulin Resistance and Type 2 Diabetes? *Obes Rev* **12**(**4**) (2011): 272.

Drago S, et al. Gliadin, Zonulin and Gut Permeability: Effects on Celiac and Non-Celiac Intestinal Mucosa and Intestinal Cell Lines. *Scand J Gastroenterol* **41**(**4**) (2006): 408.

Drago S, et al. Gliadin, Zonulin and Gut Permeability: Effects on Celiac and Non-Celiac Intestinal Mucosa and Intestinal Cell Lines. *Scand J Gastroenterol* **41**(4) (2006): 408.

Fasano, A. Physiological, Pathological, and Therapeutic Implications of Zonulin-Mediated Intestinal Barrier Modulation: Living Life on the Edge of the Wall. *Am J Pathol* **173**(5) (2008): 1243.

Fasano, A. Zonulin and Its Regulation of Intestinal Barrier Function: The Biological Door to Inflammation, Autoimmunity, and Cancer. *Physiol Rev* **91**(1) (2011): 151.

Fasano, A. Leaky Gut and Autoimmune Diseases. *Clin Rev Allergy Immunol* **42**(1) (2012): 71.

Ferretti G, et al. Celiac Disease, Inflammation and Oxidative Damage: A Nutrigenetic Approach. *Nutrients* **4**(4) (2012): 243.

Fetissov SO, Dechelotte, P. The New Link Between Gut-Brain Axis and Neuropsychiatric Disorders. *Curr Opin Clin Nutr Metab Care* **14**(5) (2011): 477.

Fetissov SO, et al. Autoantibodies Against Appetite-Regulating Peptide Hormones and Neuropeptides: Putative Modulation By Gut Microflora. *Nutrition* **24**(4) (2008): 348.

Ford RP, The Gluten Syndrome: A Neurological Disease. *Med Hypotheses* **73**(3) (2009): 438.

Forsythe P, Kunze WA. Voices From Within: Gut Microbes and the Cns. *Cell Mol Life Sci* (2012).

Forsythe P, et al. On Communication Between Gut Microbes and the Brain. *Curr Opin Gastroenterol* **28**(6) (2012): 557.

Forsythe P, et al. On Communication Between Gut Microbes and the Brain. *Curr Opin Gastroenterol* **28**(6) (2012): 557.

Furusawa Y, et al. Commensal microbe-derived butyrate induces the differentiation of colonic regulatory T cells. *Nature* **504** (2013): 446-450.

Genuis SJ, Bouchard TP. Celiac Disease Presenting as Autism. *J Child Neurol* **25**(1) (2010): 114.

Gerber GK. The dynamic microbiome. *FEBS Lett* (2014).

Grenham S, et al. Brain-Gut-Microbe Communication in Health and Disease. *Front Physiol* **2** (2011): 94.

Grootjans J, et al. Non-Invasive Assessment of Barrier Integrity and Function of the Human Gut. *World J Gastrointest Surg* **2**(3) (2010): 61.

Hakansson A, Molin G. Gut Microbiota and Inflammation. *Nutrients* **3**(6) (2011): 637.

Hamer HM, et al. Review Article: The Role of Butyrate on Colonic Function. *Aliment Pharmacol Ther* **27**(2) (2008): 104.

Harris K, et al. Is the Gut Microbiota a New Factor Contributing to Obesity and Its Metabolic Disorders? *J Obes* (2012): 879151.

Hold GL, et al. Role of the gut microbiota in inflammatory bowel disease pathogenesis: What have we learnt in the past 10 years? *World J Gastroenterol* **20**(5) (2014): 1192-1210.

Hope ME, et al. Sporadic Colorectal Cancer--Role of the Commensal Microbiota. *FEMS Microbiol Lett* **244**(1) (2005): 1.

Hviid A, et al. Antibiotic Use and Inflammatory Bowel Diseases in Childhood. *Gut* **60**(1) (2011): 49.

Ivanov II, & Honda K. Intestinal commensal microbes as immune modulators. *Cell Host Microbe* **12** (2012): 496-508.

Jernberg C, et al. Long-Term Impacts of Antibiotic Exposure on the Human Intestinal Microbiota. *Microbiology* **156**(Pt 11) (2010): 3216.

Karczewski J, et al. Regulation of Human Epithelial Tight Junction Proteins By Lactobacillus Plantarum in Vivo and Protective Effects on the Epithelial Barrier. *Am J Physiol Gastrointest Liver Physiol* **298**(6) (2010): G851.

Kelly D, Mulder IE. Microbiome and Immunological Interactions. *Nutr Rev* **70 Suppl** 1 (2012): S18.

Knip M, Simell O. Environmental Triggers of Type 1 Diabetes. *Cold Spring Harb Perspect Med* **2**(7) (2012): a007690.

Koboziev I, Reinoso, Webb C, Furr KL. & Grisham MB. Role of the enteric microbiota in intestinal homeostasis and inflammation. *Free Radic Biol Med* **68C** (2014): 122-133.

Kong J, et al. Novel Role of the Vitamin D Receptor in Maintaining the Integrity of the Intestinal Mucosal Barrier. *Am J Physiol Gastrointest Liver Physiol* **294**(1) (2008): G208.

Konturek PC, et al. Stress and the Gut: Pathophysiology, Clinical Consequences, Diagnostic Approach and Treatment Options. *J Physiol Pharmacol* **62**(6) (2011): 591.

Kronman MP, et al. Antibiotic Exposure and Ibd Development Among Children: A Population-Based Cohort Study. *Pediatrics* **130**(4) (2012): e794.

Kwon HK, et al. Generation of Regulatory Dendritic Cells and Cd4+Foxp3+ T Cells By Probiotics Administration Suppresses Immune Disorders. *Proc Natl Acad Sci USA* **107**(5) (2010): 2159.

Lakhan SE, Kirchgessner A. Gut Microbiota and Sirtuins in Obesity-Related Inflammation and Bowel Dysfunction. *J Transl Med* **9** (2011): 202.

Lammers KM, et al. Gliadin Induces an Increase in Intestinal Permeability and Zonulin Release By Binding to the Chemokine Receptor Cxcr3. *Gastroenterology* **135**(1) (2008): 194.

Larsen N, et al. Gut Microbiota in Human Adults With Type 2 Diabetes Differs From Non-Diabetic Adults. *PLoS One* **5**(2) (2010): e9085.

Li F, et al. Human Gut Bacterial Communities Are Altered By Addition of Cruciferous Vegetables to a Controlled Fruit- and Vegetable-Free Diet. *J Nutr* **139**(9) (2009): 1685.

Looft T, Allen HK, Collateral Effects of Antibiotics on Mammalian Gut Microbiomes. *Gut Microbes* **3**(5) (2012): 463.

Luckey D, Gomez A, Murray J, White B, & Taneja V. Bugs & us: the role of the gut in autoimmunity. *Indian J Med Res* **138** (2013): 732-743.

MacFarlane AJ, et al. A Type 1 Diabetes-Related Protein From Wheat (Triticum Aestivum). Cdna Clone of a Wheat Storage Globulin, Glb1, Linked to Islet Damage. *J Biol Chem* **278**(1) (2003): 54.

Maitra U, Li L. Molecular Mechanisms Responsible for the Reduced Expression of Cholesterol Transporters From Macrophages By Low-Dose Endotoxin. *Arterioscler Thromb Vasc Biol* (2012).

Messaoudi M, et al. Assessment of Psychotropic-Like Properties of a Probiotic Formulation (Lactobacillus Helveticus R0052 and Bifidobacterium Longum R0175) in Rats and Human Subjects. *Br J Nutr* **105**(5) (2011): 755.

Messaoudi M, et al. Beneficial Psychological Effects of a Probiotic Formulation (Lactobacillus Helveticus R0052 and Bifidobacterium Longum R0175) in Healthy Human Volunteers. *Gut Microbes* **2**(4) (2011): 256.

Michail S, Kenche H. Gut Microbiota is Not Modified By Randomized, Double-Blind, Placebo-Controlled Trial of Vsl#3 in Diarrhea-Predominant Irritable Bowel Syndrome. *Probiotics Antimicrob Proteins* **3**(1) (2011): 1.

Moloney RD, Desbonnet L, Clarke G, Dinan TG, & Cryan JF. The microbiome: stress, health and disease. *Mamm Genome* **25** (2014): 49-74.

Mulder IE, et al. Environmentally-Acquired Bacteria Influence Microbial Diversity and Natural Innate Immune Responses At Gut Surfaces. *BMC Biol* **7** (2009): 79.

Nagano Y, et al. The Induction of Treg Cells By Gut-Indigenous Clostridium. *Curr Opin Immunol* **24**(4) (2012): 392.

Nutsch KM, Hsieh CS. T Cell Tolerance and Immunity to Commensal Bacteria. *Curr Opin Immunol* **24**(4) (2012): 385.

Ochoa-Reparaz J, et al. Central Nervous System Demyelinating Disease Protection By the Human Commensal Bacteroides Fragilis Depends on Polysaccharide a Expression. *J Immunol* **185**(7) (2010): 4101.

Olsen NJ, et al. Autoantibody Profiles in Two Patients With Non-Autoimmune Muscle Disease Implicate a Role for Gliadin Autoreactivity. *Neuromuscul Disord* **20**(3) (2010): 188.

Overman EL, et al. Crf Induces Intestinal Epithelial Barrier Injury Via the Release of Mast Cell Proteases and Tnf-Alpha. *PLoS One* **7**(6) (2012): e39935.

肥胖症

核爆炸是一種不受控制的連鎖反應，會導致毀滅性的後果，而肥胖盛行是種失控的連鎖反應，對健康照護和醫療保健體系都是毀滅性的。肥胖製造了大量的慢性病患者，同時也阻礙了國家經濟發展。肥胖及相關健康障礙，可能是對 21 世紀公共衛生最大的威脅。肥胖會將脂肪細胞轉變為「身體裡的叛徒」，我們會教你如何逆轉劣勢，阻擋這個狙擊身體和大腦造成毀滅的代謝問題。

本單元所學的**金、銀、銅級**防禦戰術將擊退敵人，讓你的血肉之軀恢復到最佳狀態，我們會一起打倒身體裡的叛徒。

肥胖是個大問題

新興起的少數民族

幾年前從軍隊退伍後，我為了工作面試需要買一套新西裝。由於過去 13 年來在正式場合我都穿軍裝，所以已經多年沒有買西裝了。我去了一家知名服飾店，想著去那裡買套像樣的西服應該不難，不用花大錢訂作，結果我錯了。

售貨員陪著我試了一套又一套，前前後後花了 2 個多小時，然後一臉無奈說：「就算款式再多，這裡也沒有適合你身材的成衣，我們的衣服腰線都太寬了。」他的話著實讓人驚訝。當時我的胸圍 44 吋、腰圍 32 吋，這比例一點都不特殊，但他說我的胸腰比太大，沒有現成的西裝。他介紹我去他們的競爭對手品牌那裡，這品牌主打「運動版型」，也會幫忙修改衣服到合身，花了老半天，才找到西裝能適合我這身「少有的比例」。我沒發現原來我的體型變得罕見了。這十多年來我一直都跟軍人一起工作，而他們比一般人要健壯得多，所以我直到買成衣時才如大夢初醒，真正的意識到社會上肥胖問題已經這麼嚴重。

在美國，成年人過重與肥胖的比例近 ¾，這個統計數據發人深省，而相比之下，其餘 ¼ 的人就成了少數族群。

族群	男性過重比例	女性過重比例
白人	73%	60%
黑人	69%	80%
西班牙人	81%	78%

資料來源：2013 年美國心臟協會

代價：健康和經濟

從過重到肥胖再到病態肥胖，都算體脂過高，肥胖幅度反映在健康受影響的程度上。下面這些慢性疾病和健康障礙，都和肥胖脫不了關係：

- 第 2 型糖尿病
- 高血壓
- 心臟病
- 癌症

肥胖相關疾病在美國所造成的經濟損失，目前預估每年超過 2,500 億美元。到 2030 年，肥胖所造成的醫療保健費支出，可能會超過 9,500 億美元。肥胖與慢性疾病密不可分，因為肥胖是慢性發炎和氧化壓力的根源。我們會教你如何對抗肥胖，而且要贏。

從 BMI 評估是否過重

身體質量指數（BMI）能用來評估一個人是否過重或肥胖。網路上有現成的 BMI 計算器，可以根據你輸入的身高和體重值，自動計算 BMI，而 BMI 是根據身高和體重數字計算得出：

$$BMI= \frac{體重（公斤）}{身高（公尺）^2}$$

BMI 落在 25.0-29.9，表示過重。
BMI 為 30 或以上，則為肥胖。

精瘦且肌肉發達的人 BMI 可能落在過重範圍，但實際上並不算過重。例如我 175 公分，體重 79 公斤，我的 BMI 是 25.8，但實際上我的體脂只有 8-9%，算是精瘦。即使我的體脂這麼低，用 BMI 來評估同樣也會被歸類為過重。對那些肌肉發達且精瘦的人來說，BMI 並不是準確的評估方式，不過對一般人而言，這仍是衡量是否過重或肥胖的指標。我們會在後續第三階段〈計畫 4：你能做的身體檢測〉裡，討論一些優於 BMI 的新評估指標。

脂肪細胞

脂肪細胞，英文為 adipocyte，這個名詞就是由拉丁文的 adipo（脂肪）和 cyte（細胞）組成。這是人體內脂質的主要儲存所在。每個人體內都有脂肪，人體需要脂肪才能生存。脂肪細胞不僅僅儲存脂肪而已，它們會向大腦傳達能量儲存的關鍵訊號。功能正常時，這些脂肪細胞能調節食慾、調節新陳代謝，並減少身體發炎。**當脂肪細胞因為暴飲暴食而塞滿脂肪，就會從健康的正派物質變身為臃腫具攻擊性的怪物，**釋放發炎和氧化壓力。而脂肪細胞如何變異？為什麼吃進過量的加工食品和飲料，會讓原本無害的脂肪細胞變身成為惡毒的怪物？

肥胖者體內變異的脂肪細胞是慢性發炎和氧化壓力的根源之一，會將肥胖跟癌症、心臟病、糖尿病、高血壓、快速老化和神經退化「連在一起」。

脂肪細胞的變形

正常的脂肪細胞會以三酸甘油酯（脂肪的儲存形式）的形式儲存多餘的能量。正常的脂肪細胞會分泌一種重要的激素，即**脂聯素**（adiponectin），這種激素具有多種促進健康的功能：

- 減少發炎：脂聯素能控制由免疫系統引起的發炎反應，能減少發炎性細胞激素的數量。
- 增加胰島素敏感性：脂聯素能降低發炎性細胞激素的濃度。這會幫助胰島素正常工作：讓細胞吸收葡萄糖，以防止血糖過高。
- 促進脂肪燃燒以獲取能量：脂聯素能刺激脂肪分解機制，以獲取能量。

健康的脂肪細胞能儲存適量的脂肪，由於沒有工作過量，所以運作功能正常。我們在白天吃東西時會儲存營養，到了晚上睡覺時就提供充足的能量。健康的脂肪細胞會定期產生大量的脂聯素，有益健康。

當我們攝入的熱量超過身體所需，脂肪細胞就會開始撐大。脂肪細胞會努力儲存過量的三酸甘油酯，膨脹直到飽和。一旦吃進的脂肪超量，再加上多餘的葡萄糖所合成的三酸甘油酯，兩者會一起灌爆脂肪細胞。結果膨脹的脂肪細胞開始引起免疫系統的注意。免疫系統是為了保護我們免受「威脅」，而膨脹的脂肪細胞現在成為潛在的威脅，出現在免疫系統的雷達上。當脂肪細胞太過膨脹，就會觸發一個很有意思的過程，這過程和一種稱為巨噬細胞的免疫細胞有關。

巨噬細胞英文為 macrophage，源自希臘文 macro（大）加上 phage（吞噬）組成，字面意思就是大食怪。這種細胞是先天免疫反應守衛的一種，當細胞死亡，它會「吃掉碎片」，巨噬細胞還會對抗入侵的細菌和其他外來物質，有一種 M2 巨噬細胞甚至會在脂肪細胞內「站崗」，以防萬一。

當脂肪細胞開始因三酸甘油酯（脂肪）而膨脹，M2 巨噬細胞會感覺到威脅，然後開始武裝自己。就像獄警感覺到騷亂時，可能會開始準備好突擊步槍和催淚瓦斯一樣，M2 巨噬細胞自我武裝的方式，是轉變為致命的 M1 巨噬細胞，M1 巨噬細胞會分泌細胞激素促進發炎反應、準備戰鬥。

當 119 緊急警報通知免疫反應增強，脂肪細胞就會開始分泌發炎性細胞激素。如果身體已經累積大量脂肪，能量多到足夠運作幾週，這時還繼續吃個不停，正常的細胞就會崩潰。

在膨脹的脂肪細胞裡，粒線體加班工作，同時也產生大量自由基造成**氧化壓力**，免疫系統此時已經把腫脹的脂肪細胞當成全面性「監獄暴動」，於是更多的 M2 巨噬細胞轉化為 M1 型巨噬細胞。脂肪細胞會試著保護自己，不受多餘的能量和氧化壓力影響，結果造成更多的發炎性細胞激素被分泌到血液裡。

這時免疫系統會派遣更多士兵，觸發更加強烈、為時更久、破壞性更大的發炎反應。受到壓力且膨脹的脂肪細胞，會使身體產生肥胖相關的發炎反應。強烈的發炎反應，會讓**脂肪細胞的脂聯素分泌量減少**，沒有了脂聯素的抗發炎作用，身體的發炎反應勢必更加猛烈。

重要器官（如肝臟、腸道和血管等等）旁邊堆積的脂肪，就是俗稱的「**內臟型肥胖**」，身體會認為這種脂肪特別有威脅性。典型的內臟型肥胖者體態呈現「蘋果型」，大部分脂肪儲存在腹腔內臟周圍。最經典的例子就是啤酒肚，有些人會驕傲地炫耀著啤酒肚，吹噓它「硬得像塊石頭」，不像表皮脂肪那樣鬆軟，這絕對是最糟糕的脂肪類型，沒有什麼好驕傲的，因為它有著**很強的發炎性**。

圍繞在內臟肥胖者臟器周圍的腫脹脂肪細胞，已不再是一般體內那種無害的脂肪細胞了，它們變成了邪惡壞蛋，向身體各部位噴射大量的發炎性細胞激素，

關鍵重點｜灌飽三酸甘油酯的腫脹脂肪細胞，會讓 M2 巨噬細胞轉變成刺激發炎的 M1 版本。

醫學小記｜內臟型肥胖，又稱為腹部肥胖或中廣型肥胖，此類肥胖與下列多種發炎相關的疾病關係密不可分：第 2 型糖尿病／心臟病／脂肪肝／癌症／阿茲海默症／身體快速衰老。一旦了解脂肪細胞的變異與身體發炎之間的關係，看到肥胖和上述疾病有關連，你應該不會感到意外了。

就像石油鑽井平台火災大噴發。這些野獸最後往往力竭而亡，接下來 M1 巨噬細胞會清理掉它們最後的碎片。然而，這種死亡和清除過程本身也有高度發炎性。

近期研究顯示，腫脹的脂肪細胞可能是慢性發炎和氧化壓力的真正根源。正如本節開頭提到的，膨脹的脂肪細胞每天產生的發炎和氧化壓力，很可能是肥胖與癌症、心臟病、糖尿病和高血壓等慢性疾病之間的關連。

基於本書第一階段的「核心主題」概念，得以了解肥胖可以視為一種在不斷變化的環境中尋求穩定的「**身體調適**」過程。在這種情況下，身體會試著適應暴飲暴食這個環境刺激因子，以增加脂肪儲存作為保護機制，防止高濃度有害的葡萄糖和某些脂肪比如棕櫚酸，進入血液。這種保護機制經過日積月累運作會產生問題，最終就是導致過度發炎與疾病。長期來說，因為身體無法適應環境壓力比如暴飲暴食而導致疾病，可以視為**超適應負荷**。

接下來將探討肥胖對慢性病的影響。有鑑於糖尿病對公共健康的影響甚鉅，也會針對糖尿病作詳細討論。

糖尿病如海嘯來襲

肥胖和第 2 型糖尿病之間相關密切，兩者經常伴隨而生，以致於在醫療人員也會把稱呼合併，讓糖尿病加上肥胖稱為「**糖胖症**」（Diabesity）。

即使有大規模的健康促進運動、對糖尿病預防日漸重視，以及醫療端對糖尿病治療，都未能扭轉局勢。糖尿病和肥胖這個邪惡組合是健康末日，是場真正的海嘯，留下的只有隨波逐流的死亡和毀滅。數據顯示，在這場戰鬥中，人類節節敗退，這情況令人十分不安。根據美國糖尿病學會 2013 年的統計，美國有 2,600 萬人患有糖尿病，另外有 7,900 萬人處於糖尿病前期。

• 美國每年花費 2,450 億美元在糖尿病。

• 如果趨勢繼續不變，到 2050 年將約有 ⅓ 的美國成年人患有糖尿病。

> **醫學小記** ｜ 過去人們認為，成年之後脂肪細胞數量就固定了，而發胖的過程只是身體原有脂肪細胞肥大，才使身體變胖。事實證明，肥胖者的身上其實會長出新的脂肪細胞，這個過程稱為增生。人體脂肪量增加的方式，除了原先認為的脂肪細胞增加脂肪儲存（肥大），現在發現還會長出新的脂肪細胞（增生）。

儘管我們知道遺傳也是糖尿病的風險因子之一，但遺傳因素並不能解釋過去半個世紀以來，糖尿病患者人數爲何如此急劇上升。第 2 型糖尿病患人數其實是隨著日常環境問題一起增加，這些問題包括食品品質不良、缺乏運動、壓力增加和生活習慣不佳。近期研究顯示，環境好壞會決定基因是否表現，這樣的表觀遺傳學變化是引發第 2 型糖尿病盛行的根源。複習一下我們先前在基礎訓練〈核心主題〉裡的比喻，我們正在給長期破壞新陳代謝的食譜「加上書籤」。

現代環境所產生出的表觀遺傳變化使我們極易陷入災難。如果任其發展，正常平穩的新陳代謝就會被破壞。當健康的脂肪細胞變成臃腫的脂肪怪物，會噴發大量的發炎和氧化壓力，而這兩項正是一步步使胰島素敏感性喪失，導致第 2 型糖尿病的罪魁禍首。

發炎和氧化壓力導致胰島素敏感性喪失，主要是透過下列兩種方式：

1. **發炎性細胞激素（在這種情況下來自脂肪細胞）「破壞」了胰島素受體傳遞訊息的機制。**細胞「門」上的門鈴是一種胰島素受體，這種胰島素受體是細胞表面的一種蛋白質，讓胰島素可以「停靠」在上面。

   當胰島素停靠在胰島素受體上，就會「按下細胞上的門鈴」。通常這能使一種稱爲葡萄糖轉運蛋白的特殊入口打開，接著葡萄糖會從血液中進入細胞。而發炎性細胞激素會使胰島素受體「短路」，一旦胰島素受體短路，胰島素仍能正常固定在受體上，但開門讓葡萄糖通過的訊號無法傳進去。慢慢的，功能失常的受體變成要越來越多的胰島素才能作用，這些受體「故障」的情況會不斷惡化，最後得需要大量的胰島素才能發揮作用。身體並不知道如何修復受體，只能透過生產更多的胰島素來「用力狂按門鈴」。要從根本解決這個問題，必須阻止變異的脂肪細胞怪物導致慢性發炎，**而不是人工注射更多的胰島素。**

   變異的脂肪細胞也會減少分泌抗發炎的脂聯素。**脂聯素減少，發炎性細胞激素就會增加。**

近期研究｜如果胎兒在子宮內暴露在大量葡萄糖的環境中（比如孕婦本身有妊娠糖尿病），這會讓胎兒產生表觀遺傳變化，導致出生成年後更容易罹患第 2 型糖尿病。即使是子宮的環境，也會影響胎兒的表觀遺傳表現和未來的健康。

關鍵重點｜發炎性細胞激素會使胰島素受體「短路」，這是發炎造成胰島素敏感性喪失，並最終導致第 2 型糖尿病的主要方式之一。

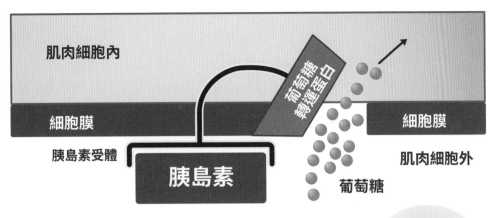

胰島素敏感

健康的脂肪細胞會降低發炎反應（讓發炎性細胞激素維持在低濃度），以保持胰島素敏感性，此時胰島素受體對胰島素來停靠很敏感，會發出訊號。

當胰島素一按門鈴，就能打開葡萄糖轉運蛋白的「門」，讓葡萄糖由血液進入細胞，葡萄糖不聚積在血液裡，血糖因此能保持適當濃度。

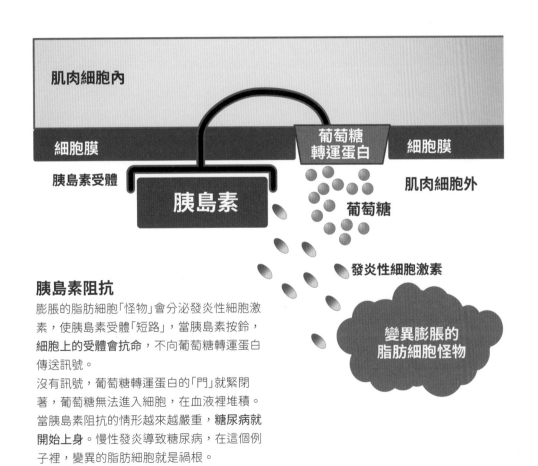

胰島素阻抗

膨脹的脂肪細胞「怪物」會分泌發炎性細胞激素，使胰島素受體「短路」，當胰島素按鈴，**細胞上的受體會抗命**，不向葡萄糖轉運蛋白傳送訊號。

沒有訊號，葡萄糖轉運蛋白的「門」就緊閉著，葡萄糖無法進入細胞，在血液裡堆積。當胰島素阻抗的情形越來越嚴重，**糖尿病就開始上身**。慢性發炎導致糖尿病，在這個例子裡，變異的脂肪細胞就是禍根。

2. **粒線體中的氧化壓力增加。** 細胞能量工廠粒線體出問題，是肥胖導致胰島素阻抗的第二種途徑。造成胰島素阻抗的原因有如房子著火時，煙霧探測器拉警報一般。過熱、壓力過大的粒線體被過多的能量（食物）淹沒。

粒線體是能量工廠，負責將食物轉化成能量，產生「能量貨幣」三磷酸腺苷（ATP）。人體需要足夠的食物來滿足能量的需求，但也不能太多，以免讓能量工廠粒線體超載。要吃得夠又不能過多，粒線體才能在它的生產能力範圍內好好運作。我們要如何確定這個微小胞器的生產力？這看來更像是生物物理學方程式！舉例來說，就像讓汽車引擎保持在低速到中速之間運轉。

細胞激素究竟是什麼？

本節和〈認識免疫學〉單元裡都常提到細胞激素。細胞激素是一種遍布全身的**訊息傳遞分子**，把訊息從一個細胞傳遞到另一個。細胞激素最常見的作用，是為免疫系統傳遞訊息。要分類細胞激素，最直觀的方法就是根據它們所攜帶的訊息種類來分。

你可能已經猜到，發炎性細胞激素攜帶著發炎訊息。在感染或受傷期間，身體會分泌發炎性細胞激素，通知免疫系統攻擊細菌或病毒等外來入侵者，或要身體癒合以修補受傷的部位。正如前段討論的糖尿病等慢性疾病那樣，發炎性細胞激素也會破壞正常代謝，例如胰島素受體。**氧化壓力也會引發發炎性細胞激素。**

身體也有產生抗發炎性細胞激素的能力，讓免疫系統「處於待命狀態」，並抑制發炎反應。我們在基礎訓練〈認識免疫學〉和了解敵人〈腸道發炎〉單元中討論過的調節性 T 細胞，就是能分泌抗發炎性細胞激素的細胞，還有 M2 巨噬細胞也分泌這類型的細胞激素。

細胞激素負責在細胞和器官之間傳遞訊息，傳達身體當前的「壓力狀態」。透過這種方式，肝臟能夠「知道」右腿是否有感染或損傷，因為有發炎性細胞激素在傳遞訊息。讓各個器官「知道」身體其他部位的狀態很重要，這樣它們才能作出適當反應，細胞激素就是其中穿針引線傳遞訊息的角色。

就算只是在低速怠轉，粒線體也像引擎排氣一樣，會自然而然產生自由基（氧化壓力），只是產生的自由基相對不多，那麼身體的抗氧化系統就可以處理這種安全等級的氧化壓力。**飲食不過量，就可以滿足能量需求的同時，也讓「粒線體轉速」保持在安全範圍。**

如果持續暴飲暴食，攝入超過身體需要的食物，粒線體工廠就得超速運轉處理多餘的能量。粒線體中的能量處理機制會升溫，並產生大量自由基，氧化壓力達到危險範圍。抗氧化系統被增加的氧化壓力壓倒，**引發細胞內的壓力反應，就像發出 119 求救訊息那樣**。當從過熱的粒線體中檢測到「煙霧」（自由基），過度的氧化壓力會引發細胞內的警報系統。警報系統傳遞訊息，顯示粒線體中發生問題，警告細胞有大量自由基，即將造成損害。

停止火災的最好的方法絕對是**移除燃料**，而這正是細胞打算要做的。正常情況下，攝入澱粉和其他含葡萄糖的碳水化合物時，會促進胰島素分泌，並停靠在胰島素受體上（按門鈴），所產生的訊號足以打開葡萄糖轉運蛋白（門），使葡萄糖進入細胞，用於粒線體產生能量。但能量過多時，細胞會自我保護，隔絕這個開門訊號。

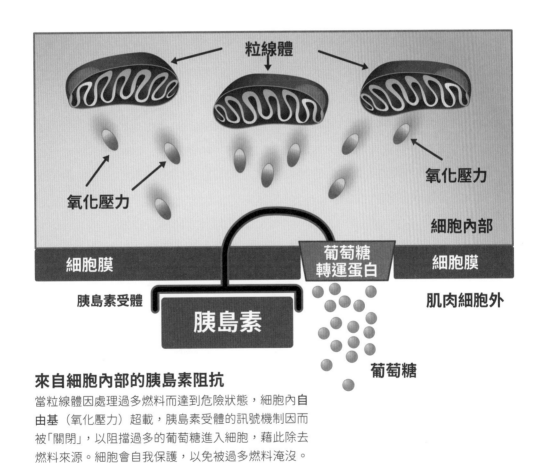

來自細胞內部的胰島素阻抗

當粒線體因處理過多燃料而達到危險狀態，細胞內自由基（氧化壓力）超載，胰島素受體的訊號機制因而被「關閉」，以阻擋過多的葡萄糖進入細胞，藉此除去燃料來源。細胞會自我保護，以免被過多燃料淹沒。

重要結論

以分子生物學的角度分析胰島素阻抗的發生原因及細節，是熱門的研究領域。我們所介紹的，就是當前研究結果支持的兩大主要發生機制加以簡化過後的版本。不論是因為發炎性細胞激素刺激，或是粒線體氧化壓力增加使胰島素受體發生障礙，都稱為胰島素阻抗（或胰島素敏感性喪失）。胰島素阻抗會減慢葡萄糖進入細胞的速度，導致葡萄糖在血液中聚積。任何會長期增加發炎和氧化壓力的因子，都會導致胰島素阻抗，**這還包括睡眠不足和心理壓力**。隨著慢性發炎和氧化壓力問題持續，胰島素阻抗惡化使血糖上升，最終導致第 2 型糖尿病。

肥胖和慢性胰島素阻抗的後果

胰島素是促進能量儲存的激素，食物充足時，胰島素會促進葡萄糖和脂肪儲存。當發生胰島素阻抗（門鈴壞了），訊號無法傳輸到細胞，以下會同時發生：

1. **儲存在脂肪細胞中的脂肪開始分解**。正常情況下，胰島素將多餘的能量以脂肪形式儲存在脂肪細胞中，胰島素會發出儲存訊號，阻止脂肪被分解。胰島素訊號因慢性發炎和氧化壓力而中斷，等於剎車被解除。脂肪由脂肪細胞分解，進入血液。這種脂肪的分解並不是好事，因為這些脂肪無處可去。此時身體已經有過多的燃料，並沒有額外的地方可以「燃燒」這些脂肪。肝臟會將血液裡的脂肪轉化為三酸甘油酯，然後置於脂蛋白載體上，讓它乘著脂蛋白順著血流去找合適的去處。但這就像坐上沒有目的地的公車，上車的人越來越多，卻沒有人下車。脂肪最後沒有找到目的地，不以三酸甘油酯的形式儲存在脂肪細胞中，反而是漫無目的地以脂蛋白的形式在血液中循環，最後就是無可避免會惹出問題。無止境地在血流裡循環的三酸甘油酯，是**糖尿病患者作血液檢查時，總能查出三酸甘油酯過高**的原因。

2. **「肝臟銀行」開始製造葡萄糖**。當胰島素阻抗訊號無法傳遞，肝臟會開始做一些令人意想不到的事情……它會開始**製造新的葡萄糖（糖質異生）**，並釋

相關單元｜請參閱第三階段作戰計畫的〈計畫 4：你能做的身體檢測〉中的膽固醇檢測，了解血液中三酸甘油酯過高如何導致糖尿病和代謝症候群，並衍生心血管疾病。

放到血液中。血液中的葡萄糖濃度已經很高，肝臟竟然火上加油製造更多的葡萄糖。肝臟只想確保大腦有足夠的葡萄糖供應，尤其當身體處於壓力狀態。由於胰島素阻抗，使肝臟「誤會」身體在挨餓，需要更多的葡萄糖。

3. **胰島素阻抗讓胰腺過勞。**當胰島素訊號傳遞失靈、葡萄糖在血中堆積時，胰腺會**分泌更多的胰島素**來平衡。慢性發炎和氧化壓力使胰島素受體「門鈴按鈕」短路，此時胰腺的反應是製造更多的胰島素（產生更多人去按鈴）。生活方式和飲食習慣很難一夕轉變，在發炎和氧化壓力不斷的情況下，身體別無選擇，只能繼續產生更多的胰島素。糟糕的是，不停生產胰島素來應付胰島素阻抗，日積月累會讓胰腺過勞。最終胰腺會不斷衰竭，直到完全失去生產胰島素的能力。第 2 型糖尿病患者要是走到這個階段，會有嚴重的健康問題，隨著病情不斷惡化，他們所需要的胰島素劑量就會越來越高。

胰腺中的 β 細胞衰竭

在胰腺中分泌胰島素的細胞稱爲 β 細胞。它們能感測到葡萄糖，並合成胰島素。當慢性發炎和氧化壓力導致胰島素阻抗，β 細胞會產生更多胰島素來補償。但這樣的補償也有限度，不斷產生大量胰島素會讓 β 細胞過勞，最終會過勞而死，分泌胰島素的工作只能債留子孫，讓剩下存活 β 細胞來分攤。當越來越多 β 細胞死亡，剩餘存活的細胞慢慢負荷不了與日俱增的工作量，無法分泌足夠的胰島素來控制血糖。結果血糖會上升到糖尿病的程度，繼續下去情況只會越來越糟。

4. **當瘦肉組織開始減少，就會發生肌肉萎縮。**胰島素阻抗會導致肌肉萎縮。針對肥胖和糖尿病導致肌肉萎縮研究，多半聚焦在**肌肉生長抑制素**（Myostatin）這個蛋白質上。顧名思義，肌肉生長抑制素的功能是抑制肌肉生長。肌肉生長抑制素由肌肉分泌，被認爲是老化產生**肌少症**（Sarcopenia）的主要成因之一。近期研究顯示，肥胖和胰島素阻抗的人肌肉生長抑制素分泌會增加。慢性發炎加上胰島素阻抗這個可怕的組合，會讓肌肉生長抑制素的分泌上升。

醫學小記 │ 糖尿病患者服用的二甲雙胍（metformin）降血糖藥物，能抑制肝臟糖質新生作用。二甲雙胍有助於降低肝臟糖質新生作用，並能減少由食物中吸收的葡萄糖量，以達到降低血糖濃度的效果。

一般認為，肌肉生長抑制素升高，是肌肉量減少的主因，這現象常見於嚴重肥胖和糖尿病患者。

肥胖、胰島素阻抗和糖尿病是肌肉量下降的「加速器」。所有人的肌肉量都會隨著年齡的增長而流失，但肥胖症和糖尿病患者的肌肉流失速度更快。身體會分解自己的肌肉組織，以獲取胺基酸去餵養肝臟，瘋狂製造身體其實並不需要的葡萄糖。除了肌肉生長抑制素分泌所造成的肌肉流失，與肥胖和糖尿病相關的慢性發炎也會直接導致肌肉萎縮。胰島素會發出促進合成蛋白質的訊號，但這個訊號沒辦法進入細胞。隨著胰島素阻抗越發嚴重，肌肉合成會慢慢停止。

基於第一原理的推測：肌肉生長抑制素

慢性發炎引發胰島素阻抗的情況下，肌肉生長抑制素分泌會增加是很合理的事。身體對慢性發炎和胰島素阻抗的「威脅」作出反應，就像對飢餓威脅所作出的反應一樣。

飢餓時，肌肉生長抑制素分泌量也會升高，以減少肌肉量。從生存的角度來看，維持肌肉量需要非常「昂貴」的能量成本，如果身體可以減少肌肉量，就能省下更多能量保持大腦運轉。肌肉量減少不會妨礙生存，可是大腦失去功能就活不下去了。胰島素阻抗和糖尿病患者的狀況，就是即使身體還有足夠的燃料可用，身體還是會誤解自己處於飢餓和壓力之下，而選擇減少肌肉，把能量省下來供大腦使用。

5. **脂肪無家可歸**。當脂肪細胞已經被灌飽，再也沒有儲存空間時，多餘的能量無處可去，結果是肝臟和肌肉會開始收留它們，然後過多的脂肪會導致脂肪肝。在肌肉生長抑制素影響下肌肉會流失，而脂肪則開始喧賓奪主取代流失的肌肉。血液中遊蕩的大量脂肪會放大發炎反應和胰島素阻抗。棕櫚酸是脂肪細胞儲存脂質最主要的形式，在〈認識營養與代謝〉單元介紹過，棕櫚酸是種 16 碳的飽和脂肪，而它對健康造成的負面影響，也是讓人誤會飽和脂肪都是壞脂肪的癥結所在。

過量的葡萄糖會被肝細胞合成為棕櫚酸。當脂肪細胞功能失調，或是葡萄糖過多使肝臟大量合成棕櫚酸，而使棕櫚酸釋放到血液中，就會**刺激免疫系統反應**。棕櫚酸活化身體發炎反應，增加了氧化壓力，並進一步使胰島素阻抗的情形惡化，由此可知**大量的棕櫚酸對身體是種警訊**。肥胖和胰島素阻抗會導致大量棕櫚酸合成，後續造成的種種反應，是**身體正在努力保護自己**！

從不同年齡和運動量，看肌肉萎縮

右方三圖是以磁振造影方式，為三位男性所做的大腿橫切剖面圖。中間的圖是一位 74 歲缺乏運動的男性。

相比右上圖 40 歲和右下圖 70 歲鐵人三項運動員的大腿剖面圖，你可以看到 74 歲的肌肉明顯萎縮，而且被大量的脂肪組織包圍。如果你有胰島素阻抗或糖尿病的問題，這個過程就正在你身上發生，如果你不愛運動，這個過程會惡化得更快。

很遺憾，許多年輕糖尿病患者肌肉流失的劇烈程度，與老年人不相上下。

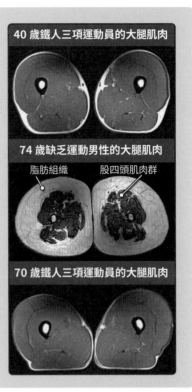

40 歲鐵人三項運動員的大腿肌肉

74 歲缺乏運動男性的大腿肌肉

脂肪組織　　　股四頭肌肉群

70 歲鐵人三項運動員的大腿肌肉

棕櫚酸壞了飽和脂肪的名聲

幾乎所有關於飽和脂肪的研究都偏愛使用棕櫚酸來測試，弄得好像它是唯一的飽和脂肪。**令人費解**的是，聰明的科學家們為何總是無法跳出思路的陷阱，甚至以偏概全地將棕櫚酸研究結果擴大引申成所有飽和脂肪的研究結果。棕櫚酸確實對新陳代謝有不良影響，而且會導致慢性病。這是本章的一個重點，肥胖和糖尿病患者的肝臟會因過量的葡萄糖**和果糖而產生大量的棕櫚酸**。大量的棕櫚酸會破壞代謝：

- 棕櫚酸會導致發炎和氧化壓力增加，並使胰島素阻抗情形惡化。
- 棕櫚酸會抑制脂肪細胞分泌有益的脂聯素，而增加胰島素阻抗。
- 棕櫚酸已被證實會促使下視丘發炎，破壞食慾調節機制，使身體在能量足夠時，還是會覺得餓。

回顧一下〈認識營養與代謝〉所提到的飽和脂肪。大多數飽和脂肪都對健康有幫助，請不要用看待棕櫚酸的角度去評判其他飽和脂肪。別忘了，健康的脂肪細胞中含有低濃度的棕櫚酸是正常現象，並不會導致前面提到的任何健康問題。

6. **肥胖和慢性胰島素阻抗會增加罹癌風險。**癌症並不像糖尿病或心臟病那樣單一，癌症種類依癌化細胞類型有所不同，誘發因子也各不相同。例如肝癌可由病毒感染、長期飲酒和化學物品引起。由於癌症有許多不同的種類，因此治癒癌症的方法有許多方式。然而某些癌症，甚至可能是所有癌症有些共同特徵，是肥胖、胰島素阻抗和糖尿病患者需要注意的。以下將一一針對這些特徵，解說爲什麼癌症總愛圍繞著肥胖、胰島素阻抗和糖尿病。

⑴**癌細胞由細胞轉化而來，生長不受控制，且會發展出組織侵襲性：**細胞不受控制異常增生是所有癌症的共同特徵，這些細胞不再受到正常生長和繁殖的訊號控制，而胰島素阻抗創造了一個「有利於生長」的環境。當胰島素阻抗問題發生，胰腺會合成更多的胰島素，有胰島素阻抗問題的人胰島素濃度一直都比較高。胰島素是一種會促進「生長、合成與儲存」的激素，高濃度胰島素會促進癌細胞生長並失控。

⑵**許多癌細胞以葡萄糖作爲能量來源：**此現象稱爲「瓦氏效應」（Warburg effect），由諾貝爾醫學獎得主奧圖‧瓦爾堡（Otto Warburg）首先提出。癌細胞葡萄糖代謝途徑不同於一般細胞，不需要從粒線體產生能量。乍看之下這似乎不合邏輯，因爲由粒線體燃燒葡萄糖能產生更多的能量。（可詳見第一階段基礎訓練的〈代謝的基本觀念〉）大多數癌細胞只將葡萄糖無氧發酵爲乳酸，**產生微不足道的 2 個 ATP**，但如果它們使用粒線體分解葡萄糖，**能獲得足足 38 個 ATP。**

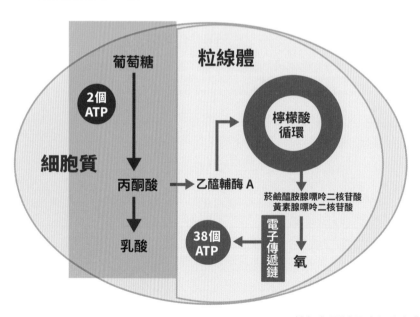

粉紅色區域是癌細胞在「瓦氏效應」下的路徑，由於不是透過粒線體產生能量，所以只能產生 2 個 ATP。

從科學角度推測，由於癌細胞生長速度快，需要快速產生能量，而粒線體產生能量所需時間過長。癌細胞要的是馬上得到能量，並不在乎效率或是否浪費。癌細胞最終成為葡萄糖耗能小豬，肆虐的癌細胞燃燒葡萄糖的速度比正常細胞快 200 倍。它們就像 500 匹馬力的超級跑車，1 公升油只能跑 2.5 公里，燃油效率不重要，只求跑得快就好。相比之下，普通細胞比較像智慧型汽車，它們以合理且高效的方式運用葡萄糖。癌細胞依賴葡萄糖這一點，對患有胰島素阻抗和糖尿病的人很重要：

• 糖尿病患者血糖濃度高，讓癌細胞有大量的葡萄糖能使用，強化了癌細胞的生存和增生。

• 大多數癌細胞的葡萄糖轉運蛋白（門）不需要由胰島素來打開，癌細胞可以從血液中吸取大量葡萄糖，不用靠胰島素幫忙。

⑶某些癌症如乳癌和子宮內膜癌，對雌激素很敏感：有一個狀況會作用在所有肥胖族群身上：脂肪細胞會分泌芬香環轉化酶（aromatase），芬香環轉化酶將睪固酮等激素轉化為雌激素，身上的脂肪越多，芬香環轉化酶就越多，產生的雌激素就越多，不論男女。子宮內膜癌和乳癌對雌激素敏感，雌激素會引發這類癌細胞生長。減少脂肪量會減少體內雌激素的含量，可能因此減緩乳癌和子宮內膜的癌細胞生長。癌症患者若想嘗試減脂，請務必先與醫生討論。

⑷慢性發炎和氧化壓力是許多癌症的成因之一：肥胖症是一種會引起慢性發炎和氧化壓力的疾病。膨脹的怪物脂肪細胞分泌的發炎性細胞激素，與已知會引發多種癌症的細胞激素相同。異常脂肪細胞會不斷分泌發炎性細胞

醫學小記 │ 如果某些癌細胞如瓦氏效應描述的依賴葡萄糖，那麼理論上低碳水飲食就會是有效的治療手段。身體大多數細胞都可以使用脂肪作為能量來源，因此低碳水化合物飲食可能會削弱、甚至「餓死」需要葡萄糖生存的癌細胞，使傳統治療更加有效。這會是一帖猛藥，先用飢餓削弱癌細胞，然後再用藥物殺死它們。低碳水化合物飲食目前因為各種考量，尚未廣泛應用於癌症治療。近期研究顯示，低碳水化合物（生酮）飲食能輔助傳統癌症治療，若能推廣運用兩者合併治療，可能可以挽救更多生命。如果某些類型的癌細胞需要依賴於葡萄糖提供能量，那麼低碳飲食對癌症患者確實沒有壞處。如果你也有這樣的問題，請試著和醫生討論低碳飲食，看看是否適合你。

銅級戰術 │ 癌症患者或許可試著和醫生討論，看看能否合併低碳水或生酮飲食治療。

銅級戰術 │ 通過精心設計的減肥計畫來降低體脂，可能有助於減緩乳腺癌和子宮內膜癌生長，可試著與醫生討論減脂能否併入治療計畫。

激素，促進癌細胞生長和擴散。高濃度自由基加上氧化壓力會損害正常細胞的 DNA。在某些情況下，自由基能將正常細胞轉化爲癌細胞，這種由自由基導致的 DNA 損傷會使正常細胞突變爲癌症。肥胖症、胰島素阻抗和糖尿病都是會增加罹癌風險的發炎性疾病，高度發炎是癌症的前奏。

7. **肥胖和慢性胰島素阻抗會增加罹患心血管疾病的風險。**肥胖和糖尿病會大大增加罹患心血管疾病的機率，以下統計數據不得不讓人心生警惕：

- 糖尿病患者心臟病發作或中風的機率，可能性是非糖尿病患者的 **2 倍**。
- 66% 糖尿病患者最終死於心臟病發作或中風，只有 ⅓ 糖尿病患者死於其他原因。
- 近期有研究顯示，肥胖男性死於心臟病的機率，比非肥胖者高出 60%。
- 糖尿病人下肢（腿、腳）血管發生問題的可能性是非糖尿病人的 4 倍。
- 糖尿病還會導致一種稱爲**糖尿病性心肌病**的心臟衰竭。
- 糖尿病會導致小血管損傷，血流供給不足進而造成神經損傷，最終可能需要截肢。

如果知道**心血管疾病的主因是慢性發炎和氧化壓力**，那麼看著這些統計數據就也就不意外了。肥胖和糖尿病是慢性發炎和氧化壓力的根源。

8. **肥胖和慢性胰島素阻抗會加速衰老。**肥胖、胰島素阻抗和糖尿病引起的慢性氧化壓力，會加速老化的速度。肥胖和糖尿病患者的脂肪細胞會因粒線體功能失調而產生大量的自由基。這些自由基會破壞 DNA 的端粒（telomeres），端粒是染色體末端的「帽子」。

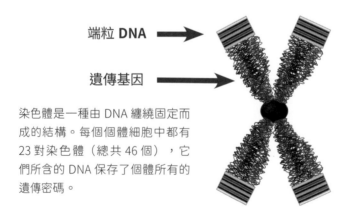

端粒 DNA ➡

遺傳基因 ➡

染色體是一種由 DNA 纏繞固定而成的結構。每個個體細胞中都有 23 對染色體（總共 46 個），它們所含的 DNA 保存了個體所有的遺傳密碼。

相關單元｜作戰計畫的〈計畫 4：你能做的身體檢測〉中的膽固醇檢測，將詳細討論膽固醇載體（脂蛋白）如何直接造成心血管疾病。

端粒由 DNA 和蛋白質構成，作用是保護帶有遺傳訊息的 DNA。大多數細胞複製分裂時，染色體末端會縮短，而端粒在染色體的末端，就成為了短少的部分，這意義在於保護真正重要遺傳訊息。經過一定次數的細胞分裂後，端粒會越來越短，最後完全喪失，至此細胞無法再進行分裂，最終會死亡。

大部分細胞的分裂頻率都不夠高，所以細胞分裂還不至於造成問題。肥胖和糖尿病患者面臨的真正問題是，**慢性氧化壓力產生的自由基攻擊，會直接破壞端粒 DNA 導致端粒縮短**。端粒 DNA 比含有基因的 DNA 更容易受到自由基損傷。當存在大量氧化壓力（如糖尿病和肥胖症），端粒就像待宰羔羊。

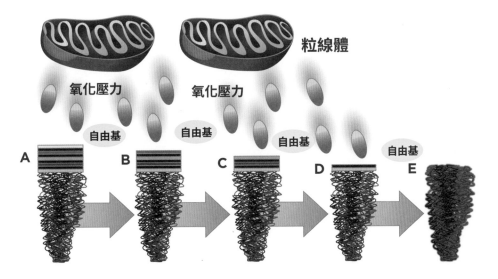

這張圖顯示的是染色體上單一股，上面覆蓋有端粒「帽」，肥胖和糖尿病患的粒線體會產生慢性氧化壓力，慢慢蠶食鯨吞縮短端粒，染色體 A 是損傷之前，端粒長度正常。端粒會如圖所示，隨著 B、C、D、E 各階段慢慢短縮，當達到 E 階段，染色體末端已無端粒可保護，所攜帶的基因隨時可能會受損，這時自由基（醉漢）還躲在一旁搞破壞。

當染色體到 E 階段，細胞無法再複製分裂產生新細胞，來取代老舊細胞。當無法生成新細胞來取代磨損的老舊細胞，就是所謂的老化。最終，肝臟、胰腺、心臟、腎臟、大腦等器官中「老化」的細胞開始死亡，同時因為老舊細胞染色體上已沒有端粒，所以也沒有新生的細胞可以替換。

技術筆記｜為了清楚標示，我們將端粒表示為染色體尖端上彩色的「帽子」，不過實際上端粒看起來和一般帶有基因的 DNA 一樣。端粒 DNA 有如帽子一般蓋在末端，功能是保護帶有基因的 DNA。當 DNA 損傷，癌症和早衰的麻煩就會跟著來。

端粒縮短的現象，可見於患有與氧化壓力相關的疾病患者身上，如心臟病、糖尿病、阿茲海默症和肥胖症等等，以及暴露於不良環境因子者如壓力、吸菸、空氣污染的族群中。**研究人員運用端粒長度來分析老化速度，甚至用來預測壽命。**

粒線體興奮效應：透過氧化壓力延年益壽？

有研究顯示，粒線體在沒有超載的情況下，會以產能效率較高的方式運轉，而高效產能過程中，會自然產生自由基與氧化壓力。週期性的減少葡萄糖攝取量、健身和限制熱量攝取，都會對新陳代謝造成短期壓力，基本上都會促進粒線體氧化壓力。

種種壓力再加上**氧化壓力升高，會強化細胞的抗氧化防禦系統**，提升細胞處理自由基的能力。抗氧化防禦系統升級可以減緩衰老，尤其能抑制端粒因自由基損傷而縮短。**粒線體興奮效應**（mitohormesis）的原理，就是藉由刺激粒線體，誘導適應性細胞產生保護反應。

這裡要再強調，服用抗氧化劑並未證實能改善健康或延緩衰老，這點非常重要。補充抗氧化劑甚至可能有害健康，因為這會妨礙原本能刺激粒線體的適量的氧化壓力，無益於提升自由基防禦系統的能力。

事實上，大多數植物所含的抗氧化劑例如多酚，作用方式並**不是直接抗氧化**，而是透過刺激自由基防禦系統，使身體產生保護性的抗氧化反應。如同毒物興奮效應的概念一樣，**規律性、短期性的增加氧化壓力，對健康有益處**，這就像健身一樣。相反地，肥胖和糖尿病引發的慢性氧化壓力，只會使粒線體和自由基防禦系統不堪重負。試著定期運動刺激粒線體，讓它保持在低速**安全運轉**範圍吧，端粒會感謝你！接下我們就要介紹營養策略。

近期研究｜還有努力空間｜了解肥胖和糖尿病如何加速衰老，是件讓人喪氣的事，不過先別急著放棄自己，我們先討論一下近期研究，其實有減緩端粒長度損失的方法。在一項針對糖尿病患者的研究顯示，在血糖控制良好的情況下，可以避免端粒完全喪失的情況發生。在接下來的章節裡，我們會教你如何保持血糖穩定，減緩早衰甚至逆轉病情。

金級戰術｜控制好血糖就可以防止快速老化。

9. **肥胖和慢性胰島素阻抗會「耗損大腦」**。隨著肥胖症和糖尿病的增加，阿茲海默症等神經退化性疾病襲捲而來，阿茲海默症是老齡化人口中最常見的失智症。或許大家或多或少都有遇過，身邊親朋好友為阿茲海默症或其他神經退化性疾病所苦的事情，這對家庭、經濟還有情感都是無比沉重的負擔。有 80% 的阿茲海默症患者由家人照護，但多數家人並沒有護理專業。近年阿茲海默症越來越普遍，人們在最應該享福的年紀受到襲擊，精神和身體慢慢腐蝕，在顛簸的生活中度過人生最後歲月。這種現象越來越頻繁，為什麼？

「第 3 型糖尿病」阿茲海默症

2005 年，布朗大學（Brown University）醫學院研究小組將阿茲海默症形容成第 3 型糖尿病。他們的研究結果顯示出，阿茲海默症患者身上同時具有第 1 型（胰島素分泌減少）和第 2 型糖尿病（胰島素阻抗）的特徵。胰島素發揮正常調節功能對腦細胞神經元非常重要，當胰島素功能有問題，神經元會很快死亡。

早期臨床研究中顯示，生酮飲食及補充生酮物質（例如中鏈三酸甘油酯）對治療阿茲海默症頗有助益。另外短期生酮飲食和低碳飲食也能有效改善第 2 型糖尿病，這表示第 2 型糖尿病和阿茲海默症的代謝有相似性。此外，慢性發炎、氧化壓力和糖化終產物在阿茲海默症和第 2 型糖尿病身上都很常見。

金級戰術｜運用下一單元〈8 個步驟對抗肥胖和糖尿病〉裡的策略，從改善肥胖和胰島素阻抗的方式預防阿茲海默症。

金級戰術｜用椰子油烹調食物能讓身體保有中鏈三酸甘油酯的「劑量」，有助於保持腦細胞健康，特別是對有家族病史或有早期阿茲海默症跡象的人。

肥胖症和胰島素阻抗，會讓罹患阿茲海默症等等神經退化性疾病的可能性大幅增加。

如何知道自己是否患了糖尿病？

你有糖尿病嗎？你是否開始出現糖尿病或胰島素阻抗的跡象？人不會在一夜之間突然患上糖尿病，第 2 型糖尿病和代謝失調都是經年累月堆積而成。但有些早期訊號需要注意。胰島素阻抗和糖尿病肇因於胰島素受體故障，導致的血糖升高。以下說明的是糖尿病和糖尿病前期的檢測方式、血糖濃度分析，以及身體代謝葡萄糖的「能力」。

1. 診斷糖尿病和糖尿病前期的首要檢測，是**糖化血色素**（HbA1c）。血紅蛋白是紅血球內攜帶氧氣的蛋白質，葡萄糖會黏附在血紅蛋白上，血中葡萄糖濃度越高，黏附量越多。糖尿病患者血液中有較高濃度的葡萄糖，因此有更多的葡萄糖黏在血紅蛋白上，**糖化血色素檢測值，就是黏有葡萄糖的血紅蛋白的百分比**。紅血球的平均壽命為 120 天，所有紅血球中的血紅蛋白能接觸血糖的時間長度都一樣。因此糖化血色素測量值，代表的是受測驗者過去 3 個月的平均血糖濃度。

根據糖化血色素檢測值的大小，能夠分為正常、糖尿病前期或糖尿病 3 種：

糖化血色素 %	分級
5.0	正常
5.7-6.4	糖尿病前期
6.5 以上	糖尿病

上表的數值取自美國糖尿病學會（American Diabetes Association, ADA）。表中並未

回顧核心主題｜父母或近親患有阿茲海默症的人，多數都想知道自己是否可能有失智的風險。對一個聰明獨立又有能力的成年人來說，沒有比這更可怕的噩夢了，智能緩慢地下降到嬰兒狀態，過程冷酷、毫無徵兆。縱然有許多關於與阿茲海默症和「遺傳風險因素」的研究，但我們需要以表觀遺傳學的角度來看阿茲海默症和遺傳。近期研究顯示，阿茲海默症的發展與第 2 型糖尿病、心血管疾病和高血壓等疾病之間有密切關連，患有第 2 型糖尿病者失智症的風險會增加 1 倍。需要胰島素治療的患者，罹患阿茲海默症的可能性較常人高 4 倍。這些疾病與代謝症候群有關，通常能夠透過改善生活習慣來預防。無論遺傳傾向有多強，只要能改善習慣和環境，都有機會顯著降低患腦部萎縮的可能性。阿茲海默症和其他失智症致病模式相同，它們具有很強的遺傳成分，但也得要有相當的環境因子誘發才能作亂。

定義 5.1-5.6 之間的數值，但我個人的看法是，雖然這數值還不算是正式的糖尿病前期，但落在此範圍內的受檢測者，可能有胰島素阻抗的問題，我認為數值越接近 5.0（或更低）越好。

2. 下一個糖尿病前期和糖尿病常用檢測是**空腹血糖**，這是我們覺得最沒有代表性的檢驗，因為它只能代表抽血當下那個時刻的血糖值。即使沒有糖尿病，其他因素（如睡眠不足）也會使這個數字升高。儘管如此，在此還是附上取自美國糖尿病學會指南的參考數值如下：

空腹血糖	分級
低於 99mg/dL	正常
100-125mg/dL	糖尿病前期
126mg/dL 以上	糖尿病

3. 第 3 項檢測是口服葡萄糖耐量檢測（oral glucose tolerance test, OGTT）。檢測口服葡萄糖耐量，要先禁食 8 小時，然後飲用含有 75 克葡萄糖的糖水，喝完糖水 2 小時後測量血糖。以下參考數值同樣來自美國糖尿病學會指南：

OGTT 血糖	分級
低於 139mg/dL	正常
140-199mg/dL	糖尿病前期
200mg/dL 以上	糖尿病

口服葡萄糖耐量檢測的原理是測試人體對葡萄糖的耐受性。當胰島素阻抗症狀如糖尿病或糖尿病前期時，葡萄糖無法進入細胞，會因而累積在血液中。胰島素阻抗越嚴重、胰腺分泌胰島素能力越差，血液中留存的葡萄糖量就越多。

稍後我們會討論，在確定糖尿病前期或糖尿病患者能代謝多少碳水化合物以後，以普通食物進行家庭版的口服葡萄糖耐量檢測。這個測試方法能幫助追蹤胰島素敏感性的改善情況，並找出哪些食物、攝入多少量會產生血糖問題。

為方便閱讀，綜合整理 3 項檢測如下表：

糖化血色素 %	空腹血糖	OGTT 血糖	分級
5.0	低於 99mg/dL	低於 139mg/dL	正常
5.7-6.4	100-125mg/dL	140-199mg/dL	糖尿病前期
6.5 以上	126mg/dL 以上	200mg/dL 以上	糖尿病

以上表格將檢測數值畫分為「正常」「糖尿病前期」或「糖尿病」。胰島素阻抗就是會發展成糖尿病，但**糖尿病的形成歷時多年**，要到最後才能驗血確診。

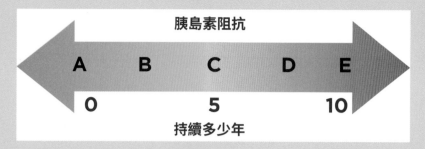

糖尿病的形成

胰島素阻抗

A   B   C   D   E

0   5   10

持續多少年

　　A 階段：代表胰島素敏感性良好，氧化壓力和發炎處程度還在安全範圍。但是由於工作繁忙事情繁雜，人開始吃加工食品，而且不運動。

　　B 階段：2 年後，這種生活開始影響健康。血液檢查仍在「正常」範圍內，但腹部周圍開始有贅肉，體重也在增加。檢驗還算正常，這是因爲身體已經開始加班產生更多胰島素，以應付漸漸發生胰島素阻抗症狀。發炎和氧化壓力增加，此時端粒可能縮短，身體也開始加速老化。

　　C 階段：3 年後，健康檢查的數字不好看，因爲血液檢查會顯示爲糖尿病前期。胰腺中的胰島素分泌細胞開始衰竭，血糖再也維持不住開始升高，3 年來體重增加了 10 公斤。氧化壓力加速上升，端粒繼續縮短，衰老的速度越來越快。

　　D 階段：2 年後，當你的醫生說你有「邊緣性糖尿病」，你會感到震驚，體重沒有增加，但是血壓變得更高，而且端粒正在迅速縮短。

　　E 階段：醫生說你的糖化血色素值爲 6.8，已成爲糖尿病患者了。因爲「患有糖尿病」，你開始下定決心要改善生活習慣，但同時也有些意外爲何問題來的如此之快。

　　別成爲 E 階段的那個人，不要拖到爲時已晚才肯挽救岌岌可危的健康。當進入糖尿病前期狀態，分泌胰島素的 β 細胞可能已大量損傷，可能永遠無法恢復完整的細胞功能，不過總還是可以阻止損害擴大。採取行動的最佳時機是在 A 階段和 B 階段，在造成大量損害之前，使用〈8 個步驟對抗肥胖和糖尿病〉，來預防慢性胰島素阻抗和糖尿病。

　　如果沒有症狀且血液檢查正常（介於 A 階段和 B 階段之間），要如何知道自己是否處於危險之中？以下族群患糖尿病的風險較高，應該更加小心預防：

• 有家族糖尿病史：父母或兄弟姐妹患有糖尿病
• 近期診斷出高血壓
• 血液檢驗顯示三酸甘油酯過高、高密度脂蛋白過低

- 有多囊性卵巢症候群病史

- 有妊娠糖尿病史

- 生活方式靜態，長期缺乏運動

- 種族因素，包括非裔美國人、西班牙裔美國人、美洲原住民或太平洋島民

- 過重與肥胖，尤其是腹部肥胖

飲食過量的原因

　　我們已經充分討論了肥胖症和糖尿病的健康風險。問題的重點是，爲什麼大多數人都過重甚至肥胖？然而，討論的焦點卻都放在：爲什麼一般飲食熱量都偏高？過去50年來大家慢慢愛上了暴飲暴食和享樂主義？這就是那些社會評論家散布的想法！然後營養師教大家計算熱量，呼籲大家不要吃過量，以免腰圍越來越粗。其實，斤斤計較熱量不是個辦法，因爲這並不是問題的根源。

　　不可諱言，現代人生活存在著一些現實問題，這些問題驅使人們所攝取的卡路里超出生理需求。這其中有些問題來自身體內部，而另一些則來自外部環境。所謂食慾，都是由大腦控制，因此在增肌減脂的奮鬥過程裡，大腦可以是敵人，也可以成爲最好的朋友。

　　我們會解密大腦飢餓感傳遞系統的「黑盒子」，了解大腦如何控制食慾。如果不先了解它的運作方式，那就注定要敗給飢餓感。計算卡路里和其他過於激進的方法，都是治標不治本，並不是長久之計。如果不能了解產生食慾的過程，就永遠無法制伏肥胖這個「體內敵人」。

回顧核心主題｜重新審視〈核心主題5〉中討論到的「壓力杯」。右圖是一個壓力杯，被富含糖類、麵粉和植物油製成的不良加工食品填滿，這種飲食習慣所造成的肥胖和糖尿病已讓「壓力杯」不堪重荷，達到了超適應負荷的程度。對於肥胖和糖尿病患者，他們滿溢的「壓力杯」已經沒有空間再去應付睡眠不佳和工作壓力的問題，這些額外的壓力只會導致更多的壓力溢出來。慢性超適應負荷，加上隨之而來的發炎和氧化壓力，將使衰老加速，並導致心臟病、高血壓、神經退化性疾病（如阿茲海默症）和癌症。

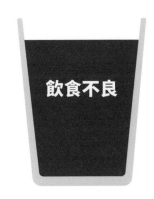

飲食不良

銀級戰術｜請了解自己是否有帶有罹患糖尿病的風險因子。如果有，請及早預防。

人如何變胖：大腦、荷爾蒙和食慾

吃的衝動

人類天生就會尋找高能量的食物作為身體的燃料。這是內建在大腦裡的原始生存機制，連結著人類思考和意識。「飢餓」是種衝動，來自大腦最原始的需求，透過最精細的系統產生。一旦收到飢餓訊息，人類就會尋找具創造性的方式來獲取並處理食物，而人類這種高超的處理問題能力，是其他動物所不具備的。

食慾是種原始的本能，透過大腦裡的激素和神經傳導物質間複雜的作用產生。這些激素和神經傳導物質會與大腦中稱為「獎勵系統」（reward system）的原始結構相互作用。大腦中的獎勵系統會分泌讓人感覺良好的神經傳導物質，使人對進食產生愉悅的反應，這種愉悅反應幫助人類物種生存。

對古代狩獵採集者來說，要獲取食物需要先消耗熱量。他們得先消耗數千卡的熱量與野生動物搏鬥，成功後還要花費更多的熱量，步行將獵物運回營地。現代人不再需要花費精力去打獵、採集或種植食物，多半是購買現成、加工的食品，消耗不了什麼熱量。我們需要調整既有的思維和作法，重新審視飲食習慣，拒絕再當潛意識和原始本能的奴隸，不再受制於受損的新陳代謝和短路的獎勵系統。如果我們放任不管，飢餓就會把我們變成一頭貪婪獵食的動物。在學會控制原始本能之前，讓我們先來了解食慾產生的原理。

大腦中的飢餓感傳遞系統

「食慾調節」極其複雜，要逐一描述這個系統裡的所有角色和關係，內容會十分龐雜，很快就會混淆陷入迷失。我們將會用簡化的方式將新觀點與科學突破說明清楚，才能讓大家真正掌握自己的營養系統運作。

1. 脂肪在說話

脂肪不僅是多餘能量的儲存場所，還是新陳代謝的積極參與者。傳統觀念本來認為脂肪組織是囤積不動的惰性物質，結果後來科學家們發現，正常、健康的脂肪細胞會分泌一種名為脂聯素的物質。如前面所提到，這種脂肪激素可以抑制發炎並提升胰島素敏感性。

近期研究認為脂肪組織非常活躍，健康的脂肪會分泌多種作用於身體與大腦的化合物。

飢餓感傳遞系統的主角之一，是種名為瘦素的激素。瘦素由脂肪細胞分泌，脂肪量越多，瘦素分泌就越多。瘦素在脂肪細胞中游走，需要時可以停靠在某些腦細胞上的瘦素受體，傳遞訊息到大腦，就像胰島素停靠在胰島素受體上一樣。瘦素會與位於**下視丘**上的特定細胞交流。下視丘是人類大腦對環境訊號的反應中樞，**同時也是大腦飢餓感傳遞系統的中心。**

基本上大腦有「血腦障壁」（blood-brain barrier, BBB）保護，不受身體其他部位的影響。然而，下視丘有一部分位於血腦障壁裂縫處，能接觸到血流，脂肪細胞分泌瘦素後，透過特殊的運輸系統進入大腦。當瘦素停靠在下視丘細胞上的瘦素受體，就會**產生停止進食的訊號**。根據瘦素系統所發出訊號，大腦可以知道還有多少脂肪可以提供多少能量。隨著禁食或飢餓脂肪量下降，向下視丘發出訊號的瘦素減少，結果會導致強烈的飢餓感。反之，身體脂肪的增加可使瘦素增加，停止進食的訊號則會更強。

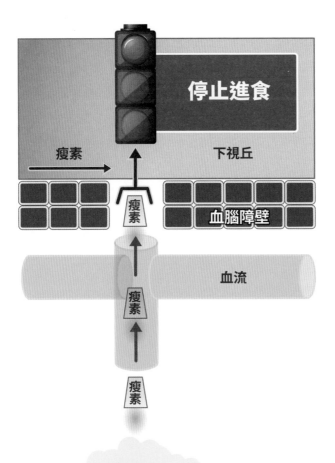

瘦素由脂肪細胞分泌到血液中，循著血流到達大腦，並與血腦障壁裂縫處的下視丘瘦素受體連接。

下視丘接收到身體能量充足的訊號，告訴身體「停止進食」。當瘦素系統發揮正常功能，身體會因為脂肪量高而較不易有飢餓感。更多體脂＝更多瘦素，更多瘦素＝更強的抑制飢餓訊號。

瘦素的功能就是使身體的脂肪保持在最適當的量。功能正常時，瘦素訊號由脂肪細胞分泌，到達控制食慾系統的下視丘，這個過程讓人可以將體脂量保持在理想範圍內。

低體脂 = 低瘦素 = 進食訊號（飢餓）

高體脂 = 高瘦素 = 停止進食訊號（飽足感）

說到這裡，就現有對瘦素和飢餓訊號的了解，人到底是如何變胖？過重和肥胖者的瘦素濃度肯定比纖瘦的人高，如果飢餓感傳遞系統運作正常，脂肪越多的人，身體所發出停止進食的訊號應該更強烈。

過重和肥胖的人，即便身體瘦素濃度高，卻仍然容易感到飢餓的癥結點在於**瘦素阻抗**。就像胰島素阻抗一樣，瘦素所攜帶的訊號（停止進食），並沒有傳遞到下視丘。

瘦素的另一項功能：繁衍後代

儘管此處討論瘦素的重點，是體脂高時作為停止進食訊號的作用，但這只是瘦素的重要功能之一，其實瘦素不僅是個人生存之所需，更是人類物種繁衍之必需。

瘦素的另一個主要功能，是在身體儲存能量高到足以維持妊娠時，向大腦發出繁衍訊號。當體脂肪含量夠高，瘦素訊號相對也較強，下視丘「知道」體脂充足，並向腦下垂體發送訊號，腦下垂體分泌控制排卵、月經週期和生殖能力的荷爾蒙。

當女性擁有體脂肪，就表示有足夠的能量可以供應胎兒到足月。如果女性的體脂下降，則傳遞給下視丘的瘦素訊號也會降低，腦下垂體分泌的生殖荷爾蒙也會減少。這就是為什麼一些體脂極低的女性，比如耐力型運動員或是神經性厭食症患者，會有停經合併生殖障礙的原因。

關鍵重點 ｜ 重點是要了解過重和肥胖的人（尤其是糖尿病患者）確實容易感到飢餓，儘管他們的體脂很高。由於瘦素功能不正常，他們的大腦以為體脂肪不足，便發出進食訊號。這會造成飲食上的惡性循環，體重增加使身體發炎情況加重，瘦素阻抗就更強，導致更容易餓、吃得更多。理解了這個機制，就可以幫助肥胖者弄懂為什麼他們總是覺得餓，這可以讓他們注意到這點，並有所節制。讓肥胖或糖尿病患者的朋友、家人和醫護人員也了解這個機制同樣十分重要，這樣就更能夠提供適當的支持，而不會把他們的飲食習慣誤解為暴飲暴食或缺乏意志力。

要維持生殖能力有個理想的體脂範圍，能使瘦素保持在最適當的濃度。不孕不育不僅僅是體脂極低的女性才有的問題，瘦素濃度偏高的肥胖女性也同樣有生殖障礙。但是根據前面所述，大量的體脂細胞難道不該分泌大量的瘦素，轉而形成強烈的生殖訊號嗎？其實肥胖的人有瘦素阻抗的問題，儘管瘦素濃度很高，卻無法發揮作用，這就好比先前所討論的胰島素阻抗，大家對這個概念應該不陌生。**沒有瘦素訊號 = 沒有生殖訊號。**

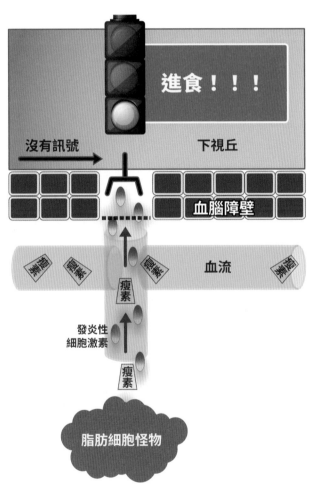

瘦素阻抗

臃腫的怪物脂肪細胞正在分泌大量的瘦素和發炎性細胞激素。身體發炎破壞了運輸系統並使受體短路。結果瘦素很難到達受體，即便到達，受損的受體也無法傳遞訊息。
沒有來自瘦素的「停止進食」訊號，下視丘就會發出要多吃的訊息！

從圖中可以看出，儘管體脂高、瘦素濃度高，大腦卻因為沒有接收到瘦素的訊號，結果「誤以為」體脂過低。為什麼？因為臃腫的怪物脂肪細胞，正在製造發炎和氧化壓力，阻攔了瘦素的訊號。

2. 腸道與大腦的對話

讀過〈敵人 1：腸道發炎〉，你對消化道會透過**腸腦軸**與大腦交流應該不陌生。消化系統會根據我們所吃的食物來分泌激素和訊息分子。若要鉅細靡遺地解說腸腦軸功能和所有訊息傳遞方式，就遠超出了本書設定要討論的範圍。腸腦軸運作的複雜性確實不可思議，即使是專門研究這主題的科學家，也多半是專精一處、見樹不見林，很難全盤掌握。

那麼實際上該怎麼考量？消化系統如何向飢餓感傳遞系統發出訊號？大腦的反應如何因食物種類而異？大多數消化道向大腦發送的訊號，都是飽足感訊號，所謂**飽足感**是指進食後的飽腹和滿足感。進食後，消化道（胃腸、肝膽和胰腺）會向大腦發送多種增加飽足感的訊號。飽足感訊號會讓身體停止進食，留出時間來消化，或避免暴飲暴食。在消化道中，多數的飽足感訊號目的在控制短期飲食行為。這是一個重要的區別，相較之下，瘦素不是短期的飽足感解決方案，它的功能更偏向長期調控飲食行為。

舉例來說，享用完一頓豐盛的晚餐，感覺很飽，到了第 2 天早上自然就餓了，這樣就是一種短期的進食訊號。消化道所發出的訊號，主要目的在短期停止進食以便消化，**前一餐**消化得差不多時，消化道就會發出進食的訊號。

瘦素是長期性的飲食訊號，能控制人體在每餐中吃進的食物量。如果每頓飯經常吃進大量的食物多於身體對能量的需求，就是長期進食訊號有問題。要讓飲食訊號正常運作，正確的方式是保持攝取適量食物滿足身體所需，但不要過量。

蛋白質製造的飽足感訊號最強且持續最久

當蛋白質被分解成胺基酸，就會刺激腸道發出訊號，訊號會透過各種激素發送到大腦，產生強烈的飽足感。蛋白質發送的飽足感訊號，是所有的食物飽足感訊號中最強的。許多研究都顯示出，高蛋白飲食者一日攝取的總熱量較低，這是因為蛋白質引發了停止進食的短期訊號。每頓飯都吃大量蛋白質的人，較不容易感到飢餓，在沒有刻意節食的情況下，也能自然而然的吃得較少。**豐富的蛋白質會告訴大腦，身體不需要更多食物。**

技術筆記 | 有許多特定的消化道激素會發送「停止進食」（飽足感）訊號，包括：YY 胜肽（peptide tyrosine-tyrosine, PYY）、胰多肽（pancreatic polypeptide, PP）、類升糖素胜肽（glucagon-like peptide, GLP-1）和膽囊收縮素（cholecystokinin, CCK）。消化道分泌的激素裡，唯一能引發飢餓反應的是飢餓素（ghrelin）。飢餓素在胃中產生，會在兩餐之間作用。當胃裡空空如也，就會分泌飢餓素刺激飢餓感。

早餐吃 20-30 克蛋白質，可以避免午餐之前肚子餓偷吃零食。許多人早餐過後還是忍不住吃香甜、含糖的零食，就是因為早餐吃的蛋白質不足，沒有抓準時機提供大腦正確的飽足感訊號。

蛋白質是唯一能在大腦中持續產生飽足感訊號的主要營養素。碳水化合物和脂肪也可以產生飽足感，但要看是什麼類型的碳水化合物和脂肪。有些種類的碳水化合物和脂肪，反而會刺激飢餓和貪吃的反應。接著我們就要來討論這一點。

3. 「適口性」食物會刺激大腦的獎勵系統增加食慾

食物的適口性（palatability）是一個令人困惑的問題，而且不應該總是和食物美味與否畫上等號。所謂適口性，是指在特定時間吃特定食物所產生的滿足感或「獎勵感」。簡單舉例，在緊張繁忙的一天結束後來杯冰淇淋，大腦可能立即產生滿足和「安慰」的感覺。雖然冰淇淋普遍上對多數人來說是美味的食物，但也視情況而定，並不一定都會覺得滿足。假設一個月沒吃巧克力冰淇淋，可能會覺得很可口，因為很久沒吃，它會讓大腦產生愉悅的反應和滿足感。但如果你每天都吃冰淇淋，它的味道雖然完全一樣，但可能比不上一個月沒吃所體驗到的強烈愉悅感。天天吃冰淇淋，就會覺得它變得沒那麼可口了。

食物的適口性因人而異，但一般含糖和脂肪的高熱量食品，對大多數人來說都是可口的。也因此，對許多人來說，速食和加工食品非常可口。可口食物會刺激獎勵系統，可以壓過正常的「停止進食」訊號。判斷某個食物是不是會刺激獎勵系統有個好方法，你可以留意一下，是不是就算吃飽了，還是有想要繼續吃這種食物的衝動，而且會想辦法吃更多。消化道所發出正常的「停止進食」訊號，通常會被食物獎勵系統靜音或否決掉。會讓你吃飽了還是想繼續吃某些食物，是有一個生物化學方面的原因。

獎勵系統所活化的大腦區域，與可卡因等毒品所活化的區域相同。

當獎勵系統受到刺激，會產生讓人愉悅的化學物質，例如多巴胺和腦內啡。刺激獎勵迴路會讓人感覺愉快，因此會忍不住一遍又一遍地刺激它。

肥胖族群的獎勵系統不同於常人

獎勵系統可以分成 2 大部分，都在大腦中運作，而研究顯示胖子和瘦子的獎勵系統作用方式並不一樣。獎勵系統的 2 大部分相互關連，而且互相影響：

> **金級戰術** | 早餐吃 20-30 克的蛋白質，第一時間提供大腦強勁的飽足感訊號。這有助於減少當日攝取的總卡路里，而且不用刻意節食。

- 獎勵系統的第 1 部分，是大腦產生愉悅感受的體驗。可口的食物向大腦發出訊號，刺激一種名為多巴胺的化學物質分泌，為大腦帶來快感。也有其他能增加多巴胺的化學物質，比如：鴉片類藥物，如嗎啡、海洛因和處方止痛藥，以及可卡因類的藥物。

- 獎勵系統的第 2 部分，是大腦中負責組織和規劃行動以獲得更多獎勵的部分。一旦可口的食物刺激多巴胺分泌（獎勵系統的第 1 部分），大腦就會計畫如何再次獲得可口的食物。舉例來說，這就像是你出門坐車，滿懷期待去商店買你最喜歡的冰淇淋，獎勵系統還可以讓你在真正吃到東西之前，在腦海裡重溫冰淇淋的味道。

目前有一派看法認為，肥胖族群會暴飲暴食是由於獎勵系統變異，而這個改變與毒品成癮的迴路非常相似。在肥胖族群中，獎勵系統的第 1 部分受到抑制，所以較難感受到多巴胺帶來的快感。這就像藥物成癮產生耐受性一樣，要用更多可口的食物，才能獲得相同的愉悅感。

雖然肥胖者獎勵系統「感受快樂」的功能不足，但計畫如何獲得可口食物，並期待吃它會帶來多少快樂的第 2 部分功能，卻過度活躍。這種故障的獎勵系統可以解釋為什麼有些人會忍不住頻繁地找更多東西來吃。這是種潛意識的衝動，大腦刺激獎勵系統以得到快感。

人們會幻想自己喜歡的食物有多好吃，真正吃下肚時又會覺得不夠過癮。這造成了幻想、滿足和繼續覓食的惡性循環，一切都只是為了過癮。許多人不斷地尋找可口的食物，只為了得到空虛的愉悅感和滿足感。

脂肪細胞和腸道可以與大腦（尤其是下視丘）溝通，在吃飽或飢餓時發出訊號，告訴大腦是否要進食。但這個驅使我們進食的能量系統，可能會被獎勵系統蓋過。對肥胖的人而言，當獎勵系統主宰一切，他們可能會不斷有想吃東西的衝動，即使不需要再進食獲取更多能量。

肥胖者在奮力控制飲食的路上所面臨的 2 種打擊

1. 「能量」方面與瘦素有關的飢餓感傳遞系統沒有作用。他們無法從瘦素那裡得到「停止進食的訊號」，總是覺得肚子很餓。

2. 「獎勵」方面的飢餓感傳遞系統故障，導致為了尋求滿足感而暴飲暴食。

希望這些訊息可以幫助到肥胖的人，讓他們意識到自己並非「意志薄弱」，而是身體真的有著想吃東西的衝動，即使身體的能量已經足夠。有這種意識也許可以在肥胖者衝動來襲時，加以節制。

從第一原理的角度來看：為什麼有獎勵系統？

大腦的食物獎勵系統是一種在食物稀缺時確保生存的機制。古代人類飢餓時，並沒有雜貨店和速食連鎖店可去。在狩獵採集社會中，獲得大批高熱量食物的機會並不常見。在那種環境下，獲得大批高熱量食物的同時，若有能力抑制停止進食的訊號，可能會有一些優勢。一旦有機會就多吃點，把多餘能量儲存成身體脂肪，當食物又缺乏了，身體脂肪就是寶貴的能量供應來源。照這樣說，能抑制「停止進食」訊號或許真算是一種生存優勢。諷刺的是，有助於原始人類生存的同一個食物獎勵系統，卻讓現代人類的健康出問題。

加工食品、適口性和獎勵系統

對大多數人來說，速食和加工食品都很可口，這就是為什麼價值數十億美元的食品工業能讓肥胖盛行。為什麼這種食物能如此有效地刺激大腦中的食物獎勵中樞？食品加工過程去除了食物中絕大部分的天然風味。加工食品所標示的多數成分，大部分人根本都看不懂，因為那些都是防腐、防變質、調味或色素之類的添加劑。食用色素使加工食品看來更誘人，而風味添加劑則讓這些食品更可口。

有種職業叫「調味師」（flavorist），他們訓練有素，專門調製化學風味添進加工食品中，目標是使加工食品變得非常可口，盡其所能觸發大腦的獎勵反應。許多人都有自己愛喝的飲料，那是受到實驗室創造的獨特、刺激獎勵迴路的口味所吸引，這些口味透過大腦的獎勵系統，操縱人的行為。如果可以用某種風味「勾住」你，那麼他們就有了死忠客戶。麻煩的是，獎勵系統「執迷」於人工、實驗室調製的口味，導致暴飲暴食，使肥胖盛行的情況更加惡化。

計算熱量：控制不成反而製造問題

生活中總不乏有節食者在討論每餐的熱量策略、計算小工具和相關資源。他們計算著熱量數字，試著想拿回對飢餓感傳遞系統的控制權。這樣並沒有解決根本問題。醫療保健界（尤其是營養師），大力提倡計算熱量。這樣不僅對公眾沒有幫助，也有損公眾健康。當然，計算並控制熱量在短期內確實能夠減輕重量，但這並非長遠之計。節食法難以持之以恆，是因為節食行為本身就是在對抗大腦根深蒂固為了確保生存的原始飢餓系統。我們不可能長期對抗人類生存本能。

功能正常的飢餓感傳遞系統不會讓人陷入暴飲暴食。我們必須保持正確的食物、睡眠、減壓和運動，來使飢餓感傳遞系統恢復正常運作。修復這個系統需要一些時間，不過，若按照本書的方法，就能夠達成。

一邊繼續不良的飲食習慣（吃加工食品等等），一邊限制熱量，這樣並不會讓飢餓感傳遞系統恢復正常功能。大腦會認為，身體正在挨餓，於是不斷活化產生皮質醇的壓力反應系統，中斷瘦素的作用。結果形成無止境的飢餓感和限制熱量的必敗之爭。從長遠來看，對熱量錙銖必較，最後只會變成神經質和弄巧成拙的結果。只要花點耐心恢復飢餓感傳遞系統功能，之後自然水到渠成。

我們概略地說明了讓我們飲食失控的原因，以及飢餓感傳遞系統因肥胖和糖尿病而故障時，會面臨的問題。了解肥胖、糖尿病和暴飲暴食背後的運作機制是什麼之後，再來討論解決和預防這些問題的對策應該更有概念。我們即將要把肥胖逼入死角，並且教大家怎麼給它致命一擊。

8 個步驟對抗肥胖和糖尿病

如何減少慢性發炎和氧化壓力以避免肥胖和糖尿病？由於肥胖和第 2 型糖尿病都能透過改善飲食和生活方式來預防及治療，我們的方法將會放在從系統上減少體內脂肪，以及使用有實證效果的方法來控制血糖。讓我們一起深入了解逐步降低體脂和控制血糖的方法。

醫學小記 如果你有慢性病，特別是糖尿病患者，在執行本單元的計畫時，請記得先向醫師諮詢。一旦要改變飲食和生活習慣，你的藥量可能需要調整，因此先跟醫師討論十分重要。也歡迎你帶著本書去跟醫師討論，會讓雙方更容易清楚溝通。
如果你的醫師不願意協助你，那麼或許可以試試別的醫療院所。其實有許多醫師都樂意也有能力，幫助積極主動的患者。

步驟 1：確定你對澱粉和糖的耐受性

最基本做法是將澱粉和糖降低到身體能耐受濃度範圍。如果你已達到肥胖程度，就算還沒有糖尿病，一定也在胰島素阻抗的路上，因此這個步驟你也適用。

慢性發炎和氧化壓力引起的胰島素阻抗（胰島素受體功能障礙），會導致葡萄糖進入肌肉和脂肪細胞的能力變差。隨著胰島素阻抗的惡化，血液中的葡萄糖含量增加，會損害血管，並加速衰老。有胰島素阻抗的人，無法像健康且胰島素敏感性良好的人一樣，對來自澱粉和糖的葡萄糖有相同的耐受性。

飯後胰島素敏感性正常的健康身體，**血糖值很少會超過** 140mg/dL，即使吃了高澱粉的餐點也是如此。對於胰島素阻抗的肥胖者或糖尿病患者，因為他們無法代謝葡萄糖，少量的澱粉和糖就可能使他們的血糖飆高超過 140，這是由於胰島素受體故障，葡萄糖無法進入肌肉或脂肪細胞的緣故。長期患有糖尿病的人問題不只如此，他們除了胰島素受體受損，胰腺也會因過度操勞而損耗。受損後的胰腺無法再分泌足夠的胰島素來代謝大量的澱粉或糖。

根據胰島素阻抗的程度不一，身體對葡萄糖的**耐受性**也有所不同。為了達到最好的效果，你必須在飯後持續測量血糖，以評估你對特定食物的數量和類型的耐受性。即使是一般人，若能了解自己身體對特定食物種類及數量的反應，對促進健康也大有益處，建議你可以購買血糖機來測試。近幾年來血糖機技術有很大的進步，大多數機器都不貴，需要的血液量也很少。

請記住，澱粉只是「連接」在一起的成千上萬個葡萄糖分子。**在消化的過程裡，澱粉會迅速被轉化為葡萄糖**，然後需要胰島素來清除血液中的葡萄糖，使血糖濃度不至於過高。

許多人對於哪些食物含有大量澱粉和葡萄糖不太熟悉。若能熟悉食物成分，就能應用於控制血糖和胰島素。這需要了解一些基本的生物化學知識，才能明智地辨別哪些食物是健康的，而哪些不是。

在此必須先說明，並非所有含大量澱粉的食物都必然對你的身體「有害」。塊莖、根莖類蔬果營養就很豐富，具有很高的營養價值。這份清單的重點是了解有哪些食物含澱粉和葡萄糖，這樣就知道如果飯後血糖過高，該少吃哪些食物。

理想情況下，所攝取的澱粉／葡萄糖量應足以刺激胰島素系統，使其在飯後能快速有效地降低血糖。使用血糖機，就能監測自身葡萄糖耐受性。但我們將教你測試多種不同類型的膳食，了解個人對不同食物的葡萄糖代謝能力，而不僅僅是傳統的葡萄糖溶液測試。你可以嘗試各種食物組合，找出最適合自己的食物和攝取量。口服葡萄糖耐量檢測是用於診斷糖尿病和糖尿病前期，這裡的測試你可以當作是個人食物耐受性測試，用於幫助自己規劃合適的膳食，並控制血糖。

常見的澱粉和葡萄糖來源

- 米飯基本上都是澱粉，其他成分的含量不多。
- 麵粉類食品廣受歡迎，比如麵包、義大利麵、糕點、貝果和玉米餅。任何用麵粉製成的東西都是澱粉的主要來源。
- 麥片是富含澱粉的加工穀物早餐食品。
- 塊莖和塊根類蔬菜，包括馬鈴薯和地瓜等等。
- 汽水和果汁風味飲料含有大量的葡萄糖和果糖，尤其是高果糖玉米糖漿形式。
- 鮮果汁實際上就是來自水果的濃縮糖和水。一杯柳橙汁要用上數顆柳橙榨取而來，基本上只剩果糖，沒什麼有益健康的纖維。
- 高糖分水果包括香蕉、芒果、蘋果、梨、葡萄等等，果乾的葡萄糖含量更高！
- 糖果、甜點、糕餅……族繁不及備載！

自我檢測方式很簡單，只要餐後的 1 小時和 2 小時各測 1 次血糖。使用血糖儀測量，這會讓你豁然開朗，不必再猜午餐三明治對血糖影響有多少。

胰島素敏感性正常健康的人，飯後血糖很少會飆到超過 140，所以我們用這個數值作為餐後的血糖基準值。我們提出下表的目標，作為攝取食物、餐點或飲料後，澱粉／葡萄糖在血液中的合適（正常）量。

時間	血糖目標值
飯後1小時	低於140
飯後2小時	低於120

對於大多數處於過重、肥胖和早期第 2 型糖尿病患者來說，這是可以實現的目標。你需要適當減少膳食中的澱粉／葡萄糖含量。從你對胰島素的敏感性或阻抗性的程度，來決定你的膳食裡能代謝的澱粉量，你還要去注意哪些食物**對你個人健康不利**。

醫學小記｜為什麼這種方式比口服葡萄糖耐量測試更精準？首先我們使用的是真正的食物，而不只是葡萄糖溶液。在我看來最重要的是，口服葡萄糖耐量試驗以及一般的糖尿病測試中的「正常」範圍，實在說不上是最佳的健康範圍。傳統測試將標準設置得太低，結果許多已經有早期胰島素阻抗的人，被歸類為「正常健康」。

現實生活中的例子

喬伊最近被診斷出為糖尿病前期。他使用了我們的監測方式來了解午餐吃的烤馬鈴薯對血糖的影響。他吃了一整顆烤馬鈴薯，第 1 個小時測得的血糖為 180，第 2 小時測得的血糖為 142。他的血糖值超出了上表所列範圍，身體顯然無法承受那麼多澱粉。

第二天，喬伊午餐吃了 ⅓ 顆烤馬鈴薯。飯後 1 小時血糖值為 136，第 2 小時為 118。現在就知道，他的身體耐受 ⅓ 顆烤馬鈴薯的澱粉量。他繼續測試，對更多他愛吃的食物做了同樣實驗，這樣他就知道怎樣調整飲食。

身體可以代謝的澱粉量，會隨著澱粉類食物種類改變而有所不同。例如，食用含可發酵纖維的澱粉類食物，會減緩葡萄糖釋放到血液中的速度，讓你的耐受性更高，一餐之中能吃更多的澱粉。

以這種方式測量血糖一段時間，了解你的身體可以代謝哪些食物、哪些難以代謝。這樣還可以幫助你了解哪些食物與澱粉類食物一起食用，會有助於穩定血糖（比如蔬菜纖維），讓你一清二楚沒有模糊空間。有些貌似「健康」的東西可能會使你的血糖飆升，如果沒有用這個方式測試，永遠也無法確認真相。慢慢的你就有足夠的經驗，能直觀地知道應該避免哪種食物，不需要再一直測試。你只需要一個便宜的血糖機就可開始，這種測量的結果我們稱為**個人葡萄糖耐量**（individual glucose tolerance, IGT）。

當你更瘦、更健康，身體就有能力代謝更多澱粉。在這個過程中需要反覆檢測和修正，如果你的胰島素敏感性佳，可以耐受高澱粉濃度，那請放心享用。如果你胰島素敏感性不好，那也不要自我欺騙，個人葡萄糖耐量數值騙不了人的。

教練叮嚀 ｜限制澱粉、碳水化合物和糖類，對第 2 型糖尿病患者和胰島素阻抗性肥胖者確實有幫助，近期研究強力支持這樣的論點。歡迎加入我們正規菁英運動員的行列。為了表態強調澱粉、穀物、酒類、人造工業食品和化學合成的蛋白質對健康有害，還會導致肥胖和第 2 型糖尿病，我們有 30 多年不出席豪食暢飲的派對了。感謝這些研究為我們證實這個早在 1983 年的菁英運動員圈內就已經知道的常識！胰島素系統受損的個體，應該改變膳食中澱粉和糖的含量，把葡萄糖降低到身體可以有效代謝的量，減輕身體壓力。就這麼簡單！耐受量就是因人而異。身體對胰島素的阻抗程度越高，能夠耐受的澱粉和糖就越少。請認真看待你的健康，使用經過科學和科技驗證的檢測方法，來了解自己的個人葡萄糖耐受量。

讓糖尿病患者吃全穀類穀物？沒搞錯吧？

不知爲何，有人認爲全穀類穀物對糖尿病患者的健康有幫助。這件事在我聽來完全不合理，每當我聽到有一些善意的保健資訊提供者說糖尿病患者「多吃全穀物」有助控制病情時，我都聽不下去。

雖然全穀類穀物中的澱粉轉化爲葡萄糖的速度確實比麵粉加工食品慢一點，但吃全穀類穀物仍然會導致血液中累積大量葡萄糖。如果你不信，那試試吃個所謂「健康全麥」的三明治麵包，然後檢查餐後 1-2 個小時血糖值。吃吃看一盤「全麥」義大利麵，然後作相同的血糖檢驗，看看你會得到什麼結果。

對胰島素敏感性良好的人來說，未經加工的全穀類穀物（如燕麥）和仿穀類（pseudo-grains）穀物（如藜麥）絕對可以成爲健康飲食的一部分，但即使是這樣的食物，對大多數糖尿病患者和糖尿病前期患者來說，吃多了同樣會造成澱粉量過大的負擔，難以有效代謝。糖尿病衛教人員和臨床醫護總是不停重申他們在訓練時學到的全穀類教條，但這對他們的患者沒有任何好處，相信我。猛向糖尿病患者推薦全穀類飲食，卻又疑惑爲什麼患者的血糖老是控制不下來，這讓我大爲光火。

現實生活中的例子

莎莉被診斷爲第 2 型糖尿病已有 4 年，在確診前可能早就有經年累月的胰島素阻抗問題。她已爲此放棄麵包三明治，改吃玉米捲餅，不明白爲什麼午飯後血糖還是很高。改變飲食習慣後數值有改善，但餐後血糖仍相當高。

醫學小記 ｜ 第 2 型糖尿病患者（尤其是患病已久的人），可能需要額外的藥物來幫助控制血糖。如前面〈肥胖和慢性胰島素阻抗的後果〉所提及，使用二甲雙胍這樣的藥物來控制肝臟糖質新生合成葡萄糖，絕對可以有效控制血糖。同樣地，如果你目前正在服用糖尿病藥物，請先諮詢醫師，同時按照步驟 1 裡的方式減少碳水化合物。這時你的藥物可能需要調整，以免血糖降得太低。第 1 型糖尿病的管理可能更複雜。如果第 1 型糖尿病患者要改變飲食，必須要有醫療端的協助。

在某次就診，莎莉經過提醒才注意到玉米捲餅的餅皮是用玉米粉製成，主成分就是澱粉。莎莉罹病已經有段時間，她的身體無法代謝這麼多澱粉，所以餐後血糖無法保持在理想範圍內。後來她用生菜取代玉米餅皮，一切就搞定了，之後她的餐後血糖完全控制在理想範圍。

步驟 2：停止食用含麩質的食物

肥胖症和糖尿病屬**發炎性疾病**。對許多人來說，麩質會刺激腸道、增加腸道通透性並導致發炎。含麩質產品在**營養上沒有優點**，不吃麩質類並不會影響健康。

「無麩質」不一定等於健康！

我見過許多人吃的所謂的無麩質飲食，就是超市買來的那些人工無麩質替代產品。這些加工產品有許多根本算不上健康。大多數只是高密度的澱粉，實際上營養價值很低。無麩質蛋糕仍然是蛋糕，無麩質餅乾還是餅乾，唯一的區別是它們不含會刺激腸道的麩質。

這些無麩質加工品會帶來血糖和腰圍浩劫，不要自欺欺人地認為這些是健康食品！遠離這些加工產品，選擇正確天然的無麩食物。

步驟 3：淘汰加工過的種籽油

加工過的種籽油和植物油是現代社會發炎和氧化壓力的最大禍首。99% 的加工人造食品中，都含有這些不新鮮的混合物。速食製造商想方設法要在所有食品中加入種籽油和植物油，從奶昔到漢堡「肉」，從蘋果派皮到撒在沙拉上的培根，這些有害的脂肪無處不在。加工過的種籽油和植物油**富含** ω-6 多元不飽和脂肪酸，**會導致慢性發炎和氧化壓力。**

- 大量攝入 ω-6 多元不飽和脂肪酸，會破壞體內 ω-3 ／ ω-6 的平衡，導致慢性發炎。
- ω-6 多元不飽和脂肪和所有多元不飽和脂肪一樣，因為帶有多重雙鍵，所以容易受到自由基的破壞，導致體內自由基連鎖反應，迅速產生大量氧化壓力風暴。

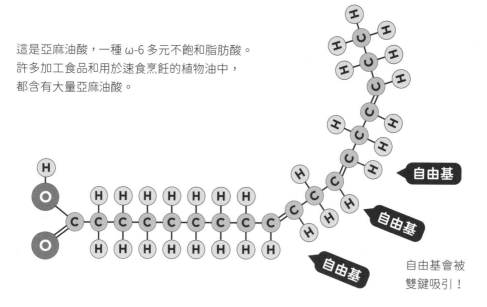

這是亞麻油酸，一種 ω-6 多元不飽和脂肪酸。
許多加工食品和用於速食烹飪的植物油中，
都含有大量亞麻油酸。

自由基

自由基

自由基

自由基會被
雙鍵吸引！

　　肥胖或糖尿病族群最不需要的就是加工食品和速食，裡頭所含的植物油會讓身體被迫產生更多的氧化壓力和發炎。

植物油和種籽油中的 ω-6 含量

玉米油

* 24% 單元不飽和脂肪
* 60% ω-6 多元不飽和脂肪
* 12% 飽和脂肪酸

葵花籽油

* 19% 單元不飽和脂肪
* 65% ω-6 多元不飽和脂肪
* 10% 飽和脂肪酸

紅花籽油

* 14% 單元不飽和脂肪
* 75% ω-6 多元不飽和脂肪
* 6% 飽和脂肪酸

大豆油

* 23% 單元不飽和脂肪
* 51% ω-6 多元不飽和脂肪
* 6% ω-3 多元不飽和脂肪
* 14% 飽和脂肪酸

　　檢查一下加工食品和沙拉醬裡是否含有這些油，你可以看到以上每種油的 ω-6 多元不飽和脂肪酸含量都很高，其中不少還被宣傳為有益健康呢！

我應該用什麼來炒菜或做沙拉醬？

　　為什麼不考慮選用世界名廚特選的橄欖油或椰子油呢？難道世界級的廚師會使用垃圾、高度加工的植物油來炒製頂級食材嗎？當然不是！他們使用最好的特

級初榨橄欖油，或最純淨的含有大量中鏈脂肪酸的椰子油，這些油脂對健康很有幫助，也能為食物帶來美妙的風味。

如果我們希望你不要怎樣做，就會告訴你相應的替代方案：

用特級初榨**橄欖油**自製沙拉醬，取代超市現成的加工沙拉醬。我敢打賭你在超市裡，找不到 ω-6 多元不飽和脂肪酸含量低的沙拉醬。

椰子油是烹飪油的極佳選擇，它富含的中鏈三酸甘油酯包括月桂酸，對健康大有好處。因為它含有飽和脂肪，椰子油在烹飪時不會氧化產生自由基。中鏈飽和脂肪有助於減輕體重，對阿茲海默症患者也有幫助，對心血管也沒有危害，不會加重心血管疾病的風險。

中鏈三酸甘油酯一進入人體就會被當作能量使用，不會被儲存為變成身體多餘的脂肪。對於因為胰島素阻抗而想減少攝取澱粉類碳水化合物的人，攝取中鏈三酸甘油酯特別有幫助，因為中鏈脂肪可以「取代」碳水化合物為身體提供能量。這種用中鏈三酸甘油酯取代澱粉提供熱量的方式，與健美選手的飲食策略相同，而這些選手在比賽前夕常要保持 5% 的超低體脂率。

總而言之，椰子油富含中鏈飽和脂肪，因此能滿足大多數烹飪需求，更是植物油的優質替代品。還有，椰子油烹煮後並不會有強烈的椰子味，這也和一般想的不同。下次炒菜試試看用椰子油吧。

步驟 4：每餐至少攝入 20-30 克蛋白質

每次進食時都盡量攝取一些蛋白質，體型瘦小的人可以吃 20 克左右，體型高壯則至少 30 克以上。蛋白質能提供維持或增加肌肉的重要的胺基酸，攝取蛋白質的同時，也能抑控食慾。蛋白質可以滿足身體所需提供養分，並消除飢餓感。優質蛋白容易讓大腦產生飽足感，餐餐攝取蛋白質則有助消除飢餓感。

使用經驗法則估計，可以相對簡易地計算吃進了多少蛋白質。你只需要一個料理秤，以克為單位為食物秤重。

金級戰術 | 停止食用加工種籽油和植物油，自製沙拉醬時用橄欖油取代，烹飪則選用椰子油。

簡易的蛋白質估算法

以下是計算動物性蛋白質含量的經驗值。對於植物性蛋白質，因爲蛋白質含量變化很大，建議使用美國國家營養數據庫（http://ndb.nal.usda.gov/ndb/search/list）。

- 熟的雞肉、火雞、牛肉或豬肉**每 30 克肉含有約 7 克蛋白質**。120 克熟肉大約有 28 克蛋白質，能滿足 20-30 克的目標。
- 漢堡肉等絞肉的密度較低，**每 42 克熟肉含有約 7 克蛋白質**，28 克蛋白質需要約 170 克熟的絞肉。
- 1 個雞蛋含有約 7 克蛋白質，而 4 顆蛋就能提供 28 克蛋白質。
- 魚和高脂肪的家禽（鴨）**每 42 克含有約 7 克蛋白質**，170 克魚或鴨含有 28 克蛋白質。

步驟 5：多吃蔬果提供身體可發酵纖維和抗氧化物

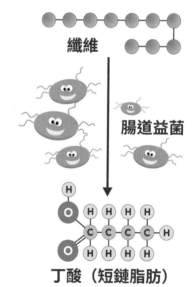

當蔬果纖維被腸道細菌發酵分解，過程會產生能促進健康的代謝物，像是**丁酸**之類的短鏈飽和脂肪酸。生活在我們腸道中的益菌可以破壞纖維分子間的鍵結，並將釋放出來的葡萄糖作爲食物。這些腸道益菌吃掉葡萄糖後，會分泌短鏈脂肪（丁酸）的代謝廢物，而這些所謂廢物有著驚人的抗發炎特性。

- 丁酸具有很好的抗發炎作用。肥胖和糖尿病是發炎性疾病，而纖維經發酵產生的丁酸和其他短鏈脂肪酸等等物質，有助於**抵消由膨脹變異的脂肪細胞導致的慢性發炎**。
- 丁酸已被證實具有抗癌特性，尤其是結腸癌。

關鍵重點 │ 纖維促進健康的方式，主要是經過腸道菌發酵後，能產生有益健康的短鏈脂肪（丁酸），但是許多穀類尤其是小麥纖維，不容易被腸道發酵分解。

金級戰術 │ 為了抑制慢性發炎，請選擇蔬果來作為膳食纖維來源，不要選擇難以發酵的穀物。

全麥穀粒中的纖維呢？

全麥纖維不像大多數蔬果纖維那樣容易發酵，腸道益菌也無法分解全麥纖維，因此產生的丁酸很少。纖維的益處主要是來自分解纖維所產生短鏈脂肪（丁酸），因此不易發酵的纖維比如全麥食物的纖維，並不是良好的膳食來源。另外，全麥穀粒的澱粉碳水化合物含量還很高，對肥胖和糖尿病患者來說，它跟其他全穀類穀物一樣，都是糟糕的食物。

食用各種不同蔬果，其所含的可發酵纖維能幫助降低餐後血糖濃度，以達到步驟 1 裡所說，餐後 1 小時與 2 小時的理想血糖值。**讓富含纖維的蔬果成為飲食習慣的一部分。**可發酵纖維能增加食物在胃裡停留的時間，這有助於促進飽足感。下表列舉一些蔬果種類，可以作為優質纖維來源。

良好的可發酵纖維來源

蔬菜：
- 綠色蔬菜：如羽衣甘藍、菠菜和甜菜等等
- 塊莖類：如馬鈴薯
- 塊根類：如地瓜
- 根莖類蔬菜：如胡蘿蔔、蕪菁、大頭菜、歐洲蘿蔔（譯注：以血糖控制的角度看，塊莖、塊根類的澱粉含量豐富，仍和根莖類蔬菜略有不同。）

水果：
- 漿果類：草莓、藍莓、黑莓、覆盆子等
- 酪梨
- 梨、蘋果、橙、香蕉（香蕉要注意含糖量）

燕麥等一些穀物確實含有相對較多的可發酵纖維，但同時也含有相當高的澱粉，糖尿病患者請謹慎使用。豆類，例如大豆、豌豆和扁豆含有大量纖維，但因個人體質不同，有可能會導致某些人腸道發炎。如果要以豆類作為纖維來源，請先浸泡 24 小時，然後徹底煮熟，以降低豆類所含的有毒化合物。對於豆類耐受性高的人，經過適當處理，豆類也能成為優質纖維來源。和豆類相比，蔬果來源的纖維通常較不刺激人體，而且從腸道健康的角度來看，優點更多。

植物衍生的化學物質數以千計，其中不少是有益健康的成分，有些特別值得挑出來討論，它們對胰島素阻抗、肥胖和糖尿病患者的健康，特別有幫助。

利用蔬菜增進身體抗氧化力

有些能促進健康的成分僅存在於蔬果之中，這些化合物會刺激身體的抗氧化防禦系統，抵消慢性氧化壓力。許多蔬果有保健功效，含有數百種不同的化合物，能抑制發炎並減少氧化壓力，這對糖尿病患者和肥胖者尤其重要。

長久以來，人們認為這些植物化合物能吸收自由基，達到抗氧化、保護身體的效果。研究顯示，雖然有些植物化合物吸收自由基的能力很有限，但還是能**透過刺激身體天然抗氧化防禦和解毒系統**以達到保健作用，有些植化素還能抑制身體發炎、促進健康。

綠花椰菜的恩賜——蘿蔔硫素

蘿蔔硫素（sulforaphane）是一種存在於所有十字花科蔬菜（綠花椰菜、白花椰菜、捲心菜、白菜、西洋山葵、芥菜籽、山葵、大頭菜、蕪菁等）的化學物質。蘿蔔硫素能刺激、提升身體的抗氧化反應系統，也可以對抗來自細胞內自由基的氧化壓力，還能直接抑制身體發炎反應。

由於肥胖症和糖尿病是由慢性發炎和氧化壓力所造成疾病，所以蘿蔔硫素對糖尿病尤其有幫助。近期研究也發現，在飲食中添加蘿蔔硫素含量高的食物如綠花椰菜苗，能大大改善糖尿病患者的健康狀況。在飲食中添加綠花椰菜苗後，所有參與實驗的糖尿病患者胰島素阻抗都有所改善，整體氧化壓力和發炎情況則減少。

蘿蔔硫素可以改變某些癌細胞的表觀遺傳表現。研究發現，蘿蔔硫素會「關閉」負責癌細胞生長的基因。這很重要，因為癌症的特性就是不受控制地生長。簡言之，蘿蔔硫素可以「關閉」生長基因改變表觀遺傳，抑制某些癌細胞生長。在某些類型的癌症中，蘿蔔硫素也展現出明顯的抗癌活性，並可能抑制造成胃潰瘍的**幽門螺旋桿菌**生長。

此外，蘿蔔硫素可以刺激人體的解毒系統作用，幫助去除空氣、水和食物中所含的某些類型的毒素。

蘿蔔硫素的最佳膳食來源是綠花椰菜苗，尤其是約 3-5 天大的菜苗。綠花椰菜苗的蘿蔔硫素含量是成熟綠花椰菜植物的 20 倍。

技術筆記│綠花椰菜中的蘿蔔硫素其實是由萊菔子素（glucoraphanin）分解轉化而成。植物中本身含有特殊酵素能將萊菔子素轉化為蘿蔔硫素，透過咀嚼的過程破壞植物結構，就能啟動這個轉化過程。萊菔子素也可以被腸道細菌轉化為蘿蔔硫素。

自己動手做

綠花椰菜苗很容易自己在家種。只要上網搜尋，就能找到一些種植教學。想想蘿蔔硫素的好處，擁有自己的室內綠花椰菜苗圃很值得，它們比雜貨店的菜苗更新鮮、更有效。

多酚只有黑巧克力才有嗎？

多酚是大多數植物都有的一大類植物化學成分，研究顯示它們有很強的抗氧化作用，而且也能抑制發炎。**體外實驗**（試管）研究顯示，多酚可有抗氧化劑作用，能夠清除自由基。然而最近的研究顯示，多酚在**人體內**本身並沒有那麼直接抗氧化作用，其促進身體抗氧化的方式，是**活化身體抗氧化防禦系統**。

多酚存在於許多植物性食物中，尤其以可可豆、咖啡、紅酒、綠茶、紅茶和橄欖油中的含量最高。這些食物的苦味與多酚含量有關，多酚含量越高，味道越苦。純可可是所有食物中多酚含量最高的一種，但因為太苦而無法食用。85% 不含糖的純黑巧克力是多酚的優質來源，一旦開始習慣它的味道，就會慢慢喜歡上它。

多酚相關的研究仍在不斷進展，但近期研究顯示多酚可能對糖尿病、心臟病、癌症和阿茲海默症等等這類發炎和氧化壓力相關的疾病有幫助。多酚的來源不少，可以試著在飲食裡加入不同來源的多酚。

銀級戰術｜多吃十字花科蔬菜以攝取蘿蔔硫素促進健康。這些蔬菜包含綠花椰菜、白花椰菜、捲心菜、白菜、辣根、芥菜籽、山葵、大頭菜、白蘿蔔、蕪菁等，其中又以綠花椰菜苗為最佳來源。

銀級戰術｜在飲食中加入富含多酚的食物，如 80-85% 的黑巧克力、咖啡、紅酒、綠茶、紅茶和橄欖油。

從第一原理的角度來看：植化素和健康

對於各種植化素爲何能促進健康，相關理論和說法不在少數，但過去認爲它們能夠直接抗氧化的看法，正在慢慢被推翻。植物能合成**多酚**等化學物質，是爲了**應付植物本身所受到的環境壓力**。比如土壤養分貧瘠、昆蟲捕食和缺水，都會造成植物壓力反應，促進多酚的合成。

最近有學者提出一個很有意思的假設：已知植物在壓力條件下會產生的植化素，而這些物質的功能是**感知環境壓力**，當人吃進這些植物時，植物內所感知的環境壓力就會進入體內，活化人體抗氧化壓力防禦機制。提出這個假設的作者認爲，在食用的過程中，植物壓力訊息會透過這些植化素傳遞給人，促使食用者的身體爲即將到來的食物供應威脅（例如乾旱或蟲害）作好準備。在遠古人類狩獵採集社會裡，身體能感覺到食物供應壓力並自我調適，爲食物短缺準備，這是一種能力，也是生存優勢。透過以上的方式，這或許是各種不同的植化素能促進人體健康的原因之一。這只是個假設，但從第一原理的角度來看，不無道理。

步驟 6：不吃高果糖玉米糖漿和糖類

與酒精一樣，果糖只能在肝臟中代謝。肝臟將果糖轉化爲葡萄糖或脂肪，儲存在遍布全身的脂肪庫裡。我們吃的水果中果糖含量相對較少，比較容易被肝臟代謝，不會產生問題。實際上爲現代社會帶來了一堆健康問題的是加工食品中添加的糖分，和高果糖玉米糖漿。

當肝臟以肝醣的形式盡其所能儲存葡萄糖，它會將多餘的葡萄糖轉化爲脂肪，特別是**三酸甘油酯**。通常這些三酸甘油酯會被運送到脂肪細胞中儲存，但對於有胰島素阻抗問題的人，脂肪細胞就無法完整儲存三酸甘油酯。這時肝臟和肌肉成了新的脂肪「儲存場所」，接下來肝臟會因爲囤積脂肪遭受損害，臨床上稱爲非酒精性脂肪肝。超量的葡萄糖和果糖會讓肝臟負荷超載，導致非酒精性脂肪肝。而研究顯示，胰島素阻抗、腸道通透性增加、糖分增加，尤其是果糖攝取過量，都是導致非酒精性脂肪肝的因子。

媒體報導高果糖玉米糖漿有害健康的事實，讓大眾先有初步認知很重要，但我們會在下面的「深入研究」進一步討論，以科學的角度解釋它如何有礙健康。

糖和「糖化終產物」的關係

長期大量吃糖會造成嚴重的健康問題，尤其是對糖尿病患者而言。糖和高果糖玉米糖漿由高濃度的葡萄糖和果糖組成，這些單醣會增加**糖化終產物**。當葡萄糖和果糖經過一連串化學反應而得以「黏」在細胞內外的蛋白質上面，就形成糖化終產物。 少量的糖化終產物是正常現象，它們是新陳代謝的一環，會自然而然地持續生成。真正會造成健康隱憂的地方是，飲食中含有大量糖分和高果糖玉米糖漿，產生大量的糖化終產物，然後**引起發炎**。如果這問題的禍源是飲食習慣，那麼我們就能加以控制。

如同胰島素、瘦素和體內無數其他分子都有受體，糖化終產物也有受體，叫作**糖化終產物受體**（receptor for advanced glycation end-products, RAGEs）。當糖化終產物「停靠」在受體上，就會導致發炎反應。體內存在的糖化終產物越多，與受體連結導致發炎的情況就越多。高濃度的糖化終產物造成長期發炎，會加速身體衰老。糖化終產物會讓人老得更快，但我們可以透過飲食來控制它。

果糖產生糖化終產物的速度比葡萄糖快 8 倍。身體中的某些器官，比如腎臟、大腦和血管等，暴露在高濃度的葡萄糖和果糖下，會迅速產生糖化終產物，尤其是果糖的影響最大。大量的葡萄糖和果糖會損害這些器官，並將它們變成製造糖化終產物機器，而高果糖玉米糖漿的成分就是葡萄糖和果糖。

糖尿病患者的腎臟和血管，容易因糖化終產物引起發炎導致受損。腎功能衰竭、血管疾病和心臟病等，在罹患糖尿病多年的患者身上很常見。

深入研究｜高果糖玉米糖漿有什麼好讓人大驚小怪？就化學組成上來比較，高果糖玉米糖漿和砂糖（蔗糖）其實差不多，大多數高果糖玉米糖漿是 55% 果糖和 45% 葡萄糖，而蔗糖是 50% 果糖和 50% 葡萄糖。大量食用任何糖類都會造成健康問題，特別有胰島素阻抗或糖尿病的人。

高果糖玉米糖漿受到負面批評背後的原因，是因為製造商把它添加到大多數加工食品和速食裡增加美味和適口性。由於美國政府補貼種植玉米的農民，使得高果糖玉米糖漿成本非常便宜。加工食品製造商會在產品中使用大量高果糖玉米糖漿，成本比起從甘蔗或甜菜中萃取出的蔗糖便宜多了。

身體可以代謝少量的高果糖玉米糖漿或蔗糖，但一般美國人攝取的量多到會有害健康。美國人平均每年吃進大約 35-45 公斤額外添加的蔗糖和高果糖玉米糖漿。所謂「額外添加」是指非天然存在食物裡的糖分，像加工食品和速食裡就含有大量糖分。飲食中隨處都可見人工添加的糖分，累積而成的量，理所當然會導致非酒精性脂肪肝、肥胖症和糖尿病。從化學的角度看，高果糖玉米糖漿與蔗糖沒有區別，加工食品裡含有過量的糖才是真正的問題。

食物中的糖化終產物

我們討論了糖分如何在體內形成糖化終產物，但糖化終產物也存在食物中，在吃進口中之前就有了。

食物的種類和烹飪過程不同，會影響糖化終產物在食物中的含量。高溫烹飪例如油炸，會讓糖化終產物的形成量提高 100 倍。動物性食物富含蛋白質，特別容易在油炸過程中形成糖化終產物。食品加工過程常以高溫烹製含蛋白質和糖類混合的食材，所以加工食品常含有糖化終產物。

低溫烹調可以大大減少食物中糖化終產物的含量，比如水煮或慢燉這類所謂透過液體加熱的烹飪方式，就能大幅減少糖化終產物的形成。此外，加入檸檬汁和醋等酸性液體，也能減少烹飪過程中形成糖化終產物。燉、煮或慢熬都是很好的烹調方式，能避免食物成品中帶有高濃度的糖化終產物，尤其是糖尿病患者更要注意。

核武級健康破壞者，急速快轉你的疾病和衰老過程

對於糖尿病患者、過重或肥胖族群，加速衰老和生病的捷徑就是繼續吃油炸速食和加工食品。速食店的炸雞和薯條味道的確很棒，這就是速食業者能讓消費者每年從口袋掏出數十億美元的原因。但是，這些食物是造成你體內發炎和氧化壓力的核武級破壞者：

- 加工植物油用於煎炸食物，會產生大量自由基。
- 高溫油炸澱粉和蛋白質，會產生糖化終產物。
- 這些食物中的多數都添加了糖和高果糖玉米糖漿，導致體內又生成更多糖化終產物。
- 這些食物多都含有大量麩質，這些麩質會使體質敏感的人腸道發炎。

這些食物很可口，會讓大腦產生強烈的獎勵訊號，對健康卻很致命。肥胖或患有糖尿病的人如果重視自己的健康，要避免習慣性地攝取這些食物。

下方的示意圖整理了食品加工和油炸過程產生的糖化終產物，以及血糖過高時（如糖尿病和胰島素阻抗）在體內生成的糖化終產物，所導致慢性發炎和氧化壓力，及其結果的相互關係。

銀級戰術 │ 在飲食上減少攝取糖和高果糖玉米糖漿，並從烹調上就採用減少糖化終產物生成的方式。

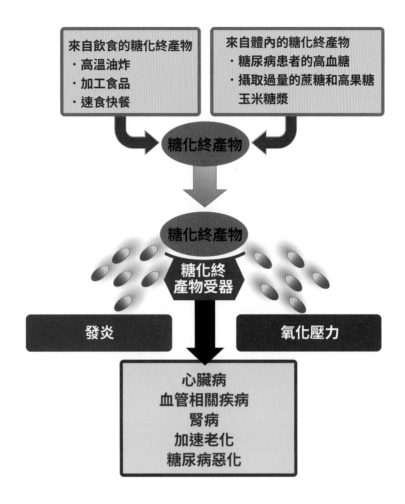

汽水涼飲、能量飲、果味飲都是智慧型健康炸彈

　　汽水涼飲、能量飲料和果汁調味飲料沒有任何營養，只會慢慢破壞身體新陳代謝。糖尿病前期、糖尿病或肥胖症的人，必須避開這些飲料。它們都含有滿滿的糖分和高果糖玉米糖漿。而且經過精心設計，可以有效刺激大腦食物獎勵系統，所以不少人都有難以戒除的「汽水癮」。還有，果汁調味飲料的行銷手法很聰明，會說「含有天然水果」，但事實上除了水果其實更多的是滿滿的糖！有些兒童甚至在十幾歲就出現了脂肪肝的跡象，這都是拜汽水涼飲、能量飲料、果汁調味飲料之賜。能量飲料在青少年和年輕人族群裡非常受歡迎。它們不僅含有咖啡因，有些含糖量幾乎是汽水涼飲的 3 倍！以下是一些參考數字：

- 視品牌不同，一罐 354 毫升的汽水約有 40-60 克糖，一瓶 590 毫升的汽水含有 60-100 克糖。
- 能量飲料一般每罐含有 75-90 克糖，最多的甚至高達 160 克！
  以兒童為主要消費族群的果汁，含糖量與汽水涼飲一樣多，有的甚至更多。

果汁呢？

大多數人或許沒有意識到，果汁裡的葡萄糖和果糖加總起來所含糖分，與汽水涼飲一樣多。雖然果汁含有維生素和礦物質，有比較多的營養價值，但它們也使身體需要負擔大量糖分：

- 1 杯柳橙汁含有約 40 克糖
- 1 杯蘋果汁含有約 40-48 克糖
- 1 杯葡萄汁最多可含有 60 克糖

水果也可以是可發酵纖維、維生素和礦物質的良好來源，也能成為健康飲食的成員，但請切記，1 杯 240 毫升的柳橙汁，要用上整整 4-6 顆柳橙。

選擇完整的水果來吃才營養，不要喝果汁，以免攝入太多糖分。

如何知道飲食中含有多少糖分？

閱讀食品標示，仔細看糖分重量。茶匙與克數間可以相互換算，克數除以 4 等於茶匙。例如 40 克糖除以 4 等於 10 茶匙糖。另外，也要注意「份量」，食品和飲料常會以「1 份」來標示，這可說是銷售障眼法。如果飲料標示 50 毫升為 1 份，含 4 克糖，以一瓶 1 公升來說，喝掉一整瓶就是 20 份，也就是說實際上喝進了 80 克糖。

步驟 7：利用運動提高胰島素敏感性

這可能是提高胰島素敏感性、幫助第 2 型糖尿病或胰島素阻抗肥胖者讓血糖正常化最好的方法。即使保守如美國疾病管制中心（CDC），也同樣建議每週至少做 150 分鐘（2½ 小時）「中等強度」（moderate intensity）有氧運動，或每週至少75 分鐘（1¼ 小時）「中高強度」（vigorous intensity）有氧運動。除了有氧運動外，他們還建議每週 2 天以上的阻力訓練。不過，實際上要如何執行，所謂的建議通常沒附帶解釋具體運動方式，但本書會仔細地教你如何運動。我們會告訴你如何把時間將效率運用到極限。

金級戰術 │ 少喝汽水涼飲、能量飲料和果汁，肥胖者和糖尿病族群請完全戒除。

銅級戰術 │ 閱讀食品標示以確定所食用的加工食品中糖分含量（生鮮食品不一定都有標示，但這類食品也不需要太擔心成分）。

體型崩壞的人會有各種理由避開健身或運動。有些看來其實也滿合理，比如健身教練的訓練太嚴苛或不專業、運動模式或指導方式沒有成效等等。我們會引導你建立個人化的運動模式，而且是菁英運動員正在用、驗證有效的方式。每個明智的運動計畫都需要包含心肺運動（增強心肺功能，洗滌動脈暢通血流）和阻力訓練（增強身體 600 多條肌肉），我們會完美融合這兩種運動模式。

運動是恢復胰島素敏感性的最佳方案

你不需要花大把時間泡在健身房也同樣能透過運動提升胰島素敏感性。研究顯示，只要強度足夠，短時間訓練就能達到效果。所謂強度大小，是以運動過程中最大心率百分比來衡量。我們會提供簡短的運動方案作為範例，這個方案曾經以糖尿病患者為對象進行測試，結果非常有效。訓練成功的關鍵是運動**強度**。

在此我們以**運動期間能達到的最大心率百分比**，來衡量運動的強度。

在我們深入解釋運動方案之前，讓我們先充實一下有關於運動強度的知識。美國 CDC 將「中等強度」運動，定義為可達到個人最大心率 50-70% 的任何運動；「高強度」則為達到最大心率 70-85% 的運動。

最大心率是什麼？

最大心率（HRmax）指運動期間可以達到的最高心跳數，HRmax 值的大小主要與年齡有關，年齡越大，最大心率值越低。換句話說，年輕人通常能達到更高的心跳數。雖然 HRmax 數值因人而異，但有通用公式能提供合理的估計值。過去常用的 HRmax 公式是以「220 減去年齡」，但後來發現這個公式相對不夠準確。

我們發現以下新開發的 HRmax 公式，會更適用於我們的運動方案：

男性最大心率：208 −（0.7× 年齡）

女性最大心率：206 −（0.88× 年齡）

範例 1：克里斯為 43 歲男性，個人 HRmax 計算方式為年齡 43 乘以 0.7 得出 30.1，然後以 208 減去 30.1 得出 177.9，四捨五入為 178 ／每分鐘。

範例 2：凱莉為 46 歲女性，她的 HRmax 計算方式是年齡 46 乘以 0.88 得出 40.5，然後以 206 減去 40.5 得出 165.5，四捨五入為 166 ／每分鐘。

克里斯如果要達到美國 CDC「中等強度」運動標準，需要讓運動時心跳保持在個人 HRmax 的 50-70%。這個範圍是應該介於乘以 0.5（50%）和 0.7（70%）之間，以他的 HRmax 值 178 來看：

- 178×0.5=89 次／每分鐘
- 178×0.7=125 次／每分鐘

所以，按照美國 CDC 的建議，克里斯每週要以「中等強度」運動 150 分鐘（2½ 小時），運動時心跳要保持在每分鐘 89-125 次。

凱莉沒時間每週花 150 分鐘（2½ 小時）運動，所以她打算提高運動強度，試試美國 CDC 分類中高強度的心率區間，在這種強度下，她每週只需要運動 75 分鐘（1¼ 小時），和中等強度比起來時間減半。

凱莉用先前算出的 HRmax 數值，再乘以 70-85% 算出中高強度區間。她的 HRmax 為 166 次／每分鐘，高強度範圍在 0.7（70%）到 0.85（85%）之間：

- 166×0.7=116 次／每分鐘
- 166×0.85=141 次／每分鐘

所以，按照美國 CDC 的建議，凱莉每週要以中高強度運動 75 分鐘（1¼ 小時），運動時心跳保持在每分鐘 116-141 次。

總結上述：

以中等強度為目標，克里斯需要每週運動 3 次，每次 50 分鐘，1 週共 150 分鐘（2½ 小時）。

以中高強度為目標，凱莉需要每週運動 3 次、每次 25 分鐘，1 週共 75 分鐘（1¼ 小時）。

高強度運動比中等或中高強度更好

高強度、短時間的運動，比起美國 CDC 推薦的中等強度運動更有助於健康，其中尤以高強度間歇訓練（high intensity interval training, HIIT），對有胰島素阻抗的人特別有幫助。高強度間歇訓練顧名思義是種短時間且具爆發性的高強度運動，運動過程包括爆發或衝刺、停止、恢復，然後再次爆發或衝刺，重複循環直到完成 1 整段訓練。這種方法已證實有助於能減緩第 2 型糖尿病與糖尿病前期患者的高血糖症狀。

高強度間歇訓練的內容

高強度間歇訓練是要在短時間內，將心跳提高到最大心率的 90% 左右，中間穿插休息時間。我們以凱莉為例：

健身建議 | 不要太依賴健身器材內建的心率監測器，那是出了名的測不準。請購買心率胸帶搭配人工智慧心率監測手錶使用，認真看待健康的話，這是個值得的投資。

> 凱莉算出她的最大心率爲每分鐘 166 次，將這個值乘以 0.9（90%）
> 得出每分鐘約 149 次。
>
> - 目標心率：166×0.9=149 次／每分鐘
> - 佩戴心率監測器，並選擇一項有氧運動器材，例如自行車、滑步機、跑步機、爬樓梯機等等。
> - 先以緩慢配速開始，讓肌肉熱身 2-3 分鐘。
> - 接下來開始盡其所能地運動，使心跳達到 149 次／每分鐘的目標，並維持 60 秒。
> - 運動 60 秒後，休息 60 秒（或改以極慢的踏步或步行）。
> - 休息 60 秒後，再開始另一個 60 秒的運動，以達到心跳每分鐘 149 次爲目標。
>
> 凱利要重複這個模式，做 60 秒的 90% 最大心率運動 10 次，然後休息 2-3 分鐘。

這組高強度間歇運動總共只有 10 分鐘（運動 10 次、每次 60 秒），搭配 10 分鐘的休息（休息 10 次、每次 60 秒的時間）。這些間隔加起來總共只要 20 分鐘，就能完成 1 整組訓練，因此「沒時間運動」已經不再是個問題了。

高強度、短時間運動和休息交錯的健身方式，已被證實與低強度、長時間的運動一樣有效，甚至在多數情況下效果更好。當克里斯還在做 50 分鐘「中等強度」運動，凱莉已經運動完了、洗了個澡，重新回到工作中。儘管她運動的時間相對短，但運動效果比起克里斯的中等強度運動更好。

短時間、高強度運動的好處，主要是能**促進肌肉儲存葡萄糖**。

當運動強度從中等、中高等，一路增加到高強度間歇訓練的 90%HRmax，肌肉會使用相對更多的葡萄糖作爲能量。這是因爲身體的有氧能量系統來不及提供肌肉足夠的能量，以滿足高強度運動的需求，最終肌肉會被迫使用葡萄糖的無氧糖解來產生能量。結果會使肌肉原本儲存的葡萄糖用盡，同時造成乳酸堆積。脂肪需要氧氣作爲燃料，因此在劇烈運動期間，肌肉會轉以葡萄糖爲主要燃料。

「等一下！我想利用運動燃燒脂肪。你說的高強度間歇訓練燃燒的是葡萄糖，可是我想甩掉的是脂肪！」

快速複習 | 參見第一階段基礎訓練的訓練 2〈代謝的基本觀念〉第 3 點和第 10 點。

不用擔心，運動過後身體一定會燃燒大量脂肪。**這種類型的運動之後，身體會進入新陳代謝高峰，燃燒脂肪作為能量來源，而且能持續 24-36 小時**。消耗葡萄糖有其作用，在接下來的內容會討論到這點。

高強度間歇運動在清空肌肉中原本儲存的葡萄糖之後，能促進運動後的代謝。對於身體和大腦，高強度運動可能是發生了緊急情況，例如在野外要逃離猛獸的致命追擊。在此情況下，身體會想要補充葡萄糖，以防緊急情況再度發生。對於運動的人，**你雖然明白自己在健身而不是在躲避掠食者，身體卻會將高強度刺激視為威脅訊號而產生反應**，並希望確保你在下一次威脅來臨時已作好準備。

為了應付高強度運動的「威脅」，肌肉會巧妙地繞過我們在〈糖尿病如海嘯來襲〉所提到的胰島素訊號機制。劇烈運動後的肌肉細胞，不需要胰島素訊號來開門讓葡萄糖從血液中進入。即使有明顯的胰島素阻抗問題，在劇烈運動後，葡萄糖轉運蛋白也會從胰島素訊號中「脫勾」。回到「電鈴」這個比喻，高強度運動就像在細胞上安裝手動開門機制，繞過胰島素受體的電鈴開門系統。

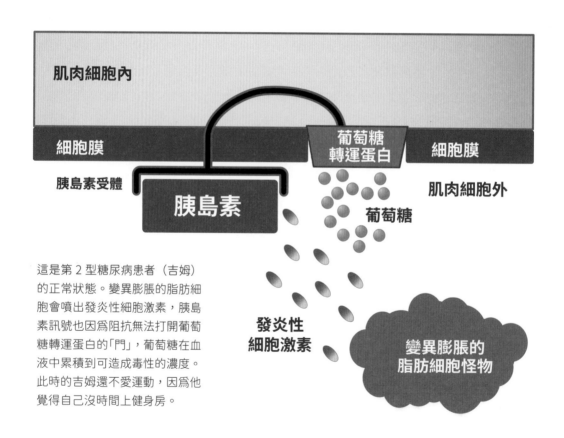

這是第 2 型糖尿病患者（吉姆）的正常狀態。變異膨脹的脂肪細胞會噴出發炎性細胞激素，胰島素訊號也因為阻抗無法打開葡萄糖轉運蛋白的「門」，葡萄糖在血液中累積到可造成毒性的濃度。此時的吉姆還不愛運動，因為他覺得自己沒時間上健身房。

高強度間歇運動不僅**打開細胞上的葡萄糖轉運蛋白門**，而且還向肌肉發出訊號，以合成更多的葡萄糖轉運蛋白。這使得在糖尿病患者血液中所積累的**葡萄糖能順利進入肌肉細胞，使血糖降下來**。高強度運動的好處在於 1 次 20 分鐘的訓練後，效果能持續 1-2 天，葡萄糖轉運蛋白會一直活躍到隔天。當糖尿病患進行這類運動之後，不僅第 2 天空腹血糖降低了，而且在運動後的 24-36 小時之間，餐後血糖濃度也較原本數值為低。

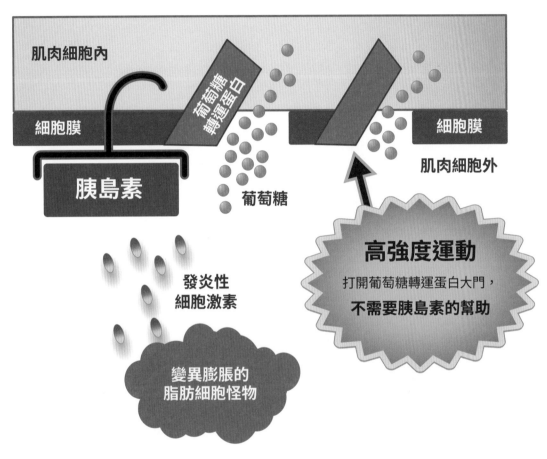

吉姆開始了實行高強度健身計畫，想想每天只需要花 20 分鐘，而且實際運動時間只有 10 分鐘，他覺得蠻不錯。在計算 HRmax 之後，他開始高強度間歇訓練，目標是達到 90%HRmax。

高強度間歇運動會使肌肉的葡萄糖儲存變少，肌肉細胞上葡萄糖轉運蛋白（門）會和胰島素訊號機制「脫勾」，不需要胰島素訊號就能讓血中葡萄糖進入，同時肌肉細胞也會製造更多轉運蛋白，以應付葡萄糖儲存量不足。

脂肪細胞仍在分泌發炎性細胞激素阻斷胰島素訊號，但這時這已經無關緊要了，因為胰島素訊號已經不是葡萄糖進入細胞的必要訊號。接下來血液中的葡萄糖湧入肌肉，血糖濃度也開始下降。

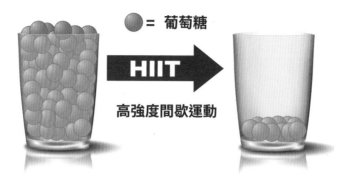

肌肉是容納葡萄糖的「容器」

⬤ = 葡萄糖

HIIT

高強度間歇運動

為了更具體了解這個的概念，我們可以把肌肉想像成儲存葡萄糖（肝醣）的「容器」，肌肉儲存肝醣目的在應付緊急情況，例如被野生動物攻擊時逃命時所需的能量。高強度間歇訓練消耗肌肉裡的肝醣，清出來的空間能容納血液中的葡萄糖。如果沒有利用高強度間歇訓練消耗肌肉中的葡萄糖，多餘的葡萄糖會在血液中積聚導致高血糖，或是轉化為脂肪儲存在身體裡。

　　由上述說明可知，高強度間歇訓練對於糖尿病患者或處於糖尿病前期的族群，是極度有效的治療方式，基本上它有助餐後血糖保持在合理範圍內。如果能持續進行高強度間歇運動，並搭配飲食控制，在血糖控制良好的情況下，胰島素敏感性也會慢慢的增加。隨著血流中需要代謝的葡萄糖減少，胰腺需要分泌的胰島素量也會下降。

　　此外，既然多餘的葡萄糖會被儲存在肌肉中，脂肪細胞也就不需要把它們轉化為脂肪儲存起來。脂肪細胞會開始萎縮，並隨著發炎程度的下降，恢復到「快樂狀態」。

　　當脂肪細胞逐漸恢復到正常大小，發炎性細胞激素也隨之減少，胰島素敏感性則會上升，因為慢性發炎是「破壞」胰島素訊號的主要原因。高強度間歇訓練

重要的醫療注意事項｜儘管高強度運動對糖尿病有益，但在開始訓練之前一定要先與醫生討論，尤其是曾因運動引發心臟病或胸痛的人。基於健康安全考量，這些人必須先獲得醫師同意才能開始訓練。除了高強度運動，這些族群還是有許多其他運動能選擇，而且基本上運動都有益健康。我們後續會在體能訓練的章節裡多介紹一些運動。高強度間歇訓練對健康的確很有幫助，但在開始之前，請先確保心臟能夠承受高強度運動。

可以應用在任何運動上，只需要確保每分鐘心跳能達到最大心率 90% 即可。找出適合自己的運動方式或運動器材吧。

在後面第三階段作戰計畫的〈體能訓練〉中，我們會介紹更多高強度運動計畫和阻力訓練。阻力訓練與高強度間歇訓練結合，是糖尿病與糖尿病前期患者的必殺技！

步驟 8：修復睡眠，同時運用減壓技巧

如果晚上不能安穩睡上 7-9 小時，那麼減脂和血糖控制就只是空談。下一章我們還會充分討論睡眠和減壓這個主題，從重點出發，然後慢慢帶出細節。研究顯示，美國有超過 ⅓ 的成年人睡眠不足，這問題的嚴重性並不只是隔天容易覺得累。睡眠不足同時還是個很大的壓力源，會引起身體的「壓力反應」。氧化壓力和發炎反應增加，就是睡眠不足所帶來的負面效應之一。

研究已證實，只要 1-2 個晚上睡眠不足，就足以使身體健康的人產生胰島素阻抗的狀態！想像一下，這對本來就肥胖、患有糖尿病前期或已有糖尿病的人，會造成怎麼樣的影響。睡眠品質不佳也會導致體重增加，這可能是慢性胰島素阻抗的結果。

雖然每個人需要的睡眠量或許大不相同，但基本上美國國家睡眠基金會（National Sleep foundation, NSF）建議，成年人每晚睡眠時間應為 7-9 小時。

在此不會深入說明睡眠，因為後面會有一大單元專門討論這個主題。請大家一定要重視睡眠，如果沒有持續、充足的睡眠，就無法達到減肥的目標，也難以維持健康的血糖濃度。慢性心理或「生活壓力」也會活化大腦中的壓力反應，產生慢性發炎和氧化壓力。減壓技巧對於長期壓力過大的人很重要，後面討論慢性壓力的章節中也會詳細說明。

金級戰術｜對於忙碌的人，高強度間歇訓練的確是個好選擇，請在運動計畫裡加入每週 3 次高強度間歇訓練。但有心臟問題的人，請務必要先取得醫師同意。

金級戰術｜為了避免胰島素阻抗和體重增加，請確保每晚睡足 7-9 小時。

相關單元｜仔細閱讀並確認自己理解第二階段了解敵人的敵人 3〈慢性壓力〉和敵人 4〈晝夜節律紊亂〉，然後將裡面的建議納入個人〈8 個步驟對抗肥胖和糖尿病〉計畫中。

小結

　　最後叮嚀，請確保盡可能的遵守這 8 個步驟，這樣做會獲得更好更快的結果。請務必注意，步驟 1 的運用會因個人健康考量而有不同，即使沒有糖尿病史的人，餐後血糖值仍是很有價值的參考訊息。對於有糖尿病前期或糖尿病的人，就請務必遵循步驟 1，直到弄清楚哪些食物會使自己的血糖超標。

　　準備食物很花時間，買速食很方便，但執行這 8 個步驟的關鍵是一致性，最需要克服的就是便利性。利用週末花幾個小時，為隔週的午餐準備一批食物。湯和燉菜是不錯的選擇，因為它們相對容易大量製作。我們會在第三階段作戰計畫的計畫 2〈強效營養〉裡介紹更多這類的個人化策略。

　　只要堅持這 8 個步驟，就能漸漸降低慢性發炎和氧化壓力，修復瘦素訊號，並恢復胰島素敏感性，實現減肥和降血糖的目標，而且不用時時計算熱量也不必挨餓。

軍事情報（參考文獻）

Ahima RS. Digging deeper into obesity. *J Clin Invest* **121** (2011): 2076-2079.

Allen DL, Hittel DS, & McPherron AC. Expression and function of myostatin in obesity, diabetes, and exercise adaptation. ˆ43 (2011): 1828-1835.

Amitani M, Asakawa A, Amitani H, & Inui A. The role of leptin in the control of insulin-glucose axis. *Front Neurosci* **7** (2013): 51.

Bahadoran Z, Mirmiran P, & Azizi F. Potential Efficacy of Broccoli Sprouts as a Unique Supplement for Management of Type 2 Diabetes and Its Complications. *J Med Food* (2013).

Barlovic DP, Soro-Paavonen A, & Jandeleit-Dahm KA. RAGE biology, atherosclerosis and diabetes. *Clin Sci* (Lond) **121** (2011): 43-55.

Basaranoglu M, Basaranoglu G, Sabuncu T, & Senturk H. Fructose as a key player in the development of fatty liver disease. *World J Gastroenterol* **19** (2013): 1166-1172.

Basaranoglu M, Basaranoglu G, Sabuncu T, & Senturk H. Fructose as a key player in the development of fatty liver disease. *World J Gastroenterol* **19** (2013): 1166-1172.

Beeler JA, Frazier CR, & Zhuang X. Putting desire on a budget: dopamine and energy expenditure, reconciling reward and resources. *Front Integr Neurosci* **6** (2012): 49.

Berridge KC, Ho CY, Richard JM, & DiFeliceantonio AG, The tempted brain eats: pleasure and desire circuits in obesity and eating disorders. *Brain Res* **1350** (2010): 43-64.

Brandt C, et al. Plasma and muscle myostatin in relation to type 2 diabetes. *PLoS One* **7** (2012): e37236.

Buxton OM, et al. Adverse metabolic consequences in humans of prolonged sleep restriction combined with circadian disruption. *Sci Transl Med* **4** (2012): 129ra43.

Cai W, et al. Oral advanced glycation endproducts (AGEs) promote insulin resistance and diabetes by depleting the antioxidant defenses AGE receptor-1 and sirtuin 1. *Proc Natl Acad Sci U S A* **109** (2012): 15888-15893.

Cavalot F, et al. Postprandial blood glucose is a stronger predictor of cardiovascular events than fasting blood glucose in type 2 diabetes mellitus, particularly in women: lessons from the San Luigi Gonzaga Diabetes Study. *J Clin Endocrinol Metab* **91** (2006): 813-819.

Chan KH, et al. Adiponectin is protective against oxidative stress induced cytotoxicity in amyloid-beta neurotoxicity. *PLoS One* **7** (2012): e52354.

Chaput JP, Doucet E, & Tremblay A. Obesity: a disease or a biological adaptation? An update. *Obes Rev* **13** (2012), 681-691.

Chavali V, Tyagi SC, & Mishra PK. Predictors and prevention of diabetic cardiomyopathy. *Diabetes Metab Syndr Obes* **6** (2013): 151-160.

Chmelar J, Chung KJ, & Chavakis T. The role of innate immune cells in obese adipose tissue inflammation and development of insulin resistance. *Thromb Haemost* **109** (2013).

Crujeiras AB, Diaz-Lagares A, Carreira MC, Amil M, & Casanueva FF. Oxidative stress associated to dysfunctional adipose tissue: a potential link between obesity, type 2 diabetes mellitus and breast cancer. *Free Radic Res* **47** (2013): 243-256.

Cui H, Kong Y, & Zhang H. Oxidative stress, mitochondrial dysfunction, and aging. *J Signal Transduct* (2012): 646354.

Davidenko O, Darcel N, Fromentin G, & Tome D. Control of protein and energy intake - brain mechanisms. *Eur J Clin Nutr* **67** (2013): 455-461.

De Marchi E, Baldassari F, Bononi A, Wieckowski MR, & Pinton P. Oxidative Stress in Cardiovascular Diseases and Obesity: Role of p66Shc and Protein Kinase C. *Oxid Med Cell Longev* (2013): 564961.

Donato JJ, Cravo RM, Frazao R, & Elias CF. Hypothalamic sites of leptin action linking metabolism and reproduction. *Neuroendocrinology* **93** (2011): 9-18.

Drong AW, Lindgren CM, & McCarthy MI. The genetic and epigenetic basis of type 2 diabetes and obesity. *Clin Pharmacol Ther* **92** (2012): 707-715.

Egecioglu E, et al. Hedonic and incentive signals for body weight control. *Rev Endocr Metab Disord* **12** (2011): 141-151.

Elias CF, & Purohit D. Leptin signaling and circuits in puberty and fertility. *Cell Mol Life Sci* **70** (2013): 841-862.

Evans JL, Maddux BA, & Goldfine ID. The molecular basis for oxidative stress-induced insulin resistance. *Antioxid Redox Signal* **7** (2005): 1040-1052.

Faraut B, Boudjeltia KZ, Vanhamme L, & Kerkhofs M. Immune, inflammatory and cardiovascular consequences of sleep restriction and recovery. *Sleep Med Rev* **16** (2012): 137-149.

Galvin JE. Optimizing diagnosis and manangement in mild-to-moderate alzheimer's disease. *Neurodegener Dis Manag* **2** (2012): 291-304.

Gillen JB, et al. Acute high-intensity interval exercise reduces the postprandial glucose response and prevalence of hyperglycaemia in patients with type 2 diabetes. *Diabetes Obes Metab* **14** (2012): 575-577.

Gillum MP, et al. SirT1 regulates adipose tissue inflammation. *Diabetes* **60** (2011): 3235-3245.

Guerrero-Beltran CE, Calderon-Oliver M, Pedraza-Chaverri J, & Chirino YI, Protective effect of sulforaphane against oxidative stress: recent advances. *Exp Toxicol Pathol* **64** (2012): 503-508.

Gulati M, et al. Heart rate response to exercise stress testing in asymptomatic women: the st. James women take heart project. *Circulation* **122** (2010): 130-137.

Guldbrand H, et al. In type 2 diabetes, randomisation to advice to follow a low-carbohydrate diet transiently improves glycaemic control compared with advice to follow a low-fat diet producing a similar weight loss. *Diabetologia* **55** (2012): 2118-2127.

Gutteridge JM, & Halliwell B, Antioxidants: Molecules, medicines, and myths. *Biochem Biophys Res Commun* **393** (2010): 561-564.

Halliwell B. Free radicals and antioxidants: updating a personal view. *Nutr Rev* **70** (2012): 257-265.

Halliwell B. The antioxidant paradox: less paradoxical now? *Br J Clin Pharmacol* **75** (2013): 637-644.

Hayes DP. Adverse effects of nutritional inadequacy and excess: a hormetic model. *Am J Clin Nutr* **88** (2008): 578S-581S.

Henriksen EJ, Diamond-Stanic MK, & Marchionne EM, Oxidative stress and the etiology of insulin resistance and type 2 diabetes. *Free Radic Biol Med* **51** (2011): 993-999.

Hittel DS, Berggren JR, Shearer J, Boyle K, & Houmard JA, Increased secretion and expression of myostatin in skeletal muscle from extremely obese women. *Diabetes* **58** (2009): 30-38.

Howitz KT, & Sinclair DA. Xenohormesis: sensing the chemical cues of other species. *Cell* **133** (2008): 387-391.

Itoh M, Suganami T, Hachiya R, & Ogawa Y. Adipose tissue remodeling as homeostatic inflammation. *Int J Inflam* (2011): 720926.

Jeon MJ, et al. Mitochondrial dysfunction and activation of iNOS are responsible for the palmitate-induced decrease in adiponectin synthesis in 3T3L1 adipocytes. *Exp Mol Med* **44** (2012): 562-570.

Jiao P, et al. FFA-induced adipocyte inflammation and insulin resistance: involvement of ER stress and IKKbeta pathways. Obesity (Silver Spring) **19** (2011): 483-491.

Journel M, Chaumontet C, Darcel N, Fromentin G, & Tome D. Brain responses to high-protein diets. *Adv Nutr* **3** (2012): 322-329.

Keating S, & El-Osta A. Epigenetic changes in diabetes. *Clin Genet* (2013).

Kenny PJ. Reward mechanisms in obesity: new insights and future directions. *Neuron* **69** (2011): 664-679.

Klement RJ, & Kammerer U. Is there a role for carbohydrate restriction in the treatment and prevention of cancer? *Nutr Metab* (Lond) **8** (2011): 75.

Landry D, Cloutier F, & Martin LJ. Implications of leptin in neuroendocrine regulation of male reproduction. *Reprod Biol* **13** (2013): 1-14.

Leidy HJ, Ortinau LC, Douglas SM, & Hoertel HA. Beneficial effects of a higher-protein breakfast on the appetitive, hormonal, and neural signals controlling energy intake regulation in overweight/obese, "breakfast-skipping," late-adolescent girls. *Am J Clin Nutr* **97** (2013): 677-688.

Little JP, et al. Low-volume high-intensity interval training reduces hyperglycemia and increases muscle mitochondrial capacity in patients with type **2** diabetes. *J Appl Physiol* **111** (2011): 1554-1560.

Logue J, et al. Obesity is associated with fatal coronary heart disease independently of traditional risk factors and deprivation. *Heart* **97** (2011): 564-568.

Louie SM, Roberts LS, & Nomura DK. Mechanisms linking obesity and cancer. *Biochim Biophys Acta* (2013).

Lumeng CN. Innate immune activation in obesity. *Mol Aspects Med* **34** (2013): 12-29.

Lumeng CN, & Saltiel AR. Inflammatory links between obesity and metabolic disease. *J Clin Invest* **121** (2011): 2111-2117.

Muller JE, et al. Carbohydrate restricted diet in conjunction with metformin and liraglutide is an effective treatment in patients with deteriorated type 2 diabetes mellitus: Proof-of-concept study. *Nutr Metab (Lond)* **8** (2011): 92.

Muoio DM, & Newgard CB. Mechanisms of disease: molecular and metabolic mechanisms of insulin resistance and beta-cell failure in type 2 diabetes. *Nat Rev Mol Cell Biol* **9** (2008): 193-205.

Nseir W, Nassar F, & Assy N, Soft drinks consumption and nonalcoholic fatty liver disease. *World J Gastroenterol* **16** (2010): 2579-2588.

Okwan-Duodu D, Umpierrez GE, Brawley OW, & Diaz R. Obesity-driven inflammation and cancer risk: role of myeloid derived suppressor cells and alternately activated macrophages. *Am J Cancer Res* **3** (2013): 21-33.

Olefsky JM. IKKepsilon: a bridge between obesity and inflammation. *Cell* **138** (2009): 834-836.

Ouchi N, Parker JL, Lugus JJ, & Walsh K. Adipokines in inflammation and metabolic disease. *Nat Rev Immunol* **11** (2011): 85-97.

Pandey KB, & Rizvi SI. Plant polyphenols as dietary antioxidants in human health and disease. *Oxid Med Cell Longev* **2** (2009): 270-278.

Paul L. Diet, nutrition and telomere length. *J Nutr Biochem* **22** (2011): 895-901.

Qi Y, et al. Adiponectin acts in the brain to decrease body weight. *Nat Med* **10** (2004): 524-529.

Rahman I, Biswas SK, & Kirkham PA. Regulation of inflammation and redox signaling by dietary polyphenols. *Biochem Pharmacol* **72** (2006): 1439-1452.

Ristow M, & Schmeisser S. Extending life span by increasing oxidative stress. *Free Radic Biol Med* **51** (2011): 327-336.

Ristow M, & Zarse K. How increased oxidative stress promotes longevity and metabolic health: The concept of mitochondrial hormesis (mitohormesis). *Exp Gerontol* **45** (2010): 410-418.

Rivellese AA, Giacco R, & Costabile G, Dietary carbohydrates for diabetics. *Curr Atheroscler Rep* **14** (2012): 563-569.

Roelofsen H, Priebe MG, & Vonk RJ. The interaction of short-chain fatty acids with adipose tissue: relevance for prevention of type 2 diabetes. *Benef Microbes* **1** (2010): 433-437.

Sandovici I, Hammerle CM, Ozanne SE, & Constancia M. Developmental and environmental epigenetic programming of the endocrine pancreas: consequences for type 2 diabetes. *Cell Mol Life Sci* **70** (2013): 1575-1595.

Santos FL, Esteves SS, da Costa Pereira A, Yancy WSJ, & Nunes JP. Systematic review and meta-analysis of clinical trials of the effects of low carbohydrate diets on cardiovascular risk factors. *Obes Rev* **13** (2012): 1048-1066.

Savini I, Catani MV, Evangelista D, Gasperi V, & Avigliano L. Obesity-associated oxidative stress: strategies finalized to improve redox state. *Int J Mol Sci* **14** (2013): 10497-10538.

Scapagnini G, et al. Modulation of Nrf2/ARE pathway by food polyphenols: a nutritional neuroprotective strategy for cognitive and neurodegenerative disorders. *Mol Neurobiol* **44** (2011): 192-201.

Schmid SM, et al. Disturbed glucoregulatory response to food intake after moderate sleep restriction. *Sleep* **34** (2011): 371-377.

Seyfried TN, et al. Metabolic management of brain cancer. *Biochim Biophys Acta* **1807** (2011): 577-594.

Seyfried TN, Marsh J, Shelton LM, Huysentruyt LC, & Mukherjee P. Is the restricted ketogenic diet a viable alternative to the standard of care for managing malignant brain cancer? *Epilepsy Res* **100** (2012): 310-326.

Seyfried TN, & Shelton LM. Cancer as a metabolic disease. *Nutr Metab* (Lond) **7** (2010): 7.

Shah A, Mehta N, & Reilly MP. Adipose inflammation, insulin resistance, and cardiovascular disease. *JPEN J Parenter Enteral Nutr* **32** (2008): 638-644.

Shammas MA. Telomeres, lifestyle, cancer, and aging. *Curr Opin Clin Nutr Metab Care* **14** (2011): 28-34.

Shen J, Obin MS, & Zhao L. The gut microbiota, obesity and insulin resistance. *Mol Aspects Med* **34** (2013): 39-58.

Sies H, et al. Protection by flavanol-rich foods against vascular dysfunction and oxidative damage: 27th Hohenheim Consensus Conference. *Adv Nutr* **3** (2012): 217-221.

Singh S, Vrishni S, Singh BK, Rahman I, & Kakkar P. Nrf2-ARE stress response mechanism: a control point in oxidative stress-mediated dysfunctions and chronic inflammatory diseases. *Free Radic Res* **44** (2010): 1267-1288.

Siow RC, & Mann GE. Dietary isoflavones and vascular protection: activation of cellular antioxidant defenses by SERMs or hormesis? *Mol Aspects Med* **31** (2010): 468-477.

Siri-Tarino PW, Williams PT, Fernstrom HS, Rawlings RS, & Krauss RM. Reversal of small, dense LDL subclass phenotype by normalization of adiposity. *Obesity* (Silver Spring) **17** (2009): 1768-1775.

Speciale A, Chirafisi J, Saija A, & Cimino F. Nutritional antioxidants and adaptive cell responses: an update. *Curr Mol Med* **11** (2011): 770-789.

St-Onge MP, Bosarge A, Goree LL, & Darnell B. Medium chain triglyceride oil consumption as part of a weight loss diet does not lead to an adverse metabolic profile when compared to olive oil. *J Am Coll Nutr* **27** (2008), 547-552.

Stanhope KL, Schwarz JM, & Havel PJ. Adverse metabolic effects of dietary fructose: results from the recent epidemiological, clinical, and mechanistic studies. *Curr Opin Lipidol* (2013).

Stark R, Ashley SE, & Andrews ZB. AMPK and the neuroendocrine regulation of appetite and energy expenditure. *Mol Cell Endocrinol* **366** (2013): 215-223.

Stevenson DE, & Hurst RD. Polyphenolic phytochemicals--just antioxidants or much more? *Cell Mol Life Sci* **64** (2007): 2900-2916.

Stout RD, et al. Macrophages sequentially change their functional phenotype in response to changes in microenvironmental influences. *J Immunol* **175** (2005): 342-349.

Suganami T, & Ogawa Y. Adipose tissue macrophages: their role in adipose tissue remodeling. *J Leukoc Biol* **88** (2010): 33-39.

Suzuki K, Jayasena CN, & Bloom SR. Obesity and appetite control. *Exp Diabetes Res* (2012): 824305.

Szasz T, Bomfim GF, & Webb RC. The influence of perivascular adipose tissue on vascular homeostasis. *Vasc Health Risk Manag* **9** (2013): 105-116.

Takeuchi M, et al. Immunological detection of fructose-derived advanced glycation end-products. *Lab Invest* **90** (2010): 1117-1127.

Tanaka H, Monahan KD, & Seals DR. Age-predicted maximal heart rate revisited. *J Am Coll Cardiol* **37** (2001): 153-156.

Thundyil J, Pavlovski D, Sobey CG, & Arumugam TV. Adiponectin receptor signalling in the brain. *Br J Pharmacol* **165** (2012): 313-327.

Tremblay A, & Chaput JP. Obesity: the allostatic load of weight loss dieting. *Physiol Behav* **106** (2012): 16-21.

Tsuji H, et al. Dietary medium-chain triacylglycerols suppress accumulation of body fat in a double-blind, controlled trial in healthy men and women. *J Nutr* **131** (2001): 2853-2859.

Upadhyay M, Samal J, Kandpal M, Singh OV, & Vivekanandan P. The Warburg effect: insights from the past decade. Pharmacol Ther **137** (2013): 318-330.

Uribarri J, et al. Advanced glycation end products in foods and a practical guide to their reduction in the diet. *J Am Diet Assoc* **110** (2010): 911-16.e12.

Uziel O, et al. Telomere dynamics in arteries and mononuclear cells of diabetic patients: effect of diabetes and of glycemic control. *Exp Gerontol* **42** (2007): 971-978.

Vachharajani V, & Granger DN. Adipose tissue: a motor for the inflammation associated with obesity. *IUBMB Life* **61** (2009): 424-430.

Vander Heiden MG, Cantley LC, & Thompson CB. Understanding the Warburg effect: the metabolic requirements of cell proliferation. *Science* **324** (2009): 1029-1033.

Vlassara H, et al. Protection against loss of innate defenses in adulthood by low advanced glycation end products (AGE) intake: role of the antiinflammatory AGE receptor-1. *J Clin Endocrinol Metab* **94** (2009): 4483-4491.

Vlassara H, & Striker GE. AGE restriction in diabetes mellitus: a paradigm shift. *Nat Rev Endocrinol* **7** (2011): 526-539.

Wellen KE, & Hotamisligil GS. Inflammation, stress, and diabetes. *J Clin Invest* **115** (2005): 1111-1119.

Wellen KE, & Thompson CB. Cellular metabolic stress: considering how cells respond to nutrient excess. *Mol Cell* **40** (2010): 323-332.

Westerterp-Plantenga MS, Lemmens SG, & Westerterp KR. Dietary protein - its role in satiety, energetics, weight loss and health. *Br J Nutr 108 Suppl* **2** (2012): S105-12.

Wroblewski AP, Amati F, Smiley MA, Goodpaster B, & Wright V. Chronic exercise preserves lean muscle mass in masters athletes. *Phys Sportsmed* **39** (2011): 172-178.

Yu JH, & Kim MS. Molecular mechanisms of appetite regulation. *Diabetes Metab J* **36** (2012

慢性壓力

　　每個人都或多或少受到慢性心理壓力的影響。心理壓力是個嚴重的問題，會導致身體疾病。持續性的壓力會對身體和大腦造成有形且醫學上可定義的傷害。慢性壓力會加速老化，而那些能夠克服壓力的人，看起來比實際年齡稍微年輕。

　　長期承受壓力的人身體變化會很明顯，但有些有效的方式能夠減壓。壓力是個無聲殺手，不過我們可以運用知識和策略來克服。慢性壓力是個狠角色，會隨著時間慢慢一刀刀地摧殘人們，它會鑽進大腦中，並造成嚴重破壞。你即將見識，這個健康五敵之一的沉默殺手，會改變人類大腦，並由內而外傷害身體健康。我們《強壯靈藥》團隊已為你剖析了這個殺手的招術，並規劃了有效的防禦措施。

慢性壓力和疾病

　　近期研究顯示慢性壓力與多種疾病間的關連。結果發現壓力會造成多種疾病，也是造成疾病惡化的原因。

與慢性壓力有關的疾病

　　‧肥胖　‧糖尿病　‧高血壓　‧阿茲海默症等神經退化性疾病
　　‧心臟疾病　‧憂鬱和焦慮　‧慢性疼痛　‧癌症

　　就算慢性壓力和上述疾病有關，但多數患者在與醫生討論時，都不會想到要去談壓力。同樣地，大多數醫生在診療上述疾病時，也不見得會詢問患者是否有慢性壓力。這麼重要的溝通，卻有如此大的障礙阻隔。

- 許多醫生把重點擺在醫治身體，不太會去關心患者的心理和精神狀況，當然也就不會提供減壓建議。
- 多數醫生沒有給出具體的意見，幫助患者減輕壓力。
- 慢性壓力仍未被視為疾病的重要危險因子。

- 過去一直沒有合適的醫學測試方法，能用來評估慢性壓力，不過這點最近已經開始慢慢改變。
- 心理健康和身體健康仍然被分開看待，被當作是不同的問題，但這個想法顯然並不周全。

身體狀態實際上是心理健康狀況的延伸，身體與心理狀態需一體視之。**慢性壓力會阻礙我們追求所有健康和健身的目標。**

身體和心理

笛卡兒（René Descartes，1596-1650 年）是 17 世紀傑出的數學家與哲學家，普遍被認為是現代哲學之父。他提出了身心二元論，認為心靈和肉體兩者是分開的，處於截然不同的平行宇宙中。對笛卡兒而言，身體是遵循自然規律約束的物質，而思維意識是心靈、非物質的，不受這些規律的約束。他主張身體和心靈可以相互影響，但兩者最終仍然是合而不同。在笛卡兒的哲學思維裡，認為心理學和神經科學是分開、截然不同的學科，而且也應該保持在這種狀態。心理學研究「非物質」思維，而神經科學則探索物理大腦的實際機械運作。

但現代科學日益發現，身心運作的方式並非如此，兩者其實相互交織、不可分割。新興研究領域包含神經心理學和心理神經內分泌學等等，研究的就是這種身體與心靈間的連繫。

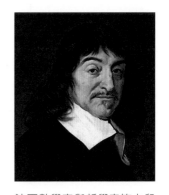

法國數學家與哲學家笛卡兒

身心合一

人的意識和潛意識主導了許多不同層面的身體運作。大腦則是指揮中心，是總部，是指揮和反應的地方，大腦能夠推估、計算，在持續變化的環境中切換任務，決定意識產生之後的行動和反應。意識總是發生在當下。

大腦監控著身體運作，例如心和肺的同步運作。大腦雖然是有形的器官，但能產生無形的意識，能夠體現智力、個性和行為。**大腦構造會受到經驗、思想和感覺的影響，不斷地重塑和改變。**

不斷在改變的大腦

　　意見、想法、態度和看法的不同，實際上可以改變大腦神經「硬體布線」（hardwiring）。透過現代科技，我們能夠定位追蹤這些大腦迴路的變化。大腦有可塑性並不是科幻假設，技術進步讓人能實際看到大腦如何變化、產生新的神經連結。神經重新連結如果是爲了應付反覆不斷的身心壓力，那是件壞事，如果是爲了活化大腦的新興、未開發的區域，那就是件美妙的事情。

　　大腦因應刺激而改變原有物理結構和功能，稱爲**神經可塑性**。所謂可塑一詞，原始定義是「易於建構或成型，能適應各種條件」。人腦也是「可塑的」，能被塑造用以適應各種條件。有研究顯示，人腦包含大約 860 億個神經細胞（神經元）和幾乎等量的「支持細胞」（神經膠質細胞）。單一人類大腦中的細胞數量，大約是全球人口數量的 25 倍。更讓人驚喜的是，860 億個神經細胞中的每一個都可以與大腦其他細胞形成連結，而這樣的連結可以多達 1,000 個。因此，神經細胞之間的潛在連結總數，應該能有數百兆，大腦有無窮無盡的可能。

　　讓我們來看看，神經細胞如何建立這些數以兆計的連結。

　　相鄰神經細胞的軸突和樹突之間，會因爲環境的改變產生新的「突觸」連結，或是導致舊突觸消失。神經系統隨著這些連結的建立和消失而不斷重塑，產生可塑性。

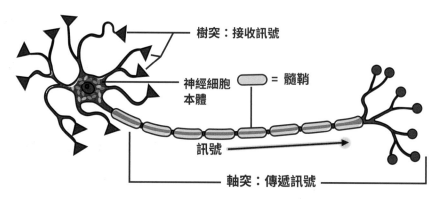

認識神經細胞（神經元）

- 神經元的**細胞本體**是神經細胞的「控制中心」，也是產生能量維持神經元存活的地方。
- **樹突**接收來自其他神經細胞的訊號，我們可以將樹突視爲接收神經元細胞本體接收訊息的天線。
- **軸突**將訊號由神經細胞傳出，送到大腦中的其他神經細胞或身體細胞（如肌肉細胞）。上圖中覆蓋在軸突上的淺藍色描邊部分，有絕緣作用，能讓神經細胞傳輸的訊號傳遞得更遠。這種絕緣層稱爲**髓鞘**，就像電線周圍的絕緣塗層一樣，可以讓電流順暢流動，避免短路。

　　關鍵重點｜神經細胞之間連結的產生和消失，使神經系統有可塑性。大腦受到新刺激後，只要幾分鐘，這個重塑的過程就會開始。

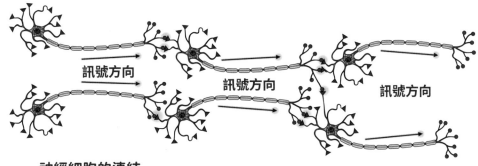

神經細胞的連結

數十億神經細胞透過樹突「接收」、軸突「傳送」相互通訊，此圖僅畫出 6 個神經細胞作為示範，說明神經元的連接和交流。想像一下，數十億個神經細胞，**每個神經細胞能形成多達上千個連結！**

一個神經元樹突「接收器」與另一個神經元的軸突「發射器」之間，以**突觸**（以黃色光暈顯示）連結，使訊號能夠沿著連接的神經元來傳遞。

這就是大腦內部溝通，以及大腦溝通身體其他部位的方式。當人想要移動大腿，訊號就是如此從大腦一直傳遞到全身肌肉，告訴大腦要移動的方向。這個訊息傳遞系統，也負責將外部環境的變化傳達給大腦，包含觸覺、味覺、嗅覺、視覺、聽覺、熱、冷和危險等等外部訊號從身體傳遞到大腦的路徑。

就像肌肉一樣，人腦也具有「用進廢退」的特性。人不動，肌肉就會萎縮，骨骼會變得脆弱。反之，透過運動，以目標為導向，並且有技巧地對身體施加壓力，可以避免身體退化。大腦也不例外。

大腦會為了適應新的環境挑戰，產生成新的連結，沒有了挑戰，連結也就跟著消失。因此在日常活動範圍以外，我們可以增加新穎且具腦力複雜性的任務，給大腦新挑戰，這也包括一些困難的任務，例如學習外語、學樂器、閱讀古典文學、創作詩歌、雕刻、繪畫或學習新技能等等。有兩個關鍵因素可以激發大腦可塑性：首先要「新」，所學習的技能需要與原本已有的技能不同，因為新技能會活化大腦的新區域。其次，技能需要夠「複雜」，才能刺激大腦運作，而不是無腦的麻木反應。

腦力激盪會使大腦產生「適應性反應」，就像練肌肉一樣，刺激會讓神經之間產生軸突 – 樹突（發射器 – 接收器）的連結。像看電視這類的被動型活動，並不會刺激產生神經連結。要積極參與活動，而不是被動的接收訊息。腦神經細胞連結的產生與否（神經可塑性），決定了大腦處理壓力的能力。

當大腦受到壓力

壓力能透過神經可塑性這個機制，改變大腦的結構和功能，腦細胞的改變重塑會影響人的思考、行動和行為模式。**心理壓力持續的時間長度和強度**，也會影響大腦對壓力的反應。

- 個別、短期的壓力：例如與朋友或配偶爭吵、大學期末考或暫時的經濟壓力，這些都可能讓大腦練得更有彈性。所謂彈性就是在短期壓力之後，大腦的能力會增加，使得應付壓力時更有彈性。想想大學新鮮人第一次考試，與大四甚至研究生考試時的區別。與新生相比，研究生對考試壓力的反應要小得多，研究生曾來回經過多次期末考試的壓力，變得比原本大一時更有彈性。他們的大腦建立了軸突－樹突（發射器－接收器）連結，因此更能應付期末考試的壓力。相比之下，大一新生才剛要開始建立神經連結，還正要提升大腦對考試壓力的彈性。 新生過去沒有遇過期末大考壓力，大腦會將考試視為威脅。這會讓大腦產生壓力反應。經過多年訓練，研究生大腦已經能夠抵禦期末考壓力，不再認為是威脅。**強度相對較低的短期、間歇性壓力，則會增強大腦處理壓力的彈性，並降低壓力反應。**

- 慢性壓力或高強度壓力：比起短期、低強度壓力，慢性或高強度壓力對大腦的影響完全不同，這種壓力以消極、有害的方式徹底的影響大腦。慢性壓力與高強度壓力（如戰爭、車禍或創傷性事件）會改變大腦「發射器－接收器」的連接，慢慢地這些連結會強化大腦的壓力反應。強化壓力反應不但不會使人對處理壓力更有彈性，反而變得更容易受到心理壓力影響，這會讓人對生活中的壓力更加敏感。長期處於壓力下的人，可能容易因為小事就感到厭煩，而無法處理本來能夠從容應對的小壓力。容易感覺壓力過大是因為大腦神經系統已經重塑成要應付慢性壓力，從生存角度來看，大腦的改變是為了保護個體不受持續性的威脅。如同第一階段基礎訓練的訓練1〈核心主題4〉所提及，大腦在受到壓力當下，不會仔細分辨所謂壓力是討人厭老闆、經濟問題，還是在與問題少年打交道，它只知道你每天都處於壓力之下，只好加強壓力反應來作出應對。問題在於，**強化長期壓力反應有礙健康。**

請再參閱〈核心主題4〉的「下視丘－腦下垂體－腎上腺軸」示意圖，圖中呈現了大腦神經重塑的過程，讓你具象理解大腦在慢性壓力期間的變化。下視丘-腦下垂體-腎上腺軸是壓力反應系統，和交感神經系統一樣，都會產生壓力荷爾蒙，例如**皮質醇、腎上腺素和去甲基腎上腺素**。當人在面臨「戰鬥或逃跑」的情況，就會分泌這些荷爾蒙。下視丘－腦下垂體－腎上腺軸所誘發分泌的荷爾蒙（包含皮質醇、腎上腺素和去甲基腎上腺素），對人體的作用如下：

快速複習 | 請快速回顧第一階段基礎訓練的訓練1〈核心主題4：壓力反應〉。

- 使血糖升高增加身體可用的能量
- 增加心跳和血壓
- 增加流向肌肉的血液量
- 製造警惕性行為（緊張焦慮、警覺性）

下視丘－腦下垂體－腎上腺軸能引發急性與慢性壓力反應，用來應付大腦所發現的威脅。這是個設計精良的系統，但僅用於應付環境中的「威脅」。

急性反應機制會觸發交感神經系統（戰鬥或逃跑）。交感神經系統受刺激會分泌腎上腺素和去甲基腎上腺素分泌，這兩種激素會使人提高警覺性，將儲存的葡萄糖從肝臟釋放到血液中，使心跳加速、消化暫停、肌肉的血液供應增加，這全都是為了準備戰鬥或快速逃跑。簡言之，急性反應機制就是令人在戰鬥時全身極度繃緊，或車禍後大腦會一片空白。

慢性反應機制則是透過腦下垂體到達腎上腺，威脅發生約 30 分鐘後，慢性壓力反應最為活躍。皮質醇是幫助身體從壓力中恢復的主要荷爾蒙，重整旗鼓為可能的威脅作好準備，皮質醇也能使肝臟釋出葡萄糖，以確保大腦有足夠的能量來應付威脅。另外，皮質醇還會促進肌肉分解進行細胞自噬作用，分使肌肉蛋白質中的胺基酸作為原料，用來為大腦製造葡萄糖提供能量。在某些情況下，皮質醇會促進身體組織分解再利用，像是許多馬拉松跑者看起來偏瘦，部分原因是他們體內有高濃度皮質醇，使跑者身上的肌肉隨時都能夠被分解用來補充熱量。

一般而言，這樣的機制不應該是常態。現代人有現代化的威脅要面對，像交通堵塞、家庭關係和財務問題、慣老闆等等，或是睡眠不足，多數人淹沒在日常壓力裡，使系統超載。

許多人的大腦每天都面臨著如「被熊追趕」的壓力感。雖然壓力反應系統啟動程度不會像真的被熊追趕那麼高，但在應對現代生活層出不窮的日常壓力時，它仍會有一定程度的活化，這些壓力一刀刀凌遲著身體健康。

威脅和壓力反應

什麼情況下我們的下視丘－腦下垂體－腎上腺軸會啟動，產生壓力反應？任何被大腦認為是威脅的事，不論是來自身體內部或外部環境，都會啟動下視丘－腦下垂體－腎上腺軸，並產生壓力反應。

- 來自體內的威脅包括感染、傷害、毒素或疾病。**應付內部壓力不需要經過大腦決策。**潛意識能感覺到這些內部威脅，某種程度上或多或少都會引發下視丘－腦下垂體－腎上腺軸反應。
- **來自環境的外部威脅由大腦負責處理。**處理外部威脅需要作出一連串的「決策」，包含評估可能危害的程度，並決定如何應對。

威脅的大小和所引起的壓力反應因人而異,對一個人構成威脅的東西,不見得對另一個人也是威脅,個體之間對威脅感知的差異依個人經驗有所不同。舉例來說,比起剛分手情緒低落的青少年,遭受炮火攻擊的海豹突擊隊員在身體所表現出的壓力反應和激動程度相對或許還比較低。

為簡單起見,在此僅就大腦如何感知威脅並啟動壓力反應的三大面向進行討論。大腦實際運作極其複雜,以下討論大腦威脅反應的內容已經過大量簡化。以下介紹大腦處理壓力反應的三個主角:

- **前額葉皮質**(prefrontal cortex, PFC)
- **海馬迴**(hippocampus)
- **杏仁核**(amygdala)

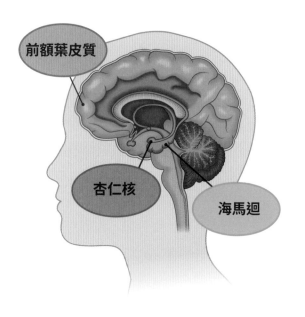

前額葉皮質

前額葉皮層負責決策,所謂決策包含:

- 價值評估,判斷事情好壞。
- 關切某件事。
- 行為控制(酒醉則會失去控制)。
- 解決複雜問題任務切換,也可以稱為多工處理。
- 識別物體之間是否相同。

決策功能完好無損時,**前額葉皮質能夠協助阻止下視丘–腦下垂體–腎上腺軸的壓力反應**。前額葉皮質是人類與動物大腦結構主要不同之處,在分辨一件事情是否真的具有威脅性之前,它會先「思考」評估。動物沒有這樣的決策功能,只會本能性地對可能的威脅作出反應,不加考慮。

海馬迴

海馬迴有以下功能:

- 學習:將短期記憶轉化為長期記憶。
- 形成對「新」情況或「新」環境的記憶。

海馬迴是成年人大腦中唯一能定期生成新神經細胞的區域之一。再遇到過去見過的可能威脅時,海馬迴還可以透過回憶有關的環境記憶,**幫助抑制下視丘–腦下垂體–腎上腺軸所產生的壓力反應**。

杏仁核

杏仁核負責：

- 讓帶有強烈情緒的事件記憶更加深刻。
- 控制攻擊性行為。
- 控制情緒反應。

杏仁核可以透過下視丘－腦下垂體－腎上腺軸啟動壓力反應，它也是產生「習得性恐懼」的大腦結構。舉例來說，一般人聽到鈴聲不會引發恐懼反應。但如果每次聽到鈴聲後就遭到電擊，那麼個體很快就會開始「害怕」鈴聲，這是杏仁核產生的習得性恐懼的一個例子。

正常情況下，前額葉皮質、海馬迴和杏仁核會協同作用，針對所遇到的威脅大小，產生適當的壓力反應。危險過去時，這三者也會停止壓力反應，過度活躍的壓力反應系統會適得其反，有害無益。

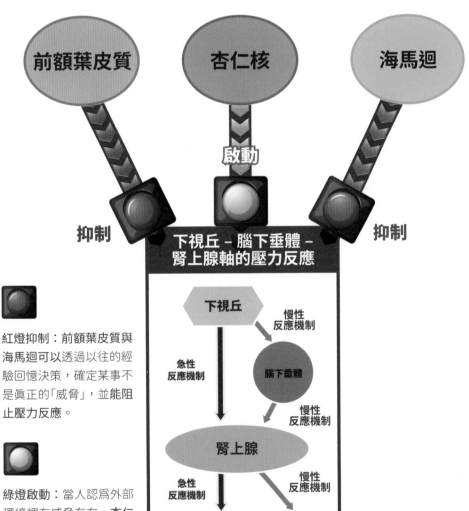

紅燈抑制：前額葉皮質與海馬迴可以透過以往的經驗回憶決策，確定某事不是真正的「威脅」，並能阻止壓力反應。

綠燈啟動：當人認為外部環境裡有威脅存在，杏仁核會引起壓力反應。

慢性壓力重塑大腦的壓力反應迴路

　　海馬迴對於下視丘－腦下垂體－腎上腺軸過度活化的情況特別敏感。漸漸地，慢性壓力所引起的高濃度皮質醇會讓海馬迴萎縮，降低它的功能。以磁振造影所作的研究顯示，長期處於壓力下和患有憂鬱症的人，海馬迴更為萎縮，比起健康者的海馬迴明顯要小。壓力導致海馬迴萎縮的原因與和機制包括：

- 神經細胞叢之間的樹突「接收器」和軸突「發射器」連接減少。

- 海馬迴中新生的神經元數量減少。海馬迴是成人大腦中少數能定期產生新神經細胞（神經元）的區域之一，而且它依賴新生的神經元來維持大小。當新生的神經細胞較少，總體數量就會減少，整個海馬迴就會萎縮變小。

　　海馬迴萎縮會導致短期記憶力變差，當遇到新狀況和新環境時，就會出現問題。萎縮的海馬迴應付壓力的能力非常糟糕，而且對於下視丘－腦下垂體－腎上腺軸的啟動，控制能力也很差。前額葉皮質中的神經細胞也會萎縮。慢性壓力使皮質醇濃度過高，導致樹突「接收器」萎縮。樹突萎縮時，就沒有足夠能力與其他神經細胞形成連結，而這些連結對於細胞間訊息傳遞很重要。前額葉皮質的「決策能力」也因此減弱，如果沒有良好的決策能力，我們就很難集中注意力並控制好自己的行為，也沒辦法思考區分好壞，或是解決複雜問題。

　　慢性壓力會弱化前額葉皮質和海馬迴的功能，但對杏仁核的影響可就截然不同了。在持續的慢性壓力下，**杏仁核神經細胞**間的「接收器－發射器」**連結變得更強，而且數量更多**。高度的恐懼和焦慮會讓下視丘－腦下垂體－腎上腺軸更加活化，杏仁核變強以後，會導致攻擊行為增加。

　　大腦慢性壓力引發的生理變化包括：

- 對壓力過大的大腦而言，非威脅性的刺激變得具有「威脅性」。緊張和壓力會引起下視丘－腦下垂體－腎上腺軸壓力反應，使前額葉皮質和海馬迴的功能下降，壓力同時會增強杏仁核作用。這些效應綜合起來會讓人對過去本不覺得有威脅的事產生壓力反應。許多人都有被瑣事激怒經驗，像是開車時容易暴怒、反應過度，或因為小問題對朋友和家人發脾氣等等。

- 前額葉皮質和海馬迴功能不良時，大腦就無法好好思考評估情形，接著就會開始變得像動物一樣，靠直覺反應。觀察是否有慢性壓力的方法之一，是看大腦是否以**「更像動物」**的方式運作。

- 更多的壓力會讓身體有更高的威脅感，導致下視丘－腦下垂體－腎上腺軸壓力反應更強，產生更多皮質醇和腎上腺素，使前額葉皮質和海馬迴的功能變得更差，慢性壓力惡性循環影響健康。

　　外在環境會重塑大腦，這不但影響身體健康，還會改變行為甚至個性。如果笛卡兒生活在現代，得知物質環境會影響心理，他會修正他的看法嗎？

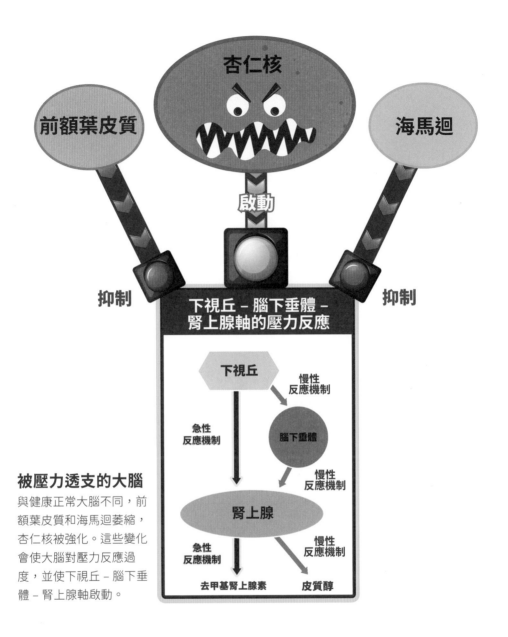

被壓力透支的大腦

與健康正常大腦不同，前額葉皮質和海馬迴萎縮，杏仁核被強化。這些變化會使大腦對壓力反應過度，並使下視丘–腦下垂體–腎上腺軸啟動。

從第一原理的角度來看：壓力與大腦變化

　　大腦處於慢性壓力下所產生的生理變化，對人有什麼好處？如果將想法抽離現代社會一分鐘，想想在不同的環境下慢性壓力表示什麼，回頭再看這些大腦變化，也就不難理解。

　　當原始部落的個體不斷受到環境如掠食者、鄰近具侵略性部落的威脅，大腦就會發生改變，能幫助這個人生存下去。如果大腦高度警覺，將環境中所有可能事物都視為潛在威脅，那麼遇事就不會措手不及。

如果對夜間樹林裡的每一個聲響都能警惕，隨時準備著「戰鬥或逃跑」，掠食者或敵人就不太能成功取人性命。在這種原始的生存環境中，有像動物一樣的本能反應似乎更適合生存，而不是依靠大腦前額葉皮質、海馬迴來慢慢思考評估。長遠來看，如此保持動物本能運作雖然對健康不好，但肯定可以幫助原始人類在野外環境的危險中存活下來。

壓力和健康的關係

消極偏見

人類天生對環境中的負面事物反應比正面事物更強烈。人類因為大腦高度演化，通常比動物更有能力評估潛在的威脅，但我們仍然難以避免「消極偏見」（negativity bias）的存在。

人對於負面消息會有更深刻的印象，在心理學中，消極偏見指的是像痛苦、衝突、批評這類消極訊息刺激，會比同等強度的積極刺激比如安慰、肯定、讚美等，引起更強烈的反應並產生記憶，許多人都能從過往的經驗裡體會此言不虛。

- 老闆的十次讚美比不上一次批評的感受強烈。
- 和朋友一次衝突或爭吵，可能讓多年友誼畫下句號。
- 比起循規蹈矩順順利利，人從錯誤中學到的更多。

消極偏見現象確實存在，而大腦對它更有反應有其原因。

從第一原理的角度來看：消極偏見

大腦所產生的變化可以視為是消極偏見的延伸，消極偏見有助於人類在陌生環境下生存。如果大腦認為某種正面情況和某種負面情況同等重要，例如食物的位置對比咬人野熊出沒的位置，相較之下熊出沒的位置就會讓大腦產生更強烈的反應。儘管食物是生存所需，但野熊可能造成的危險可不是食物所能彌補。飢餓肯定是一種威脅，而且獲得食物是種強大的獎勵，但野熊可能對生命造成立即性的危害。消極偏見讓當前的生存占了上風。

了解消極偏見，或許能幫助緩和對負面刺激的反應。一旦能**理解並意識到消極偏見現象，大腦就能夠透過思考控制它。**

大家或多或少都有遇過那種看來沒什麼壓力的人，神經粗、勇敢、膽大包天，這是旁人對這些人的看法，但也或許那只是對消極偏見現象了然於胸，懂得分辨所遇到的情況是否真的危急。我們也可以試著別被壅塞的交通弄得心神不寧，面對日常壓力時不要過度反應。

童年經歷塑造個人壓力反應

童年時期經歷的創傷事件，比如受虐、失去雙親、飢餓、冷暴力等，對兒童大腦發育會造成深遠的影響，尤其是壓力反應系統的發育。這些孩子成年時，所受到的憂鬱和焦慮的折磨會比其他人更多，他們的大腦在生理和功能上，與沒有童年創傷經歷的成年人不同。從童年到成年這段時間，發育中的大腦更容易受到壓力的影響。

研究也顯示，持續反覆不斷的壓力會重塑大腦迴路，讓人對壓力更敏感。表觀遺傳機制會導致上述變化，但表觀遺傳是可以隨著時間，慢慢逆轉過來。對於童年生活在壓力中的人，仍能夠試著讓自己的壓力反應系統回歸正常，努力不懈地透過大腦重塑訓練能達到目標。只需要我們給予正確的訊息，成人的大腦仍然有很大的可塑性。

快速複習｜請回顧第一階段基礎訓練的訓練 1 的核心主題 2〈基因和環境的關連〉。

回顧核心主題｜童年生活壓力和表觀遺傳學｜在第一階段基礎訓練的核心主題 2〈基因和環境的關連〉中，我們討論了表觀遺傳如何改變基因的表現。有些基因受到環境變化影響會被加上「書籤」，使其保持在開啟狀態，有些基因則是被「黏在一起」處於關閉狀態。童年生活壓力，會使與壓力反應相關的大腦區域，發生上述的表觀遺傳變化。具體來說，童年生活壓力「啟動」了許多與促進下視丘－腦下垂體－腎上腺軸作用的基因。這使得下視丘－腦下垂體－腎上腺軸對環境中的任何「威脅」都非常敏感，而且很容易活躍。在顯著壓力下長大的人，成年後大部分時間其壓力反應系統都是活躍的，即使是輕微壓力都能引發反應。如同前面提到的，正常情況下前額葉皮質和海馬迴能抑制下視丘－腦下垂體－腎上腺軸的壓力反應。在壓力下長大的人因為表觀遺傳變化，正常的前額葉皮質和海馬迴功能會受到影響。這些人的前額葉皮質和海馬迴無法有效作用，所以他們的壓力反應可能會失控。研究還顯示出，童年遭受虐待或是在巨大環境壓力下長大的人，與杏仁核功能相關的基因會產生表觀遺傳變化，會引發強烈的下視丘－腦下垂體－腎上腺軸的壓力反應。

大腦變化和「心理健康」

研究已經證實,處於慢性壓力下尤其是童年生活在壓力陰影下的人,大腦的表觀遺傳變化會傾向憂鬱、焦慮,並且容易有其他心理健康問題。大腦迴路會因為慢性壓力而朝向負面連結,導致情緒和行為發生變化。因此「**心理健康」應該被視為身體健康的另一面,應該受到同等的重視與對待**。舉例來說,重度憂鬱症患者的海馬迴就比正常人小,這就是生理上可測得的變化。憂鬱和其他心理健康障礙確實會影響身體,並不僅僅是心理或精神上的問題。

在身心相互影響的前提下,接下來將介紹的慢性壓力自療法,被證實可以有效治療傳統上被視作心理疾病的問題,也就不令人意外了。

壓力和慢性疾病

長期慢性壓力對健康的影響,主要是造成**慢性發炎和氧化壓力**。因此慢性壓力也與下列問題相關:

- 心臟病
- 糖尿病
- 加速老化
- 自體免疫疾病
- 癌症
- 肥胖
- 憂鬱症:新興研究顯示,憂鬱症是一種發炎性疾病!

長期壓力會讓交感神經(戰鬥或逃跑)系統過度活化,導致慢性發炎和氧化壓力增加,雖然在本書開頭的核心主題裡曾討論過這點,但這很重要,需要一再強調。**交感神經(戰鬥或逃跑)系統活化,會導致身體發炎與氧化壓力增加。**

正如先前所說明,運動能刺激交感神經系統活化,引發短期的發炎和氧化壓力,在毒物興奮效應作用下,能夠促進健康。但慢性壓力所引發的是交感神經系統持續性、低強度的活化,會導致慢性發炎和氧化壓力,這是許多疾病的根源。

皮質醇是壓力反應的一環,功能在於抑制發炎和氧化壓力以幫助身體恢復,在短期壓力如運動、受傷或逃避掠食者之後,皮質醇就會作用。簡言之,在危機過去之後,皮質醇會抑制由「戰鬥或逃跑」系統產生的發炎和氧化壓力。

交感神經系統(發炎)和皮質醇(抗發炎)共同作用,能有效處理短期壓力。真正會造成問題的地方在於皮質醇持續的活化。**新研究顯示身體會產生「皮質醇阻抗」**,類似於胰島素阻抗和瘦素阻抗,皮質醇阻抗會導致身體不受控制的發炎。

皮質醇受體阻抗

　　皮質醇受體阻抗是一個相對較新的研究領域，但這個想法在概念上頗合乎邏輯。受體阻抗是種常見的病徵，例如糖尿病患者有胰島素受體阻抗、肥胖症患者有瘦素受體阻抗。而皮質醇也是種激素，如果像胰島素、瘦素一樣也會有受體阻抗問題，這想法一點也不奇怪。

　　慢性壓力與皮質醇阻抗是一個新興的研究領域。皮質醇能抑制免疫系統細胞進而減少發炎，不論是先天性（守衛）或是後天適應性（刺客）所引起的發炎。皮質醇會與免疫細胞上的受體結合發出訊號，使其停止分泌發炎性細胞激素。還記得第二階段了解敵人的〈敵人 2：肥胖症〉，我們談到胰島素阻抗的發生，受體如何失去功能，導致胰島素訊號無法到達細胞。皮質醇阻抗機制類似於胰島素阻抗，在慢性壓力下，免疫細胞上的皮質醇受體會慢慢變得功能不足。這種情況發生時，免疫細胞即使在威脅過去之後，也無法得到「停止發炎」的訊號。這會讓發炎和氧化壓力持續發生不受控制，導致慢性疾病，如心臟病、糖尿病、肥胖症、自體免疫疾病和癌症。

　　總之，慢性壓力會刺激交感神經系統，引發免疫細胞反應導致慢性發炎。由於皮質醇阻抗，皮質醇的正常抗發炎作用就會無法發揮。

身體影響大腦，大腦也影響身體

　　從前面的腸道章節可以看到，身體問題的確會影響大腦的功能。近期研究顯示，糖尿病等代謝疾病日積月累不但影響大腦功能，也會傷害大腦結構。研究還顯示，糖尿病對海馬迴的影響與慢性心理壓力相同。

　　這其實並不讓人意外，因為糖尿病是一種「內部」身體壓力，被大腦認為是一種威脅，就像慢性「外部」環境壓力被視為威脅一樣。糖尿病患者因為瘦素和

快速複習｜還記得〈敵人 2：肥胖症〉裡談到的食物獎勵系統嗎？慢性壓力產生的高濃度皮質醇也同樣會引發食物獎勵迴路，導致飢餓，並對高熱量、可口食物產生極度渴望，這從生存的角度來看，的確有其道理。對大腦而言，高濃度的皮質醇表示身體剛承受了巨大的壓力需要加油，需要高熱量的燃料來為下一次「戰鬥或逃跑」作好準備。不巧的是，在現代社會裡大多數「威脅」，其實不需要補充食物即可恢復。壓力滿載的大腦會更偏向動物本能，不分青紅皂白就想要發出進食訊號。感到壓力時，先覺察實際狀況，不要「餵養」原始的動物本能。

胰島素阻抗訊號無法傳遞，所以大腦以為身體在挨餓，導致下視丘－腦下垂體－腎上腺軸持續性活化產生發炎反應。身體發炎訊息使大腦感到「威脅」，觸發壓力反應造成惡性循環。

- 發炎產生的內部壓力引發下視丘－腦下垂體－腎上腺軸反應分泌皮質醇，這個過程會使海馬迴萎縮。
- 皮質醇濃度高會觸發飢餓感傳遞系統，發出訊號讓你吃更多。
- 吃得越多，糖尿病的病情越惡化。
- 隨著糖尿病的惡化，身體發炎情形更嚴重，持續發炎引起下視丘－腦下垂體－腎上腺軸反應；無限循環。

糖尿病使人們更容易有憂鬱症的傾向，因為海馬迴萎縮和身體發炎確實會促使憂鬱症發生。持續的慢性外部壓力所引發的大腦變化，會隨著糖尿病慢性內部壓力的增加而變得更糟。

慢性壓力與提早衰老

慢性壓力會刺激交感神經系統和下視丘－腦下垂體－腎上腺軸，啟動壓力反應系統，壓力反應系統長期、持續性的活化，會導致慢性發炎和氧化壓力。慢性發炎和氧化壓力的後果之一是染色體（DNA）上的保護性帽子（端粒）受損，端粒縮短會導致 DNA 損傷。細胞分裂最終會因為 DNA 受損而停止，沒有新生細胞，人體內的組織和器官也就無法再生。當人體組織和器官無法再生，就會走向衰竭直到死亡。慢性壓力會讓這個過程加速推進。

許多人應該都看過，承受巨大壓力的人看來似乎短期內就變老了許多。舉個例子，像是美國總統在任期內似乎看來都老得特別快。**反芻性思考和擔憂**是慢性壓力中最危害健康、最加速衰老的行為。

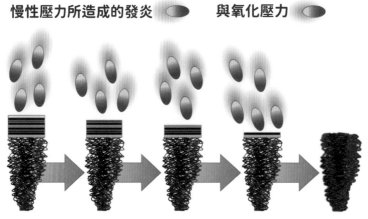

慢性壓力所造成的發炎　　與氧化壓力

端粒受損導致提早老化

「虛無」的壓力——反芻性思考和擔憂

反芻性思考和擔憂，會放大消極偏見。從壓力反應系統的角度來看，反芻性思考和擔憂是一體兩面。而這兩者是**造成慢性壓力的最大原因**。

反芻性思考是指對過去的經歷持負面看法，並反覆消極思考。反芻性思考是一種負面情緒，會讓人懷疑自我價值，甚至自我否定。批評或羞辱可能會造成反芻性思考的傾向，不安全感則會觸發反芻性思考。

如果陷入持續性反芻性思考，要意識到這樣長久下去會摧毀身心健康。反芻性思考在某種程度可以說是多慮。反芻性思考在腦海中產生，同樣地，我們也可以選擇在腦海裡終結它，不讓它有成長惡化的機會。我們要避免反芻過去的壓力，不要沉溺於負面情緒，否則會**延長下視丘－腦下垂體－腎上腺軸的活化時間**。反芻者會自我製造「內部的壓力」，即使外部環境沒有出現真正的壓力。

擔憂是反芻性思考的另一面。擔憂是對未來壓力或威脅事件的憂慮，是指壓力事件實際上還沒有發生，但是當大腦「擔憂」未來，這時壓力反應系統就會被活化。科學家稱這為**預期威脅反應**。實際上這只是想像未來會有壓力，也導致身體產生壓力反應，但在那當下其實並沒有遇到壓力。這就是為什麼擔憂也同樣被歸類為「無中生有的壓力」。

一定程度內、短期的反芻性思考或擔憂，可以提升面對未來的壓力的彈性。反芻性思考和擔憂讓人類比動物更具生存優勢。帶著合理和適當的擔心，讓人類能夠為未來的壓力作好準備。

媒體 24 小時輪播、慢性壓力和消極偏見

媒體全年無休不斷輪播負面新聞，報導戰爭、謀殺、飛機失事、綁架、經濟問題和種種負面事件，以及任何能吸引觀眾的主題。負面新聞提高了收視率，但也助長了消極偏見。長期收看這些新聞的人，潛移默化下慢性壓力也在增加，使身體的「戰鬥或逃跑」系統不斷保持在輕度活躍狀態，本身就容易擔憂的人，所受到的影響似乎更大。

多數人其實沒意識到問題，直到他們暫停追蹤這些報導一段時間。暫停收看或收聽這些報導 1 週的人，焦慮和憂鬱的傾向會減低。讓自己休息 1 週不看新聞是個好主意。

近期研究｜預期壓力（擔憂）比真正面對所擔憂的事，更能活化壓力反應系統！在現代社會環境壓力下，反芻性思考和擔憂是很難控制的。

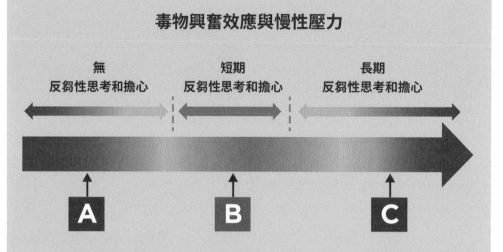

毒物興奮效應與慢性壓力

| 無 | 短期 | 長期 |
| 反芻性思考和擔心 | 反芻性思考和擔心 | 反芻性思考和擔心 |

A　　　　　　B　　　　　　C

上圖的箭頭或許看來很眼熟，它來自〈核心主題 3：毒物興奮效應〉。毒物興奮效應的概念也能用來解釋反芻性思考和擔憂的壓力：

A 區是沒有反芻性思考和擔憂的人。這種人相當罕見，但許多動物都屬於這一類。如同前面所討論，反芻性思考和擔憂能增加生存優勢。

B 區是偶爾會反芻性思考和擔憂的人。透過反芻性思考和擔憂的「最適劑量」，使這個人更能抵禦未來的壓力，因此更具有生存優勢。

C 區是常常會有反芻性思考和擔憂的人。壓力反應系統（下視丘 – 腦下垂體 – 腎上腺軸）不斷被「無中生有的壓力」活化，導致心臟病、糖尿病、肥胖、憂鬱和焦慮等等慢性疾病。

反芻性思考使人能從過去遇到的壓力中學習，尤其是如何適應並對付未來可能發生的類似問題。但是長期的反芻性思考和擔憂會**過度活化壓力反應系統**（即下視丘 – 腦下垂體 – 腎上腺軸），讓人壓力杯滿溢，最終演變成慢性疾病。

現代壓力放大了人類與生俱來的消極偏見，憂慮和反芻性思考也因此影響了現代人的健康。了解這種精神壓力是第一步，下一步就是學著「為精神解毒」，找到會引發負面想法的原因或地雷，使自己能夠盡量避免、緩和和減輕壓力，不讓壓力反應系統過度活化。

心理自療和大腦訓練

訓練你的大腦：東方冥想和西方科技激盪出的火花

慢性壓力會讓壓力反應過度活化，重塑大腦神經連結，進而改變腦部結構，最後讓人不堪壓力重負，加速衰老，並產生慢性病。但我們也可以反向來訓練大腦，讓身體產生有益的物理性影響，也訓練身體，使大腦的結構和功能改善。

如果有一種方法或策略，能夠穩定地緩解壓力，盡量減少負面情緒投射、回想、憂慮和反芻性思考，是否很值得一試？此外，同一種訓練思考的方法，還可以提高紀律、服從性、持續力和效率。

我們現在生活在沒有祕密的網路世代。如果想要了解任何事情，只需要上網google。幾個幾世紀以來，神祕的東方世界發展出來的冥想、心理訓練方式，現在也已經不是祕密。想知道日本道元禪師如何禪修嗎？沒問題！想了解前蘇聯職業運動員如何作好萬全的心理準備嗎？搜尋科格勒博士（Dr. Aladar Kogler），了解他在自我暗示與自律訓練這方面的研究就對了。

東、西方都各有精闢獨到又有成效的方式，能將思想從人類的敵人轉變為最好的朋友。我們的訓練思維方法，是從讀者容易理解的角度出發，並且融合了東方冥想和西方體育技巧。東方冥想裡宗教性和超自然的部分，以及西方過於理論甚至到機械化的部分，我們都已經排除。這個方式融合了東西方優點並經過實際嘗試，能切合大家的生活狀況。

這裡所提的強化心靈方式可以看成是種鍛鍊，實際上也的確是用鍛鍊的方式來訓練大腦，如同健身能讓身體更強壯、更有彈性一樣。健身訓練計畫需要前後保持一致，大腦訓練計畫也同樣需要一致性。我們的 3 個主要的訓練方式是：

1. 正念練習
2. 生理反應監測
3. 運動

1. 正念練習

正念起源於傳統的佛教冥想，但也已經被現代醫學廣泛應用了 20 多年。用最簡單的定義來解釋，正念就是將注意力和意識集中在當下。透過正念，可保持對內在的觀照，包括對自己的身體動作、呼吸、感覺和來自環境的外部刺激，客觀如實地體驗當下狀態，不加諸個人主觀想法。

集中注意力和意識聽起來容易，但只要持續幾分鐘，就會發現並不簡單。正念初學者一開始在練習時，腦海中容易冒出不相關的念頭，打散注意力。腦中想著晚上要去超市買什麼，或下班回家路上遇到的討厭鬼，這都會讓人分神。正念練習時，還是可以隨時察覺周遭環境變化，但不要去管這些事或去回應，只要知道有什麼事情發生，然後讓這些事就這樣過去。例如，練習中你可以聽到窗外飛機飛過的聲響，但不要去想這聲響有多煩人，或者多希望自己沒住在機場附近。

初學者想保持短短幾分鐘專注都可能很有挑戰性，試試用以下這個簡單的呼吸方法來開啟練習。

正念呼吸

許多正念冥想技巧會著重於呼吸練習，將注意力集中在吸氣和吐氣上。想改善神經系統以達到預期效果，使用呼吸練習十分重要。重點擺在用「腹部」呼吸，而不是胸部。換句話說，要練習用橫膈膜肌肉做腹式呼吸，而不是用胸部和頸部肌肉的胸式呼吸。

以這種特定的方式呼吸，有其科學依據：

- **吸氣會活化交感神經系統**。使用胸部和頸部肌肉吸氣，會強力活化交感（戰鬥或逃跑）神經系統。這不難意會，當面對戰鬥或逃命，身體能透過胸部和頸部肌肉幫助橫膈膜，吸入大量空氣，讓肌肉獲得最大量的氧氣，因此**大腦將「胸部和頸部呼吸」和「戰鬥或逃跑」反應連起來**，活化了交感神經系統。即便沒有遇到危急的事情，許多處於慢性壓力下的人，也會習慣以這種方式呼吸，但如此呼吸會讓交感神經系統產生低度、持續性的活化。先前已經提到，持續高度活化交感（戰鬥或逃跑）神經，會**導致人處於高度警覺、促進發炎和氧化壓力反應**，會導致慢性疾病。因此，請不要習慣使用胸部和頸部肌肉呼吸。

- **吐氣活化副交感神經系統**。請用比吸氣更長更徐緩的方式來呼吸，如此一來，可以使身體的自主神經偏向於副交感神經系統，副交感神經系體有**抗發炎和鎮靜作用**。如果能讓吐氣的時間比吸氣更長，那麼就能**延長副交感神經系統活化時間，同時縮短交感神經系統活化時間**。漸漸地，我們先前所討論壓力反應系統的活化程度就會降低。試著一整天都像這樣練習呼吸，並自然而然成為自己呼吸的方式。許多有慢性壓力的人都陷在胸部和頸部肌肉的呼吸模式中，自己甚至都沒有意識到這點。

- 專注於呼吸的感覺，不要讓思緒因其他想法而分散，專注呼吸能抵抗反芻性思考和擔憂。別忘了前額葉皮質負責專注力，練習將注意力集中在呼吸上，可以加強大腦前額葉皮質的神經連結，避免反芻性思考、擔憂和消極的想法

這類「無中生有的壓力」，降低身體壓力反應。透過這種專注於當下的正念呼吸，能減少壓力反應系統慢性活化，在強化前額葉皮層和海馬迴作用的同時，還能削弱杏仁核的功能。這種看似微不足道的呼吸練習，能漸漸地重建壓力下的大腦，讓大腦重新恢復正常運作。

呼吸練習的步驟

- 找個舒適的位置坐下，或稍微靠著。
- 第 1 次練習正確呼吸時，請一隻手放腹部，另一隻手放胸部。
- 通過鼻子慢慢吸氣，過程中去確認放在腹部的手有明顯較大的推動，而放在胸部的手只有極少的移動。
- 慢慢的呼氣，**吐氣的時間應該比吸氣的時間長**。如果不易做到緩慢吐氣，可以在吐氣時噘起嘴唇呈吹口哨樣，這會讓嘴型變小，更容易控制從嘴裡流出的空氣量。
- 試著專注於呼吸本身，注意到空氣從鼻腔進入充滿腹部，然後由嘴巴呼出的感覺。

在心裡默數吸氣和吐氣循環 10 次，過程中除了呼吸，腦海裡沒有任何多餘的想法。如果發現還沒數到 10 次，就已經走神，請重新開始。

透過日常的正念呼吸練習，大腦會有下列的「重建」過程：
- 減少反芻性思考和擔憂，降低壓力反應系統的活化。
- 減少活化交感神經系統，同時透過緩慢的「腹式呼吸」和長時間吐氣，活化副交感神經系統，進而減少壓力反應系統的整體反應。
- 長期減低壓力反應系統作用，能強化前額葉皮層和海馬迴神經細胞的連結。

下頁圖說明了規律的正念呼吸如何讓大腦恢復健康。圖中「壓力山大的大腦」經過正念呼吸的重建，使原先過度活躍的杏仁核「縮小」，所發出刺激壓力反應系統的訊號也變小。前額葉皮層和海馬迴同時被強化，使它們能發出更強的

關鍵重點 | 呼吸練習能讓人延長副交感神經活化的時間，並且儘量避免在不必要的時候讓交感神經（逃跑或戰鬥）系統過度活化。更多有關自律神經系統平衡的資訊，可參見第一階段基礎訓練的核心主題 4。

抑制訊號阻止壓力反應，這能夠讓人更有應對壓力的能力。正念不僅有助於減輕當前的壓力，還可以**重塑大腦**，將壓力反應系統恢復到健康狀態，讓身體更能應付未來的壓力。這就是為何我們說以正念練習訓練大腦，就像用運動健身訓練肌肉的原因。以上兩者都是透過定期練習改變身體。

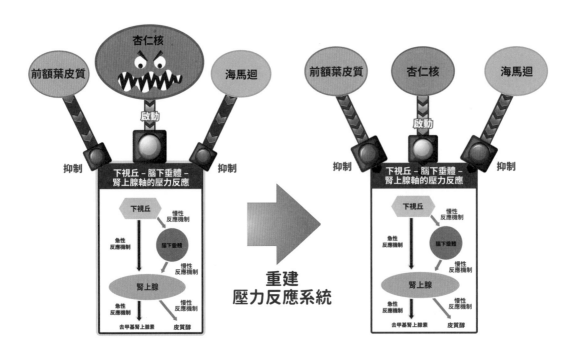

先嘗試每天至少花 10 分鐘做正念呼吸，漸漸增加到每日 30 分鐘。接下來的日子你可能會發現睡眠品質變好，憂鬱和焦慮的情形也慢慢減少，而且更能從容的應付日常壓力。盡可能騰出時間練習，益處極大，請抽空練習吧。

掃瞄身體

這可不是指機場安檢那種高科技設備！「掃瞄」身體是指系統性地用肉眼觀察、「注意」自己身體的每個部位。就像正念呼吸一樣，可以用坐姿或斜靠著的放鬆姿勢練習。

首先將注意力集中在任一腳的大腳趾上 20-30 秒，然後集中注意在這個腳趾的感覺，別讓腦子裡不相關的想法冒出來，使思緒飄蕩。將注意力從大腳趾移到

關鍵重點｜規律的正念練習可以重塑大腦，就像規律的重訓能夠打造體魄一樣。

金級戰術｜從每天 10 分鐘正念呼吸練習開始，慢慢增加到每天 30 分鐘。

腳的其他部分，然後慢慢沿著腳踝、腿、膝蓋和大腿向上移動。一直保持注意力集中在掃瞄過身體的地方，到腰部之後，就換另一隻腳的大腳趾開始，重複進行同樣過程直到腰部。接著，從軀幹向上移動，過程始終保持專注，經過腹部、胸腔和胸部。到達脖子以後，將注意力換到其中一隻手的手指，然後經過手臂向上移動到肩膀，接著再從另一隻手的手指開始，向上移動到該側的肩膀。最後，將注意力由頸部向上移動到頭部，一直到達頭頂爲止。

一開始，你可能會覺得這樣的身體掃瞄有點奇怪，不過這是類似正念呼吸的練習。這兩種練習都需要專心，專注體會當下身體的感覺。身體掃瞄時，如果走神了，尤其是反芻性思考和擔憂等消極想法開始冒出來，請暫停掃瞄，並重新從大腳趾開始。

做身體掃瞄時，關注身體內部和周圍的立體空間，這是腦神經科學家萊斯·斐米（Les Fehmi）博士在他的著作《你用對專注力了嗎？》（The Open-Focus Brain）所建議的方法。閉上眼睛沉浸在這個練習裡，想像身體每個部位的形狀以及部位之間的距離。斐米博士強調，專注於空間能有助於正念狀態，強化身體掃瞄的效果。

身體掃瞄練習是一種比較進階的正念練習，建議在先練習正念呼吸幾週甚至幾個月以後再開始。一旦正念呼吸成了你的自然呼吸，就能在練習身體掃瞄的同時，以正念呼吸進行。

應用正念呼吸或身體掃瞄，每天試著做 20-30 分鐘的正念訓練。

這只是所有正念訓練的一小部分，或許你會發現其他更適合自己的練習。如果你喜歡透過閱讀探尋知識，有一些很不錯的正念系統書籍介紹給你：

- 喬·卡巴金（Jon Kabat-Zinn）博士將正念練習帶入了主流醫學。他創立的正念減壓課程（mindfulness-based stress reduction, MBSR）遍布世界各地，他的書和課程是很好的參考資源。
- 神經心理學家瑞克·韓森（Rick Hanson）博士，同時也是《像佛陀一樣快樂：愛和智慧的大腦奧祕》（Buddha's Brain）作者，他有一些很好的正念訓練有聲書，絕對值得一聽。他同時還能用清晰易懂的方式，說明正念背後的科學。
- 萊斯·斐米（Les Fehmi）博士是神經回饋機制（大腦的生理反應監測）領域的先驅，也是《你用對專注力了嗎？》的作者。他所闡述的正念科學，對初學者而言是非常好的敲門磚。

銀級戰術 ｜ 練習 20-30 分鐘的正念呼吸後，再做身體掃瞄，作為正念訓練的一部分。

正念的「大腦訓練」不再只是佛教僧侶或禪宗大師的專屬。在過去 10-15 年已慢慢成為主流，而且背後也有堅實的科學證據，證明對健康有益，這類的訓練能打斷長期的反芻性思考和擔憂這類惡性消極的思維循環。由於反芻性思考和擔憂是慢性壓力的重要原因，因此有研究發現到正念訓練能改善糖尿病、心臟病、高血壓和自體免疫性疾病等等慢性病，也不令人意外。

2. 生理反應監測

監測生理反應是減壓治療的技巧，主要是利用儀器監測心跳、肌肉張力或皮膚導電度等等了解身體狀況，再試著透過放鬆訓練改善這些反應。監測生理反應的儀器能即時反應生理數據，讓人即時了解身體狀態。例如監測肌肉張力的設備，能提供即時的壓力狀態，因為肌肉張力增加等於壓力增加。還可以透過皮膚導電監測儀器了解汗水分泌情形，壓力增加會導致出汗增加，設備可測得的導電量也增加。監測肌肉張力和皮膚導電度能分秒不差地即時顯示身體的壓力狀態。

生理反應監測是運用即時監控數據，來改善身體壓力程度。如果設備顯示肌肉張力增加（或許你並沒有意識到），就可以試著放鬆肌肉來降低肌肉張力讀數，也就是根據測得的數據來改善行為。

許多人白天四處走動，由於潛在的壓力而導致肌肉緊張，頸部或胸部的肌肉可能因此承受壓力。這種肌肉緊繃可以透過生理反應監測發現，然後再透過放鬆身體來改善。一旦練習到最後我們能自行注意到這種生理反應，就能有意識地制止緊張行為，就不必要使用機器設備來檢測了。

監測肌肉張力和皮膚導電情形，可能需要高昂的設備和專業技術人員，建議最好在有生理反應監測專業人員的診所進行。在家裡則可以使用一種名為**心率變異檢測儀**的設備來測量生理反應監測，這種檢測儀器不那麼昂貴。正如儀器的名稱，心率變異性（heart rate variability, HRV）不是測量心跳的快慢，而是每次心跳間隔時間的變化。

要知道什麼是心率變異性，最簡單的方式就是看圖片說明。下頁圖是人在靜止時的心跳，大約每分鐘 60 下（每秒 1 下）。

關鍵重點｜如果只試過 1 次正念練習就認為「這都沒效」，就像去 1 次健身房就說「健身沒效」一樣。正念練習是在鍛練大腦，想重塑原本被壓力淹沒大腦，每日持續練習至關重要。

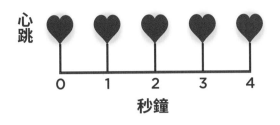

心跳

0　1　2　3　4

秒鐘

低變異性：心臟每秒跳動1次，心跳之間的間隔時間相同（在本例中為1秒）。這種機器般的精確度不是健康良好的人的心跳方式。低變異性是健康狀況不佳的徵兆。

高變異性：心跳間隔時間不穩定。心跳間隔有時比1秒略短、有時略時長，受試者平均1分鐘仍維持60次心跳，但每次心跳間隔時間都不固定。高變異性代表身體健康。

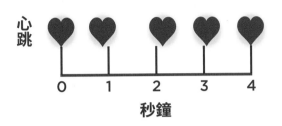

心跳

0　1　2　3　4

秒鐘

心率變異性和健康的關係

心率變異性低＝身體狀況不佳：心率變異性低，即心臟跳動變化較小、有如機器般麻木的跳動，這與交感神經系統（戰鬥或逃跑）高度活化有關。慢性病患者的心率變異性較低，這反映出他們整體健康狀況不佳。慢性壓力和壓力反應系統活化會導致心臟以更傾向「機械化」的方式跳動，進而導致心率變異性降低。

心率變異性高＝身體狀況良好：心率變異性高所對應的是負責「休息和消化」的副交感神經系統活化。身體健康狀況良好、處於低壓力狀態者，心率變異性高。

有便攜式的心率變異性生理反應監測設備，可方便在家使用。這些設備上有傳感器能追蹤脈搏，隨時監控心率變異性。在進行前面介紹的正念呼吸技術時，可以搭配生理反應監測，了解如何透過正確的呼吸減少「逃跑或戰鬥」系統活化，並提高心率變異性。當發生分心時或開始產生憂慮或反芻性思考情形，身體的焦慮程度會升高，使心率變異性降低，此時設備會顯現出來。

目前我們最推薦的檢測設備是 HeartMath 製造的 Inner Balance。它是一款耳塞傳感器，搭配的是 iPhone 的應用程式。透過生理反應檢測，我們可以訓練大腦保持在低壓力狀態，對身體產生正面的影響，試試看吧。

銀級戰術｜試著使用個人心率變異性檢測設備，每天練習減少慢性壓力，提高個人心率變異性，改善身體健康狀況。

3. 運動

如同正念練習，運動也會**減少壓力反應系統**（即下視丘 – 腦下垂體 – 腎上腺軸）**的活化**，同時它還有助於刺激腦源性神經滋養因子（Brain Derived Neurotrophic Factor, BDNF）的分泌，以此促進因壓力而萎縮的大腦再度生長，例如海馬迴。

腦源性神經滋養因子分泌是一種能刺激神經細胞生長的蛋白質，是大腦接受環境刺激後產生適應性變化的主角。運動會刺激 BDNF 分泌，促進海馬迴中神經細胞的生長，重建因壓力而「萎縮」的腦部。海馬迴是防止壓力反應系統失控的關鍵，再生有利於控制壓力。

運動已證實能緩解壓力。研究顯示，運動對於抑制反芻性思考和擔憂特別有效，而這兩者都是慢性壓力的主要成因。運動能重塑受到壓力損害的大腦神經系統，一般認為利用運動會重塑大腦神經連結，能緩解慢性壓力下常見的焦慮和憂鬱等症狀。運動不只有益身體健康，同時也是促進心理的健康方式。雖然運動可以同時讓身體和大腦都健康，但並非所有運動都能做到這一點。

戶外運動可以讓人從環境中得到最多刺激，讓人專注在當下進行的事情上面。相比之下，當人在跑步機或滑步機上慢慢運動時，其實很容易想東想西，又陷入憂慮或反芻性思考。

我（本書作者克里斯）一直深受越野自行車、跑步、攀岩和衝浪等等運動所吸引。在狹窄的越野自行車道上下坡飛速騎行，或是迎著海浪衝刺前行，腦海裡根本沒有任何憂鬱的餘地。而馬蒂（本書另一位作者）一直都是健力運動員，他什麼都不想，只想著當下，注意力只集中在那 226 公斤硬舉的瞬間。我們倆很喜歡這一類運動，因為這些運動都內建了正念方面的特性。

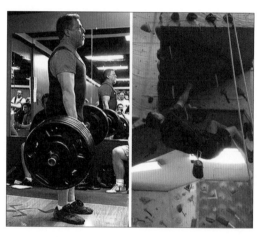

左圖為馬蒂正在做他熱愛的硬舉，右圖則是我在攀岩，這是我們的身體正念訓練。

教練叮嚀 | 戶外運動令人愉悅，例如山間慢跑或騎越野自行車、沿著海邊跑步、游泳，刺激的遊戲和運動等等。試試高強度的有氧運動，不要像倉鼠一樣困在室內，一邊踩著飛輪或跑步機，一邊看著電視來分散你對這樣無腦運動的厭惡。看看在戶外的越野自行車手或跑者，沿著樹木繁茂而寧靜的自然美景前行，訓練著心肺功能，燃燒熱量，揮發無盡汗水，同時也經歷著一種超然、改頭換面的體驗。

當然健力舉重運動或攀岩不是增進身體正念的唯一活動，寄情山林間遠足，同樣能快速地重新調整身體壓力反應系統。此外，瑜伽和太極拳也都是體現「身體正念」的方式，任何人都可以練習，無論健身程度或運動經驗如何。

結語

慢性壓力會導致大腦的**結構和功能改變**，這些變化與健康問題息息相關，還會使得身體提早衰老。人的思想和身體並不是各自獨立毫無關連，反而是密不可分地結合在一起。慢性壓力還會影響其他器官，例如腸道，並增加慢性發炎和氧化壓力。還記得**腸腦軸**嗎？

大腦訓練三大支柱：正念、生理反應監測和運動，都能減少發炎和氧化壓力反應，修復因壓力受損的大腦、對抗慢性疾病。

即使你覺得這都是無稽之談，也都改變不了科學證據，有研究利用大腦成像技術檢測結果，證實了大腦訓練確實可以重塑大腦。研究顯示，經常運動並做正念練習的人，**大腦結構和功能**與不常運動的人**不同**。常運動並練習正念的人，罹患壓力引發的慢性疾病和心理障礙的機率也低得多。正如舉重運動員鍛鍊強壯肌肉、跑步選手練跑來提高心血管體能，大腦訓練對大腦也有同樣的作用。

在壓力重重的現代化世界中，大腦訓練可以幫助預防慢性疾病，而且也能成為身心青春的泉源之一。

金級戰術 | 定期運動以緩解壓力，戶外運動和「身體正念」活動特別有助於逆轉與壓力相關的大腦變化。讓大自然成為你最好的教練，到戶外走走吧！

相關單元 | 在第三階段作戰計畫中，會有更多《強壯靈藥》運動的介紹和指引。

Aschbacher K, et al. Maintenance of a positive outlook during acute stress protects against pro-inflammatory reactivity and future depressive symptoms. *Brain Behav Immun* **26** (2012): 346-352.

Aschbacher K, et al. Good stress, bad stress and oxidative stress: Insights from anticipatory cortisol reactivity. *Psychoneuroendocrinology* (2013).

Berk M, et al. So depression is an inflammatory disease, but where does the inflammation come from? *BMC Med* **11** (2013): 200.

Brown KW, & Ryan RM. The benefits of being present: mindfulness and its role in psychological well-being. *J Pers Soc Psychol* **84** (2003): 822-848.

Buss C, et al. Maternal cortisol over the course of pregnancy and subsequent child amygdala and hippocampus volumes and affective problems. *Proc Natl Acad Sci U S A* **109** (2012): E1312-E1319.

Campbell CM, & Edwards RR. Mind-body interactions in pain: the neurophysiology of anxious and catastrophic pain-related thoughts. *Transl Res* **153** (2009): 97-101.

Chiesa A, & Malinowski P. Mindfulness-based approaches: are they all the same? *J Clin Psychol* **67** (2011): 404-424.

Cohen S, et al. Chronic stress, glucocorticoid receptor resistance, inflammation, and disease risk. *Proc Natl Acad Sci U S A* **109** (2012): 5995-5999.

Danese A, & McEwen BS. Adverse childhood experiences, allostasis, allostatic load, and age-related disease. *Physiol Behav* **106** (2012): 29-39.

Davidson RJ, & McEwen BS. Social influences on neuroplasticity: stress and interventions to promote well-being. *Nat Neurosci* **15** (2012): 689-695.

Dedovic K, Duchesne A, Andrews J, Engert V, & Pruessner JC. The brain and the stress axis: the neural correlates of cortisol regulation in response to stress. *Neuroimage* **47** (2009): 864-871.

Dery N, et al. Adult hippocampal neurogenesis reduces memory interference in humans: opposing effects of aerobic exercise and depression. *Front Neurosci* **7** (2013): 66.

Dhabhar FS. Enhancing versus Suppressive Effects of Stress on Immune Function: Implications for Immunoprotection versus Immunopathology. *Allergy Asthma Clin Immunol* **4** (2008): 2-11.

Dhabhar FS. Psychological stress and immunoprotection versus immunopathology in the skin. *Clin Dermatol* **31** (2013): 18-30.

Dhabhar FS, Malarkey WB, Neri E, & McEwen BS. Stress-induced redistribution of immune cells—from barracks to boulevards to battlefields: a tale of three hormones—Curt Richter Award winner. *Psychoneuroendocrinology* **37** (2012):

Ding Q, Vaynman S, Souda P, Whitelegge JP, & Gomez-Pinilla F. Exercise affects energy metabolism and neural plasticity-related proteins in the hippocampus as revealed by proteomic analysis. *Eur J Neurosci* **24** (2006): 1265-1276.

Dishman RK, et al. Neurobiology of exercise. Obesity (Silver Spring) **14** (2006): 345-356.

Engert V, Efanov SI, Dedovic K, Dagher A, & Pruessner JC. Increased cortisol awakening response and afternoon/evening cortisol output in healthy young adults with low early life parental care. *Psychopharmacology (Berl)* **214** (2011): 261-268.

Esch T, & Stefano GB. Endogenous reward mechanisms and their importance in stress reduction, exercise and the brain. *Arch Med Sci* **6** (2010): 447-455.

Eyre H, & Baune BT. Neuroimmunological effects of physical exercise in depression. *Brain Behav Immun* **26** (2012): 251-266.

Fenoglio KA, Brunson KL, & Baram TZ. Hippocampal neuroplasticity induced by early-life stress: functional and molecular aspects. *Front Neuroendocrinol* **27** (2006): 180-192.

Fjorback LO. Mindfulness and bodily distress. *Dan Med J* **59** (2012): B4547.

Fjorback LO, et al. Mindfulness therapy for somatization disorder and functional somatic syndromes: analysis of economic consequences alongside a randomized trial. *J Psychosom Res* **74** (2013): 41-48.

Flak JN, Ostrander MM, Tasker JG, & Herman JP. Chronic stress-induced neurotransmitter plasticity in the PVN. *J Comp Neurol* **517** (2009), 156-165.

Fumagalli F, Molteni R, Racagni G. & Riva MA. Stress during development: Impact on neuroplasticity and relevance to psychopathology. *Prog Neurobiol* **81** (2007): 197-217.

Gerin W, et al. Rumination as a mediator of chronic stress effects on hypertension: a causal model. *Int J Hypertens* (2012): 453465.

Glei DA, Goldman N, Chuang YL, & Weinstein, M. Do chronic stressors lead to physiological dysregulation? Testing the theory of allostatic load. *Psychosom Med* **69** (2007): 769-776.

Gray JD, Milner TA, & McEwen BS. Dynamic plasticity: the role of glucocorticoids, brain-derived neurotrophic factor and other trophic factors. *Neuroscience* **239** (2013): 214-227.

Hamlin JK, Wynn K, & Bloom P. Three-month-olds show a negativity bias in their social evaluations. *Dev Sci* **13** (2010): 923-929.

Herculano-Houzel S. The human brain in numbers: a linearly scaled-up primate brain. *Front Hum Neurosci* **3** (2009): 31.

Herman JP, & Cullinan WE. Neurocircuitry of stress: central control of the hypothalamo-pituitary-adrenocortical axis. *Trends Neurosci* **20** (1997): 78-84.

Herman JP, et al. Central mechanisms of stress integration: hierarchical circuitry controlling hypothalamo-pituitary-adrenocortical responsiveness. *Front Neuroendocrinol* **24** (2003): 151-180.

Herring MP, Jacob ML, Suveg C, Dishman RK, & O'Connor PJ. Feasibility of exercise training for the short-term treatment of generalized anxiety disorder: a randomized controlled trial. *Psychother Psychosom* **81** (2012): 21-28.

Herring MP, Puetz TW, O'Connor PJ, & Dishman RK. Effect of exercise training on depressive symptoms among patients with a chronic illness: a systematic review and meta-analysis of randomized controlled trials. *Arch Intern Med* **172** (2012): 101-111.

Hillman CH, Erickson KI, & Kramer AF. Be smart, exercise your heart: exercise effects on brain and cognition. *Nat Rev Neurosci* **9** (2008): 58-65.

Ho N, Sommers MS, & Lucki I. Effects of diabetes on hippocampal neurogenesis: Links to cognition and depression . *Neurosci Biobehav Rev* **37** (2013): 1346-1362.

Hunter RG. Epigenetic effects of stress and corticosteroids in the brain. *Front Cell Neurosci* **6** (2012): 18.

Hunter RG, & McEwen BS. Stress and anxiety across the lifespan: structural plasticity and epigenetic regulation. *Epigenomics* **5** (2013): 177-194.

Ito TA, Larsen JT, Smith NK, & Cacioppo JT. Negative information weighs more heavily on the brain: the negativity bias in evaluative categorizations. *J Pers Soc Psychol* **75** (1998): 887-900.

Ito TA, Larsen JT, Smith NK, & Cacioppo JT. Negative information weighs more heavily on the brain: the negativity bias in evaluative categorizations. *J Pers Soc Psychol* **75** (1998): 887-900.

Ivanoff J, Branning P, & Marois R. Mapping the pathways of information processing from sensation to action in four distinct sensorimotor tasks. *Hum Brain Mapp* **30** (2009): 4167-4186.

Jankord R, et al. Stress activation of IL-6 neurons in the hypothalamus. *Am J Physiol Regul Integr Comp Physiol* **299** (2010): R343-R351.

Karatsoreos IN, & McEwen BS. Psychobiological allostasis: resistance, resilience and vulnerability. *Trends Cogn Sci* **15** (2011): 576-584.

Karatsoreos, IN, & McEwen BS. Resilience and vulnerability: a neurobiological perspective. *F1000Prime Rep* **5** (2013): 13.

Kuo LE, et al. Chronic stress, combined with a high-fat/high-sugar diet, shifts sympathetic signaling toward neuropeptide Y and leads to obesity and the metabolic syndrome. *Ann N Y Acad Sci* **1148** (2008): 232-237.

Kuo LE, et al. Neuropeptide Y acts directly in the periphery on fat tissue and mediates stress-induced obesity and metabolic syndrome. *Nat Med* **13** (2007): 803-811.

Lane RD, & Wager TD. The new field of Brain-Body Medicine: what have we learned and where are we headed? *Neuroimage* **47** (2009): 1135-1140.

Luders E, et al. The unique brain anatomy of meditation practitioners: alterations in cortical gyrification. *Front Hum Neurosci* **6** (2012): 34.

Luders E, Toga A W, Lepore N, & Gaser C. The underlying anatomical correlates of long-term meditation: larger hippocampal and frontal volumes of gray matter. *Neuroimage* **45** (2009): 672-678.

Lupien SJ, et al. Larger amygdala but no change in hippocampal volume in 10-year-old children exposed to maternal depressive symptomatology since birth. *Proc Natl Acad Sci U S A* **108** (2011): 14324-14329.

Malinowski P, Neural mechanisms of attentional control in mindfulness meditation. *Front Neurosci* **7** (2013): 8.

Manenschijn L, et al. High long-term cortisol levels, measured in scalp hair, are associated with a history of cardiovascular disease. *J Clin Endocrinol Metab* **98** (2013): 2078-2083.

Marcovecchio ML, & Chiarelli F. The effects of acute and chronic stress on diabetes control. *Sci Signal* **5** (2012): pt10.

Marois R, & Ivanoff J. Capacity limits of information processing in the brain. *Trends Cogn Sci* **9** (2005): 296-305.

McEwen BS. Mood disorders and allostatic load. *Biol Psychiatry* **54** (2003): 200-207.

McEwen BS. Central effects of stress hormones in health and disease. Understanding the protective and damaging effects of stress and stress mediators. *Eur J Pharmacol* **583** (2008): 174-185.

McEwen BS. The brain is the central organ of stress and adaptation. *Neuroimage* **47** (2009): 911-913.

McEwen BS. Brain on stress: how the social environment gets under the skin. *Proc Natl Acad Sci U S A* **109 Suppl 2** (2012): 17180-17185.

McEwen BS, Eiland L, Hunter RG, & Miller MM. Stress and anxiety: structural plasticity and epigenetic regulation as a consequence of stress. *Neuropharmacology* **62** (2012): 3-12.

McEwen BS, & Getz, L. Lifetime experiences, the brain and personalized medicine: an integrative perspective. *Metabolism* **62 Suppl 1** (2013): S20-S26.

McEwen BS, & Gianaros PJ. Stress and allostasis induced brain plasticity. *Annu Rev Med* **62** (2011): 431-445.

McEwen BS, & Kalia M. The role of corticosteroids and stress in chronic pain conditions. *Metabolism* **59 Suppl 1** (2010): S9-15.

McEwen BS, & Magarinos AM. Stress and hippocampal plasticity: implications for the pathophysiology of affective disorders. *Hum Psychopharmacol* **16** (2001): S7-S19.

McGowan PO, et al. Epigenetic regulation of the glucocorticoid receptor in human brain associates with childhood abuse. *Nat Neurosci* **12** (2009): 342-348.

Moore A, Gruber T, Derose J, & Malinowski P. Regular, brief mindfulness meditation practice improves electrophysiological markers of attentional control. *Front Hum Neurosci* **6** (2012): 18.

Moylan S, et al. Exercising the worry away: how inflammation, oxidative and nitrogen stress mediates the beneficial effect of physical activity on anxiety disorder symptoms and behaviours. *Neurosci Biobehav Rev* **37** (2013): 573-584.

Mueller PJ. Exercise training and sympathetic nervous system activity: evidence for physical activity dependent neural plasticity. *Clin Exp Pharmacol Physiol* **34** (2007): 377-384.

Novak M, et al. Perceived stress and incidence of Type 2 diabetes: a 35-year follow-up study of middle-aged Swedish men. *Diabet Med* **30** (2013): e8-16.

O'Donovan A, et al. Pessimism correlates with leukocyte telomere shortness and elevated interleukin-6 in post-menopausal women. *Brain Behav Immun* **23** (2009): 446-449.

O'Donovan A, et al. Stress appraisals and cellular aging: a key role for anticipatory threat in the relationship between psychological stress and telomere length. *Brain Behav Immun* **26** (2012): 573-579.

Ossewaarde L, et al. Stress-induced reduction in reward-related prefrontal cortex function. Neuroimage 55 (2011): 345-352.

Penner MR, Roth TL, Barnes CA, & Sweatt JD. An epigenetic hypothesis of aging-related cognitive dysfunction. *Front Aging Neurosci* **2** (2010): 9.

Pereg D, et al. Hair cortisol and the risk for acute myocardial infarction in adult men. *Stress* **14** (2011): 73-81.

Popoli M, Yan Z, McEwen BS, & Sanacora G. The stressed synapse: the impact of stress and glucocorticoids on glutamate transmission. *Nat Rev Neurosci* **13** (2012): 22-37.

Puterman E, et al. The power of exercise: buffering the effect of chronic stress on telomere length. *PLoS One* **5** (2010): e10837.

Puterman E, et al. Physical activity moderates effects of stressor-induced rumination on cortisol reactivity. *Psychosom Med* **73** (2011): 604-611.

Reiche EM, Nunes SO, & Morimoto HK. Stress, depression, the immune system, and cancer. *Lancet Oncol* **5** (2004): 617-625.

Roth TL, & Sweatt JD. Epigenetic marking of the BDNF gene by early-life adverse experiences. *Horm Behav* **59** (2011): 315-320.

Russell E, Koren G, Rieder M, & Van Uum S. Hair cortisol as a biological marker of chronic stress: current status, future directions and unanswered questions. *Psychoneuroendocrinology* **37** (2012): 589-601.

Seitz RJ, Franz M, & Azari NP. Value judgments and self-control of action: the role of the medial frontal cortex. *Brain Res Rev* **60** (2009): 368-378.

Thaker PH, Lutgendorf SK, & Sood AK. The neuroendocrine impact of chronic stress on cancer. *Cell Cycle* **6** (2007): 430-433.

Thayer JF, Ahs F, Fredrikson M, Sollers JJ, & Wager TD. A meta-analysis of heart rate variability and neuroimaging studies: implications for heart rate variability as a marker of stress and health. *Neurosci Biobehav Rev* **36** (2012): 747-756.

Tomiyama AJ, et al. Does cellular aging relate to patterns of allostasis? An examination of basal and stress reactive HPA axis activity and telomere length. *Physiol Behav* **106** (2012): 40-45.

Vaish A, Grossmann T, & Woodward A. Not all emotions are created equal: the negativity bias in social-emotional development. *Psychol Bull* **134** (2008): 383-403.

Van Wingen GA, et al. Persistent and reversible consequences of combat stress on the mesofrontal circuit and cognition. *Proc Natl Acad Sci U S A* **109** (2012): 15508-15513.

Van Wingen GA, Geuze E, Vermetten E, & Fernandez G. Consequences of combat stress on brain functioning. *Mol Psychiatry* **16** (2011): 583.

Vaynman S, & Gomez-Pinilla F. Revenge of the "sit": how lifestyle impacts neuronal and cognitive health through molecular systems that interface energy metabolism with neuronal plasticity. *J Neurosci Res* **84** (2006): 699-715.

Wei GX, et al. Can tai chi reshape the brain? A brain morphometry study. *PLoS One* **8** (2013): e61038.

Williams LM, et al. 'Negativity bias' in risk for depression and anxiety: brain-body fear circuitry correlates, 5-HTT-LPR and early life stress. *Neuroimage* **47** (2009): 804-814.

Zoccola PM, & Dickerson SS. Assessing the relationship between rumination and cortisol: a review. *J Psychosom Res* **73** (2012): 1-9.

晝夜節律紊亂

夜裡的小偷

　　人體遵循著自然的節律活動，日出而作日落而息，但現代人能實踐並遵循這種節律的人不多。現代環境與人類物種起源時的那種古老節奏已經截然不同。違反自然的**晝夜節律**會導致身體運作失調，對健康造成長遠的影響，而現代科學才剛認知到這一點。

　　晝夜節律失調是五大敵人裡比較狡猾的一個。它如幽靈般無聲無息，卻給人最無情的攻擊，讓人摸不到、嘗不到、聞不到也聽不到，唯一留下的只有無盡的疲勞，和慢慢遠去的健康。

　　我們會教你如何找出他的蹤跡並阻止它，我們能逮住這個惡徒。

體內的時間管理者

　　人體有個中央時鐘（master clock）駐紮在大腦深處，控制著吃、睡與體溫週期，掌握著新陳代謝裡各種激素的潮起潮落。這個時鐘不是由金屬齒輪構成，而是由下視丘裡特定神經細胞中的基因和蛋白質所構成的分子鐘。下視丘是大腦的控制中心，能對環境訊號作出反應，調節許多生理運作，因此這個中央時鐘自然也位於下視丘。人體這個中央分子鐘運作原理正由先進科學研究中，由於它極其複雜，我們就不在本書討論。不過，近期研究顯示，身體中的大多數細胞都有自己的時鐘，但只有下視丘的中央時鐘才能在不受外界環境影響的情況下，**堅持走原有的週期**。科學家們試著分離出中央時鐘細胞（master clock cell），並將它們與周圍環境（如光線、營養等等）變因隔離開來，這些細胞仍然能夠保持非常接近 24 小時的週期（大約 24.2-24.5 小時）。

下視丘的中央時鐘調節人體所有的主要器官，包括肝臟、肺、心臟、腎臟、胃腸道和肌肉。**每個器官都有自己的內部時鐘，同時也會受到中央時鐘的調控。**這讓身體裡的器官能互相調合，除了滿足清醒時活動所需的代謝和功能需求，也能夠在休息和睡眠期間轉為「睡眠模式」休養生息。這種代謝的節奏起伏，能將人體的運動和修復效率提升到最大。

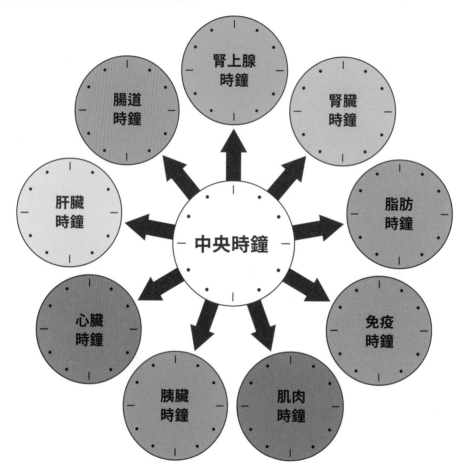

管弦樂團裡的指揮家

下視丘的中央時鐘能協調身體各器官活動和休息的節律。個別器官時鐘會以荷爾蒙為訊號，相互交流協同作用，使白天活動時擁有最佳身體機能，晚上時則能進行修復和再生。這種節律和器官間的同步很重要，能讓身體有效運用不浪費珍貴的能量，同時也讓每個器官系統在獨立運作之外，又能與其他器官共同協調運作。

人在白天要全速運作，到了夜晚則要深度睡眠，各系統必須相互配合，才能共同滿足晝夜節律全然不同的需求。中央時鐘就是這個交響樂團的指揮，個別器官的時鐘就像樂團裡的不同樂手，在遵從指揮的同時，也需要相互傾聽。一個與

系統不同步的時鐘，就像一個樂手演奏著跟樂團裡其他人都不同的曲調，這對整體表演來說，是個災難。如果身體裡有著不同調的時鐘，長期來看，對健康也是災難。

身體裡個別的「器官時鐘」是由下視丘的「中央時鐘」所指揮。個別器官時鐘掌管器官的**活動和再生模式**，這些時鐘在確保器官系統之間能同步協同工作上，扮演很重要的腳色。接下來我們會學到，**功能損壞的時鐘導致與其他時鐘不同步，最終會造成慢性疾病。**

腎上腺時鐘：清晨時，讓腎上腺能按節律分泌皮質醇，並使肝臟釋出葡萄糖以備白天的活動。到了傍晚，皮質醇濃度開始降低，幫助身體休養生息。

心臟時鐘：幫助心臟為白天的活動作好準備的方式，是使心臟對會增加心跳和收縮強度的活動變得敏感。到了晚上睡覺時，心臟時鐘會讓心臟反應和緩下來變得遲鈍。

肝臟時鐘：能幫助控制身體的「葡萄糖銀行」，使肝臟在白天吃飯時，能儲存葡萄糖，到了夜裡空腹時，則能分泌和製造葡萄糖以供應大腦所需。

胰臟時鐘：把白天的胰島素分泌量設為最高，方便身體儲存能量。到了晚上胰島素分泌量會降低，確保大腦能獲得穩定供應的葡萄糖以進行再生。

脂肪時鐘：控制脂聯素和瘦素的分泌。白天活動時，脂聯素較高，可以增加胰島素敏感性以便儲存營養。夜間則是瘦素較高，為身體休息、再生期間提供「停止進食」訊號。

肌肉時鐘：能幫助肌肉準備好進行白天的活動。肌肉時鐘設定好了代謝的節律，使肌肉在白天更容易燃燒葡萄糖，到了晚上則以脂肪作為能量。

免疫時鐘：讓免疫系統在白天對細菌和病毒等外來侵入者保持警覺，然後到了晚上，後天適應性免疫系統（刺客）則以白天遇到的侵入者為藍圖製造「免疫記憶」。

腎臟時鐘：有助於控制體內的液體和電解質平衡。白天血壓比較高以應付日間活動，到了夜間再生期間血壓會下降 10-20%。

腸道時鐘：調節胃腸功能，白天會促進食物消化吸收和腸道蠕動能力。到了夜晚消化需求變小時，它會發出修復腸道內壁的訊號。

由於人體在日間活動或夜間再生階段期間，各個器官的功能會因晝夜節律而不同，因此是否存在所謂最佳時段，讓運動和用餐等活動能配合身體節律？

• 早上運動好還是晚上運動好？

• 半夜吃東西好嗎？

• 輪班工作對健康有什麼影響？

接下來我們會逐步解答這些問題，也是時候開始想想這些重要問題了。

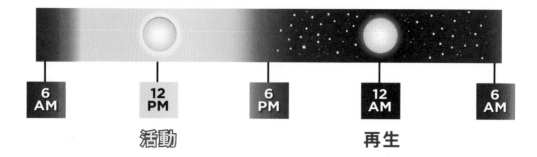

活動   **再生**

| 白天，下視丘的中央時鐘管控下列荷爾蒙，以支援增加的體力活動。 | 晚上，下視丘的中央時鐘管控下列荷爾蒙，以支援修復和再生的工作。 |

白天，下視丘的中央時鐘管控下列荷爾蒙，以支援增加的體力活動。

- **早上皮質醇濃度最高**：經過一整夜休息沒有吃東西之後，皮質醇能提高血糖濃度，為大腦和身體提供能量，同時還有助於「喚醒身體」。

- **早上與白天瘦素濃度較低**：這是對大腦發出「開始進食」的訊號。瘦素濃度低，飢餓感就強，會促進身體進食以滿足白天身體活動的能量需求。

- **褪黑激素濃度受到光的抑制**：這使大腦和身體脫離睡眠休息模式，為日常活動作好準備。

- **生長激素濃度低**：早晨時，當身體從再生修復的睡眠之中甦醒過來，皮質醇增加會抑制生長激素分泌。

晚上，下視丘的中央時鐘管控下列荷爾蒙，以支援修復和再生的工作。

- **夜間皮質醇濃度最低**：可以讓身體和大腦準備休息睡眠。皮質醇濃度低，使身體能在睡眠期間分泌生長激素。

- **夜間瘦素濃度高**：這是對大腦發出「停止進食」的訊號。瘦素濃度高，使飢餓感弱，幫助身體在睡眠期間好好休息不需要再進食，一覺到天亮不用半夜起床偷吃東西。

- **褪黑激素濃度隨著日落開始上升**：向大腦和身體發出訊號，放慢腳步進入夢鄉，並準備好睡眠期間要做的身體修復和再生。

- **生長激素濃度高**：半夜深度睡眠期間，生長激素濃度特別高。生長激素在禁食期間有助於身體脂肪燃燒以獲得能量，並能增進於肌肉修復和再生。

光線會使中央時鐘歸零重設

　　雖然下視丘的中央時鐘可以不受任何外部影響持續運作，但光線能將它歸零重設，使身體與外在環境同步。一般而言，人體中央時鐘運行週期會略長於 24 小時，因此身體每日重設生理時鐘有重要性。大多數人的基因所設定的生理時鐘週期大約是 24½ 小時。有些人可能會長達 26 小時，或甚至更長。如果沒有外部因子（例如環境中的光線）影響，生理時鐘會漸漸地脫離 24 小時週期。多數人的生理時鐘和「環境時間」相差大約 30 分鐘，加起來每週會相差超過 3 小時。

　　能讓生理時鐘重新設定的外部環境因子稱作「同調因子」（zietgebers），在德語中是「時間給予者」的意思。**同調因子裡最強的就是光線**，光線每天都會重新設定我們的生理時鐘。

　　如前面的圖表所示，中央時鐘是透過數種關鍵荷爾蒙來調節日間活動和夜間再生的晝夜節律。在這些荷爾蒙之中，褪黑激素對人體在活動和再生模式之間的切換至關重要。早晨當光線（尤其是短波藍光）照射進眼睛時，我們眼睛後部的特殊細胞會將這個訊號傳遞給下視丘（中央時鐘）。下視丘將「光訊號」傳送到大腦中一個稱為松果體的小小豆狀結構，它是負責分泌褪黑激素的器官。**「光訊號」會告訴松果體停止分泌褪黑激素**，準備進入日間活動階段。

　　身心在經過白天一整日的壓力和活動之後，身體和大腦迫切需要時間來修復和再生。人體主要是藉由褪黑激素的作用進入再生模式。晚上光線變暗，由波長較長、能量較低的紅光和橘光向下視丘發出訊號，告訴松果體開始製造褪黑激素。黃昏時開始分泌褪黑激素，這是身體進入休息再生模式的關鍵。

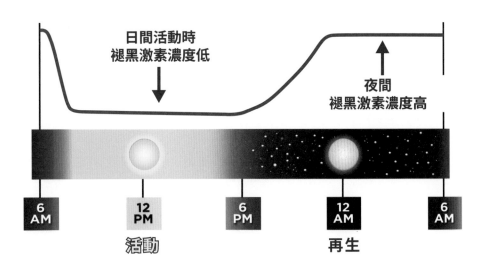

　　關鍵重點 | 多數人的生理時鐘一個週期約為 24.5 小時，因此我們每天都需要來自環境的外部因素來「重設」生理時鐘。

褪黑激素：進入再生模式的關鍵

褪黑激素是人體進入再生模式的關鍵，對整體健康很重要，具有多種作用：

• 褪黑激素要大腦和身體為睡眠作好準備，讓人平穩地從清醒狀態過渡到睡眠狀態。

• 褪黑激素向器官時鐘發出訊號，從日間活動模式轉變為夜間再生模式。

• 褪黑激素是一種強效抗氧化劑，可增強體內抗氧化防禦系統，減少氧化壓力反應。

• 褪黑激素有抗發炎的特性，可以抑制慢性發炎。

• 褪黑激素是細胞和 DNA 修復的關鍵訊號，這點很重要，因為受損的細胞和 DNA 會加速衰老，並生成癌症。

因為褪黑激素能多方促進人體再生，並能預防慢性疾病，所以任何會降低夜間褪黑激素分泌的行為，都有可能造成各種健康問題。褪黑激素和中央時鐘以及器官時鐘相互作用，以幫助保持人體大腦和身體切換日間及夜晚模式，也跟 24 小時為週期的環境完美同步。

夜間褪黑激素分泌量低，可能導致的主要問題是睡眠障礙，睡眠狀況不佳已經成為現代最重要的公共衛生問題之一。長期睡眠狀況不良不僅會讓人白天疲勞，還會嚴重破壞夜間的人體再生。研究顯示，睡眠狀況不佳是導致慢性病的主要原因。在充滿光害的現代世界中，打造完美的睡眠是個挑戰。讓我們繼續讀下去，了解什麼是優質睡眠。

睡眠結構

從晚上躺下到早上醒來，這段時間身體和大腦發生了很多事情，熄燈睡覺不只是單純的進入夢鄉，睡眠品質高還能啟動人體再生模式，促進健康。

睡眠週期其實是個有結構的過程，大約每 90-120 分鐘循環一次，如此周而復始，1 個晚上總共會有 4-5 個週期。睡眠的各個階段組合起來稱為睡眠結構。

關鍵重點｜夜間褪黑激素的自然循環分泌若中斷，會影響健康並導致許多慢性疾病。

睡眠結構的基石

夜間有 2 種主要型態的睡眠，包含快速動眼期（rapid eye movement, REM）以及非快速動眼期（non-rapid eye movement, NREM）。

• **快速動眼期睡眠**約占整體睡眠時間 25%，此期間大腦表現出類似於清醒狀態下的腦波型態。快速動眼期睡眠也稱為「主動睡眠」，大多數夢境都發生在這階段。接近清醒時分，快速動眼期的時間會增加。

• **非快速動眼期睡眠**約占夜間總睡眠時間 75%，分為 1-3 期。入睡時會進入以下幾個階段：**清醒→第 1 期→第 2 期→第 3 期**。當進入到第 3 期時，腦波會減慢下來。第 3 期的腦波非常緩慢，也稱為慢波睡眠（slow wave sleep, SWS），慢波睡眠主要出現在夜間的前半部分。

慢波睡眠的重要性（非快速動眼期睡眠第 3 期）

前半段夜晚的慢波睡眠，在身體修復再生模式中有很重要的功能：

• 大部分日常所需的生長激素，都是在慢波睡眠期間分泌。在夜晚睡眠不吃東西的期間，身體以燃燒脂肪獲取能量的同時，保護肌肉不被損耗用來產能的功臣就是生長激素。慢波睡眠減少會使生長激素減少，生長激素少就會導致肌肉流失，脂肪也變得頑固難減。

• 在慢波睡眠期間，大腦會把白天的記憶移動到長期記憶，對過去不曾接觸過的新事物尤其如此。

• 身體和大腦中大部分細胞和 DNA 修復都是在慢波睡眠期間進行。

技術筆記｜傳統上非快速動眼期睡眠分為 4 期。2008 年美國睡眠醫學學會將第 3 和第 4 期合併為同一階段，這兩期都以慢波睡眠為特徵。本書所提到的第 3 期與新分類系統一致，即包含傳統的第 3 和第 4 期。

教練叮嚀｜睡眠不足的情況下，就算營養和健身計畫做得再完美，都無法達到增肌減脂的目標。睡眠不足＝慢波睡眠減少＝生長激素減少＝減不掉的體脂肪再加上肌肉萎縮。

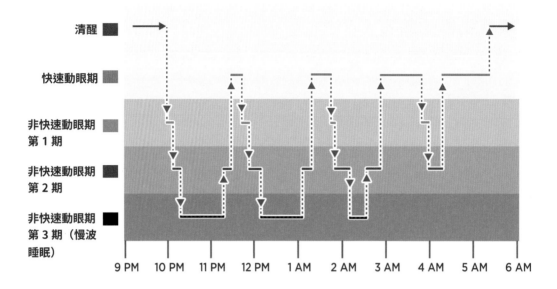

清醒	
快速動眼期	
非快速動眼期第 1 期	
非快速動眼期第 2 期	
非快速動眼期第 3 期（慢波睡眠）	

9 PM 10 PM 11 PM 12 PM 1 AM 2 AM 3 AM 4 AM 5 AM 6 AM

前半段夜間：
非快速動眼期第 3 期為主

前半段夜間以慢波睡眠為主。當人進入睡眠狀態，在第 1 期和第 2 期睡眠所花費的時間相對較短，大部分時間會花在第 3 期的深度慢波睡眠中。此時大腦處於穩定狀態，腦波也較為緩慢。

修復身體的過程大部分發生在前半段夜間，在第 3 期期間。破壞第 3 期對健康會有重大的影響，但是很少人真的意識到這一點。

後半段夜間：
快速動眼期

後半段夜間主要是快速動眼期，此時會產生夢境。在此期間，大腦非常活躍，具有類似於清醒狀態的腦波活動。快速動眼期雖然大腦很活躍，但身體的肌肉卻是在完全放鬆狀態。

快速動眼期睡眠對健康也很重要，但重要之處不同於慢波睡眠，這點稍後會討論。許多人不太清楚少作夢對健康其實會有影響。

快速動眼期的重要性

快速動眼期對身體機能和健康的重要性不如慢波睡眠那麼明顯，但近期研究出現了一些理論：

- 快速動眼期的睡眠裡，我們可以在夢境這樣的安全環境中面對壓力情境。夢境可以讓人們有彈性和韌性，不易受到如同清醒時遭遇真實壓力的傷害。回想一下前面〈慢性壓力〉裡所提到，壓力的確會壓倒人的健康，而快速動眼期睡眠可以讓人在夢中「排練」壓力情境，以幫助人們處理真實生活中的壓力事件。
- 快速動眼期也被認為可以明顯增強創造力，以及解決問題的能力。從歷史記載來看，有不少偉大藝術作品和科學突破的點子是從夢境誕生。近期科學更顯示，快速動眼期睡眠會活化大腦中被認為是負責解決問題和創造力的區域。

關於睡眠的研究仍處於起步階段，我們才剛剛開始了解，在夜間我們失去意識之後，大腦和身體所發生的事情。不過，睡眠剝奪會造成健康問題，這點無庸置疑。在開始說明睡眠狀況不佳所引起的健康問題之前，需要先了解能讓人進入睡眠的原因，以及身體如何從活動模式過渡到再生模式的過程。如果不先了解身體進入睡眠理想狀態的內部過程，就無法真正解決睡眠障礙。

如何進入睡眠

讓人入睡，並保持在睡眠狀態，主要靠 2 個系統共同作用。如果這 2 個系統同步運作，人體會順利進入休息和再生的睡眠狀態。但如果系統不同步，就可能會出現失眠和煩躁的情況，睡睡醒醒難以安眠。

睡眠驅動系統 1：化學系統

第 1 個系統是「化學系統」，主要由大腦中累積的**腺苷**所驅動。這名稱可能看起來很熟悉，它是〈認識營養與代謝〉中介紹的「能量貨幣分子」三磷酸腺苷的一部分。回想一下，大腦是「耗能小豬」，儘管它僅占體重的 2%，但卻消耗了身體 20% 的三磷酸腺苷能量供應。當三磷酸腺苷用於提供能量，會釋出磷酸鹽並成為腺苷。腺苷可以看作是一種能量代謝廢物。醒著的時候，大腦高強度活動期間會有堆積如山的三磷酸腺苷，接著能量代謝「廢物」腺苷，會開始在大腦的某些部位堆積。**腺苷的堆積是種化學訊號，夜幕降臨時會產生疲勞感促進睡眠。**

白天累積的腺苷類似於在「清醒時間信用卡」上增加債務。一旦這張信用卡達到腺苷的清醒時間消費上限，就必須繳清，**還清這信用卡債的唯一方法是睡覺。**經過幾個小時的睡眠之後，大量的腺苷會被清除，「卡債」還得差不多時，人就會慢慢醒來。

睡眠驅動系統 2：晝夜節律系統

第 2 個睡眠系統是由晝夜節律所驅動。晝夜節律系統遵循著環境的明暗循環，並與化學（腺苷）系統共同合作。在觸發睡眠之前，**晝夜節律系統就決定了化學系統「清醒時間信用卡」的消費上限。**晝夜節律系統主要是透過褪黑激素來設定腺苷的「信用額度」。晝夜節律系統到了晚上會設定分泌褪黑激素，並將腺苷「信用額度」降得很低，當「信用額度」較低時，少量腺苷就能輕易引起睡意。當日光照射到眼睛時，晝夜節律系統讓身體停止分泌褪黑激素，腺苷的消費上限就變高了，此時要引起睡意，就需要較高量的腺苷。

早晨的陽光會觸發晝夜節律系統，讓身體停止分泌褪黑激素。**日間**，晝夜節律系統給的是**「金卡」**腺苷額度。腺苷金卡讓大腦相對更有耐受性，白天時腺苷累積量大也不會引發睡意。隨著太陽下山，光照減少下會引發褪黑激素分泌。此時，晝夜節律系統所發放就是額度較低的**夜間「普卡」**了。晝夜節律系統所發行的低額度普卡，降低了入睡所需的腺苷量。

當太陽下山，信用卡從金卡變普卡，在普卡腺苷信用額度低的情況下，使得白天清醒時累積的腺苷量開始引發睡意。普卡的信用額度較低，此時需要睡覺，立即清償「腺苷債」。隨著太陽升起，普卡又變成金卡，這使得大腦在醒著的時候能使用能量，所產生的腺苷代謝物也不會超出信用額度。金卡信用額度高，能避免白天累積的腺苷量會引發睡意，讓人能撐到晚上再來償還睡眠債。

睡眠系統的協同作用

化學系統和晝夜節律系統有協同作用。當晝夜節律系統裡的中央時鐘和器官時鐘都為再生模式作好準備，就自然想睡覺。晝夜節律睡眠系統作用時，如果中央時鐘和器官時鐘已準備好進入再生模式，大腦會讓化學睡眠系統更容易引發睡意。當生理時鐘都準備好進入活動模式，也自然會喚醒身體。如果晝夜節律的生理時鐘都準備好進入活動模式，大腦化學訊號（腺苷）就會變得更具耐受性，避免進入睡眠狀態。

當兩系統功能正常，即使腺苷累積量在睡眠期間已經下降，晝夜節律系統還是會讓人在褪黑激素的作用下，保持睡眠狀態，此時晝夜節律系統的再生模式發的是腺苷普卡。這表示人體可透過睡眠將腺苷清除到相對低的程度，同時還可保持睡眠狀態，因為「腺苷信用額度低」，即使腺苷量不高也仍能保持睡眠狀態。

而白天，即使整日活動讓腺苷量不斷累積，但日間活動模式的晝夜節律系統會讓人保持清醒，晝夜節律系統將腺苷「金卡額度」設得很高，讓人即使累積了整日的腺苷，也不至於睡著。

在兩系統的協同作用下，中央時鐘和器官時鐘能依據身體活動程度作最好的調配。我們應該依循身體的節律，白天活動模式時保持清醒，到了晚上再生模式

關鍵重點｜腺苷的信用額度，是指要讓人入睡所需累積的腺苷量，這個「信用額度」是由晝夜節律系統所設定的。
· 「高信用額度」時，需要大量腺苷才能引發睡眠。
· 「低信用額度」時，只需要少量的腺苷就能讓人想睡。

下就入睡，不然對身心都是重重壓力。如果兩個睡眠系統不同步，晚上用金卡、白天用普卡，這就是晝夜節律紊亂，會讓睡眠品質不佳，最終產生慢性病。

接下來將討論睡眠不足對健康的影響，但我們會先解釋，晝夜節律系統和化學腺苷系統間的不同步是怎麼產生。

破壞生理時鐘的後果

愛迪生是 19 世紀後期著名的發明家，他為我們帶來了第一個適合一般消費者使用的電燈泡。愛迪生還發明了早期的配電系統，支撐著人們從工業時代過渡到資訊時代。24 小時不間斷的商業模式、人們在大半夜仍能活動和娛樂，都是因為有無處不在的明亮電燈。電燈的發明延長了人們清醒活動的時間，使人們生活與自然晝夜節律不同步，除了睡得晚，還能在天沒亮之前就開燈上工。從晝夜節律的角度來看，睡眠再生週期已顯著縮短，換來的是醒著活動的時間延長。但直到最近人們才開始明白，人為擾亂晝夜節律週期可能對健康不好。

光是晝夜節律系統中最強大的啟動器。自然光被分解成不同顏色的光譜，每種顏色對應不同的波長。當光線被空氣中的水滴折射時會形成彩虹，或是用三稜鏡觀察也能夠觀察到光譜，不然肉眼是無法分辨潛藏在日光下的所有顏色。自然光裡，短波長的光線（主要是藍光）會刺激晝夜節律系統。當藍光向大腦發出訊號，停止分泌褪黑激素，會讓人體準備進入日間活動模式。

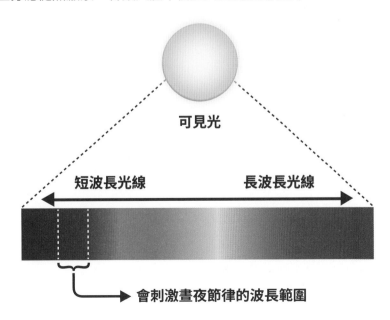

可見光

短波長光線　　　　長波長光線

會刺激晝夜節律的波長範圍

早晨太陽升起的藍光，是給中央時鐘和器官時鐘的訊息，為即將增加的能量需求作好準備。自然光會影響褪黑激素的分泌，使我們在白天能處於活動模式。晝夜節律系統對身體發了一張高額度的「金卡」，以防止腺苷堆積引發睡眠。

在燈泡普及之前，傍晚時分光線會開始減弱，藍光減少，褪黑激素也開始分泌。褪黑激素分泌、腺苷堆積，再加上晝夜節律系統發出的是信用額度較低的「普卡」，人就開始想睡了。蠟燭火焰和火發出的光，在光譜中屬於藍光較少的光線，工業化之前，人類的晝夜節律系統不會因為這些光線有顯著的影響。

到了現代，夜間普遍會使用人工照明，生理上延長了日光時間。儘管室內電燈的強度低於日光，但光線中仍然含有大量藍光，只要少量藍光就會抑制褪黑激素分泌。近期科學顯示，大多數夜間室內光線，都會大幅減少褪黑激素的分泌。這種**夜間照明**延長了人們活動的時間，但也犧牲了人體修復再生的時間為代價。不只是照明，電腦螢幕和電視機也會發出大量藍光。

夜間照明不僅僅來自室內。住在大都市裡的人，不難發現晚上幾乎四處都有燈光，美國有許多地方在晚上根本燈火通明。路燈和商店招牌的燈光透進臥室窗戶，可能會擾亂褪黑激素的分泌和睡眠，這種夜間持續的室外燈光稱為**光污染**，也就是**光害**。

在夜間照明下入睡

許多人因為夜間暴露在人工照明下，衍生出了一種異常長時間的活動模式，而且也沒有從清醒逐漸過渡到睡眠的過渡期。如果夜間沒有使用人工照明，太陽下山自然光開始變暗後大約 2-4 小時，褪黑激素就會開始分泌。日落後 2-4 小時分泌褪黑激素準備就寢，就與許多沒有受到人工照明影響的人的就寢時間相符。

近期研究顯示，夜間處在人工照明下，不僅會導致褪黑激素分泌時間延後，還會使夜間分泌總量下降。許多人晚上的大部分時間都待在人工照明下，到了就寢時間就立即關燈入睡，但即使關了燈，身體還是需要等 2-4 個小時，褪黑激素分泌才能到達高峰。由於褪黑激素是身心進入修復再生模式的大門，延後分泌就不只是延後，而且還縮短了恢復和修復的時間。

夜間照明的光線也會讓人難以入睡。晝夜節律系統在夜間發的是低信用額度的腺苷「普卡」，使褪黑激素能順利分泌，藉此使累積的腺苷引發睡意。如果我們讓夜間照明延緩了褪黑激素的分泌，身體仍會處於生理時間裡的日間活動模式，一旦要試著入睡，大腦所攜帶著的卻是高信用額度的腺苷「金卡」。在金卡的高信用額度下，即使腺苷再怎麼累積也難以入睡，結果就是失眠。

還有另一層的問題：當我們終於睡著進入修復再生階段，夜間光線會讓褪黑激素的分泌減少。睡眠期間化學睡眠系統的腺苷濃度低，再加上褪黑激素濃度又不足，就無法產生穩定的「安眠」訊號。結果是睡到一半容易醒來，尤其是接近清晨的時候，**失去了寶貴的睡眠。**

生活在現代社會中人們，有不少人是天不亮就在開著小燈的臥室中醒來。接下來進到辦公室，也會有燈光但並不夠亮，所以無法完全抑制褪黑激素的分泌。**早晨要真正重新設定晝夜節律系統，對身體發出日間活動模式的強烈訊號，需要來自戶外高強度的自然光。**戶外光線具有足夠的強度和大量藍光，可以有效抑制褪黑激素的分泌。

一點人工照明或許能阻礙褪黑激素的分泌，但當人睡著迅速進入修復再生模式後，到了清晨，這點照明就不足以完全抑制褪黑激素分泌。室內照明對中央時鐘和器官時鐘發出含混不清的訊號，體內時鐘難以完全進入日間活動模式，大腦和身體也無法修復好以應對白天的挑戰。

許多晝夜節律失調導致睡眠障礙的人，會轉而依賴咖啡因等物質振奮精神，試圖維持白天的活力。晝夜節律睡眠系統一旦不同步，只要相對少量的腺苷就能引發強烈的疲勞感和睡意。因此對於咖啡因是透過干擾腺苷訊號來提神的發現，也就不意外了。許多人都背負著不少慢性腺苷睡眠債，結果每天都需要咖啡因和其他東西來提振精神。

夜間人工照明和晝夜節律紊亂

夜間大量室內光線加上白天缺乏戶外自然光，最終的結果就是晝夜節律系統損壞。這縮短了夜間修復身體的睡眠時長，讓身體每日都在疲勞中掙扎度過。漸漸地，身體會因為長期超適應負荷而生病。

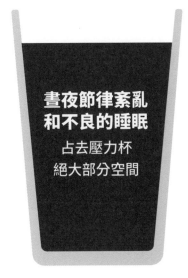

晝夜節律紊亂
和不良的睡眠
占去壓力杯
絕大部分空間

醫學小記│咖啡因能讓人在通宵學習、深夜派對、開夜車時保持精神，也能幫助人渡過沒睡飽的日子。咖啡因會阻礙腺苷對大腦的作用，透過這個方式來提振精神延後睡眠。更明確的說，咖啡因和茶中的茶鹼會減緩化學睡眠驅動系統的速度，讓人保持清醒。但是在咖啡因的作用消失後，身體還是得要償還睡眠債。

著名科學家暨生理時鐘專家邁克·特曼（Michael Terman）博士和伊恩·麥克馬漢（Ian McMahan）博士在兩人合著的《生物時鐘療法》（Chronotherapy, 2012）一書中提到：「多數人都過著微光的生活。」他們描述的現代生活裡，白天待在室內照不到真正的陽光，而日落之後的光害模糊了黑夜，織造出永恆的微光環境。

晝夜節律紊亂與隨之而來的修復性睡眠不足，是讓人壓力杯滿溢的主要原因之一。夜間照明使活動／再生模式和實際清醒／睡眠之間的晝夜節律協同作用無法同步。生理時鐘壞了！不能低估這種晝夜節律紊亂對健康的長期影響。

生理時鐘失調的後果

長期的晝夜節律紊亂，容易導致慢性睡眠不足，對健康有重大影響。晝夜節律紊亂對健康的影響，與睡眠不足所導致的問題，其實很難分開論述，事實上兩者經常同時發生。晝夜節律紊亂會導致睡眠問題，而睡眠不佳對晝夜節律系統有負面影響，這跟先有雞還是先有蛋的問題一樣，很難說誰才是問題的癥結所在。並非所有睡眠障礙都是由晝夜節律紊亂引起，但睡眠問題確實會影響節律。長期睡眠不足已知與以下症狀密切相關：

- 胰島素阻抗和糖尿病　　• 肥胖　　　　　• 癌症
- 對傳染病的易感性增加　• 心臟和血管疾病　• 高血壓
- 自體免疫性疾病症狀加重　• 加速老化　　　• 沮喪

長期值夜班的人，因為晝夜節律系統受到慢性破壞，也離不開上述所有健康問題，這也是睡眠障礙和晝夜節律紊亂會影響健康的證明。

中央時鐘失調

下視丘裡的中央時鐘一旦失調，身心都會受到長遠的影響。回想一下，身體的調控中心是下視丘，所涉及的功能包括：新陳代謝、繁殖、壓力反應、飢餓、口渴和體溫。下視丘中的中央時鐘會根據預期的日夜循環時間，調配這些關鍵功能的週期。當中央時鐘失調，也會連帶影響到器官時鐘。在下視丘的統籌指揮之下，各器官時鐘會對應身體的節律配合調整，發揮最佳的功能。在器官時鐘進入再生模式時運動，或是在日間活動模式期間睡覺，對身體都是種壓力。

當你的清醒／睡眠時的活動狀態和器官時鐘不同步，身體就沒有辦法以最佳狀態運作。在再生模式期間保持清醒、進行活動，不但精神狀況欠佳，對身體也是種耗損。在日間活動模式期間硬要入睡，狀態不對也達不到夜間再生模式的效果。下面我們簡單列舉了幾個可能的情境。

腎上腺時鐘：此時皮質醇分泌時間已經結束，但卻在晚上休息時間分泌，並在接近清醒前達到高峰。夜間分泌皮質醇會刺激大腦和身體，並會**擾亂睡眠**。

心臟時鐘：當心臟時鐘還處於夜間再生模式，代表身體並沒有準備好應付多餘的活動，此時若想開始一天的活動，會讓**心臟耗損**。

肝臟時鐘：早上吃飯時，肝臟時鐘還停在再生模式，這時的肝臟對葡萄糖或脂肪的處理能力並不好。若是長年累積，可能會產生**胰島素阻抗、糖尿病和脂肪肝**等問題。

胰臟時鐘：白天胰臟時鐘若處於再生模式，可能無法分泌足夠的胰島素來處理食物，容易導致糖尿病。換個角度，如果胰臟時鐘在日間活動模式期間入眠，胰島素過度分泌可能會導致**夜間血糖過低**。

脂肪時鐘：若脂肪時鐘失調，脂聯素和瘦素會在錯誤的時間分泌，結果使人半夜容易餓、睡眠中斷和**胰島素阻抗**，進而**導致糖尿病**。

肌肉時鐘：肌肉時鐘若在再生模式期間做運動，會導致**運動表現不佳**。肌肉時鐘若有問題，也連帶會造成葡萄糖處理障礙，導致胰島素阻抗和糖尿病。

免疫時鐘：免疫時鐘失調會導致刺客白天對「入侵者」的防禦能力變差，長期免疫力偏弱，它還可能使身體發炎反應失控，**進而導致心臟病、糖尿病、癌症和自體免疫疾病**。

腎臟時鐘：腎臟時鐘失調會使體液和電解質平衡調節不良，導致高血壓，這是**心臟病和中風**的危險因子。

腸道時鐘：在腸道時鐘的再生模式期間用餐飲食，會使胃腸道蠕動遲緩，導致消化不良。若睡眠時正值腸道時鐘的日間活動模式期間，則使腸道屏障再生不良，產生**慢性發炎**。

褪黑激素的聯繫？

夜間使用人工照明會抑制體內褪黑激素分泌，慢慢地破壞人體健康，降低活力。先前已說明過，在再生模式之下，褪黑激素是強力的抗發炎和抗氧化劑。

技術筆記｜器官時鐘為配合身體的實際運作，例如進食與運動等，會產生獨立於中央時鐘以外的週期，這可能導致不同器官時鐘會「各走各的」彼此不同步，進而衍生問題。這就是為何中央時鐘如此重要，它能發揮指揮協調功能，使器官時鐘相互配合共同運作。

另外，除了當作抗氧化劑，直接清除自由基以外，它還能有效刺激抗氧化防禦系統，提升身體抗氧化力。已證實褪黑激素可以預防癌症和早衰，體內幾乎各種類型的細胞上都有褪黑激素的受體。褪黑激素是修復再生的門戶，入夜後能發揮長效的功能，全方位的修復身心各個部分。

想到褪黑激素具有抗氧化和抗發炎作用，上述的種種優點就不令人意外了。**晝夜節律紊亂加上睡眠不足，導致夜間褪黑激素分泌減少，可能是生理時鐘失調導致慢性發炎和慢性氧化壓力反應的主要原因**，而眾所周知這兩大魔王是慢性病的致命二重奏。

不過，這邊還是要強調一下，褪黑激素分泌不足並不是唯一禍源，但卻可能是禍首。生理時鐘失調和睡眠不足，會活化大腦的壓力反應系統，壓力反應系統活化負責戰鬥或逃跑的交感神經系統，進而產生發炎和氧化壓力反應。

晝夜節律紊亂、睡眠和糖尿病

當器官運作被迫和自己的生理時鐘不同步，就會產生代謝紊亂和生理壓力，造成額外的發炎反應和氧化壓力。肝臟、肌肉和胰腺尤其如此。一般認為，這三個器官的節律被破壞，是導致胰島素阻抗和糖尿病的重要因素。

晝夜節律紊亂和睡眠不佳，可能埋下胰島素阻抗和糖尿病的病根。近期幾項科學研究顯示，**即使只是幾個晚上睡眠不良，也會使原本健康的年輕人產生胰島素阻抗，到達糖尿病前期程度**。研究發現，**缺少慢波睡眠（非快速動眼期睡眠第 3 期），是導致胰島素阻抗的癥結所在。**

如果晝夜節律紊亂和慢波睡眠減少，就會使健康年輕人胰島素阻抗達到糖尿病前期程度，那麼想像一下，睡眠不佳會對肥胖或糖尿病患者會造成什麼樣的破壞。糖尿病患者以控制血糖為目標，注意力最常放在營養和運動上，這很重要沒有錯，但有睡眠問題的糖尿病患者，無論營養和運動做得多完美，都很難達到血糖控制的目標。

醫學小記｜對於肥胖或糖尿病族群，修復睡眠是首要任務。良好的營養和運動是很好的開始，但如果生理時鐘不正常加上睡眠品質不佳，大概也沒辦法改善第 2 型糖尿病。後續會提供你各種戰術，幫助解決你的睡眠問題。

對大腦和身體的其他影響

　　晝夜節律紊亂和睡眠不足導致長期記憶不易形成，注意力也難以集中，這些問題都會影響大腦，導致焦慮和憂鬱。大腦在一整天的活動之後，要靠慢波睡眠（非快速動眼期睡眠第 3 期）和快速動眼期睡眠來恢復。睡眠期間記憶和資訊會被儲存起來，而負面情緒會被消化，讓人更有韌性，而白天不相關的零碎記憶，也會在此時清除。

　　晝夜節律紊亂會縮短慢波睡眠和快速動眼期，破壞精巧的睡眠結構，使人容易停留在淺眠期（如非快速動眼期睡眠第 1-2 期），這會讓人無法熟睡也睡不安穩，身體沒辦法修復再生。這種品質的睡眠，就算還是睡了整整 8 小時，早上起床還是會覺得像被車撞過一樣糟。

體脂、肌肉和慢波睡眠

　　慢波睡眠期間是生長激素分泌的主要時間，而生長激素是再生模式中脂肪燃燒、肌肉生長和修復的要素。晝夜節律紊亂導致慢波睡眠減少，是一張通往體脂肪上升、肌肉萎縮的單程票。除非睡得好，否則無法達到增肌減脂的目標。

　　晚上沒睡好會減低白天的工作效率，難以專注並作出好決策，而且會讓人處理壓力的能力變差。人的反應也會變慢變遲鈍，慢到相當於血液酒精含量超標的程度。沒睡飽的司機可能和喝醉酒的司機反應能力一樣差、一樣危險。開車前一晚，最好能先睡好睡飽。

　　花時間處理晝夜節律紊亂的狀況，對於憂鬱症患者來說格外重要，已證實光照療法（bright light therapy, BLT）是能有效改善憂鬱症狀的療法之一，後面我們會討論光照療法如何重新設定身體晝夜節律。早上做光照療法有抗憂鬱的效果證實了一個理論，就是晝夜節律紊亂可能是導致憂鬱症的重要因素。

實事快報｜睡眠不足的司機和喝醉酒的司機一樣危險。研究顯示，睡眠不足的人與血中酒精含量超過美國法定上限 0.08mg/dL 的人相比，反應時間同樣慢，甚至可能更慢。在路上，睡眠不足的司機可能比醉酒的司機多得多。在睡眠不足的情況下駕駛，是個需要正視的公共安全問題。

最後我們有個小提醒要給努力控制飲食的人：晝夜節律紊亂和睡眠不足會刺激食慾。睡眠不足導致壓力反應產生，使食物獎勵系統加速運轉。睡不好會讓身體渴望美食或能有效刺激大腦獎勵系統的食物，而這類食物多半都是控制飲食的人不該吃的。改善睡眠及晝夜節律系統，就能有效控制對食物的渴求。

輪班工作是晝夜節律的噩夢

環境職業醫學（occupational and environmental medicine, OEM）裡包含了時間生理學（chronobiology），顧名思義，研究的是自然生物的節律，例如晝夜節律。美國有多達 20% 勞工從事輪班工作，而環境職業醫學專科醫師會運用時間生理學知識，協助從事輪班工作的人。而夜班工作是晝夜節律的終極噩夢，這種工作讓從業人員的活動和睡眠，與大自然日昇日落的週期完全顛倒。

- 上夜班的人在黑夜中開啟一天活動。當身心應該進入再生模式，他們卻準備開始活動。
- 夜班期間，他們處在相對低強度的室內光線下。雖然某種程度上，這抑制了褪黑激素分泌，但又不如陽光那樣能刺激身體進入活動模式。工作時常需要靠著咖啡因，抵抗腺苷不斷累積所帶來的睡意。
- 上夜班的人結束工作的時間，通常是早晨太陽升起的時候。在回家的路上，高強度的陽光會抑制褪黑激素的分泌，讓身體進入日間活動模式，晝夜節律系統發了一張腺苷「金卡」，即使是夜班工作讓大腦腺苷堆積，回家後也無法順利入睡。
- 他們回家睡覺時，晝夜節律系統處於日間活動模式。睡覺時，日光會透入室內，減少褪黑激素的分泌，不過腺苷在夜班時大量累積，多到能夠壓過晝夜節律系統讓人睡著，但也只有一陣子而已。大部分值夜班的人都說，白天最多只能睡上 5-6 個小時。他們的睡眠結構被嚴重打亂，具恢復作用的慢波睡眠也較短。
- 下午睡醒了展開新的一天，當他們的身心為了本該是「白天」的工作作好準備，太陽也準備下山了。
- 這些人經常在晝夜節律系統處於再生模式期間進食，但此時器官並沒有準備好處理和儲存食物中的營養，這會導致胰島素阻抗等等代謝紊亂狀況。

日夜顛倒值班的極端晝夜節律紊亂和睡眠不佳，會造成嚴重的健康問題。值夜班的人有更高的風險會罹患糖尿病、肥胖症、高血壓、心臟病、憂鬱症、早衰和癌症等等慢性病。事實上，**世界衛生組織已將夜班工作歸類為致癌因子**。

許多人別無選擇，只能輪班工作謀生、養家糊口。接下來，我們會教大家一些值班的人可以運用的簡單方法，盡量減低晝夜節律紊亂的傷害，並改善健康。

愛迪生做了蠢事？

本節的重點，並不是將現代人晝夜節律紊亂的問題，歸咎於愛迪生改變世界的大發明。自上個世紀起，人工照明改變了現代人的生活方式，提高了生產力，並使技術進步，這點毫無疑問。不幸的是，這種進步讓個人及公眾健康付出了重大代價。現代問題需要現代解方。我們會提供一些既簡單且科學的方法，幫助修復損壞的生理時鐘，讓身體能找回晝夜節律中再生模式的自癒力量。

現代問題的現代解方

美國人的工作時數比起任何工業化國家的人都要長。我們在夜間充分利用人工照明，延長工作時間，這讓人特別容易有晝夜節律紊亂的問題。當然還有許多國家緊隨在後，就算不當成流行病來看，睡眠障礙和晝夜節律紊亂也已經是全球公共衛生問題。在人工照明的推波助瀾下，人們的娛樂活動也一路延伸到深夜，花在電腦和電視螢幕前的時間不斷增加。

美國國家睡眠基金會的統計數據也顯示，睡眠不足可視為流行病。

• 超過 60% 的美國成年人，每週有 2 晚以上有睡眠中斷的情形。
• 大約 4,000 萬美國人有慢性睡眠障礙。
• 大約 30% 的美國人經常只睡 6 小時，或甚至失眠。

此外，美國人的生產力並沒有隨工作時間的增加而提高，睡眠不足讓人缺乏效率和生產力。僅以美國估計，睡眠不足所導致的生產力下降，每年造成 180 億美元的損失。

人們在白天依靠咖啡因等興奮劑提神的同時，腺苷卻不斷在大腦中堆積。咖啡因並不能解決問題，那只是用人為方式讓自己別睡著，但累積的腺苷還是會成為睡眠債。許多人週間靠著人為方式保持清醒延後睡眠債務，然後等著週末大睡一覺來償還。這種模式會讓身體和大腦運作得很辛苦，並且也會超出身體的負荷。當晚上就寢前關掉明亮的燈，其實已經夜深，躺在床上翻來覆去睡不著，因

為晝夜節律系統被人工照明擾亂，身體還在掙扎著不想睡。這時或許暫時求助於酒精或處方藥助眠，卻仍然沒有解決真正問題：晝夜節律紊亂。

　　酒精和許多安眠藥對睡眠結構的影響非常大。慢波恢復性睡眠時間（非快速動眼期睡眠第 3 期）會被縮短，而非快速動眼期睡眠第 2 期的「淺睡」卻變長了，人可能會更容易入睡，但睡得不好，犧牲了對健康很重要的慢波睡眠。

　　在對的時間向身體的晝夜節律系統發送正確的訊號，可以重新設定生理時鐘，打破白天靠興奮劑提神、晚上靠鎮靜劑入眠的惡性循環，不用再對抗損壞的生理時鐘。即使是輪夜班的人，也有一些簡單的技巧，可以依照實際需求重新調整生理時鐘。

修復生理時鐘

　　可利用光線「訓練」身體的晝夜節律系統，來配合實際的清醒和睡眠行程。用光照訓練晝夜節律系統，就是時間生理學家所說的環境同步法。雖然進餐時間、體溫和運動也可用來調節訓練晝夜節律，但光線仍然是最有力的「教練」。

　　訓練晝夜節律系統的目的，在於讓你的活動模式落在你的清醒時間，讓再生模式時間和你的睡眠時間同步。雖然這對大夜班這類極端情況比較困難，但在某種程度上仍然可行。我們會先從利用光線作為「晝夜節律訓練器」開始說明。

光線是訓練大師

　　回想一下，光譜中「藍色範圍」的短波長光線是一種訊號，能有效抑制褪黑激素分泌，並讓晝夜節律系統進入日間活動模式。而一天結束時，昏暗的光線則會促進褪黑激素分泌，準備進入夜間再生模式。下面的這些技巧能幫助你掌控自己的晝夜節律。

- **使用模擬日光的喚醒燈，讓身體自然而柔和地從睡眠過渡到清醒狀態。**多數人是被刺耳的鬧鐘聲音吵醒，由睡眠狀態直接醒來。他們經常還在快速動眼期間，突然鬧鐘鈴聲大作將人從夢境中拽出來，意識還迷迷糊糊，壓力反應也升高，這不是展開一天的理想方式。有種相對新穎的設備，能設定在起床前大約 20-30 分鐘，就開始逐漸增加光線強度，這稱為日光喚醒燈，對於那些必須趕太

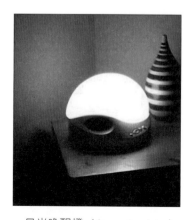

日光喚醒燈（dawn simulator）

陽升起之前起床的人，非常有幫助。日光喚醒燈的設計原理，是模仿太陽升起的過程，讓身體能漸漸地從黑暗轉到光明中，自然醒來。即使是閉著眼睛，透過光線逐漸增加，晝夜節律系統也會開始抑制褪黑激素分泌，並準備進入日間活動模式。褪黑激素會隨著逐漸增加的光線而慢慢減少，讓人自然而然從睡眠中醒來，不需要在刺耳的鬧鐘聲響中醒來。你還是可以設定鬧鐘以防萬一，但在使用日光喚醒燈的情況下，很少會用到鬧鐘。飛利浦品牌就製造了很棒的喚醒燈，可以模擬自然日出。

• **在起床後的頭幾個小時，盡可能多接受明亮的自然光照射。**使用喚醒燈柔和地過渡到清醒狀態之後，就繼續接觸明亮的自然光。理想情況下，這種「自然光」指的是戶外自然的陽光，但現實生活中，許多人還是得靠人工照明光源。最務實的方法，是購買能發出大量「藍色光譜」光的燈泡。

這類燈泡在包裝上大部分會寫上「自然光」，並標示相關色溫（correlated color temperature, CCT）等級。色溫與光的顏色有關，以凱爾文（kelvin, K）為單位。低色溫燈泡波長較長，所發出的光較接近暖色系的黃色和橙色，而高色溫燈泡波長較短，發出的光線較接近冷色系的藍白光。**早上可使用 5,000-6,500K 高色溫的燈泡。**這個色溫範圍含有大量藍光，與自然陽光最相近。

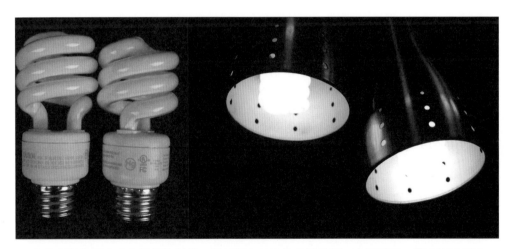

左圖為低色溫和高色溫燈泡並排，從外觀上並不能分辨色溫。右圖為同一燈具使用不同色溫的燈泡，可以從燈光顏色分辨出燈泡的不同。高色溫燈泡在右側，與左側看起來偏黃的光線相比，高色溫燈泡所發出的光「更白」，這代表光線裡含更多的藍光。

近期研究 | 醒來後的頭幾個小時處於高藍光的環境下，會幫助你在剛醒來時，身體就準備同步進入日間活動模式。進而能提升警覺性、減少疲勞感、增進大腦解決問題的能力，並提高工作效率。

早上出門前花最多時間的地方如浴室、臥室或是廚房，可以安裝 5,000-6,500K 的高色溫燈泡。大部分的家飾用品店或網路商城，都能找到這些這些燈泡。這些燈泡所發出的藍光，足以向身體傳遞有力的訊號，通知晝夜節律系統進入活動模式。剛醒來時使用高色溫人造光特別重要，尤其是：

• 早上沒什麼時間待在戶外、陽光下的人。

• 需要在太陽升起前就起床的人。

• 生活環境陰暗多雨且日照稀少的人。

• 工作環境主要都在室內的人。

以藍光發出啟動日間活動模式的強烈信號，能確保所有體內中央時鐘和器官時鐘在你的清醒時間都能同步，共同調整出最合適的身心運作，以滿足一天所需。透過光照這種簡單的方式，能確保身體晝夜節律系統發出腺苷「金卡」，讓人在醒來後工作時不會昏昏沉沉還想再睡。然後，隨著日間活動時間接近尾聲，我們必須向晝夜節律系統發出同樣強力的訊號，啟動再生模式，準備好進入睡眠。讓就寢時間與再生模式同步的策略，恰好與早晨進入活動模式的方法相反，此時重點在避免照射到藍光。

• **就寢時間前 2-3 小時，要避免接觸藍光。** 太陽下山後仍然可以使用人工照明，但要慎選合適的光線，這對於避免晝夜節律紊亂極為重要。在最後一次接觸藍光後，一直到褪黑激素分泌上升前，中間大約間隔 2-3 小時，之後身體就會進入再生模式。如果可以讓褪黑激素分泌與預計就寢的時間同步，入睡後就能毫不費力地進入深度睡眠。

要在夜間活動使用人工照明，又要避免藍光照射，最簡單方法是選用橙黃色光的燈泡。傳統上在家飾用品店，這類燈泡可能標示為「驅蟲燈泡」（bug light）販售。橙黃色燈泡應該安裝在夜間的主要活動區域。睡前 2-3 小時只使用橙黃色照明，關閉其他光源。這能讓人在不干擾褪黑激素分泌的情況下，繼續使用夜間照明進行活動。要入睡時，褪黑激素能夠分泌，身體也準備好進入再生模式。此時入睡會變得容易得多。

金級戰術 | 早上出門前花最多時間的地方，可以安裝 5,000-6,500K 的高色溫燈泡，盡量增加藍光照射。

金級戰術 | 在家中的深夜主要活動區域安裝橙黃色燈泡，讓自己在睡前 2-3 小時內避免接觸藍光。

科學冷知識——驅蟲燈泡

　　黃色「驅蚊燈泡」所散發的光線已去除了可見光中的大部分藍光。所謂驅蟲並不如字面上的那樣能驅除蚊蟲，純粹是這個光波不會吸引飛蟲。許多昆蟲非常容易受短波長光線（藍光）吸引，會朝光源飛撲。如果在夜間有藍光照明，蟲子就會受藍光吸引。燈黃色燈泡之所以驅蟲，其實是因為不含藍光，所以不會吸引蚊蟲。

* **使用抗藍光眼鏡，阻擋電腦螢幕或電視螢幕上的藍光。** 電腦和電視 LED 螢幕所散發的光源，含有大量藍光，目不轉睛盯著這些螢幕直到睡前，肯定會干擾褪黑激素的分泌，身體也會遲遲無法進入夜間再生模式。我們可以在電視和電腦螢幕加上濾藍光片，或更簡單一點，戴上琥珀色的光學眼鏡來阻擋藍光。

有些人需要考慮家人或室友，不方便在夜晚使用橙黃燈，這時抗藍光眼鏡就是個不錯的選擇。只需在就寢時間前 2-3 小時戴上眼鏡，就能防止褪黑激素被藍光抑制，在臨入睡前能順利分泌。對於上大夜班要到天亮後才能回家的人，抗藍光眼鏡也是個很好的選擇。眼鏡會阻擋白天裡的藍光，讓值完夜班的人回家後能準備好入睡。

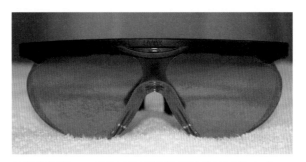

抗藍光眼鏡：一種實惠且便利的調節生理時鐘方式

活用訣竅 | 許多人在早晨和晚上的屋內主要活動區域都差不多，比如待在廚房、浴室等，但這些地方通常不會只有一個光源。可以利用這點，在其中一個光源安裝高色溫藍光，供早晨使用，另一個光源則可以裝低色溫橙黃光，供晚上用。透過這個策略，就能在早上獲得藍光照射，而晚上就用低波長黃光，避免睡前接觸藍光。

銀級戰術 | 夜晚戴上抗藍光眼鏡，過濾電視和電腦螢幕的藍光。眼鏡對值夜班的人也同樣是個不錯的選擇。

- **確保臥室環境適合睡眠。**以下這些要點對於提升睡眠品質、促進修復性睡眠相當重要。基本上睡眠環境應該像是洞穴。

　　——保持臥室涼爽：通常在 18-22°C，可視個人喜好而定。讓體溫隨著夜幕平緩降低，也是進入再生模式的一環，涼爽的房間會促進體溫自然下降。

　　——保持臥室陰暗：使用「遮光窗簾」阻隔鄰居門廊燈和外面路燈等等的外部光線。遮光窗簾在主要通路和零售商都能夠買到，它同時也能遮蓋電子設備散射出的光線。

　　——將電視機移出臥室：臥室最好只單純用來睡覺，如果不能移走電視，那麼在睡前看電視時，記得戴上抗藍光眼鏡。

　　運用光線策略性的調節身體的晝夜節律系統，是個相對簡單而有效的方法，上述這些要點都經過研究證實有效，因為光線對於晝夜節律系統，就是最強而有力的調控因子。除了光線以外，只要時間適當，運動也能帶來顯著的效果。

運動和晝夜節律系統

　　肌肉、心臟、肝臟和脂肪組織，都直接關係到運動，而且也都有自己的器官時鐘，調節著日間活動模式和夜間再生模式的功能。很顯然，運動應該在日間活動模式下進行，因為當身體進入夜間再生模式，這樣的狀態並不適合健身。大部分的人都不會半夜起來運動，但有許多人確實會挑在活動模式和再生模式間的過渡期運動，這就可能會有問題。

　　在活動模式期間健身，身體能得到規律運動的好處。運動的時間多半是隨著個人偏好和行程安排而定，但有 2 個一般性原則要注意：

- 早上運動前，先確保身體和大腦已準備進入活動模式。可以運用前面討論過的清晨光照策略，確保生理時鐘在運動前已設定為日間活動模式。
- 避免在就寢時間前 2-3 小時運動。在這段期間運動，效果就像藍光一樣，會抑制褪黑激素的分泌，延後身體進入再生模式的時間。

金級戰術｜讓睡眠環境「像洞穴一樣」，確保修復再生睡眠不間斷。

銅級戰術｜選定一個時間，每天堅持做運動。這能訓練生理時鐘預備進入活動，讓身體自然而然調整好狀態，準備運動。

雖然在睡前 2-3 小時運動會延後身體進入再生模式的時間，但在睡前 4-6 小時（傍晚）運動，對生理週期的影響就截然不同了。研究顯示，傍晚運動能刺激褪黑激素的分泌，反而有助於身體進入夜間再生模式。在睡前 4-6 小時運動並避免藍光照射，能讓身體平穩的過渡到再生模式，對於進入恢復性的睡眠極有幫助。在睡前 4-6 小時運動有助於入睡，這是我們建議大家挑這個時間運動的原因，時間允許的話，傍晚運動是個好選擇。

褪黑激素補充劑？

最近有許多關於褪黑激素補充劑與慢性病的研究。在某些情況下，補充褪黑激素或許有好處，但本書的立場還是比較偏向透過適當的環境因子（光、運動等），自然引導身體自行分泌褪黑激素。

大多數褪黑激素補充劑的劑量，遠遠超出人體自然產生的量，長期使用可能會使人體自然分泌的量減少而產生問題。補充褪黑激素還有另一個問題，就是它在體內的半衰期非常短，褪黑激素在血液中僅能維持約 20-40 分鐘，之後就會被身體代謝掉。

大腦中的松果體在夜間會不斷分泌褪黑激素，因此在再生模式期間，褪黑激素的代謝時間較短並不是問題。但是外來補充劑只能持續 20-40 分鐘，所以理論上約每 30 分鐘需要補充，否則沒辦法達到如自然分泌般的效果。透過適當的環境訊號（例如光照和運動）促進褪黑激素自然分泌循環，才是有效的解決晝夜節律紊亂的方法。

近期研究｜肌肉在接近日間活動模式結束前，能夠發揮最大的力量。傍晚的時候運動，或許是在晝夜節律週期中，最能表現運動能力的時間。但這並不表示挑其他的時間運動，對重訓表現和促進健康的效果就比較差。如果每天都在同一個時間運動，就能「引導」肌肉時鐘，適應在那段時間健身。無論是選在早上、中午、下午還是晚上運動，訓練時間的一致性，才是確保運動效果的重點。

教練叮嚀｜對於即將參賽的競技運動員，建議讓自己日常訓練時間與比賽時間一致。如果比賽時間是下午 4 點，那應該將每日訓練時間盡可能的調整到接近下午 4 點，訓練生理時鐘在那個時候進入到最佳狀態。

銀級戰術｜在睡前 4-6 小時運動能促進褪黑激素分泌，幫助身體啟動夜間再生模式。

夜班工作人員案例研究

　　上夜班所造成的晝夜節律紊亂很難改正，因爲他們的日夜完全顛倒。仔細規劃、巧妙運用光照策略，可以提高夜班工作者生活品質，並可能改善長期健康狀況。建議策略如下：

- 從起床後的頭幾個小時，盡可能的接觸藍光。有些公司會在夜班期使用高色溫（更強的藍光）照明，以提升精神和生產力。如果可以在自己的工作區域使用這種類型的燈照，那的確可以試試。除此之外，也有便攜式藍光發射器，可以用電腦上的 USB 插座供電，也可以安裝在螢幕或筆記型電腦上。

- 確保用餐週期與作息時間對應。起床時吃一餐、工作中間吃「午餐」、早上回到家吃一餐，這會有助於讓器官時鐘與中央時鐘調和。

- 下班回家時，戴上抗藍光眼鏡，阻擋朝陽散射出來的藍光，回家後也盡可能遮蔽室內外的藍光。輪大夜班的人要更積極的配戴抗藍光眼鏡，因爲他們要對抗的是大白天裡的各種藍光。

- 確保沒有陽光能照進臥室。一定要很確實地阻擋陽光，除了使用遮光窗簾外，或許還需要用不透明的材料遮住窗戶。陽光就是夜班工作者常睡不好的原因，即使臥室裡只有一點陽光照進來，也會抑制褪黑激素的分泌，讓人難以入睡。

近期研究 │ 目前針對長效型褪黑激素補充劑的研究，其對象是老年人和阿茲海默症患者。隨著年齡的增長，褪黑激素的分泌會減少。使用長效型褪黑激素補充劑，有可能減緩褪黑激素分泌下降的問題，幫助老年人恢復正常睡眠。阿茲海默症也會使人褪黑激素分泌減少，讓患者補充褪黑激素同樣也是相對較熱門的研究主題。

近期有項研究，針對護士和警察等需要輪班工作的人，採用了與上述策略類似的方法。結果顯示，這些人的睡眠品質和時間長短有改善，警覺性和生產力也隨之提高。雖然還需要更進一步的研究，但初步結果支持上述這些做法。如果你需要值夜班，也有難以入睡的問題，那麼這些方法值得一試。

小結

晝夜節律紊亂在現代社會中很普遍，光害污染了本該完全黑暗的夜晚。並非所有睡眠障礙都來自晝夜節律紊亂，阻塞型睡眠呼吸中止症和焦慮症也都是導致睡眠不穩的原因。睡得不好並不必然是晝夜節律紊亂的問題，然而改善身體晝夜節律，也有可能會讓這些睡眠障礙，變得比較容易改善。

運用本書〈肥胖症〉單元中的方法來減肥，一定會有助於改善阻塞型睡眠呼吸中止症，而〈慢性壓力〉所介紹的方法，也能幫助減緩焦慮症。本書針對慢性病的各種策略和方法，會產生交叉效應，可以改善看似無關的疾病。身體和心靈並非各自獨立毫無關係，兩者都要正常運作，才能達到和諧健康的狀態。本章的目的在於說明晝夜節律系統，點出其指揮身心協同作用的功能，以及確保身體協同作用的重要性。

運用本單元建議的方法，對促進健康和預防慢性病，將大有助益。而本單元中的各級戰術，還可以讓生理時鐘與實際作息時間重新同步，讓你重掌身體的晝夜節律系統，「夜裡的小偷」將無法再竊取對健康如此重要的恢復性睡眠。

軍事情報（參考文獻）

Abel T, et al. Sleep, plasticity and memory from molecules to whole-brain networks. *Curr Biol* **23** (2013): R774-R788.

Albrecht U. The circadian clock, reward, and memory. *Front Mol Neurosci* **4** (2011): 41.

Albrecht U. Timing to perfection: the biology of central and peripheral circadian clocks. *Neuron* **74** (2012): 246-260.

Albrecht U. Circadian rhythms and sleep—the metabolic connection. *Pflugers Arch* **463** (2012): 23-30.

Anea CB, et al. Circadian clock control of nox4 and reactive oxygen species in the vasculature. *PLoS One* **8** (2013): e78626.

Arjona A, et al. Immunity's fourth dimension: approaching the circadian-immune connection. *Trends Immunol* **33** (2012): 607-612.

Balakrishnan A, et al. Circadian clock genes and implications for intestinal nutrient uptake. *J Nutr Biochem* **23** (2012): 417-422.

Bechtel W. From molecules to behavior and the clinic: Integration in chronobiology. *Stud Hist Philos Biol Biomed Sci* (2012).

Besedovsky L, et al. Sleep and immune function. *Pflugers Arch* **463** (2012): 121-137.

Boivin DB, et al. Photic resetting in night-shift work: impact on nurses' sleep. *Chronobiol Int* **29** (2012): 619-628.

Boivin DB, et al. Phototherapy and orange-tinted goggles for night-shift adaptation of police officers on patrol. *Chronobiol Int* **29** (2012): 629-640.

Bray MS, et al. Disruption of the circadian clock within the cardiomyocyte influences myocardial contractile function, metabolism, and gene expression. *Am J Physiol Heart Circ Physiol* **294** (2008): H1036-H1047.

Broussard JL, et al. Impaired insulin signaling in human adipocytes after experimental sleep restriction: a randomized, crossover study. *Ann Intern Med* **157** (2012): 549-557.

Buxton OM, et al. Sleep restriction for 1 week reduces insulin sensitivity in healthy men. *Diabetes* 59 (2010): 2126-2133.

Cai DJ, et al. REM, not incubation, improves creativity by priming associative networks. *Proc Natl Acad Sci U S A* 106 (2009): 10130-10134.

Cajochen C, et al. Evening exposure to a light-emitting diodes (LED)-backlit computer screen affects circadian physiology and cognitive performance. *J Appl Physiol (1985)* 110 (2011): 1432-1438.

Chellappa SL, et al. Can light make us bright? Effects of light on cognition and sleep. *Prog Brain Res* 190 (2011): 119-133.

Chellappa SL, et al. Non-visual effects of light on melatonin, alertness and cognitive performance: can blue-enriched light keep us alert? *PLoS One* 6 (2011): e16429.

Chellappa SL, et al. Acute exposure to evening blue-enriched light impacts on human sleep. *J Sleep Res* 22 (2013): 573-580.

Dickmeis T, et al. The circadian clock and glucocorticoids—interactions across many time scales. *Mol Cell Endocrinol* 380 (2013): 2-15.

Dijk DJ, & Lockley, SW. Integration of human sleep-wake regulation and circadian rhythmicity. *J Appl Physiol (1985)* 92 (2002): 852-862.

Donga E, et al. A single night of partial sleep deprivation induces insulin resistance in multiple metabolic pathways in healthy subjects. *J Clin Endocrinol Metab* 95 (2010): 2963-2968.

Duffy JF, & Czeisler CA. Effect of Light on Human Circadian Physiology. *Sleep Med Clin* 4 (2009): 165-177.

Faraut B, et al. Neuroendocrine, immune and oxidative stress in shift workers. *Sleep Med Rev* 17 (2013): 433-444.

Faraut B, et al. Immune, inflammatory and cardiovascular consequences of sleep restriction and recovery. *Sleep Med Rev* 16 (2012): 137-149.

Favero G, et al. Melatonin and its atheroprotective effects: A review. *Mol Cell Endocrinol* 382 (2013): 926-937.

Firsov D, et al. Role of the renal circadian timing system in maintaining water and electrolytes homeostasis. *Mol Cell Endocrinol* 349 (2012): 51-55.

Fonken LK, & Nelson RJ. Illuminating the deleterious effects of light at night. *F1000 Med Rep* 3 (2011): 18.

Froy O. Metabolism and circadian rhythms—implications for obesity. *Endocr Rev* 31 (2011): 1-24.

Froy O. The circadian clock and metabolism. *Clin Sci (Lond)* 120 (2011): 65-72.

Froy O. Circadian aspects of energy metabolism and aging. *Ageing Res Rev* 12 (2013): 931-940.

Gabel V, et al. Effects of artificial dawn and morning blue light on daytime cognitive performance, well-being, cortisol and melatonin levels. *Chronobiol Int* 30 (2013): 988-997.

Garaulet M, & Gomez-Abellan P. Chronobiology and obesity. *Nutr Hosp* 28 Suppl 5 (2013): 114-120.

Garaulet M, & Madrid JA. Chronobiological aspects of nutrition, metabolic syndrome and obesity. *Adv Drug Deliv Rev* 62 (2010): 967-978.

Gooley JJ, et al. Exposure to room light before bedtime suppresses melatonin onset and shortens melatonin duration in humans. *J Clin Endocrinol Metab* 96 (2011): E463-E472.

Greer SM, et al. The impact of sleep deprivation on food desire in the human brain. *Nat Commun* 4 (2013): 2259.

Gujar N, et al. A role for REM sleep in recalibrating the sensitivity of the human brain to specific emotions. *Cereb Cortex* 21 (2011): 115-123.

Hardeland R. Melatonin in aging and disease—multiple consequences of reduced secretion, options and limits of treatment. *Aging Dis* 3 (2012): 194-225.

Hardeland R. Melatonin and the theories of aging: a critical appraisal of melatonin's role in antiaging mechanisms. *J Pineal Res* 55 (2013): 325-356.

Hardeland R, et al. Melatonin—a pleiotropic, orchestrating regulator molecule. *Prog Neurobiol* 93 (2011): 350-384.

Haus EL, & Smolensky MH. Shift work and cancer risk: potential mechanistic roles of circadian disruption, light at night, and sleep deprivation. *Sleep Med Rev* 17 (2013): 273-284.

Huang W, et al. Circadian rhythms, sleep, and metabolism. *J Clin Invest* 121 (2011): 2133-2141.

Johnston JD. Adipose circadian rhythms: translating cellular and animal studies to human physiology. *Mol Cell Endocrinol* 349 (2012): 45-50.

Jung CM, et al. Acute effects of bright light exposure on cortisol levels. *J Biol Rhythms* 25 (2010): 208-216.

Kalsbeek A, et al. Circadian rhythms in the hypothalamo-pituitary-adrenal (HPA) axis. *Mol Cell Endocrinol* 349 (2012): 20-29.

Kalsbeek A, et al. The hypothalamic clock and its control of glucose homeostasis. *Trends Endocrinol Metab* 21 (2010): 402-410.

Kanathur N, et al. Circadian rhythm sleep disorders. *Clin Chest Med* 31 (2010): 319-325.

Kang JH, & Lin HC. Obstructive sleep apnea and the risk of autoimmune diseases: a longitudinal population-based study. *Sleep Med* 13 (2012): 583-588.

Konturek PC, et al. Gut clock: implication of circadian rhythms in the gastrointestinal tract. *J Physiol Pharmacol* 62 (2011): 139-150.

Lack LC, & Wright HR. Chronobiology of sleep in humans. *Cell Mol Life Sci* 64 (2007): 1205-1215.

Lamia KA, et al. Physiological significance of a peripheral tissue circadian clock. *Proc Natl Acad Sci U S A* 105 (2008): 15172-15177.

Lange T, et al. Effects of sleep and circadian rhythm on the human immune system. *Ann N Y Acad Sci* 1193 (2010): 48-59.

Lefta M, et al. Circadian rhythms, the molecular clock, and skeletal muscle. *Curr Top Dev Biol* 96 (2011): 231-271.

Lin GJ, et al. Modulation by melatonin of the pathogenesis of inflammatory autoimmune diseases. *Int J Mol Sci* 14 (2013): 11742-11766.

Litinski M, et al. Influence of the Circadian System on Disease Severity. *Sleep Med Clin* 4 (2009): 143-163.

Logan RW, & Sarkar DK. Circadian nature of immune function. *Mol Cell Endocrinol* 349 (2012): 82-90.

Lowden A, & Akerstedt T. Assessment of a new dynamic light regimen in a nuclear power control room without windows on quickly rotating shiftworkers—eeffects on health, wakefulness, and circadian alignment: a pilot study. *Chronobiol Int* 29 (2012): 641-649.

Markwald RR, et al. Impact of insufficient sleep on total daily energy expenditure, food intake, and weight gain. *Proc Natl Acad Sci U S A* 110 (2013): 5695-5700.

Maury E, et al. Circadian rhythms and metabolic syndrome: from experimental genetics to human disease. *Circ Res* 106 (2010): 447-462.

Mazzoccoli G, et al. Clock genes and clock-controlled genes in the regulation of metabolic rhythms. *Chronobiol Int* 29 (2012): 227-251.

McEwen BS. Sleep deprivation as a neurobiologic and physiologic stressor: Allostasis and allostatic load. *Metabolism* 55 (2006): S20-S23.

Moller-Levet CS, et al. Effects of insufficient sleep on circadian rhythmicity and expression amplitude of the human blood transcriptome. *Proc Natl Acad Sci U S A* 110 (2013): E1132-E1141.

Morris CJ, et al. Circadian system, sleep and endocrinology. *Mol Cell Endocrinol* 349 (2012): 91-104.

Morris CJ, et al. The impact of the circadian timing system on cardiovascular and metabolic function. *Prog Brain Res* **199** (2012): 337-358.

Morselli LL, et al. Sleep and metabolic function. *Pflugers Arch* **463** (2012): 139-160.

Narasimamurthy R, et al. Circadian clock protein cryptochrome regulates the expression of proinflammatory cytokines. *Proc Natl Acad Sci U S A* **109** (2012): 12662-12667.

Nguyen KD, et al. Circadian gene Bmal1 regulates diurnal oscillations of Ly6C(hi) inflammatory monocytes. *Science* **341** (2013): 1483-1488.

Pail G, et al. Bright-light therapy in the treatment of mood disorders. *Neuropsychobiology* **64** (2011): 152-162.

Palagini L, et al. REM sleep dysregulation in depression: state of the art. *Sleep Med Rev* **17** (2013): 377-390.

Pandi-Perumal SR, et al. Melatonin antioxidative defense: therapeutical implications for aging and neurodegenerative processes. *Neurotox Res* **23** (2013): 267-300.

Paul KN, et al. The role of retinal photoreceptors in the regulation of circadian rhythms. *Rev Endocr Metab Disord* **10** (2009): 271-278.

Perogamvros L, et al. Sleep and dreaming are for important matters. *Front Psychol* **4** (2013): 474.

Peschke E, et al. Melatonin and Pancreatic Islets: Interrelationships between Melatonin, Insulin and Glucagon. *Int J Mol Sci* **14** (2013): 6981-7015.

Pittman-Polletta BR, et al. The role of the circadian system in fractal neurophysiological control. *Biol Rev Camb Philos Soc* **88** (2013): 873-894.

Powell NB, et al. A comparative model: reaction time performance in sleep-disordered breathing versus alcohol-impaired controls. *Laryngoscope* **109** (1999): 1648-1654.

Powell NB, et al. Sleepy driving: accidents and injury. *Otolaryngol Head Neck Surg* **126** (2002): 217-227.

Reynolds AC, et al. Impact of five nights of sleep restriction on glucose metabolism, leptin and testosterone in young adult men. *PLoS One* **7** (2012): e41218.

Romeijn N, et al. Sleep, vigilance, and thermosensitivity. *Pflugers Arch* **463** (2021): 169-176.

Roux FJ, & Kryger MH. Medication effects on sleep. *Clin Chest Med* **31** (2010): 397-405.

Ruger M, & Scheer FA. Effects of circadian disruption on the cardiometabolic system. *Rev Endocr Metab Disord* **10** (2009): 245-260.

Santhi N, et al. The spectral composition of evening light and individual differences in the suppression of melatonin and delay of sleep in humans. *J Pineal Res* **53** (2012): 47-59.

Sasseville A, & Hebert M. Using blue-green light at night and blue-blockers during the day to improves adaptation to night work: a pilot study. *Prog Neuropsychopharmacol Biol Psychiatry* **34** (2010): 1236-1242.

Sasseville A, et al. Blue blocker glasses impede the capacity of bright light to suppress melatonin production. *J Pineal Res* **41** (2006): 73-78.

Scheer FA, et al. Adverse metabolic and cardiovascular consequences of circadian misalignment. *Proc Natl Acad Sci U S A* **106** (2009): 4453-4458.

Schmutz I, et al. The role of clock genes and rhythmicity in the liver. *Mol Cell Endocrinol* **349** (2012): 38-44.

Schroder EA, & Esser KA. Circadian rhythms, skeletal muscle molecular clocks, and exercise. *Exerc Sport Sci Rev* **41** (2013): 224-229.

Schroeder AM, & Colwell CS. How to fix a broken clock. *Trends Pharmacol Sci* **34** (2013): 605-619.

Shostak A, et al. Circadian regulation of adipose function. *Adipocyte* **2** (2013): 201-206.

Slats D, et al. Reciprocal interactions between sleep, circadian rhythms and Alzheimer's disease: focus on the role of hypocretin and melatonin. *Aging Res Rev* **12** (2013): 188-200.

Stenvers DJ, et al. Nutrition and the circadian timing system. *Prog Brain Res* **199** (2012): 359-376.

Talamini LM, et al. Sleeping worries away or worrying away sleep? Physiological evidence on sleep-emotion interactions. *PLoS One* **8** (2013): e62480.

Tasali E, et al. Slow-wave sleep and the risk of type 2 diabetes in humans. *Proc Natl Acad Sci U S A* **105** (2008): 1044-1049.

Van Cauter E, et al. Metabolic consequences of sleep and sleep loss. *Sleep Med 9 Suppl* **1** (2008): S23-S28.

Van der Helm E, et al. REM sleep depotentiates amygdala activity to previous emotional experiences. *Curr Biol* **21** (2011): 2029-2032.

Van der Spek R, et al. Circadian rhythms in white adipose tissue. *Prog Brain Res* **199** (2012): 183-201.

Viola AU, et al. Blue-enriched white light in the workplace improves self-reported alertness, performance and sleep quality. *Scand J Work Environ Health* **34** (2008): 297-306.

Walker MP. Sleep, memory and emotion. *Prog Brain Res* **185** (2010): 49-68.

Walker MP, & Stickgold R. Overnight alchemy: sleep-dependent memory evolution. *Nat Rev Neurosci* **11** (2010): 218; author reply 218.

Walker MP, & van der Helm E. Overnight therapy? The role of sleep in emotional brain processing. *Psychol Bull* **135** (2009): 731-748.

Young ME, & Bray MS. Potential role for peripheral circadian clock dyssynchrony in the pathogenesis of cardiovascular dysfunction. *Sleep Med* **8** (2007): 656-667.

Yu X, et al. TH17 cell differentiation is regulated by the circadian clock. *Science* **342** (2031): 727-730.

Zanquetta MM, et al. Expression of clock genes in human subcutaneous and visceral adipose tissues. *Chronobiol Int* **29** (2012): 252-260.

Zanquetta MM, et al. Body weight, metabolism and clock genes. *Diabetol Metab Syndr* **2** (2010): 53.

Zhang X, et al. Working around the clock: circadian rhythms and skeletal muscle. J Appl Physiol (1985) **107** (2009): 1647-1654.

Zisapel N. Sleep and sleep disturbances: biological basis and clinical implications. *Cell Mol Life Sci* **64** (2007): 1174-1186.

PART III

第三階段
BATTLE
作戰計畫
PLAN

你已經掌握了敵人內部運作的詳細情報，以及可運用的防禦戰術，足以擊退五大惡敵的攻擊。現在是時候制訂個人作戰計畫，將前面的訓練化為實際行動了。在上場之前，我們會教你制訂戰鬥策略的方法。

　　在第三階段，你將打下身體訓練基礎，並了解食物品質的重要性，以及何為最佳飲食策略。你可以用先前我們教的知識和防禦戰術，為自己制定個人化方針，改掉原本的不良生活習慣，然後還可以透過〈你能做的身體檢測〉來分析了解自己的執行進展。

　　準備好，我們要告訴你獲得勝利果實的必勝兵法。

1. 身體訓練
2. 強效營養（個人化策略）
3. 策略統合
4. 你能做的身體檢測

身體訓練

解鎖你的身體潛能

　　定期、正念、高強度的運動訓練，是《強壯靈藥》改善健康計畫的核心。壓力能讓身心成長茁壯，如果沒有固定運動的習慣，會讓身體和精神慢慢萎靡弱化。科學研究顯示，透過運動帶給身體的適當壓力，對維持健康絕對必要。

- 運動可以減緩衰老。
- 運動可以保護身體，預防骨骼和肌肉萎縮（骨質疏鬆症和肌少症）。
- 運動能顯著提高胰島素敏感性，保護身體不受糖尿病和肥胖症的侵害。
- 運動可以強化心臟功能，預防心臟病發作和中風。
- 運動可以重塑大腦神經連結，抵禦慢性壓力。
- 運動可以預防阿茲海默症等神經退化性疾病的侵害。
- 運動有助於強化免疫系統，使身體能快速從疾病中恢復。
- 運動讓身體自癒力提升，預防受傷，即使受傷也能更快恢復。
- 運動有助於重新調整故障失調的晝夜節律。

　　如果不運動，上述所有的好處也就沒有了，身體還會加速衰老，人也會更容易生病、受傷。

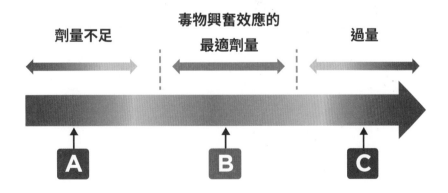

　　就毒物興奮效應的角度來看，不愛動表示運動和身體壓力的「劑量」肯定不夠（上圖 A 區）。我們會教你如何聰明又有效率地維持在最適當的運動劑量（上圖 B 區），讓運動促進健康的效果最大化。當然我們所給的建議也不會讓人運

動過量（上頁圖C區），許多人跟風參加運動量極高的魔鬼新訓計畫，往往成了過度操練的受害者。

　　我們的強效身體訓練計畫不會要你加入健身會員，也不用投入大批時間或花錢買昂貴器材。我們會化繁為簡，教你為一生的健康和體能打下堅實的基礎。我們會從真正的青春之泉「漸進式阻力訓練」入門開始，然後再導入科學化的心肺訓練。在對抗五大敵人方面，這些運動防禦戰術相當於核武級的終極武器，是對抗慢性病最具高效益的訓練，也是讓人發揮遺傳潛力的基石。

　　我們只講解重要的幾項運動，幫你建立漸進式阻力訓練基礎。你可以加入其他動作，讓這個運動計畫更符合自己需求。不論如何，你的運動計畫要有下面這幾項核心動作作為主軸：

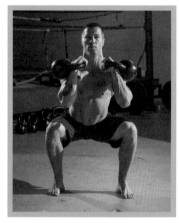

深蹲

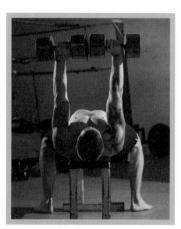

硬舉

臥推和肩推

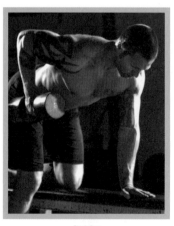

划船

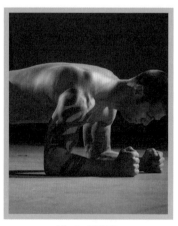

核心訓練

身體訓練 1：阻力訓練

用進廢退

基本上人的肌肉和力量是遵循著「用進廢退」的原則。所謂用進，就表示即便是 60 歲以上老年人，一開始也都有肌肉。然而，長久以來，西方人普遍不到 60 歲就已經有鬆弛無力的問題。

看一下少數仍然保有傳統狩獵採集文化的族群，就會發現這些部落的老年人仍然肌肉發達、精力充沛和貢獻所長。他們的肌肉一直都在，不曾流失。這些人年輕時很瘦、肌肉發達，一直到老都保持著這樣的體態。部落長者多半身手敏捷、健康且沒有病痛，身上還有著連現代年輕人也會羨慕的精實肌肉。

他們的祕密很簡單，就是保持著原始的飲食習慣，吃人類原本該吃的東西。他們有良好的遺傳基因，年輕時就已經擁有無比健康的身體，加上他們長期有高強度活動的需求，因此他們的血肉之軀一直能保持強健。這些老年人的活動就是舉重物、搬運、奔跑、跳躍和狩獵，而不是在高爾夫球場開著代步車遊蕩。

相較之下，現代人在受保護的環境中成長，卻不健康。我們吃「人造食物」，就像賽車加了廉價煤油一樣浪費，現代人的身體一點發揮都沒有。年輕時沒有好好運用肌肉、培養肌力，到晚年生理功能因為活動減少而隨之下降，結果就是變得又可憐又虛弱，不想動也動不了。已經軟弱鬆弛的肌肉更加虛弱，沒有受過壓力的骨骼變得輕如鴻毛。越不動就越衰弱、易碎，兩者交加影響。接下來可能哪天會跌倒，如果幸運沒有摔碎脆弱的髖骨，也會摔得無法再站起來。

我們都看過老人跌倒那種廣告，廣告會說，人老了就需要在家裝個警報系統，保障在家的生命安全。這似乎明示暗示著，在生命最後的那幾十年裡，大家都免不了走到那一步。但是，如果你到了「資深」年齡，還讓自己一天天屈服於肌少症和骨質疏鬆症，這可能就是你的宿命。在現代社會，我們看到越來越多年輕人有肌少症的問題。這都是日益增加的久坐人平日生活缺乏阻力活動所造成。

肌少症

肌少症的字面意思是「骨骼肌流失」，這是年齡增長肌肉和肌力慢慢流失的結果。一般認為，隨著年齡的增長，每個人肌肉都會減少，這是自然且可預見的。不過，如果有專業阻力訓練的幫助，我們可以減緩肌肉流失。雖然肌少症可以避免，但無奈的是大多數人仍有這個問題。

- 50 歲以後，成人每年會損失 1-2% 肌肉量。
- 60 歲以後，每年損失 3% 的肌力。
- 美國每年因肌少症支出的健康照護費用為 180 億美元。
- 患肌少症會增加死亡風險。

充足的肌肉量對健康至關重要

- 無論實際年齡如何，保有肌肉量和肌力，能讓人在生理上保持年輕。許多有阻力訓練習慣的人到了七、八十歲都還能保有肌肉量和肌力，許多常運動的人即便年過五十，體能比起平日很少動的小伙子都要好得多。
- 保持肌肉量是避免胰島素阻抗和糖尿病的最佳方法。肌肉是人體最大的胰島素處理反應器官，肌肉量下降會使身體處理葡萄糖的效能變差。已證實肌肉量減少是預測胰島素阻抗和糖尿病發展的高度相關因子。
- 漸進式阻力訓練對治療和預防肌少症有極大幫助。各個臨床研究一再證實，漸進式阻力訓練能預防並治療肌少症。日常訓練下來，肌力會有顯著增長，爆發力則可從特定的鍛鍊計畫獲得。而我們的強壯靈藥訓練計畫可以幫助你同時增強爆發力和肌力，並預防肌少症上身。

骨質疏鬆症

　　骨骼是身體結構的中心支柱，使人體能夠在重力的作用下保持直立，而肌肉也必須附著在骨骼上才能發揮作用，因此保持強壯的骨骼相當關鍵，年齡越大就越重要。所謂骨質疏鬆症，是指骨組織隨著礦物質含量日漸減少而變少的現象。身體在重新吸收舊骨質的同時，也會不斷構建新骨質，當骨骼分解速率超過合成速率，就會有骨量減少（osteopenia）和骨質疏鬆症的狀況。

　　停經後的婦女容易骨質疏鬆。實際上，50 歲以上的女性，⅓ 都帶有輕重不等的骨質疏鬆症，半數則終其一生困於髖部、腕部或脊椎骨折的風險之中。男性發生骨質疏鬆問題的時間比女性晚，但仍有風險。導致骨質疏鬆症的因素有很多，但運動不足**特別是阻力訓練缺乏，是導致骨質疏鬆症的主要因素**。

　　如果用「第一原理」的角度來看待骨質疏鬆症和骨骼生理學，事情就很容易理解。長期、有系統且持續性的阻力訓練，會讓骨骼為了抵禦外力避免受損而變得更密更厚實，所以重訓能讓骨質變得更緻密、骨骼更強壯。運用阻力訓練對抗衰老一點都不複雜，而且我們的訓練計畫精簡好執行，適合每一個人。

關鍵重點 | 如果想要預防骨折意外、避免胰島素阻抗和糖尿病，實踐成功熟年的人生，那麼阻力訓練就是不二法門。

做得對比做得多重要

早在經濟危機迫使一些原本習慣上健身房的人，重新思考如何減少健身花費之前，許多專家就已經在倡導基礎健身法。這些專家認爲，所謂的現代化的健身，那些花俏的健身俱樂部和私人教練、昂貴的健身器材、精心製作的營養補充品和神奇的脂肪燃燒方法，都只是旁門左道的花招，效果遠不及 1950 年代就存在的基礎健身方法。這種回歸基礎的健身方法總是不好推銷，經濟繁榮時期尤其不易，但經濟危機後，人們開始重新思考這樣的極簡訓練方法。

- 最有效的漸進式阻力訓練方法是使用自由重量（free-weights），如槓鈴、啞鈴和壺鈴。阻力訓練的目標是建構並強化人體 600 多塊肌肉。使用槓鈴和啞鈴做複合式多關節運動，還可以使各個大肌肉群一起協同作用，以阻力訓練器材無法達到的方式，刺激肌肉纖維。

- 透過健身器材模仿自由重量訓練，效果比眞正的自由重量訓練要差很多，因爲使用器材的動作固定，無法訓練到全方位的立體張力。自由重量的運動會啟動肌群穩定性，來控制各種側向的動作。即使是模擬自由重量訓練的器材也不夠好，眞正的自由重量運動會刺激更多的肌肉纖維，而這正是阻力訓練的目標。此外，自由重量練習的動作也更適用於現實生活，例如提起重物、搬運、推和拉這些動作。

小重量大效果

雖然本書兩位作者的其中一位，是最頂尖的健力運動教練，但我們並不是要訓練你成爲健力運動員。本書中的運動沒有沉重的槓鈴，也不會有任何傷身的鐵血操練，我們的訓練是運用相對較輕的重量來獲得最大的效果，以小搏大舉輕若重，讓你在增進肌力和肌肉功能的同時，也能避免受傷，自由重量訓練沒什麼需要特別注意擔心之處。強壯靈藥的肌力訓練計劃適合所有的人。無論是健身老手，或連深蹲都沒做過的門外漢，都不會有問題，我們會從頭開始，幫你培養技巧、力量和信心。

在這裡，擁有 50 年經驗的大師級教練，會手把手一步步指導你自由重量的舉重技巧。深蹲、硬舉、臥推、肩推和划船動作是訓練主軸，即使你懂健身，透過這裡的訓練，也能進一步精進技巧並增強肌力。我們還會示範如何在不做仰臥起坐、不練捲腹的前提下，讓核心訓練達到最佳效果。

身體訓練 2：深蹲

深蹲乃運動之王

為什麼深蹲是所有漸進式阻力訓練之王？動作正確的直立深蹲訓練加上負重，其增強腿部肌力的效果沒有其他訓練能超越。充分而適當的深蹲訓練，比任何一種漸進式阻力運動，都能刺激到更多肌群。

或許受到種種原因影響，大眾漸漸不愛做深蹲。各種「專家」不是批評深蹲危險，就是更糟糕地教一些亂七八糟的招式，而不是正確有效的經典深蹲。不論前蹲、後蹲、壺鈴深蹲和空手深蹲，本書中所有深蹲的核心技巧都一致相同。如同擁護深蹲的人所說：「半蹲淺蹲都沒用，真朋友就不會讓你蹲太高。」

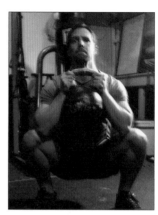

作者克里斯示範深蹲要蹲多低

深蹲傷膝蓋？

有些教練和專業醫療人士說：「深蹲很傷膝蓋。」但在我看過他們示範的深蹲之後，我的看法是：「是你的深蹲方式對膝蓋不好。」具有正確生物力學（身體姿勢）的深蹲不會傷害膝蓋。姿勢若正確，深蹲時膝關節受力明顯小於微蹲或半蹲。會造成膝蓋傷害的是**關節剪應力**（shear stress）和**壓應力**（compressive stress）。**壓應力**是指膝蓋骨受壓力時的反作用力，作用在膝關節軟骨上，**關節剪應力**是在脛骨（小腿骨）上向後或向前相互滑動移動股骨（大腿骨）的力，影響到的是膝蓋內側韌帶。

許多教練會教人不要蹲到低於水平線，這是個糟糕的建議，因為膝蓋的最大壓應力就是在平行時（90 度半蹲）。這些教練教人停在深蹲完成之前就站起來，這等於是停在膝關節的最大受壓力點，然後要站起來還施加更大的力在膝關節上。這樣做完全**沒有**意義。此外，大多數人深蹲時習慣先從膝蓋開始動作，將小腿往前挺。這會讓膝蓋遭受巨大的關節剪應力摧殘，根本在毒害膝蓋。

與微蹲或半蹲相比，小腿骨保持垂直地面的深蹲，所量測到的壓應力和關節剪應力更小。

深蹲對膝蓋不但安全，而且實際上還可能有助於強化膝關節功能，使膝蓋在日常體育活動和運動中展現更佳的彈性。奧林匹克舉重運動員經常需要一邊負荷大重量一邊做極度深蹲（ultra-deep squat）的動作，但他們的**膝蓋受傷率是所有運動員裡最低**，這是個不爭的事實。我們見過無數上門求助的人，他們因為膝蓋舊傷所以不做深蹲，但我們在幾分鐘內就幫助這些人完成了全幅度、無痛的深蹲。

深蹲的小重量大效果

沒有其他漸進式阻力運動能媲美極度深蹲，可以如此有效地觸發身體原始的「戰鬥或逃跑」反應。極度深蹲能對體內荷爾蒙釋放出極為驚人的效益和作用，我們還要想方設法增加深蹲的困難程度。深蹲已經是世上最折磨人的運動，為什麼還要盡其所能的提升難度？為什麼我們要求每組訓練裡的每一次深蹲都要蹲到臀部靠近腳跟的深度，而且每次深蹲到底部時還要刻意做停頓？因為這樣能增強受訓者整體的關節活動幅度（range of motion, ROM），讓肌肉生長極大化，同時使爆發力倍數增加。**仔細關注在技術上，將訓練限制在我們可以負荷的重量下，也就是說，我們會用最少的重量，做到最大的訓練效果。**我們的深蹲技巧會藉由極度深蹲的深度和站起之前在底部的刻意停頓，讓較輕的重量產生大重量的效果。

• 極度深蹲是從一個吃力的姿勢開始，做向上起身，這個吃力的姿勢，是在槓桿作用允許以及肌肉能伸展到最長的狀態。這樣深蹲就不需要任何負重。刺激神經系統是我們肌力訓練的目標，懂得如何運用相對較輕的重量有效刺激神經，會帶來許多好處。以力矩的角度來看，彎舉更容易發力，當手肘彎曲 90 度時，比起手臂伸直時所能發的力氣大。而極度深蹲使你處於槓桿作用和肌肉長度在劣勢的狀態下，這時就要刺激神經系統更加努力，才能從動作最底部起身。如此一來，即使用較輕的重量，也同樣能引發身體適應性反應。輕重量還有個好處，可以減少脊椎的負荷，對背部有舊傷的人來說，我們的深蹲方法更加安全。

• 在深蹲的動作最底部刻意做停頓，能使小重量產生大重量效果，這是因為停頓**取消了**肌肉伸展收縮循環（stretch shortening cycle, SSC），這是種反射作用，類似於醫生用反射錘敲打膝蓋髕腱時所引起的反射動作。伸展收縮循環在增強式訓練中用的最多，但研究顯示它在一般深蹲中也很重要。一般深蹲在下蹲時，腿部肌肉會慢慢的被伸展開來，這種伸展賦予肌肉彈性，增強了起身的力量。你可以把它想像成是一種具渦輪增壓的反彈起身動作，但是這種伸展收縮循環的反射時間很短。**所以我們堅持在深蹲到最底部時，停頓超過 1 秒，取消伸展收縮循環，身體就不能靠這種反射性動作站起身來。**

基礎深蹲力學——下蹲

臀部向後向下坐，同時保持小腿垂直。

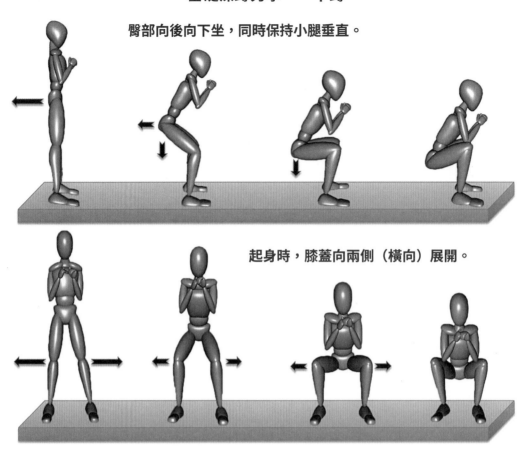

起身時，膝蓋向兩側（橫向）展開。

深蹲動作 1：徒手深蹲

1. 徒手深蹲是深蹲的關鍵程序，是所有後續變化版深蹲的基礎。要仔細學習，並掌握到精通。
2. 開始時，與肩同寬站好，雙腳腳尖微微向外。
3. 臀部向後向下坐，同時保持小腿垂直。膝蓋不要向前衝。
4. 保持重量平衡在雙腳掌心，重心不要向前或向後。
5. 想像有根木樁從上釘入腳掌心，將你牢牢釘在地板上。
6. 不論何種深蹲訓練，在下蹲和起身過程中，膝蓋用力向兩側（橫向）展開。
7. 下蹲時，將氣吸進下腹部。

教練叮嚀｜我們因為提倡最大關節活動幅度的深蹲，而受到阻力訓練不當的指責。那些嬌弱的人們說，深蹲蹲到這麼低會毀掉膝蓋，以後會坐輪椅。儘管這樣的指責毫無依據，從來沒有人因為深蹲造成膝蓋受傷或殘障，但這樣的嚴厲指控卻在運動社群裡傳開，造成大家主觀上容易覺得這樣的極度深蹲很危險。然而與此同時，以正確的動作和技術將深蹲做到超級深的訓練者，反而得到更強更驚人的肌肉和肌力，以及更不容易受傷的膝蓋。

基礎深蹲力學——起身

尾骨和上半身一起向上

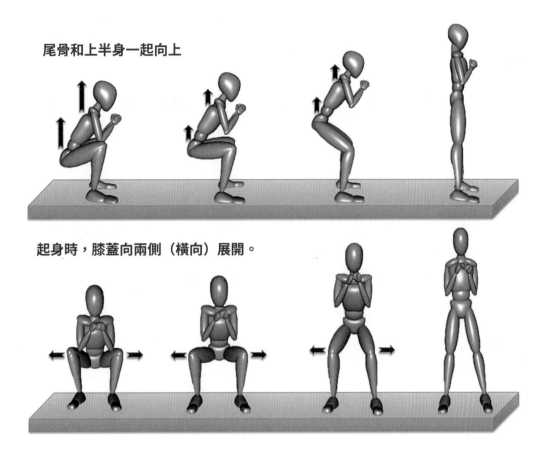

起身時，膝蓋向兩側（橫向）展開。

8. 膝蓋要盡可能保持在腳踝上方，不要讓膝蓋往前衝超出腳趾尖。

9. 緩緩蹲到最底部，在保持正確姿勢的同時，盡可能蹲到底。

10. 蹲到最底部時，呼氣。放鬆，再往下蹲，讓張力釋放（**請注意，只有在徒手或輕量負重時才做這個動作**）。

11. 停頓 1 秒，使用腹式呼吸吸氣，使橫膈膜下降頂住腸胃道，再起身向上。

12. **對於使用大重量的深蹲**，請改以下述技巧：吸氣，下蹲到最底部，在維持肌肉張力下停頓 1 秒，起身完成動作到最上方，再呼氣。

13. 起身向上時，**不要讓尾骨先向上衝**！尾骨和上半身要視為一體一起向上。從動作最底部「磨練」(grind) 起身。

14. 每組 10 次做 3 組，再做負重深蹲。如果動作技巧垮掉，就要立即停止。

> **重要提醒：**由於每一個人的身體或多或少都有天生差異，本書的深蹲和其他訓練方式都有可能不適用於您，訓練時，都請務必注意安全，並先徵詢專業的醫師和肌力體能教練。

徒手深蹲

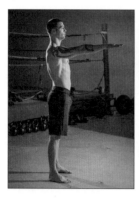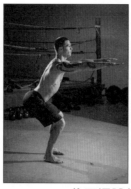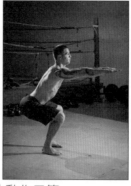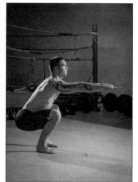

往下深蹲的動作示範

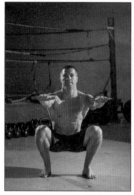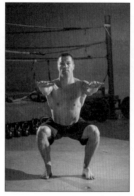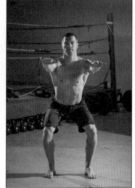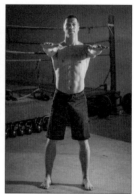

深蹲起身的動作示範

「磨練」你的深蹲

保持軀幹直立，往下蹲時盡可能蹲越低越好，停頓一拍，再起身。如何做好這樣的極度深蹲，決定了一個訓練者能獲得多大的效果。

從深蹲最底部要開始向上起身時，絕對不要讓尾骨先向上衝。要試著抵抗身體這種「想讓動作變輕鬆」的自然傾向。如果讓尾骨向上帶動腿部伸直，起身的確會變得比較輕鬆，但這麼做是在與魔鬼交易，因爲尾骨向上會導致重心（或體重）向前傾，也就是重心移向腳掌前方。結果脊椎爲了直立起來，這時就只能靠著髖關節鉸鏈動作（hip hinge）和幾節冒著裂損風險的椎骨，來完成深蹲。

我們反而要從最底部「磨練」起身，正面擁抱障礙點（sticking point），用完美技術慢慢完成，讓尾骨和上半身視爲一體起身向上。刻意減慢速度「磨練」，是一種慢速扭轉力。「磨練式」深蹲在實際動作速度上，並不是也不應該是要使整體動作變慢，一些提倡慢速深蹲的人不斷犯下這個致命的錯誤。「磨練」的速度是刻意爲之的慢，慢得剛剛

好即可，而不是越慢越好。我們利用全關節活動幅度的深蹲，加入提升強度的微停頓動作，創造出最刻苦的運動，讓小重量得以產生極大效果。反覆磨練這一套全幅度微停頓深蹲，能讓技巧正確純熟。

深蹲動作 2：高腳杯深蹲

第 2 個深蹲動作需要負重，用雙手抓著壺鈴或舉在胸前，像高腳杯一樣慢慢下蹲。除了手舉重物，其餘部分與徒手深蹲完全相同。重物的功能在於平衡，做深蹲時較不容易失衡向後傾倒。

1. 選一個大小適中的壺鈴或啞鈴，用雙手舉在胸部高度。

2. 開始時，與肩同寬站好，雙腳腳尖微微向外。

3. 臀部向後向下坐，同時保持小腿垂直。膝蓋不要向前衝。

4. 保持重量平衡在雙腳掌心，重心不要向前或向後。

5. 下蹲時，將氣吸進下腹部。

6. 在下蹲和起身過程中，膝蓋用力向兩側（橫向）展開。

7. 膝蓋要盡可能保持在腳踝上方，不要讓膝蓋往前衝超出腳趾尖。

8. 緩緩蹲到最底部，在保持正確姿勢的同時，盡可能蹲到底。

9. 蹲到最底部時，呼氣。放鬆，再往下蹲，讓張力釋放（**請注意，只有在徒手或輕量負重時才做這個動作**）。

10. 停頓 1 秒，使用腹式呼吸空氣，使橫膈膜下降頂住腸胃道，再起身向上。

11. **對於使用大重量的深蹲**，請改以下述技巧：吸氣，下蹲到最底部，在維持肌肉張力下停頓 1 秒，起身完成動作到最上方，再呼氣。

12. 起身向上時，**不要**讓尾骨先向上衝！尾骨和上半身要視爲一體一起向上。從動作最底部「磨練」起身。

13. 按照原有計畫的組數和次數訓練即可。如果動作技巧垮掉，就要立即停止。

高腳杯深蹲

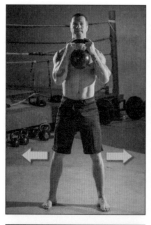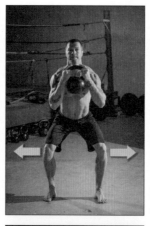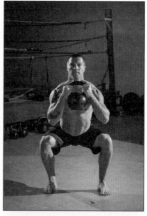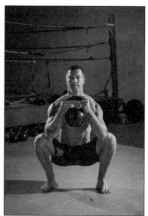

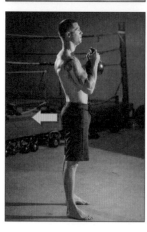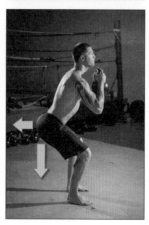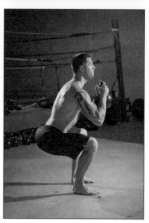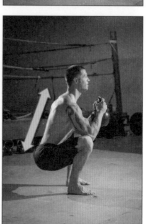

注意髖部開始動作時，過程中膝蓋要用力朝兩
側橫向展開，接著臀部向後向下坐。脊椎保持
筆直，一直蹲到最底部。在最底部時，停頓 1
秒鐘，然後尾骨和上身一起向上起身。

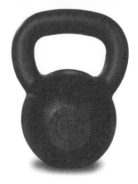

深蹲動作 3：前蹲

第 3 個深蹲動作也需要負重，雙手要舉起重物到肩膀的高度。除了負重，其
餘動作與徒手深蹲完全相同。此動作在肩部所增加的重量，能使核心肌群用力，
以維持穩定直立的姿勢。

1. 雙手各握一個大小適中的壺鈴或啞鈴，舉到與肩同高的位置，上臂貼緊肋骨。

2. 開始時，與肩同寬站好，雙腳腳尖微微向外。

3. 臀部向後向下坐，同時間保持小腿垂直。膝蓋不要向前衝。

4. 保持重量平衡在雙腳掌心，重心不要向前或向後。

前蹲

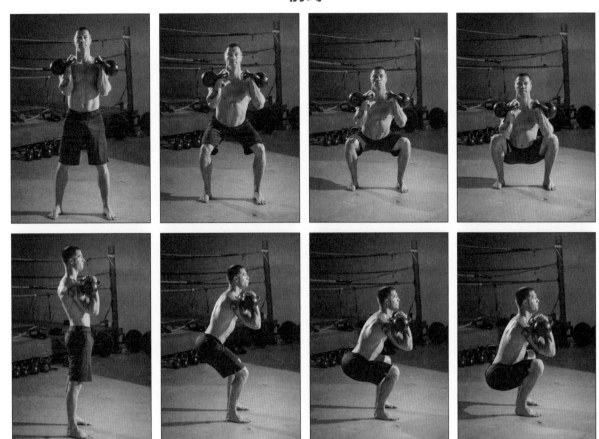

重量的重心越高，保持脊椎直挺的核心肌群就要越用力。

5. 下蹲時，將氣吸進下腹部。

6. 在下蹲和起身過程中，膝蓋**用力**向兩側（橫向）展開。

7. 膝蓋要盡可能保持在腳踝上方，不要讓膝蓋往前衝超出腳趾尖。

8. 緩緩蹲到最底部，在保持正確姿勢的同時，盡可能蹲到底。

9. 蹲到最底部時，呼氣。放鬆，再往下蹲，讓張力釋放（**請注意，只有在徒手或輕量負重時才做這個動作**）。

10. **停頓 1 秒**，用腹式呼吸吸氣，使橫膈膜下降頂住腸胃道，再起身向上。

11. **對於使用大重量的深蹲**，請改以下述技巧：吸氣，下蹲到最底部，在維持肌肉張力下停頓 1 秒，起身完成動作到最上方，再呼氣。

12. 起身向上時，**不要讓尾骨先向上衝**！尾骨和上半身要視爲一體一起向上。從動作最底部「磨練」起身。

13. 按照原有計畫的組數和次數訓練即可。如果動作技巧垮掉，就要立即停止。

輔助式深蹲

如果你從來沒做過深蹲，開始練習徒手深蹲也不順利，那麼就從分 3 階的輔助式深蹲開始練起。

第 1 階：短行程深蹲

我們要教你有技巧地做部分行程的深蹲。找出舒適且能重複下蹲的高度，並將椅子調整到這個高度。完美的 10 次重複為 1 組，輕輕接觸到椅子就起身，不要跳起來，然後站好。向後向下坐，向下坐時吸氣，起身時呼氣。能夠完美 1 組 10 次時，就加第 2 組。練習幾週或一段時間後，再加 1 組。有能力做完 3 組 10 次時，就將椅子高度降低 10 公分，回頭以 1 組 10 次開始，重複上述過程，直到能夠做完 3 組 10 次。調降椅子高度幾次，並且能夠順利做完 3 組 10 次之後，就可以進入第 2 階的訓練。

第 2 階：扶門框或扶桿深蹲

面對門框或桿子站立，手抓門框或桿子，高度大約在腰部。雙手手臂拉住門框或桿子，向後向下深蹲。接著吸氣，向下直到水平半蹲的高度。然後呼氣，並放鬆腿部張力，讓軀幹的重量往下推動髖部，蹲到最低的位置。用手抓著門框能減輕體重自然下墜的力量，同時很重要的是要以此保持軀幹直立。吸氣，並同時起身，只用雙腿的力量撐起軀幹。必要時用手往上拉以輔助起身，動作務必保持正確。視需要以手臂拉住門框分擔軀幹重量，輔助身體從深蹲的障礙點起身。

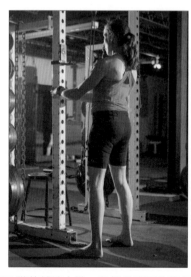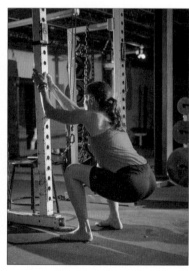

第 2 階的輔助方法，是抓住牢固的門框或重型器具（如上圖）。到了第 3 階，則會用毛巾或繩索來輔助深蹲，藉由減少穩定性來增加一點動作難度。

第 3 階：毛巾或繩子深蹲

　　將繩子或毛巾繞在引體向上撐桿或其他堅固的物體上。雙手各抓住繩子或毛巾的一端，然後向後向下坐，蹲到完美的極度深蹲的位置。下蹲和起身時，都可以拉住繩子或毛巾，以減輕動作的負荷。透過繩索或毛巾輔助來減少負荷的自我輔助方式，就能把深蹲動作練到正確完美。在極其衰弱的程度下練習深蹲，只會養成一連串在障礙點取巧偷懶的不良習慣。增強肌力和增加肌肉的關鍵就在於如何克服最難發力的障礙點，而不是用取巧的方式避開它。

從輔助深蹲畢業

　　一旦訓練到腿部有足夠的力氣，能以正確姿勢完成 3 組 10 次的徒手極度深蹲，就可以開始運用啞鈴或壺鈴做負重深蹲了。

深蹲問題：膝蓋會向前衝的初學者們

　　深蹲新手通常很難正確運用髖關節鉸鏈動作向下蹲，反而膝蓋容易向前衝，結果造成膝關節承受了很大的剪應力。有這種動作模式的人真的要避免深蹲，因為這麼做就真的會傷害膝蓋！避免膝蓋向前衝的最直接方法，是定住下身，這樣膝蓋要向前衝就幾乎不可能。定住下身就能強迫身體以髖關節鉸鏈動作下蹲。方法也很簡單，只要用 3-5 公分的木板，放在腳掌下方墊高，如下圖所示。反覆動作直到能抓到髖關節鉸鏈動作的感覺，然後移開木板，再開始訓練深蹲。

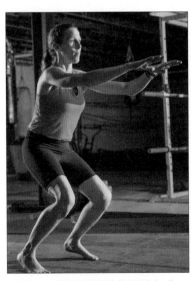 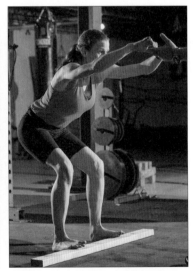

膝蓋向前衝是很糟糕的深蹲方式。　　用板子把腳掌墊高，膝蓋就不容易向前，有助於練習用髖部做深蹲的動作。

金級戰術 │ 將深蹲納入阻力訓練計畫的基本動作。

膝蓋內夾？

　　深蹲過程中，膝蓋朝內靠攏、兩腳腳掌相對向外的失衡狀況稱為膝蓋內夾，醫學上又稱為「膝外翻」（valgus collapse），是深蹲中最常見的問題。這種錯誤動作經常發生，尤其是在負荷增加時，但這個問題相對容易改正。我們可以用物理治療師格雷・庫克（Gray Cook）的方法，以誇大錯誤的方式來自然修正錯誤。具體做法可以用輕量阻力帶束住膝蓋，產生內推力量，使神經系統產生自然反射拮抗以對抗束帶的力量，讓身體自然發力，將膝蓋向外推，矯正動作。這種技巧不只對糾正初學者動作很有效，也能幫助有經驗的深蹲訓練者在鍛鍊之前，讓神經系統準備好做正確動作。

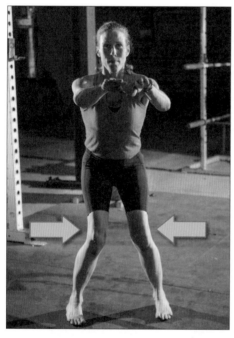 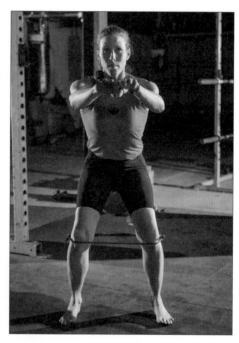

箭頭所指方向就是雙膝向內靠攏，造成膝蓋內夾的錯誤動作。

使用阻力帶引發神經系統拮抗反應，糾正錯誤動作。

身體訓練 3：硬舉

阻力訓練的備位君王

深蹲是阻力訓練之王，但在阻力運動的皇室裡，硬舉同樣是號重要腳色。許多人認為硬舉也頗具王者之姿，重要性不亞於深蹲。雖然這有待辯證，但硬舉這個「儲君」肯定盯上了深蹲父皇的王位。

而硬舉是訓練背部和臀肌的首選。沒有任何漸進式阻力運動能比正確的硬舉訓練更能發展背部（斜方肌、上背闊肌、下背闊肌、豎脊肌、菱形肌、圓肌和後三角肌）和臀肌的肌力與肌肉增長。

硬舉的變化動作幾乎無窮無盡。可以依照想達到的訓練目標，選擇站在不同高度的平台或箱子上練習。站在箱子上做，起始動作難度較高。直膝硬舉則可以用「夏耶方法」（Chaillet Style）（編注：美國菁英健力運動員 Mark Chaillet 的硬舉方法），將超級大重量的槓鈴拉到大腿高度。較輕量且訴求動作精確的「健美人的直膝硬舉」，舉重時刻意讓槓鈴不要太靠著身體，巧妙地使肌肉繃住的力道，從背部的豎脊肌轉移到大腿後側肌群上。也有快速硬舉（speed deadlift）或急停式的硬舉（halting deadlift），甚至可以搭配深蹲架（power rack）一起練習。其他還有包括超寬站距的相撲硬舉（sumo deadlift），以及練爆握力的各種雙手正握硬舉。還有搭配拉力帶的硬舉，可強化背部肌肉訓練。硬舉的變化型非常多，認真的話，各式各樣的練習能讓人舉之不盡。

硬舉乃健康之舉

從醫學的角度來看，沒有任何運動比硬舉更能保護背部、預防日常活動的運動傷害。有練習硬舉習慣的人，從不需要為了背痛去找醫生，硬舉讓他們的背部變得強壯，禁得起工作和家庭裡的各種體能考驗。許多人以為「硬舉傷背」，但事實恰恰相反。正確操作硬舉，不僅不會傷背，甚至可以修復背部受傷的問題。

硬舉動作：相撲硬舉

在職業運動員的世界裡，我們教相撲硬舉和教傳統硬舉同樣輕鬆和有效，毫不費力。50 年教學下來，我們累積了許多經驗。如果曾認眞學習深蹲，那麼學起相撲硬舉來，就會像呼吸一樣容易自然。

從目的性來看，硬舉變化當中，我們只需要「相撲式」硬舉就夠了。因爲這種硬舉是最好學、最容易做，也最可轉化爲日常動作的變化型。相撲硬舉對舉重初學者來說相對安全，對於老手也是仍具挑戰性的動作。

> 「一招練到得心應手，勝過十招半生不熟。」　　　　　　　——李小龍

傳統硬舉是一項複雜的運動，爲了保持嚴謹、筆直、上拉，需要精確的定位和紀律。傳統硬舉在動作上有許多地方可以變動，倘若不斷變動技巧去迴避障礙點，是目光短淺之舉，所造成的不僅是立即也是永久的傷害。壞習慣會越來越根深蒂固，幾乎難以改正。傳統硬舉的運動員能找到很多方法來繞過或完全避開障礙點，但走這些捷徑既不聰明也不可取。眞正懂硬舉精髓的菁英級教練和高手都明白，硬舉和阻力訓練的本質就是尋找阻力，並且擁抱阻力。這些菁英運動家會刻意突破障礙點，用盡全力去拉去推，勇往直前，就算會失敗也不取巧不迴避。

越是竭力完成正確動作，越能增長肌肉和增強肌力。即使辛苦掙扎也應該努力克服障礙點，而不是用看似聰明實則短視的方法繞過阻力的挑戰。眞正了解並正確運用阻力訓練的人，肌力和爆發力就能一步步往上提升。如何處理硬舉障礙點，讓身體肌肉進行有效的阻力訓練，最終將決定訓練者的訓練成果。我們認爲漸進式阻力訓練成功與否，可具體顯現在以下 2 點：肌力是否明顯提升，以及肌肉量是否顯著增加。用這 2 點評估成效恰如其分，能夠獲得良好成效影響深遠。

但是經驗一再告訴我們，教學上，相撲硬舉比傳統硬舉要容易得多。首先，深蹲和相撲硬舉在練習技巧上有很多相通之處，相撲硬舉可以看成是反向深蹲，兩者其實異曲同工。完美的相撲硬舉就像部分行程的深蹲，只是重量不是放在鎖骨（如前蹲）或背部（如背蹲舉），而是在前方，握在自然下垂的雙手上。

使用軀幹要保持直立的相撲硬舉，會加強腿部的力量。腿部較弱的人容易在起始動作時抬臀，以代償腿部不足的肌力。但相撲硬舉的訓練者最後還是一定會努力地用力，將不良的軀幹姿勢推至正確的鎖死姿勢。

相撲硬舉的動作技巧

1. 雙手握住槓鈴、壺鈴或啞鈴，準備好起始姿勢。
2. 雙腳打開，站距比肩膀寬，軀幹盡量打直。

3. 上背部繃緊，試著讓兩邊肩胛骨相互靠攏。收緊臀部肌肉、下背部和大腿，然後深吸一口氣到下腹部。

4. 雙腿站穩，慢慢將槓鈴、壺鈴或啞鈴向上拉離地板。不要猛拉起來。

5. 尾骨和上半身一起起身向上，一開始就要打直軀幹。尾骨不要先往上衝！

6. 用臀肌做髖關節鉸鏈來完成動作。下背部和軀幹一定要鎖定成為一體。

7. 呼氣時，在拉起後的站立姿勢最高點也要維持肌肉張力。

8. 吸氣到腹部，開始用深蹲的技巧（軀幹打直，向下向後蹲）放下槓鈴、壺鈴或啞鈴。

9. 控制好「磨練」的速度，安靜輕巧地將槓鈴放回地面。控制放下槓鈴的技巧，本身就是具有深遠作用的運動。

10. 如果要連續做好幾下，不要放掉肌肉張力，在槓鈴接觸地板時，再回到動作 4，開始做新的一下。

這是相撲硬舉的最佳準備動作。接下來，將大腿向下推。軀幹在起始時的垂直度，取決於個人腿部和軀幹長度，比如圖中人偶的腿很長，相對軀幹就需要更前傾。在身體條件允許的前提下，盡量讓脊椎保持垂直。另外，站距越寬，軀幹也越能保持垂直。

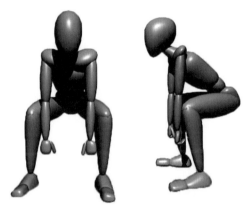

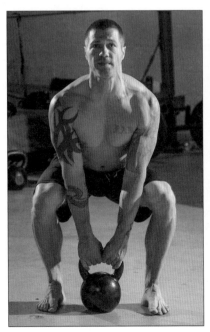
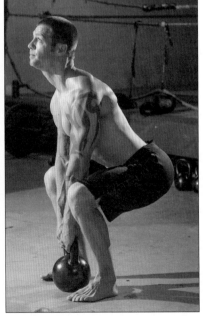

相撲硬舉的起始姿勢

硬舉的戰術

擁抱困難的起始動作：我們的硬舉技巧有一個兼顧結構、物理力學和安全的標誌性特徵，就是一旦開始硬舉，就要一直保持著肌肉張力。在每一下重複動作之間，不要讓槓鈴（壺鈴或啞鈴）真的「放」在地板上，這樣可以避免張力被放掉。我們希望在第 1 組第 1 下硬舉開始時，就要製造最大的身體張力，並且始終維持張力，一秒也不放鬆。在最理想的情況是，每一下之間只讓槓鈴（壺鈴或啞鈴）輕觸地板即可。

煞住「反向力量」：每當槓鈴靠近地面，為了不讓槓鈴掉落，肌肉會產生煞車的張力，就像汽車快撞上磚牆前的煞車一樣。慢慢放下的過程對肌肉纖維是進一步的新刺激，以最大程度刺激背部、臀部、大腿上部和大腿後側肌群。這種煞車作用使訓練者在放下到舉起之間的「轉折」處產生了最大的控制力。要慢、更慢、極盡所能地慢，輕輕碰觸地板，然後開始新的重複動作。

不走捷徑：如果腿部力量不足，以致無法用正確起始姿勢舉起重物，那麼就回頭去做深蹲，直到腿部力量足以做硬舉為止。不要仗著自己的想法和優勢，應該紮紮實實糾正自己的弱點。那些認為髖關節鉸鏈比腿部肌力重要的人，沒抓到重點，問題不在於髖關節鉸鏈是否勝過腿部肌力，或者腿部肌力是否優於髖關節鉸鏈。借用道家的回答：「既非此亦非彼，兩者兼而有之！」最理想的硬舉技巧是同時用到腿部和髖關節鉸鏈。

擁抱障礙點

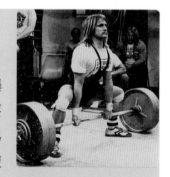

相撲硬舉只要軀幹保持直立，只用腿部的爆發力拉起槓鈴，就沒有機會避開障礙點。也不要做那種使槓鈴重重落地回彈（bouncing）的動作。為了減少動量（momentum，即重量 × 移動速度），我們使用重煞車做離心（eccentric）動作上，在向心（concentric）動作時則作加速。

拉起槓鈴的當下，就是相撲硬舉的障礙點。拉起的頭 15 公分有 100% 都用腿部爆發力。為了更容易、拉更重，可再增加深蹲和腿部爆發力。當槓鈴接近膝蓋，硬舉就完成。軀幹越直立，就越能完美直線上拉。越能做到鎖死動作，就拉得越輕鬆。做 1 組極限的硬舉訓練，對人體的每塊肌肉都會有相當程度的刺激活化作用。請見照片中的英國健力大師艾迪‧彭格利（Eddie Pengelly）超群的相撲硬舉動作。他的超寬站距，使軀幹近乎垂直。垂直的軀幹需要幾乎 100% 的腿部爆發力，才能拉槓鈴離地。一旦槓鈴離地，髖部和背部就可接著作用，完成硬舉動作。

壺鈴（或啞鈴）相撲硬舉

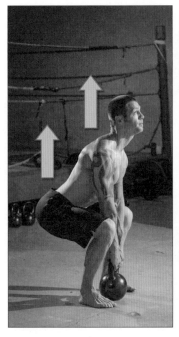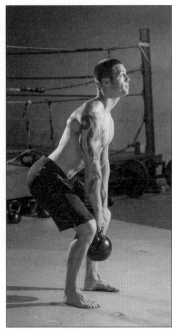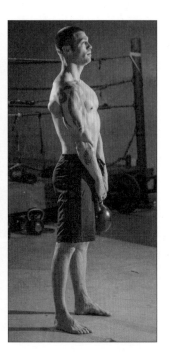

準備好起始姿勢，尾骨和上半身一起向上起身（如箭頭方向），雙腿用力，用「磨練」的速度將壺鈴拉離地板。當壺鈴上到膝蓋位置，髖關節伸展至站立姿勢，完成硬舉。接著反向操作，將壺鈴放下，速度要慢，壺鈴接觸地板時盡可能不要發出聲音。

雙壺鈴相撲硬舉

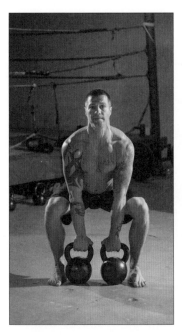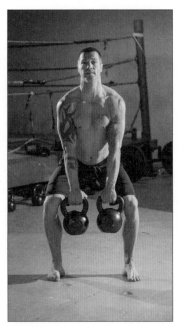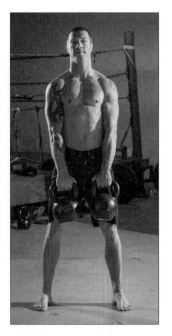

變得更強時，就能用雙壺鈴增加重量來訓練。與壺鈴相撲硬舉的技巧相同，只是雙腳站距較寬。

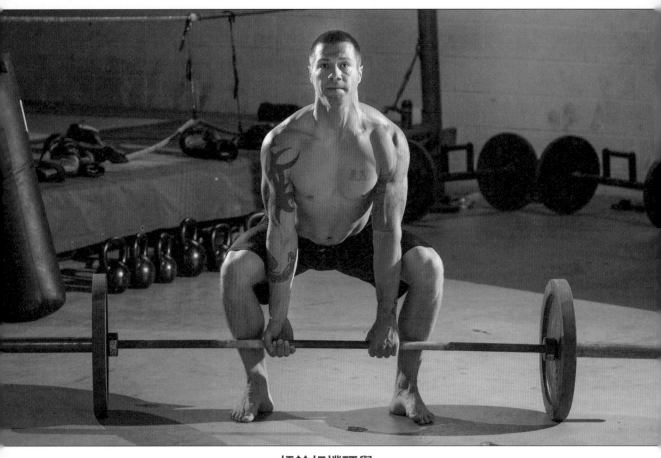

槓鈴相撲硬舉

這是用槓鈴練習相撲硬舉的起始姿勢。採寬站姿,寬到手臂能夠放在膝蓋內側。可以用雙手正反握(如圖所示),或是雙手同向正握。

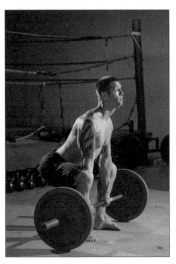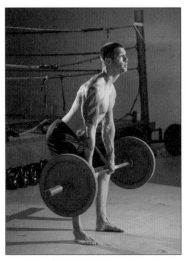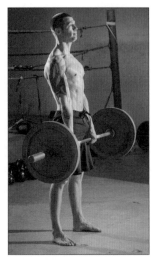

技巧不變,尾骨和上半身一起向上起身,雙腿用力,用「磨練」的速度將壺鈴拉離地板。當壺鈴上到膝蓋位置,髖關節伸展至站立姿勢,完成硬舉。接著反向操作,將壺鈴放下,速度要慢,壺鈴接觸地板時盡可能不要發出聲音。

對我來說，不論是相撲式或傳統式，完美的硬舉就像高爾夫揮桿、網球發球或棒球投球一樣，充滿美和複雜技巧。我的教練生涯就建立在指導運動員舉手投足的原始機制之上。如同每個職業棒球隊都有一名打擊教練，美式足球隊也都有一名四分衛教練，專門指導球員以最理想的技術模式投擲出橄欖球。每一種運動的專項教練和技術專家，其存在的目的是為了改善原始運動力學，讓年輕的四分衛能有更敏捷的投擲能力、棒球打擊手擊球速度更快、網球選手發球更刁鑽強勁，或是職業高爾夫選手有更好的揮桿技巧。

難過的是，硬舉訓練沒有這等安排，人人都能聲稱自己是專家，並「教授」硬舉技巧。每個自稱專家的人，看來對硬舉技巧一無所知，只會強調練習組數、次數和頻率。更糟糕的是，他們會教一些壓爆脊椎的硬舉技巧，最初效果很好，很快就表現停滯，但最終導致脊椎損傷的風險卻很高。不良的硬舉技巧會使脊椎姿勢不佳的人在大重量極限硬舉動作中，為了進入鎖死姿勢而用力打直脊椎。而恰當的硬舉技巧，是在直直拉起槓鈴過程中，椎間盤始終都能保持正常排列。

相撲硬舉內建安全性

硬舉時，我們堅持要先用腿部爆發力上拉，之後才由髖關節鉸鏈來結束動作，這不僅是為了肌力，也是為了安全。如果在起始姿勢就用髖關節鉸鏈抬高髖部、軀幹前傾，等到拉起槓鈴時，下背部會承受很大的剪應力。如果照我們要求，上半身軀幹越能打直且垂直，脊椎就越能排列疊好，脊椎所受到的壓力也能減到最小。一旦身體因負重而疲勞，我們垂直的軀幹就比較不會造成下背部變圓（常見的受傷動作）的狀況。

常見錯誤姿勢

1. 脊椎過度伸展

這在醫學術語又稱為「腰椎過度前凸」（hyperlordosis）。在拉起的最開始時，軀幹上半部沒有和下半身一起鎖死，就會發生這種情況。會造成這樣的情況，就是腿部不夠強壯，無法把槓鈴從地板拉起。軀幹的上半部會更加直立起來，但雙腿姿勢不動。這會把整個硬舉起始重量都由背部承受，使脊椎造成不良姿勢。

修正方式是減少重量，專注於把上半部軀幹和下背部鎖死在一起。鎖死的原則是，如果腿部不動，上半身就不動。選擇的重量大小，則以只用腿部力量可拉離地板起來的重量為準。

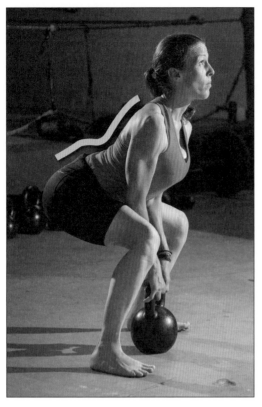 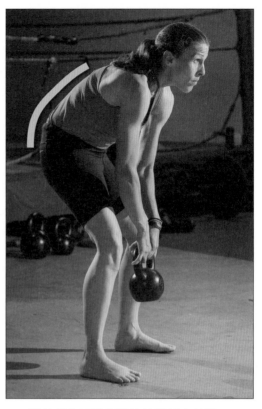

圖中訓練者的尾骨還沒有位於起始姿勢，
她的上半身就上仰，造成脊椎過度伸展
（向後彎）。這種姿勢錯誤通常代表槓
鈴太重、腿部不強壯，以至於無法將槓鈴
拉離地板。遇到這種情況，就減輕槓鈴重
量，選擇的重量要能夠做好尾骨和上半身
一起向上起身、脊椎保持挺直。

訓練者在下蹲時讓她的背部向前彎，
造成圓背，沒有保持脊椎中立。這通
常是疲勞的跡象，此動作很容易損傷
背部。

2. 下蹲時圓背

　　拉著槓鈴往下蹲時，要抵抗背部往前彎的誘惑。技巧上，要精確而緩慢地向
下降，如此一來，就能在硬舉動作的離心（或反向）階段，使肌力和肌肉建構
的能力加強到最大。下降時，軀幹要保持直立，動作類似於深蹲。硬舉下降過程
中，圓背會有椎間盤破裂的風險。硬舉向上起身和向下蹲的過程，看起來應該要
一致。如果我們在硬舉訓練者向上拉和向下蹲時，各拍下照片來比較，那麼這兩
張照片看起來應該要一樣。而相撲硬舉是阻力訓練計畫的必要部分。這個運動能
保護你的背部，防止背傷，也能有效預防肌少症和骨質疏鬆症，避免老化受損。

金級戰術｜將相撲硬舉納入基礎阻力訓練計畫的一部分。

身體訓練 4：臥推和肩推

　　說到鍛鍊胸肌，沒有任何漸進式阻力訓練能比反覆練習正確且強度充足的平板臥推還要有效。在你的想像裡，這或許就是躺在長凳上，雙手向上伸直推起重量的超簡單動作，但事實上這動作要考慮的地方可多了：在下降階段要使用什麼技巧？要碰到胸部的哪個位置？要做停頓，還是觸胸即起？若做停頓式的，要停多久？上推的路徑是直線，還是弧形？在上推和下降之間，槓鈴的路徑和速度不同，會大大影響肌肉發展的方向，以及運動的整體效果。在每組訓練之前，都要仔細思考這些事情。保持意念清晰，並調整到自己每組訓練的每下動作之中。

臥推技巧、策略和工具

　　當健身界有人靠著半行程動作、使用臥推機、借胸部反彈上推或在障礙點抬臀來讓臥推輕鬆一點，這些都是自我膨脹的招術，只會減少訓練強度，並降低成效。我們卻想辦法要讓臥推的難度盡量加深到最大。無論是有意還是無意讓臥推變輕鬆，全都違背了阻力訓練的目的。會這麼做的人，其實搞不清楚舉重的真義！我們的任務就是再現臥推冠軍的古老戰術，這些人在訓練時只想著如何增加難度。在阻力訓練中，難度就是進步的途徑。設法讓阻力訓練越輕鬆，效果就會越差。我們的目標不是示範一套臥推技術和變化法，而是提供組數、次數、頻率和鍛鍊時間的策略。目標是大幅增加精實的肌肉量，同時也要大幅增強上推的爆發力。臥推板凳雖然狹窄，卻存在著無限變化的可能性。但是，我們打算只專注一種變化型，將啞鈴臥推磨到完美。

學著愛上啞鈴

　　菁英教練都喜愛啞鈴又沉又重的特質。懂得訓練，能讓啞鈴在訓練胸肌、肩膀和肱三頭肌方面所向披靡。啞鈴比槓鈴或任何臥推機都能更有效地訓練核心穩定肌群。啞鈴固有的不穩定性是優勢，我們會將這個優勢和強度增強的技巧結合在一起。在我們的基本啞鈴臥推，啞鈴下降到最底部時，要做停頓，然後呼氣，完全放鬆胸部和手臂肌肉的張力。這樣的放鬆戰術並非主流的阻力訓練。停頓後，重新啟動已放鬆伸展開的胸肌，接著吸氣，在向心（上推）階段刻意放慢速度，來增加動作難度。後續所有臥推變化就以這個基本動作為本。

啞鈴臥推技巧 1：放鬆、停頓、「磨練」

　　你將遇到結合極限超深、放鬆、停頓，加上刻意「磨練」速度（稍慢一點）的啞鈴臥推，這可說是臥推技術難度最高的組合。以「磨練」速度做停頓的啞鈴臥推是我們自家訓練營的臥推版本，也是美國海豹特種部隊在地獄週訓練時的版本。一旦你下過苦功長期練習，其他訓練對你來說就像公園散步那樣輕鬆。

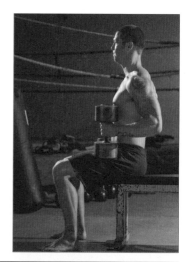

啞鈴臥推的
預備動作

1. 坐在健身板凳的一端，雙手各拿一個啞鈴。啞鈴握把和地面垂直，啞鈴下端靠在腿上。

2. 躺下，將手臂張開，啞鈴握把跟著朝外。現在你躺在健身板凳上，手握啞鈴，處於臥推的起始位置。

3. 呼氣，讓啞鈴跟著下降。握著啞鈴的手仍牢牢握緊，即使胸肌和肩膀都放鬆。此時啞鈴處於可上推位置。

4. 放鬆，感覺啞鈴向下伸展胸部和肩膀肌肉。每次臥推時，都要先做這個「預伸展」動作。

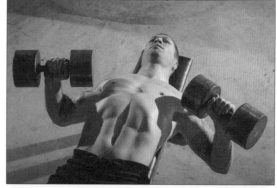

5. 當啞鈴下降到最底部觸碰到胸部，同時間也吸進了滿滿的空氣。接下來呼氣，放鬆，以及伸展。

6. 在啞鈴向下伸展放鬆之後，刻意重新啟動胸肌、三角肌和肱三頭肌。從伸展放鬆的動作轉變為收縮上推。

7. 要上推的時後，用力吸氣，向上推。速度既不快，也不是超級慢，但偏有意識的慢。

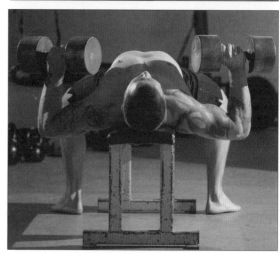

8. 有意識的稍慢就是「磨練」。「磨練」啞鈴到徹底完全「硬挺」鎖死的位置。上舉同時一路呼氣，關節鎖死時同步完成呼氣動作。

9. 這種非傳統的磨練方式完成了 2 項艱鉅的任務：一是鞏固了完美的技術，二是刺激到最大數量的肌肉纖維。

啞鈴臥推的起始姿勢

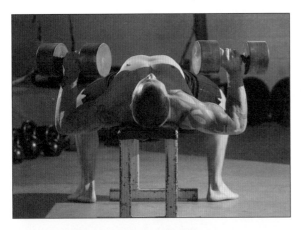 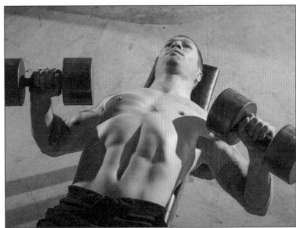

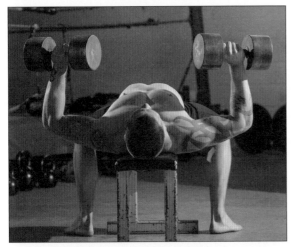 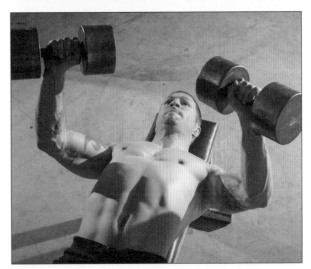

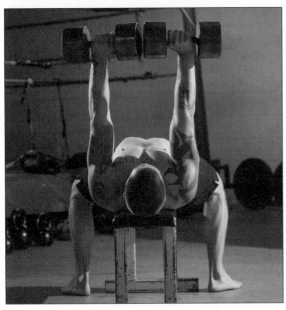 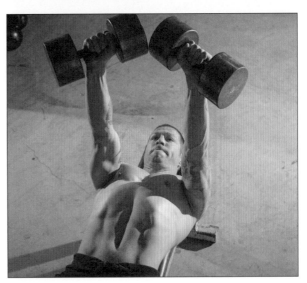

放鬆到最底部，產生張力，以一邊「磨練」一邊上推，直到最高點鎖死，然後緩慢下降，最底部停頓，接著重複新的一下。

10. 這個基礎臥推技巧成功地創造出**小重量大效果**，也與我們的理念一致。

11. 所有後續的臥推變化都會以這種停頓、放鬆、「磨練」為基礎。做過這樣的基礎訓練之後，所有其他臥推變化都會變得很簡單。

啞鈴臥推技巧 2：超越放鬆、停頓、「磨練」

我們的臥推技巧核心是放鬆、停頓、「磨練」的啞鈴臥推技巧。練好這個基礎，後續進入其他臥推變化，都會倒吃甘蔗越來越輕鬆，這就是漸進式阻力訓練的自然順序。不過，人往往還沒練好基本功之前，就急著練習更吸引人的變化式臥推。這是一大錯誤，如果不先掌握基本功，如何能夠正確使出變化招式？

所謂基本功（也包含獲得臥推在生理上的益處），在訓練動作上是指停頓、伸展、放鬆到最底部的技巧，加上使用「磨練」速度上推啞鈴到鎖死位置。所有後續的臥推和槓鈴變化，都建立在這個基本功之上。一定要掌握這個停頓、放鬆、「磨練」的技巧，後續在練習各項臥推變化時，就能得到緩和效應的幫助。如果掌握了基本技巧，可以來做這 2 種啞鈴變化：

1. 同樣在最底部做停頓，但上推前不「磨練」，而是直接**向上爆發推舉啞鈴**。這種爆發性啞鈴臥推，在技術上更容易些。

2. 不做停頓。將啞鈴下降最底部位置，然後立即爆發上推。這種方式稱為「一觸即發」 (touch and go) 變化式。這種變化式可用個人最大重量來練習。當大家從地獄般的停頓、放鬆、「磨練」臥推練習，進到一觸即發式啞鈴臥推時，大概會覺得輕鬆到好像在作弊。接下來就可以考慮是否用槓鈴來練習。

啞鈴肩推

垂直上推的能力在日常生活中很重要。啞鈴肩推可以訓練這種垂直上推力，而這種特殊的肌力許多人都很缺乏。雖然說能做大重量的臥推很棒，但肩推所能訓練到的肌力在現實生活應用範圍更廣。在我們看來，上半身的肌力應該以肩推來評量，而不是用臥推。

啞鈴肩推動作

完美的肩推始於下半身，下盤必須穩固紮實。肩推時下盤鬆軟，是很嚴重的「能量洩漏」。如果技巧不對下盤不穩，原本能幫助上推的能量就會流失。正確的肩推應該從繃緊整個下半身開始，就像壓緊的彈簧一樣。而啞鈴和壺鈴都是肩推的基本工具，可用 1 個來練，也可以用 2 個。以下示範則使用雙啞鈴來說明。

1. 取 1 組大小適當的啞鈴或壺鈴。如果不確定重量，寧願保守選擇輕一點。

2. 將啞鈴舉至與肩同高的**上搏**（clean）姿勢。

3. 在開始上推之前，先收緊小腿、大腿、臀部和腹部肌肉，收到最緊。**這就是起始動作。**

4. 將啞鈴向上爆發推舉過頭，直到手肘打直鎖死。

5. 啞鈴高舉過頭之後，停頓，同時將全身肌肉保持在最緊繃的狀態。

6. 緩緩降下啞鈴時，會在身體建立更多的肌肉張力，就像壓緊彈簧一般。不要讓啞鈴隨重力失控落下。這個動作的反向（下降）部分就跟它的向上推舉一樣重要。

7. 下降時產生的肌肉張力有助於下次上舉的準備。下降後，在最底部稍作停頓，然後再次將啞鈴向上爆發推舉，直至手肘打直鎖死。

8. 重複動作，直到完成所需的反覆次數。

　　啞鈴臥推和肩推都是訓練上半身的極佳推舉動作。掌握好這 2 個動作技巧之後，就可以進入下一個訓練。有推力，就需要拉力來保持平衡，那麼划船動作就是上半身拉力訓練的最佳選擇。

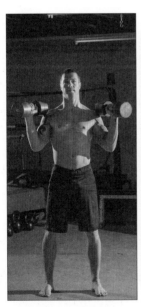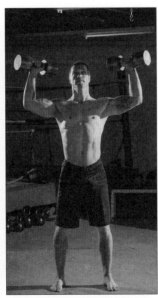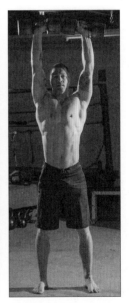

雙腿和臀部肌肉都收緊，穩固下盤之後，開始上推。之後，在降下啞鈴時，製造張力，就像壓緊的彈簧那樣，為後續的反覆動作增加爆發力。

教練叮嚀｜站姿啞鈴肩推是否成功，取決於下盤是不是堅實穩固。雙腿肌肉收縮到極限、臀部肌肉夾緊，中背部和上背部才會有巨大的張力。

金級戰術｜將啞鈴臥推加入基礎阻力訓練計畫裡。

金級戰術｜將肩推加入基礎阻力訓練計畫裡。

身體訓練 5：划船

　　拉力訓練的選擇非常有限，菁英級專家會選擇正手和反手的引體向上，搭配組數和次數變化的組合訓練。對於可以精準完成直臂懸吊伸展（dead-hang stretch）到下巴過槓支撐（chin-over-bar）之正反手引體向上的高手，這些訓練對於活化、建構和強化每一條背部肌肉的效益幾乎沒有其他動作可以取代。但是，一般人很少能具備做到這些高難度訓練所需的肌力和體重比。

　　正手和反手引體向上很難，因為上肢需要能承受 100% 的體重，但大多數人並沒有那麼強壯。有輔助引體向上訓練的健身器材，有提膝平台能幫助膝部上推，但到底有多少人有這樣的設備？所以我們不得不到處尋找替代方案。

　　在試過各種背部訓練之後，能取代全幅度正手和反手引體向上的運動，似乎就是雙臂啞鈴划船（frozen statue row）。但在做這個拉力訓練之前，我們會先從單臂啞鈴划船開始練習打好基礎。

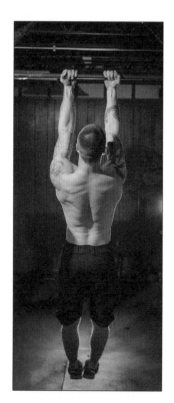 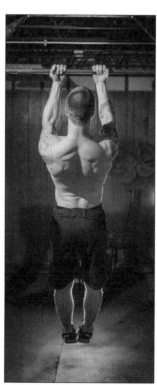 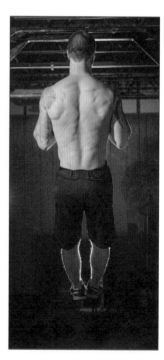

反手引體向上：最完美的背肌訓練法。

教練叮嚀｜我們知道划船訓練是水平拉，而引體向上則是垂直拉。雖然划船訓練不能完全取代引體向上，但它與啞鈴臥推動作正好互補，因此這個訓練自有用處。划船訓練可以透過用水平拉力，來平衡臥推訓練的水平推力，以建立身體的對稱性。

第 1 階：單臂啞鈴划船

1. 取一對比自己認為需要的重量還要**輕一點**的啞鈴，放在長凳旁邊。

2. 用左手抓住長凳的左邊，左膝連同小腿置於長凳上。讓左半身撐在長凳上。

3. 右腳站於長凳右邊地板，站距大於肩寬。現在你會有 3 個支撐點：左手、左膝連同小腿，以及右腳腳掌。

4. 保持這個姿勢，接著右手向下抓住啞鈴。右手抓住啞鈴，將右肩向上拉，直到右肩和左肩齊平，此時右臂仍保持垂直。讓啞鈴的重量伸展背部肌肉，但不要讓肩膀下垂。此時脊椎應該保持筆直，不可駝背。**這就是起始姿勢。**

5. 首先，收肩，將右邊肩胛骨向脊椎集中，注意右手肘不要彎曲。想像一下用肩胛骨和脊椎夾住東西，當肩胛骨向脊椎集中，啞鈴會跟著往上。不要在起始姿勢突然猛拉啞鈴，要以「磨練」的速度移動。

6. 手肘往上指向天花板。此時手臂會自然彎曲，但不要轉動啞鈴。手肘盡可能抬高，但左右肩膀仍要保持水平，不要讓右肩高於左肩。肩膀一高一低的錯誤姿勢會導致脊椎扭曲，以及技術錯誤。

7. 到最高點的時候，短暫停留，然後以「磨練」的速度，將啞鈴往下降到起始姿勢。

8. 完成動作之後，換另一邊，重複上述步驟。

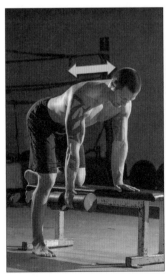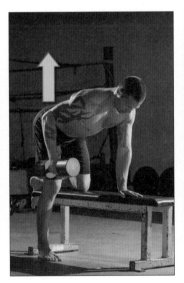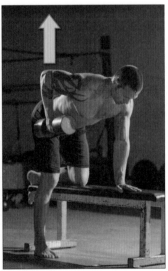

肩膀保持水平，手持啞鈴的前臂保持垂直。上拉時，手肘垂直向上，指向天花板。

第 2 階：雙臂啞鈴划船

以慢速練習單臂啞鈴划船，加上以「磨練」速度做停頓，能發揮小重量大效果。運用這種技巧，可以用最少的重量練出強壯有力的背闊肌、菱形肌、下斜方肌和後三角肌。訓練幾個月之後，就可以進步到雙臂啞鈴划船。

雙臂啞鈴划船需要讓身體「像雕像一樣」保持靜態姿勢。這個動作不像單臂划船那樣可以靠長凳支撐，而是靠「身體凍結」的姿勢支撐。這樣的支撐姿勢顯然更有難度，對中樞神經系統刺激也更大。僅僅是握著啞鈴保持姿勢穩定，這本身就是一種鍛鍊。在這樣的姿勢下，再用啞鈴做划船動作，就更能刺激身體產生適應性反應，達到我們做阻力訓練的目的。

大多數自由重量划船毫無價值的原因

傳統的槓鈴划船及相關的變化式，其動作往往存在著根本性的缺陷。問題很多：

- 站距過窄：站距至少要與肩同寬。
- 常有駝背情形：請保持脊椎中立，背部不要彎曲。
- 大多數人做划船練習時，拉起啞鈴的動作顛簸不穩。起始時，沒有啟動背闊肌群拉起啞鈴，當然這部分肌肉也就練不到。這對脊椎也很不好，會讓脊椎骨遭受大量且突然而來的剪應力。
- 大家常會故意去犯這些「錯誤」，因為這些所謂的錯誤，能讓他們拉起更重的重量。這類錯誤的訓練方式並不能稱為划船練習，而且無法好好練到該練的肌肉。這麼做只是想炫耀，卻會埋下運動傷害的禍根。

動作正確、效果良好的划船練習，並不需要做到太大的重量。

---

1. 取一對比自己認為需要的重量還要**輕一點**的啞鈴，左右兩手各握一個在身體左右兩側，身體直立站好。
2. 雙腳腳掌打開，採寬站距，至少要與肩同寬。
3. 脊椎保持平直中立的同時，做髖關節鉸鏈，軀幹往下直到與地板幾乎平行。

教練叮嚀｜**運動安全**｜若沒有先經過幾個月相撲硬舉和深蹲的完美訓練，培養出必要的後側鏈（包括背肌、臀肌、大腿後側肌群）肌力和動作穩定性之前，不要輕易嘗試雙臂啞鈴划船。如果準備不足，貿然練習可能會使背部受傷。

雖然硬舉時要避免這種髖部過高的姿勢，但雙臂啞鈴划船使用的重量較輕，可以確保脊椎鎖死在中立姿勢，脊椎所承受的壓力安全可控。此時啞鈴懸在相對靠近地板的位置。**這就是雙臂啞鈴划船的起始姿勢。**

4. 開始划船時，先停留在起始姿勢。如果無法停留在這個姿勢，就代表所選的啞鈴太重。

5. 第一個動作是收肩，將兩邊肩胛骨向脊椎集中，注意雙手手肘不要彎曲。想像一下用兩邊的肩胛骨夾住東西，當兩邊肩胛骨向脊椎集中，啞鈴會跟著往上。不要在起始姿勢突然猛拉啞鈴，要以「磨練」的速度移動。

6. 手肘往上指向天花板。此時手臂會自然彎曲，但不要轉動啞鈴。手肘盡可能抬高，同時以平直中立的脊椎，將身體鎖死在「身體凍結」的姿勢，注意不要駝背。兩邊肩胛骨繼續往脊椎擠。

7. 到最高點的時候，短暫停留，然後以「磨練」的速度，將啞鈴往下降到起始姿勢。

8. 重新開始動作，重複訓練，直到完成預定次數。

在過程中，脊椎都要保持平直，幾乎與地板平行。手肘往上指向天花板，前臂保持垂直。請注意到，雖然在起始姿勢時訓練者的頸部會過度伸展（向後彎），但在啞鈴上拉過程中會恢復。

你已經學到了強效阻力訓練裡的 5 個核心練習，但要是少了核心訓練，不管是什麼樣阻力訓練計畫都不算完整。我們會教你如何不靠仰臥起坐或捲腹練習，就練出堅硬的腹肌。先別覺得這說法虛幻不實，請先耐心看下去。

就是如此簡單

許多人很難將肌肉感受度（mind-uscle connection）與我們要練習的主要目標背闊肌聯繫起來。很久以前就聽過背闊肌是人體最少用到的肌肉，但也正因如此，它也是最具有強化潛能的肌肉。若能聰明運用訓練技巧，就能顯著刺激背闊肌生長。健身界有個說法：「背闊肌練得好、二頭肌就差強人意，二頭肌出色、背闊肌就好不到哪去。」換句話說，靠二頭肌做划船練習的人，根本就沒練到背闊肌。我們一定要專注，用背部肌肉拉動啞鈴，並仔細學習、琢磨和精進啞鈴划船技巧。

金級戰術 | 將划船訓練納入基礎阻力訓練計畫。

身體訓練 6：核心訓練

大家都希望自己有硬實分明的六塊肌。網路上能找到無數腹肌訓練影片，保證能打造夢寐以求的腹肌。實情是，只有適當的營養和生活方式（良好的睡眠、壓力控制）才能練得又強又硬實，而不是無休止的仰臥起坐和捲腹訓練。

仰臥起坐是個爛主意

仰臥起坐不僅無法產生六塊肌，還可能讓人受傷。大多數仰臥起坐的變化式，都是固定雙腳，用髖屈肌群（腰大肌）來動作。這會造成以下問題：

- 由於髖屈肌群承擔了大部分工作，所以腹部肌群並沒有得到活化和強化。
- 腰大肌（最主要的髖屈肌）高度活化，會對脊椎造成壓力。只要看看腰大肌解剖圖，就能了解原因。根據脊椎生物力學博士斯圖亞特·麥吉爾（Stuart McGill）教授的說法，仰臥起坐所產生的壓力可能高達近 730 磅（約 330 公斤）。每次重複動作都是用這樣的力道在壓迫脊椎。這樣的壓力已知會慢慢導致椎間盤損傷，狂練仰臥起坐對背部沒好處。

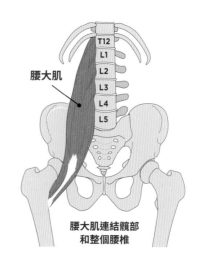

腰大肌

腰大肌連結髖部
和整個腰椎

正如麥吉爾教授在脊椎生物力學中所研究的那樣，仰臥起坐對脊椎是巨大的壓迫。更糟糕的是，在產生這麼大的壓迫力時，背部是處於彎曲的狀態。根據麥吉爾教授的研究，高壓迫力加上反覆屈曲，正是造成椎間盤突出的原因，而恰巧仰臥起坐就是這樣的運動！許多醫生仍會教背痛的患者做仰臥起坐強化腹肌。**但是，做仰臥起坐和維護背部健康，完全背道而馳。**

核心肌群的功能是穩定脊椎，以完成舉、提、推、拉等動作。我們要按照這些功能來訓練這些肌肉，而不是做仰臥起坐和捲腹，把核心肌群晾在一旁。如果你已經練到啞鈴前蹲，就能體會在深蹲過程中將重物舉在肩部水平，同時又要保持脊椎中立姿勢，有多麼不容易。當你蹲下時，就能感覺到核心肌群在用力保持脊椎直立，我們就利用這點來訓練核心肌群。

第 1 階：基本平板支撐

　　動作正確的平板支撐非常適合用來訓練核心肌群，這個動作可以讓核心肌群和相關肌肉一起鍛鍊，強化這些肌肉穩定脊椎的功能。我們的平板支撐會嚴格考驗你的決心，一定會讓你感受到核心肌群的作用。

1. 在地上找個相對平整的空間，如有需要可以鋪上墊子。雙膝跪地，雙手的前臂平放在地，手肘撐起位於肩膀正下方，兩臂間距與肩同寬。

2. 雙手手臂撐住不動，腿向後伸，膝蓋打直。此時只有前臂和腳球（蹠骨球）接觸地面，雙腳腳掌併攏。

3. 背部打直中間不要下凹，收緊臀部和大腿肌肉。眼睛朝下看，不要抬頭。

4. 雙腳腳球（蹠骨球）抵住地板，腳跟向後移動，此時小腿肌肉會有伸展的感覺。**這就是起始姿勢。**

5. 動作開始，將前臂和手肘向下固定在地板，同時想像前臂和手肘向後往雙腳腳掌拉，但前臂和手肘位置不動。這個向下和向後的力量**等長**（isometric），就像推牆一樣。

6. 首先，試著保持這個姿勢，讓手肘和前臂用向下向後的力量撐住 10 秒（次），之後逐漸撐到 30 秒（次）。

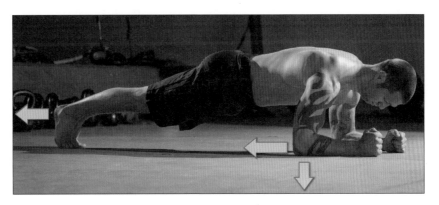

脊椎中立，全身保持張力。手肘和前臂向下向後撐
地，同時雙腳腳跟向後移動。

第 2 階：高平板支撐

　　一旦能做上幾組基本平板支撐 30 秒，就可以進階到高平板支撐。這種變化式與基本平板支撐完全相同，差別只在用手掌取代手肘撐地。

1. 在地上找個相對平整的空間，如有需要可以鋪上墊子。雙膝跪地，雙手手掌撐地，手掌位於肩膀正下方，手指朝向前，雙掌間距與肩同寬。

2. 雙手手掌撐住不動，腿向後伸，膝蓋打直。此時只有雙手手掌和腳球（蹠骨球）接觸地面，雙腳腳掌併攏。

3. 背部打直中間不要下凹，收緊臀部和大腿肌肉。眼睛朝下看，不要抬頭。

4. 雙腳腳球（蹠骨球）抵住地板，腳跟向後移動，此時小腿肌肉會有伸展的感覺。這就是**起始姿勢**。

5. 動作開始，將手掌向下固定在地板，想像把雙手手掌向後往雙腳腳掌拉，但手掌位置不動。這個向下和向後的力量等長，就像推牆一樣。

6. 首先，試著保持這個姿勢，讓手掌用向下向後的力量撐住 10 秒（次），之後逐漸撐到 30 秒（次）。

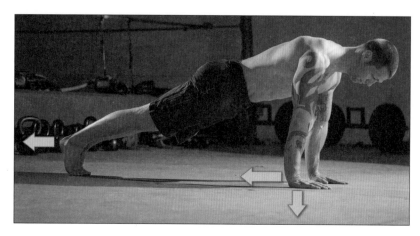

這個變化式的技巧和基本平板支撐相同，但只是用雙手手掌取代手肘和前臂。手掌向下向後撐地時，雙腳腳跟向後移動。單手平板支撐（第 3 階）使用的技巧這個高平板支撐一樣，不同之處是只用一隻手撐地，另一隻手離地伸向前方。

第 3 階：單手平板支撐

一旦能做上幾組高平板支撐 30 秒，就可以進階到單手平板支撐。這種變化式與高平板支撐完全相同，差別只在於單用一隻手來支撐。單手撐地較不穩定，也更有挑戰性。

1. 在地上找個相對平整的空間，如有需要可以鋪上墊子。雙膝跪地，雙手手掌撐地，手掌位於肩膀正下方，手指朝向前，雙掌間距與肩同寬。

2. 雙手手掌撐住不動，腿向後伸，膝蓋打直，此時只有雙手手掌和腳球（蹠骨球）接觸地面。**雙腳打開，與肩同寬**，用雙腳提供更多支撐力。

3. 背部打直中間不要下凹，收緊臀部和大腿肌肉，眼睛朝下看，不要抬頭。

4. 雙腳腳球（蹠骨球）抵住地板，腳跟向後移動，此時小腿肌肉會有伸展的感覺。**這就是起始姿勢。**

5. 動作開始，試著讓一隻手離地停在空中，另一隻手保持撐地。撐地的手掌啟動等長的向下向後力量。試著停在這個姿勢 5 秒。肩膀保持水平，脊椎打直，不要扭曲。

6. 單手撐地 5 秒後，換手，將另一隻手舉到前方，以每 5 秒換手為 1 次，10-30 秒為 1 組。

抗旋轉

單手平板支撐的難度更高，因為核心肌群不但要穩定脊椎以免屈曲和伸展（矢狀面，人體縱切面），還要穩定脊椎以免旋轉。麥吉爾教授將這種避免脊椎旋轉的穩定力稱為「抗旋轉」，是核心肌群極為重要的功能之一。單手平板支撐就是利用換手的過程中保持肩膀水平的方式，訓練核心肌群抗旋轉的能力。

第 4 階：平板支撐划船

一旦能做上幾組單手平板支撐 30 秒，就可以進階到平板支撐划船了。這個動作對核心肌群的穩定功能是個巨大的挑戰，身體一定會很有感。

1. 在地上找個相對平整的空間，如有需要可以鋪上墊子。取 2 個較輕的壺鈴置於前方，壺鈴握把和身體縱軸平行（見圖），雙手牢牢抓住壺鈴，，將它們作為前方支撐基礎。注意，壺鈴要在肩膀正下方。

2. 雙手抓住壺鈴，雙膝離開地面，雙腿打直，此時只有 2 個壺鈴和雙腳的腳球（蹠骨球）接觸地面。雙腳腳掌打開**與肩同寬，如有需要可加大間距**。

3. 背部打直中間不要下凹，收緊臀部和大腿肌肉。眼睛朝下看，不要抬頭。

4. 雙腳腳球（蹠骨球）抵住地板，腳跟向後移動。**這就是起始姿勢。**

5. 動作開始，請使用單臂划船相同技巧，將一邊壺鈴拉離地面，用「磨練」的速度拉起壺鈴，並在最高點停頓。一隻手臂做划船動作時，另一隻手緊抓住地面上的壺鈴作為支撐，製造等長的向下向後力量。肩膀保持水平，動作中不要扭曲脊椎，也不要駝背或中間下凹。

6. 拉 2-10 次之後，換邊做。

我們的核心訓練從第 1 階到第 4 階漸進地強化核心肌群，讓核心肌群可以在日常生活中發揮應有的功能。這樣的進步也有助於做硬舉和深蹲，因為這兩種動作都需要強大的穩定脊椎的能力。而**硬舉和深蹲本身，也是鍛鍊核心肌群穩定功能的訓練之一**。要訓練核心肌群的穩定脊椎功能（包括「抗旋轉」功能），還有非常多動作可用，此處介紹的僅僅是入門動作。總之，別再用仰臥起坐和捲腹來訓練腹肌。用我們的核心訓練計畫搭配適當的營養和生活方式，就能讓你練出六塊腹肌和堅實的背肌。

金級戰術 ｜ 使用我們的核心訓練打造堅實的核心肌肉群，並防止背部受傷。

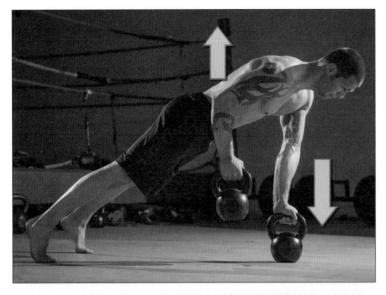

起始姿勢（未顯示於圖中）是高平板支撐在 2 個啞鈴或壺鈴上。肩膀保持水平，支撐的單手抓牢地板上的啞鈴或壺鈴，推向地板，手腕打直。另一隻手使用先前講解過的划船技巧，手肘往上指向天花板。請注意，為使動作更為穩定，這邊雙腳間距要更寬。

安全提示：請務必使用六角形啞鈴或平底大壺鈴來做這項訓練。圓柱形的啞鈴不穩固，訓練起來會有受傷的風險。

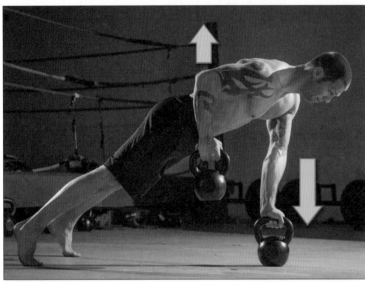

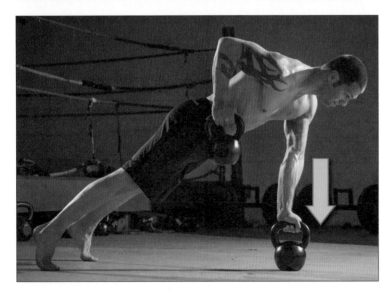

前面 6 項身體訓練是本書的阻力訓練入門，這些訓練可以作爲你的重量訓練基礎。可以自由地在這些訓練基礎上增加其他個人化的運動或訓練，以達到各自不同的需求和目標。接下來，我們就要爲各位介紹心肺訓練。

身體訓練 7：基礎心肺訓練

高強度間歇訓練是在最短的運動時間內將身體的適應性反應提升到極限的方法，同時也是減脂首選。但是從身體和心理方面來看，並不是人人都準備好開始這種訓練。高強度間歇訓練所需要投入的努力和所要求的高心率標準，對新學員來說可能眞的很有壓力。對於肥胖或患有糖尿病的人，強化訓練的同時，又要配合飲食營養大改造，常常難以同時兼顧兩者。我們爲這樣的族群，和剛要開始健身但狀態不佳的人，創建了一套基礎、漸進式的心肺運動。從基礎心肺運動計畫開始，搭配本書的戰術，後續再進階到高強度心肺訓練。

事前準備

你只需要準備一個簡單的心率監測器，並事先算好個人最大心率（HRmax）。HRmax 數值會應用在設定心肺訓練的目標。

在剛開始的階段，心肺運動的首選是「戶外健走」。這是有目標地快速步行，重點是達到預設的心跳數，不是在和朋友閒逛聊天。只要環境安全，就能在戶外訓練。而且戶外訓練還有不少優點，比如緩解壓力等，這是跑步機所沒有的優勢。

快速複習 ｜ 參見第二階段了解敵人之〈敵人 2：肥胖症〉的〈最大心率是什麼〉。

凱莉的心肺運動計畫

週數	每週 活動次數	持續時間 （分鐘）	%HR max （目標心率）	腰圍身高比
1	3	8	55% (91bpm)	0.56
2	3	11	60% (100bpm)	0.56
3	4	14	62.5% (104bpm)	0.55
4	4	17	65% (108bpm)	0.54
5	5	20	67.5% (112bpm)	0.53
6	5	23	70% (116bpm)	0.52
7	6	26	72.5% (120bpm)	0.51
8	6	29	75% (125bpm)	0.5
9	7	32	77.5% (129bpm)	0.49
10	7	35	80% (133bpm)	0.48

我們基礎心肺訓練的目標，是幫助人們先從低強度、低頻率入門，和緩地開始啟動訓練計畫。讓人能以 10 週的時間，穩定增加訓練量和強度，是充分準備完整的《強壯靈藥》身體訓練計畫的一環。

此為 10 週基礎心肺訓練的範例，用心率監測器和腰圍身高比來評估進度。在本書末尾〈你能做的身體檢測〉有計算腰圍身高比的方法，46 歲的凱莉就是裡面的範例。前面已經算出她的最大心率為每分鐘 166 下，我們會以這個數值為基準，乘以不同的百分比，計算她每週該達到的目標心率。

凱莉第 1 週的目標心率為每分鐘 91 下，這是以她的最大心率 166 乘以 0.55（55%）計算而得。$166 \times 0.55 = 91$，訓練期間她的心率要保持在這個數值。第 1 週要運動 3 次、每次 8 分鐘。

到了第 5 週，凱莉每週進行 5 次健走，每次 20 分鐘。在訓練過程中，她的心率要盡可能的保持將近目標值每分鐘 112 下。過去 5 週裡，我們一步步增加訓練量和強度。從腰圍身高比數值的下降，她已經能看到運動帶來的好處。

到了第 10 週，凱莉的腰圍明顯小了一圈。衣服尺寸也比剛開始運動時小了 2 號。此時的她每天運動，強度都達到最大心率的 80%、每次持續 35 分鐘。她已準備好開始進階到高強度心肺訓練了。

請以這個基礎心肺訓練作為健身計畫的入門。你也可以使用健走作為積極的恢復運動，取代休息日。基礎心肺訓練也可以排在壓力杯快滿出來且當天可能還預排了高強度運動的日子裡。打好這個訓練基礎，接著要繼續進階到高強度間歇訓練，把心血管功能提升到極致。這些訓練對健康幫助更大，減脂效果也更好。

身體訓練 8：高強度心肺訓練

多數的官方公共衛生指南都建議民眾每週至少做 2 ½ 小時、中等至高強度的有氧運動。對許多人來說，這代表每週有 5 天要花至少 30 分鐘在單調無聊的跑步機、自行車或滑步機上，而且要安插在繁忙的生活中。也難怪有超過 50% 的運動新鮮人連 6 個月都撐不過。不做運動最常見的藉口就是沒時間。而且每天花半小時在單調無聊的運動器材上也很乏味，無聊也是讓人放棄運動主因之一。

我們的心肺訓練計畫是以**高強度間歇訓練**為重心所規劃，以解決時間不足和容易無聊的問題。這種運動模式是由短暫劇烈運動，加上休息，兩者交替進行。高強度間歇訓練主要透過適度且持續性的運動，在短時間內就能得到運動的好處（儘管高強度間歇訓練對其他方面有更好的作用）。我們的高強度間歇訓練不僅減少了有效運動所需的時間，而且每週只要花 3 天，而傳統中等強度心肺運動則要花上 5 天或更長時間。

近期醫學研究結果認為高強度間歇訓練對於心臟病、糖尿病、高血壓和肥胖症患者很有幫助。

- 進行高強度間歇訓練**運動後 1-3 天**，不論是否患有糖尿病，血糖控制效果都更好，1 次就能見效。
- 對於心臟功能不足的人，**即使消耗相同的卡路里**，高強度間歇訓練比起中等強度的運動更能促進心臟健康。
- 高強度間歇訓練在改善心臟和血管功能效果優於中等強度運動。
- 高強度間歇訓練在控制和預防高血壓方面比中等強度的運動更有效。
- 高強度間歇訓練在降低體脂肪方面**遠優於**中等強度的運動，尤其是減少腹部周圍的脂肪。

金級戰術｜用本單元的基礎心肺訓練來建立個人心肺訓練的基礎。

高強度間歇訓練有效的祕訣在於高強度，目標是在短時間內將心率提高到最大心率的 90%（或更多）。在高心率下只要花費相對少量時間，就能讓身體產生令人驚喜的效果，這是中等強度運動所無法達到的。

高強度間歇訓練的流程

所謂高強度間歇訓練，是要在短時間內，藉由運動和休息時間交替，將心跳數提高到**最大心率**的 90%。我們以凱莉為例：

凱莉的最大心率為每分鐘 166 下，目標是達到最大心率的 90%，兩者相乘得到每分鐘約 149 下。

166×0.9=149 下／每分鐘──這就是她的目標心率

1. 凱莉戴上心率監測器，選一個心肺運動器材（自行車、滑步機、跑步機或爬梯機等）。
2. 先以緩慢配速熱身 2-3 分鐘。
3. 接下來提高強度，使心率達到每分鐘 149 下的目標，持續 60 秒。
4. 做完 60 秒高強度運動，休息 60 秒（或以極慢速度踏步或行走取代）。
5. 休息 60 秒之後，再開始另一個 60 秒的運動，目標心率仍為每分鐘 149 下。
6. 重複 10 組 60 秒運動和休息交替的循環，完成後休息 2-3 分鐘。
7. 已有許多研究顯示，基礎高強度間歇訓練運動能減肥，改善糖尿病，而且很有效。

你可以在高強度間歇訓練裡混合不同的運動，甚至可以每 60 秒間隔後就做不同的運動。例如，第 1 個間隔做划船，第 2 個間隔騎自行車，第 3 個間隔做滑步機。重點是把心跳推升至最大心率的 90% 以上，當人在這個水準之上鍛鍊，很難感到無聊或騰出心思去憂慮。這樣的運動對於緩解壓力和促進腦內啡（讓人感覺良好的大腦化學物質）分泌的效果是無可取代的。

快速複習│參見第二階段了解敵人之〈敵人 2：肥胖症〉的〈最大心率是什麼〉。

重要提醒│正如我們在肥胖症中所討論，在開始進行像高強度間歇訓練這樣的運動之前，先徵詢醫師的意見非常重要，尤其對於曾有心臟病史或是胸痛問題的人，更是如此。基於健康安全考量，請務必先獲得醫師同意再開始訓練。除了高強度間歇訓練，這些族群還是有許多其他運動可以選擇，而且基本上多運動還是有益健康。高強度間歇訓練對健康的確很有幫助，但在開始之前，請先確保心臟能夠承受。

多少才算過量？

　　在某些情況下高強度間歇訓練運動可能會有點太多。比如對於前晚沒睡好或當天工作壓力過大的人，可能無法在壓力杯中留出空間來滿足高強度間歇訓練運動所需。我們要如何確保每一天都達到最佳運動劑量？

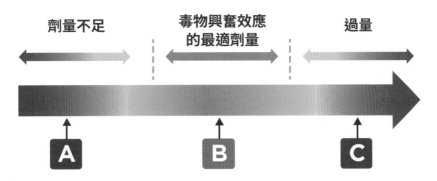

「綠色區域」的運動強度即毒物興奮效應的「最適劑量」，也是我們希望的量。

　　我們不希望訓練不足，錯失了透過運動的適應性反應促進健康的機會，當然也不想過度訓練讓身體被壓力淹沒。為了解決這個問題，我們設計了另一種高強度間歇訓練計畫，能隨每日不同的壓力程度彈性調整，確保處於正確的「運動劑量」。這還可以根據個人不同健身水準自動調整，不會過度操練新手，同時對於資深學員的訓練仍然足夠。我們稱其為「爆發性心肺運動」。

爆發性心肺運動的流程

　　爆發性心肺運動大約 20 分鐘，可讓人充分運動又不會使身體壓力過大。

- 做爆發性運動，達到最大心率 90-95%，**一到達就立即停止動作。**
- **達到 90% 是最低要求，95% 是目標。**
- 休息，直到心率減慢至最大心率 70%。
- 再做爆發性運動，達到最大心率 90-95%。
- 重複循環，總共 20 分鐘。

　　做我們的爆發性心肺運動，搭配心率監測能追蹤身體狀況，避免壓力過大。

　　當壓力較低身體又經過充分休息時，交感神經（戰鬥或逃跑）系統相對也較不敏感，一旦「爆發」到最大心率的 90-95%，也相對能較快地恢復到最大心率 70%。身體恢復的速度快，就能在 20 分鐘內做更多循環。

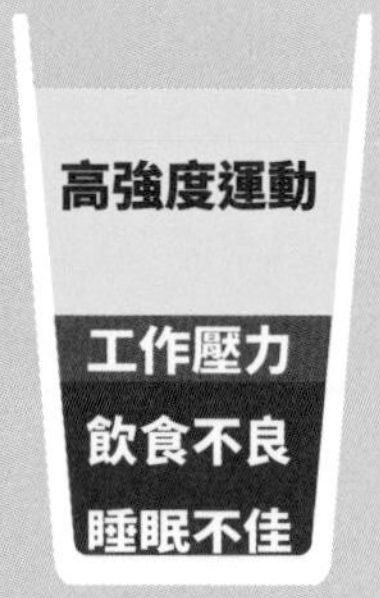

當整體壓力較低時，壓力杯中有足夠的空間進行高強度運動，交感神經系統（戰鬥或逃跑）的整體敏感性相對較低，心率可以快速恢復，在 20 分鐘裡可以完成更多的「爆發性心肺循環」。狀態好的話，就能重複更多循環，而不會使壓力杯滿溢。

（圖中由上至下：高強度運動、工作壓力、飲食不良、睡眠不佳）

在壓力大的日子裡，交感神經系統會對額外的「威脅」敏感，這也包括運動。一旦進行爆發性運動達到 90-95% 最大心率，會需要較長的時間才能恢復到最大心率 70%，這是因為神經系統受到工作壓力、睡眠不足等原因影響而過度敏感。**恢復時間長，就表示在 20 分鐘裡，無法盡量提高循環次數，需要花在恢復期的時間較多。**

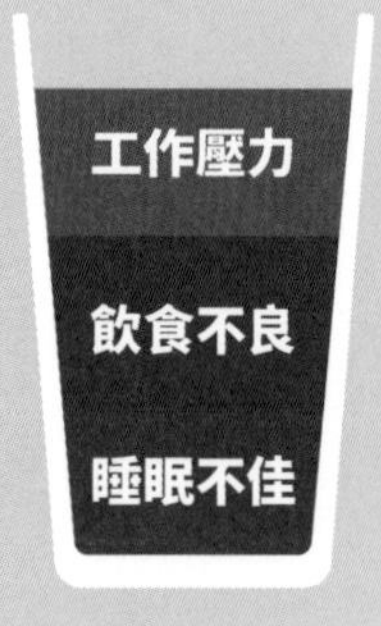

工作壓力大、飲食習慣不良，再加上睡得不好，幾乎要填滿壓力杯了。這時配合心率監測器做爆發性心肺訓練，可防止身體壓力過大。身體會需要更長的恢復時間才能降至最大心率 70%，透過心率監測，才能確保在壓力之下做爆發性心肺訓練的休息間隔時間充足。

（圖中由上至下：工作壓力、飲食不良、睡眠不佳）

心率是內建的安全系統

使用心率監測器能讓人了解神經系統的狀態，確認在每次的爆發性運動之間都有充足的休息。在壓力較低的日子裡，心率恢復快，20 分鐘內可以重複 10 次爆發性運動及休息的循環。在壓力大的日子裡，心率恢復慢，或許只能完成 4-5 次循環。壓力大時只做 4-5 次循環是件好事。這表示使用了心率來監測，了解神經系統狀況，不去過度操練身體。別忘了，長期壓力過大會導致身體慢性發炎、氧化壓力反應和慢性病。

心率監控的方式適合所有人，初學者和健身高手都能運用。健身高手能做更多循環，因為他們的恢復時間會比初學者短得多，他們的心臟和神經系統飽經訓練，需要更高的強度才能達到目標心率。反之，初學者則相對更快達到目標心率，但比健身高手需要更多的時間來恢復。依照課程設計，初學者在 20 分鐘內

能完成的循環次數較少，監測心率能確保大家都能運動得恰到好處，以此觸發有益的適應性反應，而不會過度訓練。隨著初學者變得更健壯、恢復得更快，就能在 20 分鐘內重複更多循環。

你可以用任何方式、任何運動器材來做爆發性心肺運動：

- 跑步
- 滑步機或踏步機
- 騎自行車
- 越野滑雪（或滑雪運動機）
- 波比跳、砸球、壺鈴擺盪或任何徒手循環式訓練運動。

四肢並用的心肺運動最為理想，越野滑雪、划船和許多徒手循環式訓練都是很好的選擇。發揮一點創造力，選擇適合自己的間歇運動混合練習。

接下來，我們要進一步探討爆發性心肺訓練，了解它的實際效果，還會示範如何利用運動舒緩神經系統，成為緩解壓力的有效工具。請看下一頁的心率圖，這 2 組心率的鍛鍊概況有些重點值得注意：

- 鍛鍊的恢復時間會跟著運動時間**延長**。身體隨著運動變得疲勞，所需的恢復間隔就會自然變長，這是神經系統**自動調整**，決定了需要多少休息時間。不像一般的高強度間歇運動那樣間隔時間固定。
- 當身體壓力較低（如鍛鍊 1 的心率），由於身體在 20 分鐘內可以重複的次數多，花在高強度心率區間的總時長就會更多。儘管鍛鍊 1 和鍛鍊 2 都是同一個人在同 1 週內測得，但鍛鍊 2 的數據很容易讓人以為是來自初學者或體力差的學員。
- 很容易看出睡得不好，或任何其他會讓壓力升高的事情，對神經系統的影響有多大。要不是有心率監測，否則我們永遠也不會知道這一點，心率就是我們內建的安全系統，可防止過度訓練和壓力杯滿溢。
- 在恢復期間，**心率也不會低於 70% 的中等強度水準**。因此即使是恢復期，身體仍在燃燒大量卡路里。

關鍵重點 │ 爆發性運動期間使用心率監測器，可以說是一種內建的安全系統，可以讓人不論何時都能安心、充分地鍛鍊，依照實際身體狀況去調整訓練內容。

進一步分析爆發性心肺訓練

克里斯使用 Polar® Beat 手機應用軟體以及 Polar® Flow 網站來追蹤運動數據，兩者都是免費的，強烈推薦，你只需要買個藍牙心率監測器。下圖取自他的 Polar® Flow 紀錄裡的實際運動數據。

以下選用克里斯進行爆發性心肺運動的實際數據作為範例。當時克里斯 43 歲，他的最大心率為 178 下／每分鐘，90-95% 的目標心率範圍大約落在 160-169 下／每分鐘（0.95×178=169；0.90×178=160）。最大心率 70% 則約為 125 下／每分鐘（0.70×178=124.6）。

5	= 90-100% of max HR
4	= 80-90% of max HR
3	= 70-80% of max HR

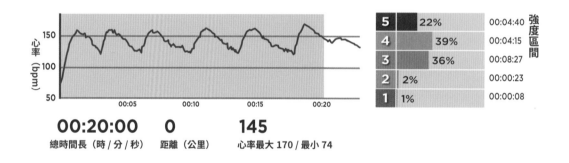

鍛鍊 1：克里斯能夠在 20 分鐘內完成 6 個循環，恢復期相對較短。從這個紀錄中可以看到，處於較高心率強度區間（區間 4 和 5）的時間比例相對較高。

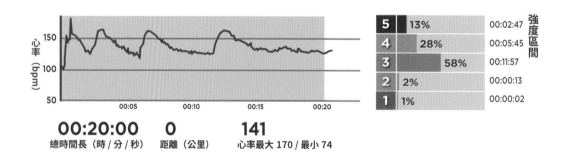

鍛鍊 2：這次紀錄是在上面第 1 次運動之後的 5 天，但運動前一晚沒有睡好。從圖中可以看到在 20 分鐘的訓練中只完成了 4 次循環，因為身體需要較長的恢復期才能回到 70% 心率。另外值得注意的是，與鍛鍊 1 相比，他在區間 4 和 5 較高心率強度區間的總時長相對較短。

訓練你的恢復力

爆發性心肺運動還給我們一些空間，去做一項現代健身中幾乎從未討論過的事情：訓練身體的恢復力。現代社會競爭異常激烈，總希望有更快的汽車、更高速的電腦，當然還有更有效率的鍛鍊，這就是魔鬼戰鬥訓練會大受歡迎的原因，但用東方哲學角度來解釋，這太偏向「陽」，沒有「陰」的平衡。

從最大心率 90-95% 恢復到 70% 所需的時間，隨個人體能和壓力狀態而有所不同。恢復期我們可以運用〈慢性壓力〉中學到的生理反應監測，以及正念呼吸技巧，積極訓練身體的恢復速度。

- 在第 1 次達到 90-95% 最大心率，以放鬆的姿勢站立，並開始做呼吸練習，有意識地使交感神經系統（戰鬥或逃跑）平靜下來以降低心率。
- 呼吸時觀看心率監測器，把它當作生理反應監測設備。跟隨心率減慢，持續放慢呼吸，並減緩肌肉緊張，當心率降至 70%，就開始下一循環。

使用這種訓練身體恢復力的技巧，能讓自己更快的降低心率，最終在 20 分鐘裡能完成更多循環。再用東方哲學的邏輯思考，這是透過積極增強恢復（陰）來平衡間歇訓練（陽）。若用西方科學術語來說，我們是透過在恢復期訓練副交感神經系統，來平衡運動期對交感神經系統的刺激。

訓練身體的恢復力也能應用到日常生活。在繁忙的健身房裡，處於噪音和容易分神的環境，從高強度運動過程中，能靜心、集中呼吸，是一項別具價值的健康強化技能。想想這個訓練的好處，能讓人在生活的「風暴」中保持冷靜。這是另一種內建在鍛鍊中能幫助你主宰壓力和威脅系統並減少慢性壓力影響的途徑。

可以彈性調整

爆發性心肺訓練系統也考慮到了運動類型與休息間隔的關連。沉重的壺鈴擺盪比起滑步機來說，對神經系統造成的負擔更大，所以從壺鈴擺盪間隔中恢復，需要比滑步機間隔更長的時間。混合不同運動並沒有問題，因為神經系統會自動調整適應恢復期。這很重要，因為大多數傷害發生在神經系統疲勞和動作姿勢垮掉時。這樣的訓練方式有助於防止因神經系統疲勞而造成姿勢不良的傷害。

關鍵重點 | 大多數運動傷害發生在神經系統疲勞的狀態下。爆發性心肺運動中，透過監測心率可以預先了解神經系統狀態，預防受傷。

當精疲力竭、時間有限，或跳過心肺運動直接做高強度阻力訓練時，就可以調整爆發性心肺訓練的總時長，即使只有 10 分鐘也還是很有效。可以在家中、健身房，或甚至是沉浸在大自然環境裡做。如果你一直難以達到 90% 最大心率，請改選其他運動。這或許表示你的神經系統已經適應了那項運動（比如滑步機），身體已經變得太有效率。請在你的訓練裡搭配不同運動！

我們的爆發性心肺運動，既有高強度間歇訓練的好處，又能因為內建的安全系統，避免過度訓練而受傷。現在我們要示範如何結合阻力訓練和心肺運動，安排每週訓練課程，打造個人化的健身計畫。

**在山林小徑中跑步
是練習《強壯靈藥》爆發性心肺運動的理想方式**

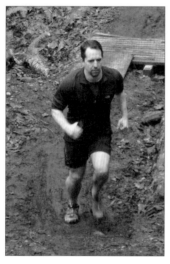 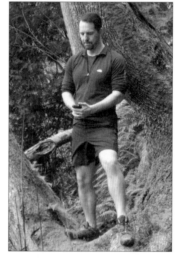

爆發性間歇：達到 90-95% 最大心率。

爆發性恢復：正念呼吸技巧和生理反應監測，讓心跳下降至最大心率的 70%。

近期研究｜高強度間歇訓練可以顯著提高馬拉松運選手、自行車手和鐵人三項選手等耐力運動員的運動表現。研究顯示，耐力運動員能以高強度間歇訓練取代 25% 的常規訓練，而不會影響比賽表現。這是減少訓練量，並防止運動員在耐力運動中過度耗損受傷的好方法。

金級戰術｜運用本書的爆發性心肺運動提升個人新陳代謝、促進體脂肪燃燒、提高胰島素敏感性，也能同步訓練身體的恢復力，避免壓力杯滿溢。

身體訓練 9：運動計畫

> 「最終，在讀完該讀的書、想過該想的事之後，就是進入訓練的時刻了：做什麼、怎麼做。」
>
> ——馬蒂・加拉格爾

我們需要一個改頭換面的樣板，在此之前要先改造生活，「騰出時間」健身。一旦訂好計畫、騰出時間，那就該開始實戰演練了。訓練分為 2 大類：阻力訓練和心肺訓練，整體訓練設計理念是融合 2 大類運動，以期引起特定的正面生理效應。這 2 類運動都包含有無數的變化。但我們不會一下子就把人扔到泳池的最深處，不像多數教練要新學員做超出能力的訓練。讓未經訓練的人，那些幾十年來把呼吸當運動的人，從第 1 天開始就要他們以超出能力所及的速度慢跑，不但殘忍，而且也只會適得其反。

我們的方法讓人更容易起頭：先建立起始目標，然後每週把績效提升一點，週週進步。靠著每週讓自己進步一點，藉此不斷刺激身體適應性反應，促使身體分泌改善健康的荷爾蒙。我們的目標是以安全為前提，持續不斷地追求進步。

第 1 天／第 1 週／第 1 期

我們假設你在開始正式訓練之前，已經花功夫練習 5 項核心技術：深蹲、硬舉、臥推、肩推和划船。熟練基本動作後，就可以進入真正的訓練了。

戰術範本	1 週訓練計畫	
	阻力訓練	心肺訓練
週一	超級訓練組：深蹲 + 肩推	健走或休息
週二	無	爆發性心肺運動 10-20 分鐘
週三	超級訓練組：啞鈴臥推 + 俯臥划船	健走或休息
週四	無	健走或爆發性心肺運動
週五	無	無
週六	相撲硬舉	健走或休息
週日	無	爆發性心肺運動 10-20 分鐘

以這個戰術範本為指引，搭配下面的每週訓練量來做，共有 6 週計畫。先參考戰術範本來擬定 1 週計畫，看哪天要做什麼訓練，再搭配每週進度表，決定那些訓練要做的組數、次數、時間和強度。

什麼是超級訓練組？

超級訓練組是由 2 種訓練組成，2 個連續不間斷的訓練。例如週一是極度深蹲和啞鈴肩推，首先練習 1 組技術完美的極度停頓深蹲，完成深蹲之後，就做啞鈴肩推，然後休息。要連續做 3 次這套模組：深蹲、肩推、休息／深蹲、肩推、休息／深蹲、肩推、休息。週三還是這個策略，只是訓練項目換成啞鈴平板臥推和雙臂啞鈴划船：臥推、划船、休息／臥推、划船、休息／臥推、划船、休息。

超級訓練組裡的交替訓練策略，可節省大量時間。訣竅是搭配「互不衝突」的練習。例如，不要將肩推和臥推配成一組，因為這兩種訓練所用到的肌肉重複性很高。也不要把硬舉和深蹲放同一組，因為它們練到的肌肉重複性也很高。

有人會問，做超級訓練組時，動作和動作交替間的休息時間要多長？其實只要呼吸恢復正常，就能開始下一個循環。

第 1 週	
訓練動作	**組數／次數／時間／強度**
深蹲	徒手做 3 組／每組 8 次
肩推	做 3 組／每組重複 8 次（選擇足夠的重量，加重難度）
啞鈴臥推	做 3 組、每組重複 8 次（選擇足夠的重量，加重難度）
划船	做 3 組、每組重複 8 次（選擇足夠的重量，加重難度）
相撲硬舉	做 3 組、每組重複 6 次（選擇足夠的重量，加重難度）
健走	訓練 15 分鐘，達到最大心率的 60%
爆發性心肺	任選一種運動練習 10 分鐘

範例：搭配上頁戰術範本，第 1 週週一的訓練，會是徒手深蹲加肩推的超級訓練組，每次練習 3 組，每組 8 次。完成肩推後，你可以選擇 15 分鐘健走（達到 60% 最大心率），或是直接休息。

第 2 週	
訓練動作	**組數／次數／時間／強度**
深蹲	徒手做 3 組、每組 10 次
肩推	做 3 組，每組 10 次（維持上週的重量）
啞鈴臥推	做 3 組，每組 10 次（維持上週的重量）
划船	做 3 組，每組 10 次（維持上週的重量）
相撲硬舉	做 3 組，每組 10 次（維持上週的重量）
健走	練習 25 分鐘，達到最大心率的 65%
爆發性心肺	任選一種運動練習 11 分鐘

範例：搭配上頁戰術範本，第 2 週週二不做阻力訓練，而是做 11 分鐘的爆發性心肺運動。

第 3 週

訓練動作	組數／次數／時間／強度
深蹲	做 3 組，每組 6 次（選擇足夠的重量，加重難度）
肩推	做 3 組，每組 6 次（使用比上週重 5 磅的啞鈴）
啞鈴臥推	做 3 組，每組 6 次（使用比上週重 5 磅的啞鈴）
划船	做 3 組，每組 6 次（使用比上週重 5 磅的啞鈴）
相撲硬舉	做 3 組，每組 6 次（使用比上週重 10 磅的啞鈴）
健走	練習 30 分鐘，達到最大心率的 68%
爆發性心肺	任選一種運動練習 12 分鐘

範例：搭配戰術範本，第 3 週週三的練習會是：啞鈴臥推加上俯臥划船的超級訓練組。做 3 組，每組 6 次，使用 5 磅重的啞鈴，比上週重。完成划船後，你可以選擇 30 分鐘健走（達到 68% 最大心率），或直接休息。

第 4 週

訓練動作	組數／次數／時間／強度
深蹲	徒手做 3 組，每組 10 次（選擇足夠的重量，讓重複 10 次有難度）
肩推	做 3 組，每組 8 次（維持上週的重量）
啞鈴臥推	做 3 組，每組 8 次（維持上週的重量）
划船	做 3 組，每組 8 次（維持上週的重量）
相撲硬舉	做 3 組，每組 8 次（維持上週的重量）
健走	練習 30 分鐘，達到最大心率的 70%
爆發性心肺	任選一種運動練習 13 分鐘

範例：搭配戰術範本，第 4 週週四不做阻力訓練，可以選擇 30 分鐘健走（達到 70% 最大心率），或做 13 分鐘的爆發心肺運動。

第 5 週

訓練動作	組數／次數／時間／強度
深蹲	徒手做 3 組，每組 6 次（使用比上週重 5 磅的啞鈴）
肩推	做 3 組，每組 10 次（維持上週的重量）
啞鈴臥推	做 3 組，每組 10 次（維持上週的重量）
划船	做 3 組，每組 10 次（維持上週的重量）
相撲硬舉	做 3 組，每組 10 次（維持上週的重量）
健走	練習 30 分鐘，達到最大心率的 73%
爆發性心肺	任選一種運動練習 14 分鐘

範例：搭配戰術範本，第 5 週週五不做任何訓練，今天是休息日。

第 6 週	
訓練動作	組數／次數／時間／強度
深蹲	徒手做 3 組，每組 8 次（維持上週所選的重量）
肩推	做 3 組，每組 6 次（使用比上週重 5 磅的啞鈴）
啞鈴臥推	做 3 組，每組 6 次（使用比上週重 5 磅的啞鈴）
划船	做 3 組，每組 6 次（使用比上週重 5 磅的啞鈴）
相撲硬舉	做 3 組，每組 6 次（使用比上週重 10 磅的啞鈴）
健走	練習 30 分鐘，達到最大心率的 73%
爆發性心肺	任選一種運動練習 14 分鐘

範例：搭配戰術範本，第 6 週週六的鍛鍊會是：相撲硬舉，做 3 組，每組重複 6 次，使用比第 5 週重 10 磅的重量。重量訓練後，健走 30 分鐘（達到 73% 最大心率），或直接休息。

進階課程：如季節般的「原始循環」

菁英運動員都知道，在體育競賽中達到體能巔峰的最佳時間是 12 週，這是累積 70 年來的觀察和備賽經驗得來的知識。另外，菁英運動員和教練都習慣避免先入為主，以免干擾對真實的敏銳度。

- 基本教義派有一套陳腐僵化的信仰，並會透過回推的方式精心編派，合理化他們的說法，他們牢牢地守著固有思想，拒絕新的知識。
- 科學家則不斷擴展知識並尋找新的證據。在實事求是、不墨守成規的前提下，科學家只忠於唯一信念：具體、可測量的生理數據。

實證科學對於最佳健身週期有共識，前提是在假設運動員都希望提高運動表現。我們從得之不易的健身智慧中了解到，12 週（或者說 84 天、3 個月）是鍛鍊肌肉量、爆發力、肌力、體能、精實體格和耐力的最佳訓練長度。

原始的關連

人類體能表現達到巔峰的最佳週期是 3 個月，長度相當於一季，我們認為這絕非偶然，春、夏、秋、冬都是 3 個月。數十萬年來，原始狩獵採集者和動物群一同遷徙，反觀農耕生活出現僅僅只有 10,000 年左右，與我們在地上的總時間相比，只是曇花一現。在農業社會之前，人類花時間在追蹤動物群、狩獵覓食，

尋找蛋白質來源。行走、移動、奔跑、追逐與被追逐，以打獵為主，再輔以採摘到的野果、根莖和蔬菜。那時的人類，可說是隨著動物群一起遷徙的寄生蟲。

不論是受季節影響大的溫帶地方，或是在其他任何地區，大自然或多或少隨季節不同，總有人類需要隨著調節適應之處。即使在炎熱沙漠中，夏季乾旱也同樣會無差別的蹂躪生物，造成嚴重破壞。但無論如何，原始人類在適應環境上，都是能壓倒性的勝過現代人。過去的人類更精瘦、肌肉更發達，耐力也更強，沒有心血管或胰島素相關的疾病，也沒有癌症或肥胖症，這些人隨著自然、季節，以及與動物群的互動，不斷調整自己的生活。

動物們是食物來源，所以如果牲畜受到乾旱侵襲，那麼人類也會遭受影響。理想的狀況是隨著冬天到來，牛羊向南移動，而接著春天到夏天，一路遷徙到達南邊。隨著氣候放暖，牛羊開始向北移動，秋去冬來、循環往復。世界各地的原始部落都是逐水草而居的，與動物遷徙同步。

再看今日，現代菁英運動員發現最佳訓練期是 3 個月，這還值得意外嗎？一旦我們能理解、接受這樣的前提，下一個合乎邏輯的步驟，就是將訓練計畫與 12 週的季節性週期同步。將季節循環、訓練和飲食結合人體原有的自然循環，這是有其道理的。

冬季：提升肌力與增肌的最佳時期。在冬天這個濃湯、根莖類蔬菜和營養豐富的食物吃來格外美味的季節裡，做高強度、減脂、超級重量肌力訓練再合適不過了。試著在冬季這 12 週內提升 20% 的肌力，並增加一些肌肉。

春天：當春天翩然到來，生理上也得轉換。在冬季阻力訓練週期後，得提高訓練量，但使用的訓練重量相對冬天要輕，並提高心肺運動量。飲食上也要改吃碳水化合物含量更高、相對清淡的季節性食物。

夏季：隨著夏天步步挨近，這時的目標是盡量瘦身。在炎熱的夏季裡，活動達到頂峰、食慾不振，這時身體需要的食物量較少，而且偏向攝取沙拉、蔬果這類的食物，而不是高蛋白。重量訓練的量和頻率都提高，心肺運動也要同步增加，盡情揮灑汗水。

秋天：當秋天來臨，重量訓練項目得更豐富。隨著天氣漸漸變冷，營養豐富而且美味的食物越來越讓人胃口大開。秋天在進入假期時達到頂峰，在進入冬季阻力訓練時，最好能夠盡量增肌，並且瘦身。

試試看隨季節調整訓練，看看對身體的影響。從「第一原理」的角度來看，配合季節訓練身體合情合理，而且也符合我們「配合訓練所需攝取適當營養」的概念。

小結

　　我們提供了訓練範例，將基礎阻力運動配合適量的心肺運動，這對初學者可能特別管用，但這只是參考，供你以範例為起點安排自己的計畫。我們想闡述的是運動模式和週期性訓練，若要再深入討論，就遠超出了本書設定的範圍。這一套阻力訓練技巧解說和戰術，能隨著身體慢慢進步而不斷提升難度，是堅如磐石的計畫，可以讓人開始對抗第 5 大敵人：缺乏運動。它絕對不是我們的對手。

軍事情報（參考文獻）

Adams OP. The impact of brief high-intensity exercise on blood glucose levels. *Diabetes Metab Syndr Obes* **6** (2013): 113-122.

Bird SR, & Hawley JA. Exercise and type 2 diabetes: new prescription for an old problem. *Maturitas* **72** (2012): 311-316.

Burd NA, et al. Muscle time under tension during resistance exercise stimulates differential muscle protein sub-fractional synthetic responses in men. *J Physiol* **590** (2012): 351-362.

Ciolac EG. High-intensity interval training and hypertension: maximizing the benefits of exercise? *Am J Cardiovasc Dis* **2** (2012): 102-110.

Gibala MJ, et al. Physiological adaptations to low-volume, high-intensity interval training in health and disease. *J Physiol* **590** (2012): 1077-1084.

Gillen JB, et al. Acute high-intensity interval exercise reduces the postprandial glucose response and prevalence of hyperglycaemia in patients with type 2 diabetes. *Diabetes Obes Metab* **14** (2012): 575-577.

Hartmann H, et al. Analysis of the load on the knee joint and vertebral column with changes in squatting depth and weight load. *Sports Med* **43** (2013): 993-1008.

Hawley JA, & Gibala MJ. What's new since Hippocrates? Preventing type 2 diabetes by physical exercise and diet. Diabetologia **55** (2012): 535-539.

Larsen I, et al. High- and moderate-intensity aerobic exercise and excess post-exercise oxygen consumption in men with metabolic syndrome. *Scand J Med Sci Sports* (2013).

Li G, & He H. Hormesis, allostatic buffering capacity and physiological mechanism of physical activity: a new theoretic framework. *Med Hypotheses* **72** (2009): 527-532.

Little JP, et al. Low-volume high-intensity interval training reduces hyperglycemia and increases muscle mitochondrial capacity in patients with type 2 diabetes. *J Appl Physiol* (1985) **111** (2011): 1554-1560.

McGill S. Ultimate Back Fitness and Performance. Stuart McGill, PhD (2007).

McGill S. Low Back Disorders, Second Edition. *Human Kinetics* (2004).

Meyer P, et al. High-intensity aerobic interval exercise in chronic heart failure. *Curr Heart Fail Rep* **10** (2013): 130-138.

Molmen-Hansen HE, et al. Aerobic interval training reduces blood pressure and improves myocardial function in hypertensive patients. *Eur J Prev Cardiol* **19** (2012): 151-160.

O'Donovan, G, et al. Changes in cardiorespiratory fitness and coronary heart disease risk factors following 24 wk of moderate- or high-intensity exercise of equal energy cost. *J Appl Physiol* (1985) **98** (2005): 1619-1625.

Rehn TA, et al. Increasing physical activity of high intensity to reduce the prevalence of chronic diseases and improve public health. *Open Cardiovasc Med J* **7** (2013): 1-8.

Rognmo O, et al. High intensity aerobic interval exercise is superior to moderate intensity exercise for increasing aerobic capacity in patients with coronary artery disease. *Eur J Cardiovasc Prev Rehabil* **11** (2004): 216-222.

Shaw K, et al. Exercise for overweight or obesity. *Cochrane Database Syst Rev* CD003817 (2006).

Tjonna AE, et al. Aerobic interval training versus continuous moderate exercise as a treatment for the metabolic syndrome: a pilot study. *Circulation* **118** (2008): 346-354.

Tjonna AE, et al. Aerobic interval training reduces cardiovascular risk factors more than a multitreatment approach in overweight adolescents. *Clin Sci* (Lond) **116** (2009): 317-326.

Trapp EG, et al. The effects of high-intensity intermittent exercise training on fat loss and fasting insulin levels of young women. *Int J Obes* (Lond) **32** (2008): 684-691.

Whyte LJ, et al. Effects of single bout of very high-intensity exercise on metabolic health biomarkers in overweight/obese sedentary men. *Metabolism* **62** (2013): 212-219.

Wisloff U, et al. Superior cardiovascular effect of aerobic interval training versus moderate continuous training in heart failure patients: a randomized study. *Circulation* **115** (2007): 3086-3094.

強效營養

制訂個人化的策略，有下列幾個方向：

1. 食材的來源和品質
2. 碳水化合物耐受度
3. 依活動所需攝取營養
4. 一週的飲食

個人化策略 1：食材的來源和品質

烹飪上的共識

頂尖的廚師都堅持要當季、在地種植、天然、新鮮、有機的蔬果和肉類，他們想要最新鮮的在地食材，從農場到餐桌之間的時間越短越好。不論任何蔬果或肉類，食材的風味在採摘或捕獲的那一刻是最強的，之後每過一分鐘，食物的風味就少一分。但是隨著時間的流逝，風味並不是唯一會消逝的東西。採摘後不久，蔬果的營養密度也會顯著而迅速地減少。購買產自紐西蘭的當季水果很容易，但從那裡運過來的路程很長，而且一路上營養都會慢慢分解，被犧牲掉。

雖然動機各有不同，但我們和頂尖的廚師一樣，對食材有同樣的要求。廚師要的是新鮮和濃郁的風味。而閱讀本書的讀者就明白，營養既是一門藝術，也是一門科學，幫助我們以最佳方式為身體提供能量。在正確的時間準確地提供所需的營養，有助提升運動持續的時間和強度，以及可接受訓練的強度。例如增肌首先需要對身體施壓，然後再提供適當的營養，接著就休息讓肌肉生長。我們可以進一步運用生理知識，設計讓身體利用本身儲存的體脂肪來供給活動所需能量。

食物的風味與其營養價值密不可分，營養價值越高的食物，風味就越濃郁，這是上天賦予的奇妙巧合。舌頭越靈敏的人就越能吃到優質、新鮮又美味的當季在地的食材製成的美味佳餚。在地生產的有機食品既適合味道敏銳的廚師，也同樣適合追求豐富營養的運動員。

世界級頂尖的廚師們，對於新鮮食物的堅持有著驚人一致性，他們都認為成就一道佳餚的主因是食材，而不是廚師。我們不應該任由過度烹調去掩蓋、扼殺食材的美好，而是該學著如何運用這大自然的饋贈，在食物最好、最新鮮、最有效的狀態下食用。

本書中的指引主要著重在提升健康的能力。與農產品市集裡賣的在地食材相比，連鎖超市裡大多數的食材都沒那麼營養，去一趟農產品市集，就能消除優質食品價格必定昂貴的誤解。在農產品市集裡，價格可能和大型超市差不多或甚至更便宜，而且對比大多數高檔有機食品商店便宜得多。另外，在農產市集消費，等於支持在地的農民。

美國的有機標章

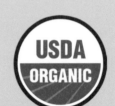

為了獲得美國農業部的「有機」標籤，蔬果都必須在嚴格的規範下種植摘採和加工。

- 禁止使用大部分化學合成農藥。
- 禁止使用合成肥料或廢水污泥。
- 不得含基因轉殖（GMO）成分。

家禽、家畜須符合以下標準，才能獲得美國農業部「有機」認證：

- 不使用抗生素或生長激素。
- 飼料必須 100% 有機，且不含動物成分副產品。
- 禽畜須能到戶外，不能完全籠飼。

30% 食物必須來自於放牧、70% 食物可來自有機生產的飼料。

不受外觀迷惑，在地最好

雖然在地食材看起來可能不如遠自千里之外（或甚至從不同國家）經過打蠟、拋光的蔬果那樣精美，但營養卻更豐富，對健康的好處已遠勝過漂亮外衣。

蔬果收成後儲存期越長，損失的營養就越多。經過拋光、打亮的超市食品通常在還沒到達餐桌之前，就已經損失超過一半的天然礦物質、維生素和抗癌成分。大多數超市的產品都是華而不實。最好就是食用在地種植、營養豐富的蔬果，收成幾天就上餐桌。這種在地農產品可能看起來沒那麼精緻，但在它不起眼的外表下，保留了大部分能促進健康的維生素和礦物質。

雜食性動物的食材品質

　　人類屬於雜食性動物。經過嚴謹的科學研究得出，人類飲食中攝取營養豐富的動物性食物尤其是海鮮類，使我們比起原始人類，大腦發展和容量更大，消化道更縮小。人類尤其需要 ω-3 多元不飽和脂肪 DHA（詳見〈認識營養與代謝〉）來維持正常的大腦功能。研究指出，我們能夠透過海鮮食物來源（魚類和其他漁產品）中獲取 DHA 來促進大腦生長。回想一下前面所說，身體只能將少數的 α 次亞麻油酸（18 碳的 ω-3）轉化成為 EPA 和 DHA，這就是為什麼從飲食中攝取 EPA 和 DHA 很重要的原因。幸運的是，這些成分大量存在於動物性食材中。

　　充足的 DHA 對於早期大腦發育階段，包含嬰兒期直到青春期間非常重要。植物來源的 ω-3，如亞麻籽中的 α 次亞麻油酸無法靠轉化得到足量的 DHA，以支持大腦發育所需。因此從健康的角度來看，尤其是對兒童而言，注意攝取高品質的動物性食物很重要。動物性食物也是身體必需胺基酸的最佳來源。

　　動物性食材來源的品質非常關鍵。透過籠飼、圈養所生產的不健康的動物，可能含有抗生素和生長激素或被餵食殺蟲劑加工過的飼料，並不是好的營養來源。而且如此圈養動物，也可能有倫理和人道問題。以下列舉優良食材來源：

- 在地種植的有機蔬菜、水果和根莖類等等農產品。（包括小農生產的農產品，因為有些小農規模不足以支應申請官方「有機」認證費用）這類食材若以重量計算，應該占平日膳食的最大部分，這些食物中含可發酵纖維、礦物質和具對抗疾病能力的植化素（phytonutrient），應為日常飲食的主角。
- 每餐應攝取 25-30 克優質蛋白質，來自：
  ——100% 草飼或野生的牛肉。
  ——野生動物（鹿、麋鹿、野豬、火雞等）。
  ——餵食有機飼料加上「放養」的家禽（雞或火雞）。
  ——野生捕撈的油性魚類，如鮭魚、鮪魚、沙丁魚、鯖魚和鱒魚。
  ——螃蟹、牡蠣、龍蝦、淡菜。
  ——放養方式生產的雞蛋。
  ——放養方式生產的豬肉。

> **快速複習**｜在第一階段基礎訓練之訓練 1 的〈ω-3 和 ω-6 的平衡〉中提到，從 α 次亞麻油酸轉化成 EPA 到產出 DHA 的轉化效率非常低，經過估算大約只有 5% 的膳食 α 次亞麻油酸能轉化為 EPA 和 DHA，想透過亞麻籽等高 α 次亞麻油酸含量食物補充 EPA 和 DHA，並不是個好方法。吃油性魚和草食動物可以直接攝取到 EPA 和 DHA，能避免轉化率過低的問題。

原始蛋白質

動物性食材的品質直接受到飼養環境的影響。放牧加上天然食物、非人工餵飼的動物性食材，最有營養價值。

- 牛吃草，這是他們的天然食物！草飼牛的瘦肉率更高，其長鏈 ω-3（EPA 和 DHA）、維生素 B、E、K 和抗發炎性的共軛亞麻油酸含量，也明顯多於穀飼圈養的牛。被圈限在牛舍穀飼的牛體內可能殘留抗生素和生長激素，產出的肉品幾乎缺乏優質長鏈 ω-3 脂肪酸。

- 雞和火雞是雜食動物，吃昆蟲和穀物。牧場飼養的有機禽肉中 EPA 和 DHA（ω-3）含量較高，而 ω-6 脂肪含量較低。商業化生產的家禽被關在籠子擠在禽舍中，容易生病需要用抗生素，而且肉中幾乎沒有 ω-3 脂肪，要避免食用這類型的家禽。

- 野生捕撈的油性魚類，例如鮪魚、鮭魚、沙丁魚、鯖魚和鱒魚是 DHA 的金庫。而餵食魚粉（通常含有農藥殘留和抗生素）的養殖魚類，卻只含有微量的有益長鏈 ω-3 脂肪。要聰明的選擇野生捕撈的魚、避免養殖魚。

- 豬是雜食動物，放養的豬隻瘦肉量較高，並且含有更多 ω-3。傳統養豬以穀物為基礎飼料，餵養在環境擁擠、需要使用抗生素的可怕環境裡。

吃天然食物、放牧或野生捕撈的健康動物，對人類來說是最健康的食材。

（編注：2018 年開始，歐美、日、韓、巴西等國陸續停止使用「對人類醫學最高優先級至關重要的抗生素」，台灣農業部和民間業者也努力推動雞肉冪用抗生素，相關資訊可上網搜尋《農傳媒》之「冪抗飼養」專題。）

動物福祉

本書提倡選用放牧飼養的動物作為蛋白質來源，這想法不只是出於人體健康考量。傳統的圈養方式可說是動物集中營，在擁擠、容易生病的環境下，對動物來說非常不健康。雖然這些動物最終就是成為食物，但我們有道德義務以人道的方式對待牠們。尋找在地生產的蛋白質，並親自參觀農場、觀察那些動物的飼育情況，重新認識你的食物來源。

草飼 = 昂貴？

零售店裡的草飼牛肉和野生肉品可能很昂貴。但你可以找在地生產的草飼牛肉、放養方式生產的禽肉、雞蛋和豬肉，以相對實惠的價格大量買入。在美國，許多在地小農會出售牛肉，如整頭、半頭或 ¼ 頭牛，即使扣除加工和包裝費用，

每公斤價格通常也與肉舖賣的傳統穀飼牛肉差不多，可一次大量購買，儲存在冷凍庫裡。透過網路能找到銷售放牧產品的在地小農（www.eatwild.com），去看看相關資訊，除了獲得優質蛋白質來源，還能支持在地的農民。

在美國就算你本身不打獵，也可以認識一些獵人，如此一來在狩獵季節時，就能購買他們獵得的野生動物。鹿和野豬是極佳的蛋白質來源。

那麼魚肉所含的汞呢？

環境中的汞在魚體內轉化為「有機汞」，也就是甲基汞（MeHg），這對大腦神經細胞破壞力極強。受到汞污染的小魚被大型掠食性魚類如鮪魚、鯖魚、馬頭魚、鯊魚，以及海洋哺乳動物如鯨魚等等捕食，使甲基汞在這樣的食物鏈裡累積，在大型的捕食性魚類體內濃度更高。甲基汞對胎兒、嬰兒和幼兒的大腦發育尤其有害，在此提醒大家，要避免選用上述魚類作為蛋白質和 ω-3 的來源，特別是孕婦或哺乳期的女性和幼兒。建議這類族群的人避免食用這些特定魚類，是考慮到大腦發育，但這只是原因之一。

甲基汞會直接防礙許多抗氧化防禦酶的作用，因而產生毒性作用，而這些酶對於保護身體免於自由基的破壞非常關鍵。這些酶當中有許多都依賴食物中的礦物質「硒」才能正常發揮作用，而有機汞不止直接抑制酶的作用，還會與硒結合。硒被有機汞結合後就無法再與酶作用，影響需要硒活化的抗氧化防禦酶。沒有了抗氧化防禦酶的保護，神經細胞就會被自由基破壞。但是有個關鍵重點是，只要膳食中含有硒的量夠高，就可以抵消這些魚所帶有的甲基汞對人體的影響。如果魚體內的硒水平高於甲基汞水平，在硒足夠的前提下，抗氧化防禦酶仍然能夠發揮作用，而甲基汞的破壞作用也會大大減弱。

有項針對加拿大伊努特人（Inuit）所進行的研究，伊努特人因為以甲基汞含量相對較高的海鮮為主食而成為研究對象。研究發現，魚體內的硒水平高，似乎可以避免伊努特人遭受甲基汞所造成的神經氧化損傷。這項研究顯示，只要魚體內的硒含量足夠，甲基汞對人體的影響可能很有限。大多數海洋魚類的硒含量高於

醫師心聲 | 許多抱怨食材成本的人，常是每天來杯咖啡、手拿最新款的智慧手機，不惜一切代價購買大型液晶電視的人。多數人根本就不那麼在乎食材品質。在美國，人們習慣於購買低成本的加工食品，輕蔑那些把錢花在好食材的做法。實際上，美國人平均花不到收入的 7% 在食材上面，這是全球最低的。美國是世上最繁榮、生產力最高的國家之一，但也是慢性病發病率最高的國家之一。這樣的健康狀況似乎與我們不願意多花點錢買優質食物有關。也許我們需要重新思考什麼才是重要的事。

汞含量，因此理論上可安全食用，儘管這些魚類體內的汞含量很高。不過，鯊魚和領航鯨除外，他們甲基汞含量高於硒，因此對人類大腦仍有潛在毒性。

動物性食物中的膽固醇和脂肪

大家都聽過食用太多動物性食品會攝取到過多飽和脂肪和膽固醇，然後就會導致「動脈堵塞和心臟病」。接下來讓我們一項一項來討論。

- 膳食膽固醇：從天然食物來源（例如雞蛋和動物肉）中攝取的膽固醇，對動脈健康沒有影響。對於大多數人來說，飲食中的膽固醇對他們的血液膽固醇濃度只有微小的影響。請參閱本書後續〈計畫4：你能做的身體檢測〉中對膽固醇的說明，那應該可以減輕大家對食用含膽固醇食物的恐懼。

- 動物來源食品中所含的脂肪：在閱讀過本書第一階段基礎訓練的〈訓練2：認識營養與代謝〉，對於脂肪尤其是飽和脂肪，應該已經有了更多的認知。

  (1)請記住，大部分飽和脂肪對身體有益。以放牧方式飼養的動物，所含有益健康的飽和脂肪（如硬脂酸）較高、導致發炎的棕櫚酸含量較低。

  (2)動物性食品中幾乎有一半的脂肪是單元不飽和脂肪酸，這與橄欖油中有益健康的脂肪（亞麻油酸）相同。

認為以放牧方式所生產的優質產品會導致心臟病的想法，並沒有科學依據，而且還是種非常過時的思維方式。不需要再保有這種錯誤訊息。

「要命的肉」

有關肉類受大腸桿菌等細菌病原體污染下架的報導，時有所聞。O157:H7型大腸桿菌是一種致命的細菌，曾有致死的案例。新聞裡被污染的牛絞肉、豬絞肉，幾乎毫無疑問的是來自「集約飼養」式的牧場。擁擠的環境和不當的飼養方式，包含使用加工過的動物飼料代替天然食物等，都會導致O157:H7型大腸桿菌這類病原體大量生長。為了抑制病原菌，集約式農場會給動物施用高劑量抗生素，當你從把肉買回家，這些抗生素都還存在於肉裡。集約式農場大量使用抗生素，也被認為極有可能是造成具有抗藥性「超級細菌」的原因之一，這又讓我們應該選用非集約式、放牧加上天然食物所養殖出的動物為食材的理由更加充分。

醫學小記｜這項研究仍處於初步階段，因此在進行更多研究之前，孕婦、哺乳期女性、嬰兒和兒童盡量少吃掠食性魚類（鮪魚、旗魚、馬頭魚、鯖魚）仍是明智之舉。

此外，集約式農場所產生的大量動物廢物（糞便等）也會影響環境，造成生態災難。調查新聞記者大衛・柯爾比（David Kirby）在他的著作《動物工廠》（Animal Factory）一書中精闢的說明了集約式養殖對人類健康和環境的潛在影響，強烈推薦閱讀。

堅持食材品質

我們正推動一場大改變，鼓勵大家選擇放牧畜養或野生捕撈動物來源的食材。只要有越來越多的人需要高品質、人道飼養的放牧動物，就會有更多這樣的農場出現並且供應。再者，隨著這類食品的供應和產業競爭，價格就會下滑。這需要由消費者從源頭發起，否則食品業還是會為了提高營利，繼續推動集約式養殖生產。儘管集約式飼養利潤高，但這是以犧牲動物健康福祉、地球環境和你我的健康為代價所換來。我們強烈建議大家選用放養或野生動物來源的優質蛋白。

素食者的食物品質

受限於集約式養殖的動物性食品供應模式，難怪越來越多的人開始選擇吃素。素食主義執行得好，可以是一種健康的飲食方式，但如果做得不好，也可能會造成災難性的後果。我們完全尊重那些因為道德和倫理原因選擇吃素的人，但話說回來，要是認為素食會比食用有機蔬果和野生或放牧來源的蛋白質來得健康，那就是謬論。素食者尤其是純素的人，飲食結構有潛在的問題，需要改善。

• **缺乏必需胺基酸**：素食可能相對較缺乏某些必需胺基酸。回想前面〈認識營養與代謝〉中所學到，人體無法製造必需胺基酸，必須從食物中攝取。大多數動物性蛋白都含有大量的必需胺基酸，要是吃素，會比起葷食花更多心力才能攝取到足夠的量。以穀物為主食的素食者通常缺少必需胺基酸中的離胺酸。小扁豆、黑豆、鷹嘴豆等等豆類和藜麥等仿穀物是離胺酸的相對良好來源，建議每天食用，並確保攝取充足。這種搭配不同植物蛋白質的飲食方式，被稱為「互補性蛋白質」法。請注意，植物蛋白並不像動物蛋白那樣容易消化或利用，這表示素食者需要吃更多的植物性蛋白質，才能攝取到與一般飲食等量的可用（生物可利用）的蛋白質。

烹煮豆類之前要先處理

豆類含有稱為凝集素（lectins）的天然化學物質，可能對人類和動物有毒，一般認為種籽中含有這些毒素，是為了防止種籽被動物吃掉。尤其有些豆類可能含有大量名為植物性血球凝集素（phytohemagglutinin）的化合物，會引起多種毒性作用，劑量夠高的話甚至可能致命。

豆類烹煮前的正確處理方式，對於降低凝集素濃度和防止毒性很重要。烹煮前將生豆類浸泡 24 小時，浸泡後沖洗乾淨，然後煮沸至少 30 分鐘。這些步驟會使凝集素濃度降低到安全範圍。不過，切勿慢火煮豆。在低於沸點的溫度下烹煮，可能使凝集素濃縮而導致毒性。

- **維生素 B12 不足**：維生素 B12 是極為重要的維生素，缺少這種維生素會導致神經系統問題、貧血（血球數過低），並可能增加因發炎罹患心臟病的風險。維生素 B12 由土壤中的細菌產生，經過食物鏈最後會濃縮在動物性食材中。大家常誤解素食者可以從蘑菇和營養酵母等植物性來源的食物中攝取到，遺憾的是，從生物化學和科學研究的角度，已經否定了這種說法。植物來源的「維生素 B12」只是化學結構類似，並不是真正的維生素 B12，在人體中也沒有生物活性。換句話說，這些植物來源的 B12 相似物，對人體沒有功能，營養酵母不含維生素 B12，因為酵母根本無法合成它。含有維生素 B12 的營養酵母，其中的 B12 成分是添加補充進去的。如果沒有定期補充，素食者（尤其是純素食者）就會缺乏維生素 B12。請諮詢醫生正確的補充方式，就很容易改善維生素 B12 缺乏的問題。維生素 B12 補充劑是由微生物製成的並非動物來源，因此素食者可以放心食用。

- **長鏈 ω-3 脂肪不足**：動物會從牠們所吃的食物（草、藻類等）中攝取並濃縮長鏈 ω-3（EPA 和 DHA）到體內。這使得動物來源的食材尤其是冷水性魚類，更適合提供人類足夠的 EPA 和 DHA。素食者常會認為，ω-3 可以透過植物來源的 α 次亞麻油酸等短鏈 ω-3 完整補充，但正如先前所述，α 次亞

醫學小記 | 缺維生素 B12 會導致神經系統問題，並提高貧血和心臟病風險。維生素 B12 不足會使發炎生物指標的同半胱胺酸（homocysteine）上升，同半胱胺酸濃度高，代表未來罹患心臟病的可能性提高。檢測素食者體內是否缺乏維生素 B12 的最好方法，是測試他們的血中甲基丙二酸（methylmalonic acid）的濃度，濃度高表示可能缺乏維生素 B12，可多補充 B12 並持續追蹤血中濃度。

麻油酸在人體內轉化為長鏈 EPA 和 DHA 的效率非常差。在第一階段基礎訓練的〈認識營養與代謝〉所提到，ω-6 和 ω-3 會競爭同一種轉化酶，這表示如果素食者的 ω-6 若多半來自穀物或植物油，那麼本來就很差的 EPA 和 DHA 轉化率，會更雪上加霜！素食者可以補充藻類來源的 EPA 和 DHA 膳食補充劑，以確保獲得足量的長鏈 ω-3（EPA 和 DHA），保健食品商店或網路就可以買到這些藻類產品來源的補充劑。減少飲食中 ω-6 的含量（來自穀物和植物油）也很有幫助，如此一來可以騰出空間，盡量讓植物來源（如亞麻籽）的短鏈 ω-3 轉化為長鏈形式體內的 DHA 和 EPA，這麼做雖然效益不高，但還是有幫助。

- **鐵和鋅不足**：素食者也有鐵和鋅缺乏的風險，尤其是在慣於食用大量穀物食品或生菜的情況下。動物性食物中的鐵主要以血紅素鐵（heme iron）的形式存在，比起植物性食物中的非血紅素鐵，更容易被人體吸收利用。所幸素食者的飲食常富含維生素 C，這會促進人體吸收非血紅素鐵。以穀物、堅果和豆類為主的素食，其問題癥結在於一種名為植酸鹽（phytate）的分子，尤其大豆就是一個很好的例子。植酸鹽存在於植物（種籽、豆類等）種芽處，會與鈣、鎂、鐵和鋅等礦物質結合。植物透過植酸鹽，能確保種籽在發育的過程中，有足夠的礦物質來支持其生長。植物本身含有的植酸酶（phytase），能將帶有礦物質的植酸鹽分解，使礦物質釋出，提供植物發育所需，而人體沒有植酸酶，也無法吸收大部分植物來源的礦物質（尤其是鐵和鋅），這些礦物質會與植酸鹽一直結合在一起，無法被人體吸收。降低穀物、堅果和豆類中植酸鹽的最佳方的方式，就是食用前先經過處理。生堅果類食用前浸泡 24 小時可顯著降低植酸鹽濃度。生豆類經過浸泡煮沸後，也會降低植酸鹽含量，可促進鐵和鋅的吸收。

使用上面提到的簡單原則，素食者也可保持均衡和健康。吃素的人應遠離加工穀物，攝取蛋白質應選擇經過適當處理的豆類、塊莖和藜麥等等食物，並要充分搭配有機蔬果中的天然成分來促進健康。無論是雜食者或素食者，我們都建議應盡量選擇在地種植的有機農產品，讓這些好食物成為對抗慢性病的基石。

營養資訊｜發芽的好處｜發芽的種籽、豆類、堅果類或穀類，不僅植酸鹽濃度降低了，其中所含的鐵和鋅也更容易被人體吸收，而且還能大幅提升這些食物的維生素含量。發芽時產生的生化作用，能讓植物更營養。生的穀類、豆類、堅果或種籽要發芽，需要幾天時間，但從營養的角度來看，這等待很值得。網路上有很多芽菜指南可參考，也可以讀莎莉‧法隆（Sally Fallon）的《營養學傳統》（Nourishing Traditions），裡面有個統整性的概念。

當有機栽培對上慣行農法

　　是慣行農法的農作比較營養,還是有機農法的農作比較營養?這問題在公共衛生和科學研究之間一直爭論不休,但其實他們都畫錯重點。

- 從採摘到進食的時間是營養價值的重點。不論是傳統或是有機產品,若是從國外進口經過長期運輸儲存,維生素、礦物質和其他有益健康的植物性化合物都只會日漸流失營養。
- 堅持選用有機農產品的主因不在營養價值,而是為了避免傳統栽種的農產品中不易避免的殺蟲劑和抗生素污染。
- 在地種植的有機農產品營養價值最高,這是因為在地的距離收穫時間近,不像進口農產品要經過長期運輸儲存,再加上使用有機農法栽種,能避免農藥等毒物污染。

　　堅持選用在地有機農產品,在地農產市集是食材最佳來源。

辛香料真健康

　　草本植物(herb)和辛香料(spicy)能提升食物的味道,為膳食添加風味。大多數入菜的草本植物和辛香料,其實都有著悠久的藥用歷史,而現代科學才正要開始研究這些流傳了幾個世紀的傳統治療物。這些看似單純的佐料,實際上對健康頗有益處。

　　這邊還是得提醒一句,科學是個了不起的工具,這本書也是以最新的研究為基礎寫成,但科學研究,尤其是與食物有關的科學研究,也可能是以還原論反推而得,也可能流於片面失了全貌。

　　現代辛香料和草本植物中發現的許多「活性成分」,都是由植物本身萃取而得,這也是一般的使用方式,但活性成分的研究,卻被現代科學孤立於門外。我們應該抱持開放的態度,但是在你跑去保健食品商店或把整瓶薑黃買來當飯吃

醫學小記│在跑去保健食品商店買草本植物的萃取物和藥丸之前,別忘了有些草本植物可能會讓身體產生不良反應,如果攝取量夠大,還會干擾其他藥物作用。如果你想用於醫療目的,請務必先諮詢醫生。我們主要目的在討論烹飪中使用辛香料的好處,而不是對症功效。

之前，我們需要對植物藥用有更多的了解。草藥醫學（herbal medicine）是醫學的一環，同樣要徹底了解草本植物之所有關於使用時機、正確的採收時間、草本植物的取用部位、產生功效的使用方式，以及正確的劑量。

以下概略說明一些我們推薦的草本植物和辛香料，以及它們對健康的益處。

蒜頭

蒜頭不僅能讓吸血鬼退散、當作調味料，還能藥用。近期研究顯示，那種強烈的氣味恰好是健康的味道。

- 黑蒜（aged garlic）可能有助於預防阿茲海默症。
- 蒜頭刺激抗氧化防禦系統（保鑣）的能力很強，尤其是發芽的蒜頭似乎能提供最大的刺激。
- 蒜頭可以幫助胰島素保持敏感，還可以增加心率變異性並改善心臟功能。

生薑

薑廣泛使用於亞洲傳統美食，具有提味、促進健康的特性。傳統醫學會將生薑用於緩解腹瀉、噁心等問題。現代科學則顯示生薑有助於減輕發炎症狀。有鑑於我們討論到的大多數疾病都是由於慢性發炎引起，因此在飲食中添加生薑，可能會對那些相關疾病包含糖尿病、高血壓和心臟病有所幫助。

肉桂

肉桂來自肉桂樹的樹皮，有不同品種，可做甜食也能入菜，近期研究顯示這種辛香料對健康也有好處。

- 肉桂經實證可提高胰島素敏感性、降低血糖，有益於糖尿病患者的健康。
- 肉桂還可以幫助控制高血壓，以及改善大腦中的胰島素相關功能（阿茲海默症患者大腦神經細胞中對胰島素的功能就有缺損）。

薑黃

薑黃廣泛用於印度美食，在傳統文化中被視為藥用植物，活性成分是薑黃素（curcumin）。近年來薑黃素一直是熱門研究焦點，薑黃素抗發炎的效果很顯著。

- 在一項針對關節炎的研究發現，薑黃素與消炎止痛藥布洛芬（ibuprofen）一樣有效。
- 薑黃素被發現對潰瘍性結腸炎等發炎性腸道疾病症狀有幫助。
- 薑黃素已被證明有助於防止已處於糖尿病前期的人惡化成糖尿病。
- 各界都在積極研究如何以薑黃萃取物輔助癌症治療。

卡宴辣椒

對於那些愛吃辣的人來說，卡宴辣椒是種受歡迎的食材。辣椒素類化合物（capsaicinoid）是卡宴辣椒所含的天然植化素，在外用時能夠作為止痛藥使用。近期研究顯示，辣椒素還有其他益處。

- 辣椒素類化合物可以抑制食慾減少攝食量。
- 這些化合物也可能有助於增加脂肪細胞和肝臟的分解脂肪的活性。
- 辣椒素類化合物能增加脂聯素分泌（脂肪細胞產生的抗發炎激素）。

本節介紹的 5 種辛香料只是可用天然化合物的一小部分，這些辛香料不僅可以幫食物提味，還可以成為你促進健康的習慣之一。想知道更多天然草本植物和辛香料的知識，推薦參考馬里蘭大學的網站，資訊非常豐富：https://www.herbazest.com/resources/university-of-maryland-medical-center

接下來我們會解說如何運用碳水化合物耐受度和進食時機來規劃個人飲食計畫，並按照活動所需攝取營養。

個人化策略 2：碳水化合物耐受度

儘管食材品質是個大原則，但大家還是需要依據個人的代謝和健康狀況，調整飲食中的澱粉和糖的攝取量。在第一階段基礎訓練裡，我們解說了葡萄糖（一種最簡單的碳水化合物，也是大腦的主要燃料）在血中濃度過高時，會如何毒害身體。糖尿病有許多症狀都來自高血糖，這是慢性發炎和氧化壓力反應的成因之一。我們曾在〈肥胖症〉單元解說了如何評估個人葡萄糖耐量，葡萄糖耐量對於避免攝取超過個人能承受的葡萄糖（澱粉和糖消化的產物）的量非常關鍵。有機燕麥片和地瓜都是優質食品的好例子，但對於患有胰島素阻抗和糖尿病、身體無法承受高澱粉的人來說，就可能是負擔。

「低碳水化合物」飲食的例子

大家應該已經明白碳水化合物不僅僅是澱粉和糖，纖維也是碳水化合物的一種，只是經常被忽略。多數人所認為的低碳水化合物飲食法，實際上是極低澱粉加上極低糖的飲食法，但這類飲食通常富含纖維，因此嚴格來說並不能算是

「低碳水化合物」，在此我們將這種類型的飲食正名，稱為「低澱粉低糖」（low starch/sugar, LSS）飲食法。

低澱粉低糖飲食法是糖尿病患者修復受損新陳代謝的有效方法，如果進食時段和方式都正確，低澱粉低糖飲食也可以吃得豐富營養而且健康。在非常特殊的情況下，例如胰腺功能受損晚期的糖尿病患者，可能適合長期低澱粉低糖飲食。有越來越多的研究支持低澱粉低糖飲食。這種飲食方式在改善肥胖、糖尿病、胰島素阻抗問題的上，效果好得驚人，不但恢復受損的代謝功能、降低脂肪，有些人的第 2 型糖尿病甚至緩解了。低澱粉低糖飲食之所以能發揮作用，是因為降低葡萄糖攝取量，可以喚起身體對胰島素的敏感性。

有胰島素阻抗問題尤其是糖尿病患者，身體根本無法承受一般人的澱粉攝取量。不管是怎樣「好」的澱粉來源，都改變不了這個情況。我們在〈肥胖症〉單元裡，對那些建議糖尿病患者吃全穀類穀物的說法大加駁斥，這完全有理有據。燕麥片、藜麥、水果和塊莖類如馬鈴薯等，或許營養豐富，但對於有胰島素阻抗或糖尿病的人，卻可能是無法承受之輕。對他們來說，處理消化這些食物所產生的葡萄糖是個大負擔。

在我們看來，吃這些食物使胰島素阻抗者血糖飆高所產生的毒性作用，肯定超過了這些食物所能促進健康的好處。對於患有肥胖、胰島素阻抗和糖尿病的人，肯定會從低澱粉低糖飲食方法中受益，修復新陳代謝，並回復胰島素敏感性。低澱粉低糖飲食並不複雜，只是有些原則需要遵守。

低澱粉低糖飲食法的原則

- 以多纖維的蔬菜作為膳食基礎，如綠色葉菜、黃瓜、辣椒、花椰菜、豆薯、胡蘿蔔、洋蔥等等。另外，菇類雖然不是蔬菜，但也是極佳的選擇。
- 限制並減少食用馬鈴薯和地瓜等等富含澱粉的塊莖類，以及白米等等的澱粉類。
- 只吃低甜度的水果，例如藍莓、覆盆子、黑莓和酪梨（沒錯，酪梨也是水果）。
- 戒掉一切由穀物麵粉製成的加工食品，像是麵包、義大利麵等。

快速複習 | 請回顧第二階段了解敵人之敵人 2 的〈糖尿病如海嘯來襲〉和第一階段基礎訓練的訓練 2 的〈代謝的基本觀念〉，複習胰島素、葡萄糖毒性和胰島素阻抗。

- 每餐攝取 25-30 克優質蛋白質，素食者吃豆類記得要預先處理。
- 選用優質蛋白質來源的脂肪（放牧動物和野生魚類），也可考慮補充高含量的中鏈脂肪酸（如用椰子油炒菜）。當澱粉和糖分攝入量減少，中鏈脂肪酸就可以提供快速的能量來源。另外，在沙拉中加入橄欖油也是好方法。
- 應用「肥胖症」單元中的個人葡萄糖耐量檢測，定期評估身體對澱粉的耐受性。實行幾個月低澱粉低糖飲食之後，或也能加入少量優質的澱粉及含糖食物，例如地瓜、蘋果、梨子和柳橙。

雖然低澱粉低糖飲食已證實對於改善肥胖、胰島素阻抗和糖尿病患者的代謝和健康非常有效，但長期下來對某些族群可能會有問題。胰島素敏感性良好的人不需要低澱粉低糖飲食，因為他們的新陳代謝可能會因此減低。反之，對於長期糖尿病導致胰腺受損的人，由於他們可能再也無法對澱粉和糖產生正常的耐受性，他們可能就需要終生保持相對較低的澱粉和糖的飲食，並且輔以葡萄糖耐量檢測，來確定身體對糖的耐受性。

將血糖保持在安全範圍內十分重要，可預防新陳代謝紊亂造成健康問題，如心臟病、加速衰老、癌症、高血壓、阿茲海默症、腎衰竭和中風。透過精巧又簡單的飲食來控制血糖，調整身體對碳水化合物的耐受性，是恢復新陳代謝的關鍵。接下來，我們會利用運動前後吸收營養的時間，來調整出個人化的飲食，讓你保持低體脂、高運動表現，並讓新陳代謝大為提升。這種飲食法對於肥胖和糖尿病患者也很有幫助。我們會教大家如何依照活動所需攝取營養。

個人化策略 3：依活動所需攝取營養

無論是雜食者還是素食者，我們都提供了良好飲食樣板供你參考，我們還為糖尿病和胰島素阻抗患者解說了碳水化合物耐受度的概念。現在我們要示範如何優化新陳代謝「反應爐」，提高身體機能、保持低體脂，並運用依活動所需調整營養攝取時機的策略，來防止肌肉萎縮。

在第一階段基礎訓練，你學過以下人體運作原理：

- 大腦運作非常耗能，需要葡萄糖。雖然大腦多數運作可以使用酮（脂肪的分解產物）作為能量，但仍然需要葡萄糖。如果葡萄糖不足，會觸發下視丘 –

脑下垂体－肾上腺轴的压力反应，导致分泌皮质醇。当葡萄糖（肝脏中的肝醣）存量不足，皮质醇会分解肌肉以「偷走」蛋白质中的胺基酸，从而转化生成足够的葡萄糖。因此，根据个人活动量的不同，摄取葡萄糖（淀粉）过少，可能会让肌肉量减少。

- 相反地，摄取过多的淀粉（葡萄糖），会导致多余的葡萄糖被肝脏和脂肪细胞转化为三酸甘油酯（脂肪）储存起来，长期淀粉摄取过量会使人发胖。过量的葡萄糖会形成高浓度的晚期糖化终产物，同样有害身体健康，这点我们曾经在肥胖症单元中讨论过。

在吃了高品质食物，并持续高强度健身计画后，要如何既确保大脑能有足够的葡萄糖避免压力反应和皮质醇分泌，又不会持续吃进太多葡萄糖和淀粉而发胖？这个难题有个相对简单的策略和饮食方式，简而言之，能用一句话概括，就是「依活动所需摄取营养」。

如何执行？

实行我们所教的高强度阻力训练和心肺训练之后，身体需要补充适当的营养，才能让身体恢复到最佳状态。这种类型的运动会产生身体压力，如果能提供身体充足的修复条件，身体就会透过动态平衡，产生正面的适应性反应。在训练日吃什么和吃东西的时机，当然不同于非训练日，没有训练就没有什么可修复，这时补充高营养也不合理。汽车油箱要是加满了，就不用再加，对待身体也是一样的道理。以下是配合运动计画所安排的饮食（燃料）样板。

1. 非训练日

在活动量少的日子里，对葡萄糖的需求并不大。修复过程中需要蛋白质来促进肌肉生长，而且身体大部分组织都能很有效率地利用饮食中和身体原本储存的脂肪提供能量。在此期间肌肉主要依靠脂肪供给能量，因此葡萄糖可以空出来留给大脑使用，大脑也可以很有效率的使用脂肪燃烧的分解产物「酮」来运作。肌肉里的葡萄糖（肝醣）储存量高，因此这期间少吃糖，可以避免多余的糖被转化为脂肪储存。在非训练日里，有些原则可以确保身体以最佳方式运作：

- 以蔬菜所含的可发酵纤维，作为主要的碳水化合物来源。可发酵纤维能被肠道细菌分解转化为能抗发炎的短链脂肪，例如丁酸，这有助于身体修复。蔬菜还含有具抗病功效的植化素、维生素和矿物质等等物质，可在恢复日补充身体机能之需。

- 減少攝取含糖水果和塊莖（馬鈴薯、地瓜）等澱粉類食物。非訓練日就吃糖分含量少的水果，比如漿果類。漿果類含有能刺激抗氧化防禦系統的化合物，能控制運動後適應性反應過程所產生的自由基。我們靠運動誘發氧化壓力反應，再經過適應反應強化機能，但又不希望誘發失控，這些抗氧化防禦系統的保鏢，能幫我們確保身體運作良好。

- 每餐吃 25-30 克優質蛋白質。我們要確保在運動後，肌肉有充分刺激和重建的恢復基礎，此時優質蛋白質的必需胺基酸，就能提供肌肉重建所需。

- 如果你是雜食者，請確保能從優質肉類中攝取足夠的脂肪。同時還可以考慮用中鏈飽和脂肪（如椰子油）烹調食物。當飲食中的澱粉（葡萄糖）含量較低，這些中鏈飽和脂肪（也稱為中鏈三酸甘油酯或 MCT）能馬上作為能量來源。此外，中鏈脂肪酸還有抗發炎作用，能提供大腦額外的酮體，以取代葡萄糖供給能量。從代謝的角度來看，這可以避免身體壓力反應導致皮質醇分泌過多，而減少肌肉量，同時中鏈脂肪酸也不太會轉成脂肪儲存在身體裡。

2. 訓練日

在高強度阻力訓練和心肺運動之後，身體對葡萄糖的需求增加，肌肉組織中的葡萄糖（肝醣）儲藏庫需要補充。有一點很重要，大腦認為劇烈運動是一種潛在「威脅」，這會觸發戰鬥或逃跑系統，為了確保大腦有足夠的葡萄糖可用，肌肉會將肝醣儲藏庫補滿。從大腦的角度，你的高強度運動有可能是為了躲避熊或其他掠食者。

壓力系統會產生反應，同時啟動相對應的生理機制，以確保身體準備好逃避掠食者。大腦的原始部分不會去分辨劇烈運動的真正原因，無論是因為艱辛的深蹲，還是壺鈴擺盪的爆發性心肺運動，大腦都會預設為逃離掠食者的求生情境。劇烈運動後，如果沒有足夠的營養（尤其是葡萄糖），大腦會進入警覺模式，並開始分解身體肌肉組織以獲取能量，同時也會減緩新陳代謝，並減少脂肪分解，畢竟大腦也沒什麼道理會在高壓節能模式下，去加速新陳代謝。這就像是車子油料不足時，也沒有動機猛踩油門浪費燃料。同樣的道理，大腦會減緩新陳代謝。

為了防止壓力威脅系統誘發分解代謝作用，鍛鍊之後要好好餵養身體。這能讓大腦保持愉快，適應性修復的過程也能讓身體變得更強壯，而不是分解身體肌肉組織去供給大腦能量。此外，還能防止能量不足所導致的新陳代謝變慢的現象。依活動所需攝取營養，這個策略不但簡單，並且可根據訓練強度靈活調整。

肌肉是葡萄糖的容器

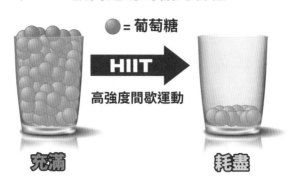

●＝葡萄糖

HIIT
高強度間歇運動

充滿　　　　耗盡

高強度運動過後，肌肉需要回補葡萄糖，防止身體進入分解代謝狀態。

運動強度越高，肌肉儲存的葡萄糖就會消耗得越多。請回顧第一階段基礎訓練的訓練 2〈代謝的基本觀念〉第 3 點和第 9 點，複習高強度「無氧」運動的概念。像高強度間歇運動這類算是高強度無氧運動，必須使用葡萄糖作爲主要能量來源。無氧運動會在短時間消耗肌肉中的葡萄糖，使肌肉儲存肝醣的容量空出來，由鍛鍊之後攝取葡萄糖來塡補。

肌肉是葡萄糖的容器

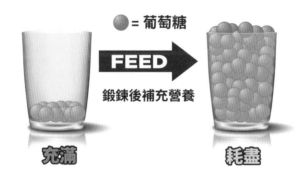

●＝葡萄糖

FEED
鍛鍊後補充營養

充滿　　　　耗盡

在代謝方面，經過高強度鍛鍊後，你可以也應該在鍛鍊之後的那餐吃進相對大量的澱粉，以補充消耗掉的葡萄糖。這能補充肌肉裡的肝醣，同時也讓大腦有足夠的葡萄糖能使用，避免分解代謝壓力反應產生。我們也不必擔心鍛鍊後的澱粉餐會導致長期性的胰島素大幅飆升，因爲經過高強度運動後的肌肉會變成「葡萄糖海綿」，可以將葡萄糖從血液裡轉存到肌肉中，不需要透過胰島素。

這時吃進身體的澱粉，會被耗盡肝醣的肌肉迅速吸收，不會讓血糖大飆高，也不會剩下過量葡萄糖變成脂肪。這樣的飲食策略還能讓大腦不會因壓力反應而觸發分解代謝狀態，將身體保持在高新陳代謝的狀態，在訓練日之後的非訓練日裡，也能持續脂肪燃燒。

訓練日飲食攻略總結如下：

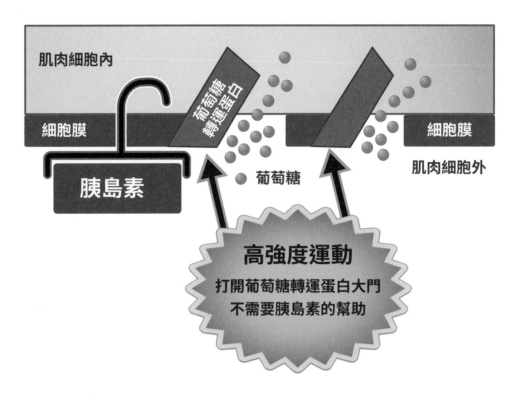

圖中文字：
肌肉細胞內
細胞膜
胰島素
葡萄糖轉運蛋白
葡萄糖
肌肉細胞外
細胞膜
高強度運動
打開葡萄糖轉運蛋白大門
不需要胰島素的幫助

- 運動後的膳食應包含 25-30 克優質蛋白質。在經過一番訓練打破身體平衡後，這可以提供身體足夠的必需胺基酸，透過適應機制（身體調適）來刺激並合成新的肌肉。

- 從地瓜、馬鈴薯和含糖水果等營養豐富的食物中攝取澱粉。穀物和仿穀物，如白米、無麩質燕麥片和藜麥也有同樣作用。澱粉中的葡萄糖會迅速補充肌肉流失的肝醣，並讓身體保持在高新陳代謝狀態。

- 在補充營養期間避免攝取額外添加的油脂。我們正在刺激增肌，在這段過程中，多餘的油脂很可能會被合成為脂肪而儲存起來。不過，優質肉類所帶有的脂肪就沒問題。

- 在理想情況下，應該選在傍晚訓練，鍛鍊之後的晚餐吃蛋白質和澱粉。這種策略能讓人更好睡，並能防止夜間皮質醇升高。如果選在早上健身，請分散在每餐都吃一點澱粉，慢慢補肌肉肝醣，因為運動後那一整日的活動也需要能量。

依照你的訓練規劃來調配三餐。如果本來要訓練的那天取消訓練，就即時降低澱粉量、增加脂肪量，相應地調整膳食，只需要確認食材品質良好。真的就是這麼簡單！每個人的鍛鍊強度和新陳代謝速度都不同，需要試試看才能知道鍛鍊過後需要攝取多少澱粉量。如果你的腹部已經開始有脂肪堆積，那就減少一點澱粉攝取，如果發現自己在掉肌肉，就增肌回來。不要自欺欺人，幻想著幾組槓鈴彎舉就能消耗大量肌肉肝醣，需要補充大量的澱粉類食物。高強度間歇訓練、綜

合格鬥、越野自行車、短跑和本書推薦的「超級訓練組」阻力訓練等等活動，都可以耗盡身體的葡萄糖存量。你得親身試驗一段時間，找出最適合自己的鍛練後膳食組合，以上提供建議供你參考。

限制熱量與「低碳水化合物」飲食

限制熱量攝取時間的飲食法如間歇性斷食等，在某些情況下可能有用，但難以和定期高強度的健身計畫時同時進行。一般來說，熱量限制會造成壓力反應，注滿身體的壓力杯。想要從長期限制熱量攝取的策略獲得效益，需要大力改善生活，減少整體壓力，比如最低限度的社交、心理壓力，良好的睡眠品質和低強度運動等等。這對大多數人來說，並不實際。

「熱量限制壓力杯」

極端限制熱量的飲食方式，會給身體帶來極大的壓力，灌注到身體的壓力杯中。熱量限制如果加上日常生活中的其他壓力，注滿壓力杯，迅速導致超適應負荷，並活化壓力反應。極端限制熱量的攝取，會使皮質醇大量分泌，導致肌肉萎縮。想要改善身體其實有更好的選擇。

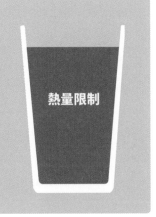

熱量限制

如果長期採用極低的低澱粉低糖飲食，就難以搭配高強度運動計畫一起執行。因為飲食中葡萄糖含量不足，無法支撐無氧運動所需，低澱粉低糖飲食和高強度運動計畫兩者要並行，會造成太大的壓力。結果注定失敗，身體的壓力杯會滿溢而出。如果你正在用低澱粉低糖飲食來修復受損的新陳代謝受損，比如糖尿病，那同時要進行高強度訓練就要很小心。我們建議訓練過後，還是要攝取一些澱粉，並透過肥胖症單元裡提到的葡萄糖耐量檢測，來監控身體反應。

醫學小記 | 極端熱量限制的飲食方式（我們看過有人將熱量限制在每天 500 大卡的情況！），向來都不是個好主意。是的，你肯定會變瘦，但其中很大一部分是瘦掉了肌肉，這對健康的影響很可怕。這類的飲食也會讓大腦處於飢餓模式，新陳代謝因此減緩，好讓身體把握任何能儲存脂肪的機會。這就是為什麼這麼多人在極端熱量限制減肥過後，一旦停止這種飲食方式就會復胖，而且常常會更胖。大腦記性可好了！流失肌肉也會帶來不良後果。肌肉不但是新陳代謝的引擎，也是脂肪燃燒器，損失肌肉會讓人的新陳代謝慢到像蝸牛在爬。請記住，足夠的肌肉量，能預防胰島素阻抗和糖尿病。

如果低澱粉低糖飲食法對你的健康很有幫助，你也想這樣維持下去，那我們建議你選擇較低強度的運動方案，例如較輕的阻力訓練和較低強度心肺訓練，以防止身體被壓力淹沒，功虧一簣。

既然知道了要依活動所需攝取營養，接下來我們要提供幾道簡單又美味的食譜範例，這些餐點可以成為身體的優質營養來源。

個人化策略 4：一週的飲食

網路上和書店都能找到數之不盡的食譜。我們這篇的目的不是告訴你該吃什麼，而是舉例說明易於準備的食物，並再次強調食材品質的重要性。只要選用優質食材、遠離加工食品，就不會出錯。不論是訓練日或是非訓練日的膳食，都適用「依活動所需攝取營養」這個原則，我們會提供範例。以下是 5 天飲食範例。

	早餐	午餐	晚餐
週一	培根、雞蛋	香辣漢堡佐豆薯薄片	鮭魚佐胡蘿蔔麵
週二	高蛋白水果奶昔	奇波雷奶油瓜濃湯	烘烤全雞佐根芹
週三	炒蛋	墨西哥雞肉炒羽衣甘藍	鍋燜牛肉佐菠菜沙拉
週四	炒蛋	辣雞湯	手撕豬肉捲餅佐醃漬芒果和哈拉佩諾辣椒
週五	高蛋白水果奶昔	墨西哥辣椒燉肉	牛排佐地瓜

金級戰術 ｜ 依活動所需攝取營養，不但能維持新陳代謝的速度，也可以讓體內多餘脂肪的堆積的狀況減少到最小。

炒蛋

材料

以下所列的蔬菜，可依季節不同更動，並盡量選用有機蔬菜。

雞蛋	6 顆，以放養方式生產
椰奶	3-4 大匙
有機冷凍菠菜	85 克
豬（放養豬）培根	6-8 片，
小洋蔥	1/4 顆，切碎
蒜瓣	1-2 瓣，切碎
小的蕪菁甘藍、馬鈴薯或歐防風等	1 個，切成薄片或磨碎
鹽和胡椒粉	適量

步驟

取一個大碗，打入雞蛋，加入椰奶，打散，再加入適量鹽和胡椒調味。平底炒鍋中，先炒洋蔥和蒜頭，再加入馬鈴薯，煮 5 分鐘。接著加入培根，等培根快要煮熟，加入混合好的蛋液，炒到自己喜歡的熟度。

這是 2 份的量，剩下的量可以放冰箱保存，隔日加熱當早餐。

評論

這個食譜能用充足的蛋白質來揭開嶄新的一天，並讓你攝取到平衡的 ω-3 和 ω-6 多元不飽和脂肪（請記得使用放養方式生產的雞蛋），椰奶還能提供中鏈脂肪酸，可立即提供身體能量。

香辣漢堡佐豆薯薄片

材料

香辣漢堡：

優質牛絞肉	900 克，選用放牧飼養的牛或野牛等
孜然	1 大匙
西班牙煙燻紅椒粉	1 大匙
蒜粉	1 大匙
洋蔥粉	1 大匙
乾燥奧勒岡（披薩草）	1 大匙
鹽	適量
胡椒	適量
芫荽粉	1 茶匙
卡宴辣椒粉	½ 茶匙
肉桂	¼ 茶匙
萊姆皮	1 顆

豆薯薄片：

豆薯	
萊姆汁	1 顆的量
安丘 (ancho) 辣椒粉	少許

步驟

將所有材料放入大碗中，混合均勻。如果使用的絞肉是瘦肉，可以考慮加一顆雞蛋，讓漢堡肉濕潤多汁。把牛絞肉分成 4 份，煎到自己喜歡的熟度。

豆薯薄片：新鮮豆薯去皮切片，把新鮮萊姆汁擠到豆薯上，撒上安丘辣椒粉。

評論

這餐富含蛋白質，加上豆薯的可發酵纖維，是一頓很好的恢復日餐食。還可以再加上酪梨，除了增加纖維，還能攝取到良好品質劑量的健康單元不飽和脂肪。

奇波雷奶油瓜濃湯

材料

雞腿肉	1-1.5 公斤，去骨、去皮、切丁
奶油瓜	1 顆，削皮、去籽、切塊
蘋果（中等大小）	2 顆，去皮、去核、切塊
罐裝奇波雷煙燻辣椒阿多波醬 (chipotle peppers in adobo sauce)	1 罐
小洋蔥	2 顆，去皮、切碎
蒜瓣	10 瓣，去皮、切碎
鹽	2 茶匙
芫荽粉	2 茶匙
乾燥奧勒岡（披薩草）	2 大匙
乾燥百里香	2 大匙
椰奶	1 罐
雞清湯（broth）	2 杯
萊姆汁	2 顆的量

步驟

1. 將烤箱預熱至 190°C。
2. 把蘋果、奶油瓜、1 顆洋蔥和 5 瓣蒜頭放入烤箱烘烤。

   烤盤上墊烘焙紙，將上列蔬菜和蘋果放入烤箱 30-45 分鐘，直到烤軟。

   烘烤蔬果的時候，開始準備湯底。
3. 準備湯底。

   取 6-8 個奇波雷煙燻辣椒，切碎。

   除了正在烘烤的蔬果，其他材料和切碎的奇波雷煙燻辣椒都一起放入湯鍋中，中火煮 30 分鐘左右。
4. 準備蔬菜泥。

   從烤箱中取出烘烤好的蔬果，連同少量上列的湯汁，放入果汁機攪打。

   注意！小心操作，避免熱湯的高溫使果汁機壓力增加，造成意外。

   將打好的蔬果泥加入湯底中。
5. 加熱約 5 分鐘，即可出餐。

   這道濃湯很適合作為鍛練後的餐點，大量澱粉能補充消耗的肌肉肝醣。

墨西哥雞肉炒羽衣甘藍

材料

雞腿肉	900 克，切成一口大小
小洋蔥	1 顆，切碎
哈拉佩諾辣椒 (jalapenos)	1 個，切碎
蒜瓣	3 瓣，切碎
墨西哥奧勒岡（披薩草）	2 大匙
孜然	2 茶匙
芫荽末	1 茶匙
紅辣椒片	1 大匙
安丘辣椒粉	1 大匙
西班牙煙燻紅椒粉	2 茶匙
萊姆皮	2 顆的量
萊姆汁	2 顆的量
鹽和胡椒	適量
生乳乳酪 (Monterey jack)	適量，壓碎
羽衣甘藍	2 把，洗淨分切

步驟

蒜末、洋蔥、哈拉佩諾辣椒、萊姆皮，加上適量鹽和胡椒，以椰子油拌炒，直到變軟，並略微呈現褐色，加入剩餘的調味材料，再加熱 2 分鐘。加入雞肉和萊姆汁，煮到肉熟透。煮雞肉剩 10 分鐘時，另起一鍋，鍋中加入椰子油、鹽、胡椒粉、蒜粉和羽衣甘藍，炒到有點軟即成。把羽衣甘藍鋪在碗底，放上煮好的雞肉，再撒上壓碎的乳酪。

評論

這道富含蛋白質，羽衣甘藍的抗氧化防禦成分和纖維都非常高。

辣雞湯

材料

去骨去皮雞腿肉	1-1.5 公斤，切成一口大小
冷凍甜玉米	1 袋
哈拉佩諾辣椒	2-3 個，切碎
地瓜（中等大小）	2-3 個，切丁
甜洋蔥	1 個，切碎
蒜瓣	3-4 瓣，切碎
乾燥奧勒岡（披薩草）	1 大匙
孜然	1 大匙
卡宴辣椒粉	1 茶匙
安丘辣椒粉	1 茶匙
雞高湯（stock）	2-3 杯
萊姆皮	1 顆的量
新鮮芫荽	適量，可不加
鹽和胡椒	適量
椰子油	1 茶匙，拌炒用

步驟

用少量椰子油（或鴨油）煎炒洋蔥、蒜末和哈拉佩諾辣椒，直到變軟。加入雞肉、所有調味材料和雞高湯，用低溫或中溫煮 20 分鐘。雞肉煮熟後，加入地瓜、萊姆皮和玉米，再煮 20 分鐘（可用叉子試試看地瓜是否能輕易穿透）。用新鮮芫荽裝飾，即可出餐。

評論

這是一頓很棒的鍛練後膳食，地瓜能提供大量營養豐富的優質澱粉。在劇烈運動過後，這道菜的營養成分能補充消耗掉的肌肉肝醣，並刺激肌肉生長。

墨西哥辣椒燉肉

材料

去骨豬肩肉塊	1.3-1.8 公斤，請選用放養非欄飼的豬肉
哈拉佩諾辣椒	2-3 個，去籽、切丁
蒜瓣	4-6 瓣，切碎
大洋蔥	1 個，切碎
番茄丁	1 大罐
蘋果醋	1/4 杯
蔬菜清湯	1 杯
辣椒粉	1-2 大匙
卡宴辣椒粉	1 茶匙
孜然	1 大匙
芫荽粉	2 茶匙
乾燥奧勒岡（披薩草）	2 大匙
鹽	適量
胡椒	適量

步驟

將去骨豬肩肉塊切成一口大小，再將所有材料放入燉鍋，用低溫慢煮 8 小時，或用高溫快煮 4 小時。

評論

這是很棒的午餐，提前大量製作分裝，可以吃上好幾餐。

鮭魚佐胡蘿蔔麵

材料

野生鮭魚	0.5 公斤，切成 2 塊
椰子油	1 茶匙
鹽	½ 茶匙
胡椒	½ 茶匙
乾燥蒔蘿	½ 茶匙

用鹽、胡椒和蒔蘿均勻塗抹鮭魚兩面。在炒鍋中，加熱融化椰子油。油熱後，放入調味過的鮭魚。用中溫或高溫在兩面煎約 4 分鐘，如果鮭魚帶皮，先煎魚皮那一面，如果油開始冒煙，把火關小。

胡蘿蔔麵的材料和步驟

中或大支胡蘿蔔	8 根，削成長條薄片狀
椰子油	1 茶匙
蒜瓣	3 瓣，切碎
奇波利尼小洋蔥	½ 顆，切碎
鹽和胡椒粉調味	適量

胡蘿蔔削成麵條狀，備用。在平底鍋中，放入椰子油，待椰子油融化，加入洋蔥和蒜末。加入鹽和胡椒調味，炒至洋蔥和蒜末呈半透明狀，再加入胡蘿蔔麵，炒至喜歡的軟度即可。

評論

這美味的一餐能提供大量的長鏈 ω-3 脂肪酸（DHA 和 EPA）。用胡蘿蔔「麵條」取代傳統麵條，不但營養豐富，又能避免食用加工的碳水化合物。

製作「胡蘿蔔麵條」

　　做胡蘿蔔麵條很簡單，只要用削皮刀削胡蘿蔔，整根連著不斷從頭削到尾，美味逼真的麵條就完成了。

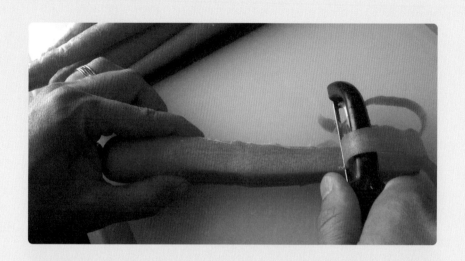

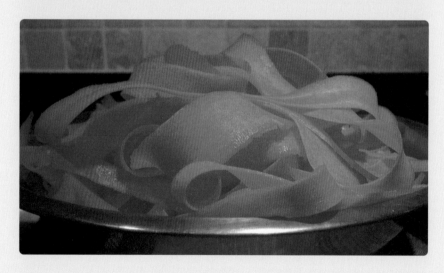

烘烤全雞佐根芹

烤雞材料和步驟

全雞	1.5-2 公斤
橄欖油油封日曬番茄乾	5-6 個
蒜瓣	3 瓣
新鮮百里香葉	1 把
椰子油	1-2 大匙，已融化
小洋蔥	1 顆，去皮、切成 4 等分
鹽和胡椒	適量

烤箱預熱到 230°C。利用食物調理機，將蒜瓣、油封番茄乾和油、百里香、鹽和胡椒，用瞬轉功能，大致攪拌混合。再加入 1-2 大匙融化的椰子油，攪拌均勻，直至呈現糊狀。用手指輕輕拉開一側雞胸的皮，塞入 1 大匙打勻的糊狀醃料，換另一側同樣再塞入 1 大匙醃料，剩下醃料抹在雞胸內側和雞皮的表面。在雞胸口撒入多一點鹽和胡椒粉，再塞入切成 4 等分的小洋蔥。

以 230°C 烤 1 小時，分切之前，讓烤好的全雞靜置 15 分鐘。

烘烤根芹的材料和步驟

根芹 (celery root)	2 支，去皮、切丁
椰子油	2 大匙，已融化
乾燥蒜粒粉	2 大匙
鹽和胡椒	適量

烤箱預熱到 230°C。將根芹放入密封袋中，加上融化的椰子油，搖勻。烤盤上鋪好烘焙紙，將根芹丁取出鋪在烤盤上，表面撒上蒜粒粉、鹽和胡椒，放入烤箱烘烤 45-60 分鐘。可以和全雞一起烤。

評論

根芹的澱粉含量低，對於糖尿病和胰島素阻抗的人來說，是比馬鈴薯更棒的選擇。根芹可以烘烤，也可以用常見馬鈴薯泥的作法，做成根芹泥。

鍋燜牛肉

材料

牛肩胛肉塊	1.5 公斤，當然是選用草飼牛
洋蔥（中等大小）	1 顆，去皮、切成 4 等分
蒜瓣	6 瓣，去皮、壓碎
生蘋果醋	1/4 杯
醬油（無麩質醬油）	1/4 杯
蔬菜清湯	2 杯
義式調味料	3 大匙
鹽和胡椒	少許，用於調味牛肉

步驟

將所有材料放入燉鍋裡，低溫慢煮 8 小時，或高溫快煮 4 小時。有些人會偏好先將表面褐化，再放入鍋中燉煮。如果你也有這樣的偏好，可以用燕麥粉混合鹽和胡椒，裹在牛肉塊上，然後用椰子油煎過，每一面煎約 5 分鐘。

評論

在忙碌的日子裡，這道菜絕佳的選擇，早上出門前按下燉鍋，下班回家晚餐就煮好了。配上一大份沙拉，既簡單又美味。

手撕豬肉捲餅佐醃漬芒果和哈拉佩諾辣椒

手撕豬肉的材料和步驟

去骨豬肩肉塊（放養豬）	1 塊
罐裝鳳梨丁帶汁	1 整罐
蒜粉	2 大匙
薑粉	2 大匙
孜然	2 茶匙
肉桂粉	2 茶匙
芫荽	2 茶匙
鹽和胡椒	適量

豬肉塊先調味過，然後放入燉鍋。倒入罐裝鳳梨丁和汁液。低溫煮 7 小時。用叉子把煮好的豬肉塊撕開來，用低溫再煮 1 小時。上桌時，搭配醃漬的芒果和哈拉佩諾辣椒。

醃漬芒果的材料和步驟

熟芒果	1 個，切丁
蒜瓣	2 瓣，切碎
紅洋蔥	½ 個，切碎
哈拉佩諾辣椒	1 個，去籽、切碎
萊姆汁	1 顆的量
鹽和胡椒	適量

將所有配料混合均勻，在室溫下醃漬入味 1 小時。

可以用萵苣或高麗菜捲著豬肉絲一起吃，皺葉高麗菜葉也是很好的捲餅皮。加入醃漬芒果，盡情享用吧。

評論

這是一道美味佳餚，用健康的菜葉代替傳統的玉米餅皮。

牛排佐地瓜（或羽衣甘藍）

牛排的材料和步驟

去骨肋眼牛排	2 塊
鹽	適量
胡椒	適量
西班牙煙燻紅椒粉	適量
蒜頭	適量
椰子油	1 茶匙

先將牛排置於室溫 1 小時。用鹽、胡椒、蒜末、西班牙煙燻紅椒粉抹在牛排上。我們是用鑄鐵深鍋來煎牛排，但你也可以用燒烤的方式。如果用烤箱烤牛排，請先預熱至 250°C，然後將烤架放在烤箱上層。一旦到達預熱溫度，就將調味過的牛排放入烤盤，在上面加入 ½ 茶匙椰子油。烤 5-6 分鐘後，翻面再烤 4-5 分鐘。上菜前，讓牛排在砧板上靜置 5 分鐘。

地瓜的材料和作法

地瓜（中等大小）	2 個，去皮、切丁
椰子油	2 大匙，已融化
鹽	適量
胡椒	適量
蒜頭	適量
卡宴辣椒粉	適量

烤箱預熱到 190°C。將地瓜放入密封袋，加入椰子油，搖勻，取出沾附椰子油的地瓜，均勻鋪在烘焙紙上，撒上鹽、胡椒、蒜頭和卡宴辣椒粉，放入烤箱 45 分鐘，直到地瓜烤透變軟，能用叉子輕易穿透。好好享用。

評論

這是另一種富含蛋白質和澱粉的鍛鍊後膳食。如果當天取消鍛鍊，那也只需將地瓜換成澱粉含量較低的蔬菜如羽衣甘藍即可。

高蛋白漿果早餐奶昔

材料和步驟

罐裝全脂椰奶	½ 罐（170-200 克）
水	170-230 克
乳清蛋白	25-30 克
有機漿果（藍莓、覆盆子、黑莓、草莓等）	½-1 杯
在地生產蜂蜜	1 茶匙，可不加

將所有材料放入果汁機中，攪打至細滑無顆粒。

評論

這是一種快速代餐奶昔，可確保一早就攝取到足夠的蛋白質。椰奶所含的中鏈脂肪是重要的即時能量來源，而漿果則是刺激體內抗氧化防禦系統的超級食物之一。

烹飪策略

「一週的飲食」只是舉例說明幾種膳食。對於多數生活忙碌的人來說，要天天按照計畫來準備餐點不太可行，我們建議是花 1 天時間準備 1 週的午餐，可以選擇週末來備餐。比如說，燉一大鍋菜，分裝成隔週的午餐。缺點是你每天午餐都會吃同樣的東西，但會比在外食要健康得多。早上就帶一份分裝好的午餐，中午時候熱來吃也很方便。

以運動計畫為核心搭配飲食，也要試著保留一些彈性。在高強度訓練的日子裡，請確保鍛鍊後的膳食有足夠的澱粉來補充肌肉肝醣。如果有事錯過了鍛鍊，飲食也可以隨時跟著微調，不要吃牛排配地瓜，而是牛排配羽衣甘藍。這裡列出的食譜只是範例，你可以發揮創意建立自己的食譜，用最優質的原料，依活動所需攝取營養。真的就是那麼簡單。

小結

你現在已經有了知識和工具，可以擬訂防禦戰術，並根據個人需求作調整。是時候把所學凝聚成一個整合性的戰略，開始對人體 5 大敵人發動攻擊。

Accurso A, et al. Dietary carbohydrate restriction in type 2 diabetes mellitus and metabolic syndrome: time for a critical appraisal. *Nutr Metab* (Lond) 5 (2008): 9.

Afify AM, El-Beltagi HS, El-Salam SM, & Omran AA. Bioavailability of iron, zinc, phytate and phytase activity during soaking and germination of white sorghum varieties. *PLoS One* 6 (2011): e25512.

Akilen R, Tsiami A, Devendra D, & Robinson N. Cinnamon in glycaemic control: Systematic review and meta analysis. *Clin Nutr* 31 (2012): 609-615.

Alkazemi D, Egeland GM, Roberts LJ, Chan HM, & Kubow S. New insights regarding tissue Se and Hg interactions on oxidative stress from plasma IsoP and IsoF measures in the Canadian Inuit population. *J Lipid Res* 54 (2013): 1972-1979.

Allen RW, Schwartzman E, Baker WL, Coleman CI, & Phung OJ. Cinnamon use in type 2 diabetes: an updated systematic review and meta-analysis. *Ann Fam Med* 11 (2013): 452-459.

Bouchenak M, & Lamri-Senhadji M. Nutritional quality of legumes, and their role in cardiometabolic risk prevention: a review. *J Med Food* 16 (2013): 185-198.

Bradbury J. Docosahexaenoic acid (DHA): an ancient nutrient for the modern human brain. *Nutrients* 3 (2011): 529-554.

Broadhurst CL, Cunnane SC, & Crawford MA. Rift Valley lake fish and shellfish provided brain-specific nutrition for early Homo. *Br J Nutr* 79 (1998): 3-21.

Chamberlain JG. The possible role of long-chain, omega-3 fatty acids in human brain phylogeny. *Perspect Biol Med* 39 (1996): 436-445.

Chamberlain JG. Dietary lipids and evolution of the human brain. *Br J Nutr* 80 (1998): 301-302.

Chuengsamarn S. Curcumin extract for prevention of type 2 diabetes. *Diabetes Care* 35 (2012): 2121-2127.

Chuengsamarn S. Reduction of atherogenic risk in patients with type 2 diabetes by curcuminoid extract: a randomized controlled trial. *J Nutr Biochem* 25 (2014), 144-150.

Craig WJ. Health effects of vegan diets. *Am J Clin Nutr* 89 (2009): 1627S-1633S.

Craig WJ. Nutrition concerns and health effects of vegetarian diets. *Nutr Clin Pract* 25 (2010): 613-620.

Crawford MA, & Broadhurst CL. The role of docosahexaenoic and the marine food web as determinants of evolution and hominid brain development: the challenge for human sustainability. *Nutr Health* 21 (2012): 17-39.

Cunnane SC, Plourde M, Stewart K, & Crawford MA. Docosahexaenoic acid and shore-based diets in hominin encephalization: a rebuttal. *Am J Hum Biol* 19 (2007): 578-581.

Daley CA, Abbott A, Doyle PS, Nader GA, & Larson S. A review of fatty acid profiles and antioxidant content in grass-fed and grain-fed beef. *Nutr J* 9 (2010): 10.

Fernandez ML. Rethinking dietary cholesterol. *Curr Opin Clin Nutr Metab Care* 15 (2012): 117-121.

Fernandez ML, & Calle M, Revisiting dietary cholesterol recommendations: does the evidence support a limit of 300 mg/d? *Curr Atheroscler Rep* 12 (2010): 377-383.

Forsythe CE, et al. Limited effect of dietary saturated fat on plasma saturated fat in the context of a low carbohydrate diet. *Lipids* 45 (2010): 947-962.

Forsythe CE, et al. Comparison of low fat and low carbohydrate diets on circulating fatty acid composition and markers of inflammation. *Lipids* 43 (2008): 65-77.

Griffin JD, & Lichtenstein AH. Dietary Cholesterol and Plasma Lipoprotein Profiles: Randomized-Controlled Trials. *Curr Nutr Rep* 2 (2013): 274-282.

Gupta SC, Patchva S, & Aggarwal BB. Therapeutic roles of curcumin: lessons learned from clinical trials. *AAPS J* 15 (2013): 195-218.

Ha SK, et al. 6-Shogaol, a ginger product, modulates neuroinflammation: a new approach to neuroprotection. *Neuropharmacology* 63 (2012): 211-223.

Janssens PL, Hursel R, & Westerterp-Plantenga MS. Capsaicin increases sensation of fullness in energy balance, and decreases desire to eat after dinner in negative energy balance. *Appetite* 77C (2014): 46-51.

Jones JL, et al. A Mediterranean-style low-glycemic-load diet improves variables of metabolic syndrome in women, and addition of a phytochemical-rich medical food enhances benefits on lipoprotein metabolism. *J Clin Lipidol* 5 (2011): 188-196.

Kang JH, et al. Dietary capsaicin attenuates metabolic dysregulation in genetically obese diabetic mice. *J Med Food* 14 (2011): 310-315.

Kanter MM, Kris-Etherton PM, Fernandez ML, Vickers KC, & Katz DL. Exploring the factors that affect blood cholesterol and heart disease risk: is dietary cholesterol as bad for you as history leads us to believe? *Adv Nutr* 3 (2012): 711-717.

Kaur P, Aschner M, & Syversen T. Biochemical factors modulating cellular neurotoxicity of methylmercury. J Toxicol (2011): 721987.

Kaur P, Heggland I, Aschner M, & Syversen T. Docosahexaenoic acid may act as a neuroprotector for methylmercury-induced neurotoxicity in primary neural cell cultures. *Neurotoxicology* 29 (2008): 978-987.

Kim JH, Gupta S C. Turmeric (Curcuma longa) inhibits inflammatory nuclear factor (NF)-kappaB and NF-kappaB-regulated gene products and induces death receptors leading to suppressed proliferation, induced chemosensitization, and suppressed osteoclastogenesis. *Mol Nutr Food Res* 56 (2012): 454-465.

Kumar S, Verma AK, Das M, Jain SK, & Dwivedi PD. Clinical complications of kidney bean (Phaseolus vulgaris L.) consumption. *Nutrition* 29 (2013): 821-827.

Lee da Y, et al. Anti-inflammatory activity of sulfur-containing compounds from garlic. *J Med Food* 15 (2012): 992-999.

Mahluji S, Ostadrahimi A, Mobasseri M, Ebrahimzade Attari V, & Payahoo L. Anti-inflammatory effects of zingiber officinale in type 2 diabetic patients. *Adv Pharm Bull* 3 (2013): 273-276.

Obersby D, Chappell DC, Dunnett A, & Tsiami AA. Plasma total homocysteine status of vegetarians compared with omnivores: a systematic review and meta-analysis. *Br J Nutr* 109 (2013), 785-794.

Pawlak R, Parrott SJ, Raj S, Cullum-Dugan D, & Lucus D. How prevalent is vitamin B(12) deficiency among vegetarians? Nutr Rev 71 (2013): 110-117.

Ralston NV. Selenium health benefit values as seafood safety criteria. *Ecohealth* 5 (2008): 442-455.

Ralston NV, & Raymond LJ. Dietary selenium's protective effects against methylmercury toxicity. *Toxicology* 278 (2010): 112-123.

Rani MP, et al. Inhibitory potential of ginger extracts against enzymes linked to type 2 diabetes, inflammation and induced oxidative stress. *Int J Food Sci Nutr* 62 (2011): 106-110.

Ray B, Chauhan NB, & Lahiri DK. The "aged garlic extract:" (AGE) and one of its active ingredients S-allyl-L-cysteine (SAC) as potential preventive and therapeutic agents for Alzheimer's disease (AD). *Curr Med Chem* 18 (2011): 3306-3313.

Ray B, Chauhan NB. & Lahiri DK. Oxidative insults to neurons and synapse are prevented by aged garlic extract and S-allyl-L-cysteine treatment in the neuronal culture and APP-Tg mouse model. *J Neurochem* 117 (2011): 388-402.

Shehzad A, Rehman G, & Lee YS. Curcumin in inflammatory diseases. *Biofactors* 39 (2013): 69-77.

Tome D, & Bos C. Lysine requirement through the human life cycle. *J Nutr* 137 (2007): 1642S-1645S.

Vafa M, et al. Effects of cinnamon consumption on glycemic status, lipid profile and body composition in type 2 diabetic patients. *Int J Prev Med* 3 (2012): 531-536.

Volek JS, Fernandez ML, Feinman RD, & Phinney SD. Dietary carbohydrate restriction induces a unique metabolic state positively affecting atherogenic dyslipidemia, fatty acid partitioning, and metabolic syndrome. *Prog Lipid Res* 47 (2008): 307-318.

Volek JS, et al. Carbohydrate restriction has a more favorable *impact on the metabolic syndrome than a low fat diet*. Lipids 44 (2009): 297-309.

Volek JS, et al. Whey protein supplementation during resistance training augments lean body mass. *J Am Coll Nutr* 32 (2013): 122-135.

Zevallos VF, et al. Gastrointestinal Effects of Eating Quinoa (Chenopodium quinoa Willd.) in Celiac Patients. *Am J Gastroenterol* 109 (2014): 270-278.

策略統合

> 「雖然沒有人可以回到過去重新開始，但所有人都可以從現在開始，創造全新的結局。」
>
> ——卡爾·巴德（Carl Bard）

改變生活方式

羅伊·布坎南的吉他琴頸

　　本書兩位作者也都是音樂家，我（克里斯）是吉他手、馬蒂是爵士鋼琴家。我們有許多話題都圍繞在喜愛的音樂、音樂家上面，有時我們相互分享音樂愛好時，也會發現裡面隱藏著普世價值，所領悟出的道理也能適用於健康和健身。像有一次馬蒂聊到的關於羅伊·布坎南（Roy Buchanan，美國藍調吉他手）吉他琴頸的故事，就是一例。羅伊有一把樸拙的吉他讓人印象深刻。他那把破爛不堪、傷痕累累的 Telecaster 木吉他，透著一股原始天然、如同鄉間農人一樣的樸實氣質。

　　但當他喝上幾杯啤酒放鬆後，表演起來真不可思議。他的演奏技術高超，有飆音、也有進行曲般的即興演奏，聽起來威嚴、優雅、響亮、晶瑩剔透。他著名的「幽靈音」和跨三個 8 度的高速轉換都是駕輕就熟，而他那淡定悠然的態度又讓氛圍更上一層樓。他看來就是個輕鬆、悠閒的鄉村小伙子，輕鬆的揮舞藝術，創作出令人驚嘆的音樂。

　　我曾經從前排舞台左側，大約 4-5 公尺遠的地方看羅伊演出。他用右手拿著撥片彈奏琶音，一遍遍地來回撫著琴弦，在那六根弦上畫出完美的橢圓形，創造出一連串如水晶玻璃般，既精確又完美的音符。我想像如果他手裡拿著粉筆而不是吉他撥片、面對的是黑板而不是吉他，肯定會畫出一系列完美橢圓。通常羅伊在演奏時會背對人群，早年我就注意到他的吉他後頸正中央約有 2-3 公分寬的區

域，磨損得很嚴重。這條磨痕無非就是這些年來，羅伊的手掌在琴頸反覆輕輕地上下劃過而已。他總是流暢、輕柔、靈巧地移動他的手，用的是最輕的觸感。所以，到底要在琴頸上下穿梭多少次，才能造成這樣的磨損？

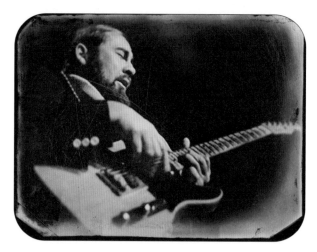

傳奇吉他手——羅伊‧布坎南

這麼輕的手法，毫無疑問肯定需要數十萬次，甚至上百萬次才行。有個重要的觀念要知道：精湛的技藝是付出代價換來的，生活習慣不會一夜之間就改變。雖然羅伊本來就很有天賦，但他越練，技巧就越純熟。擁有才能，加上日積月累不斷投入，並且專心致志於一門技藝，成果是驚人的。要怎麼收穫先那麼栽，生理上的進步和投入的時間心力成正比，羅伊沒有幻想不勞而獲，他選擇全身心投入沉浸其中。所以，即使以自己有限、中庸的方式，你也應該效法羅伊在技藝上的付出。聰明認真地練，吃得好睡得好，做大量有益健康的戶外心肺訓練，讓自己的心肺功能提升到最高。讓我們以羅伊為榜樣，全心投入。

當所有條件到位，均衡持續的執行幾週後，身體就會產生協同作用，使效果加速。我們這套系統重點在以專業的方式，運用最基本、最簡單方法健身搭配必要的休息，再輔以營養豐富的季節性食材，適當補充所需。身體的改變和進度，靠的是基礎但有系統的策略。我們要了解核心主題，規劃如何將新活動不著痕跡地融入生活習慣和現實之中，並且將各種對身體有益的「程序」排進生活中的有限時間內。這需要計畫、耐心和堅持，但所有人都可以做到。

我們不是敲邊鼓的啦啦隊。只要你有決心，我們會陪你、帶你走完全程。

「如果你給每件事情都設了限制，無論是有形還是無形，都會蔓延到工作和生活裡。這個世界沒有極限，只有停滯不前，你必須超越和突破。」

——李小龍

強壯靈藥的生活方式

改變就是最佳策略

　　晝夜節律紊亂、慢性壓力、肥胖症、腸道發炎和缺乏運動是人類的大敵。這些都是慢性氧化壓力反應和發炎的主要成因，也是慢性疾病的根源。這 5 大敵人造成的影響相互交疊，最後就變成了種種我們能夠事先預防的疾病——癌症、心臟病、糖尿病、自體免疫性疾病、高血壓、加速老化、脂肪肝、焦慮、憂鬱、神經退化……爲了使身心達到最佳健康狀態，我們必須實踐本書的各種戰術，逐一擊破敵人。這 5 個敵人，一個都不能放過，任何一個都會讓人壓力超載，慢慢破壞健康。本書的防禦戰術將打破 5 大敵人之間的鏈結，防止慢性發炎和氧化壓力反應、預防慢性病。首先，你得知道如何評估這 5 大敵人哪些對自己威脅最大。

第 1 步：自我評估

　　《孫子兵法》提到：「知彼知己，百戰不殆。」經過了這番學習，你現在已經了解敵人，是時候回頭檢視自己的身心狀態和情況。先確定 5 大敵人裡有哪些成員，對你的健康威脅最大。對於一些人來說，晝夜節律紊亂和隨之而來的睡眠不足是最大的阻礙。還有慢性壓力，它會影響大多數的人，對你來說很可能也是個問題。你的消化或是腸胃是否反覆出現問題？你是否體重過重、患有糖尿病，或是像懶猴一樣很少活動？明白怎麼評估了吧。誠實面對、自我評估是非常重要的關鍵。一旦確定了這 5 大敵人裡哪些最有問題，就可以制定初步的反擊計畫。

第 2 步：有目標的反擊

　　一旦確定了哪個敵人是最大阻礙，就能參照本書相關章節，選擇對應的防禦戰術。對於體重過重或有糖尿病的人，請在〈肥胖症〉單元中找適用戰術，如果睡眠不足是最大的問題，那就從對付晝夜節律紊亂的戰術開始著手。把這些戰術用在日常生活中，針對所選定的「敵人」反攻。但要注意每次出的招式多寡，要控制在自己能承受的範圍，並不是越多越好。任何改變就算是變好，本質上對身體還是會產生壓力。許多新戰士一開始就太過用力，出盡所有招式衝鋒陷陣太過心急。想當然爾，結果是無法將防禦戰術融入生活，也得不到良好的改善效果。挑一些戰術堅持執行，持之以恆地融入生活之中，直到感覺不到實行的壓力，自然而然成爲日常生活的一環。

第 3 步：重新評估戰場

　　一旦你的反擊產生初步成效，請再回到第 1 步，重新評估戰場，試著再找出下一個影響你健康和體能的最大敵人。不要心急只想讓這些敵人一擊斃命。就像大家每到新年都許願，希望能徹底改頭換面，於是大刀闊斧。結果撐到 2 月中，就後悔戰場開太大，作戰計畫失敗，失去原已奪回的健康，讓敵人再次逼進，好不容易減掉的體重又上身，買的健身房會員也沒再使用。接下來這個循環在下個月又重演一次，一直無法有真正的進展。本書所用的方法慢了些，但都有條不紊，讓人能真正持續下去、作出實際改善。隔年到來，你會變得更瘦、更健康、更好看，不再重回原點。假使你需要用上幾年的時間才能完全戰勝自己的敵人，那就如此進行，勝仗就是這樣一場一場打贏過來。快速減肥法和明星式的速成運動計畫終究會失敗，因為無法真正改變生活的方式，也就無法取得真正的成功。

環環相扣

　　使用我們的作戰計畫反擊 5 大敵人裡的任何 1 位，都能連帶擊傷其他 4 位。

運動可擊退肥胖症和慢性壓力

使用我們的訓練戰術來對抗缺乏運動的問題，能顯著降低肥胖和胰島素阻抗的情形，同時也能有效改善慢性壓力。運動能透過抑制慢性發炎和氧化壓力反應，進而達到前述的效果。而減少慢性壓力也可以改善睡眠、促進生理時鐘規律。

控制壓力，就能減輕腸道發炎

回顧腸腦軸的相關知識，我們知道透過防禦戰術裡的大腦訓練方式，能減低慢性壓力、緩解腸道發炎。透過大腦訓練，控制慢性壓力，避免交感神經系統（戰鬥或逃跑反應）過度活躍。交感神經系統反應減弱，就能循著腸腦軸作用減少腸道發炎。

重置晝夜節律，使脂肪細胞萎縮

修復生理時鐘，可減少大腦的發炎和氧化壓力反應，促進飢餓感傳遞系統（如瘦素和獎勵反應）正常運作，避免攝入過多熱量。減少腦部發炎也能降低威脅反應，進而減少皮質醇分泌，使脂肪儲存下降、脂肪細胞萎縮，發炎反應也會減少，形成良性循環。減少發炎就能降低胰島素阻抗。

修復腸道發炎，
即降低胰島素阻抗

運用〈腸道發炎〉單元中所提到的防禦戰術，能明顯降低腸道發炎的情形。減少發炎，能提高胰島素敏感性，並有助於預防糖尿病，幫助於縮小脂肪細胞、改善肥胖症問題。

慢慢地，讓防禦戰術融入生活，你會成為一名強大的戰士，還能傳播知識讓身邊的人也一起對抗慢性疾病。對於喜歡設定目標、追蹤過程享受成果的人，我們創了一套完整的分級。這個分級用的是積分，累積到一定分數就能升級。

金級戰術：15 分　　　銀級戰術：10 分　　銅級戰術：5 分

每把一項戰術成功融入生活，就可以得到分數。如果連續 90 天都能忠實執行某個防禦戰術，那麼可以肯定它已經成為你生活的一部分，就能獲得積分。

有特殊情況如癌症患者，某些戰術並不適用。本書中的晉級分數有考量到像癌症這樣的特殊族群，不需要為了分數而逞強。一旦累積了足夠的積分，就可以升到下一個等級。但要注意，如果你停下來偷懶，也可能因為落後而掉分數，導致降級。

等級	點數
新兵	0-45
三等兵	50-200
二等兵	205-350
一等兵	355-440
強壯靈藥戰士	445-545

雖然等級評估並非必要，但的確可以用來激勵自己，幫助自己定期評估進展，誠實面對自己。除了累積分數提升等級，還有其他能評估身體是否進步的指標。我們希望看到的，是隨著升級所推進的健康效益。在接下來的單元裡，我們會介紹「你能做的身體檢測」，方便你在作戰的同時，即時了解身體、生理機能和新陳代謝變化。

有無數的生物指標能夠用來衡量健康狀態，我們挑選了 4 個我們認為追蹤身體健康是否改善最有用、最有意義的指標。

你能做的身體檢測

> 「不是所有重要的東西都能算得清楚，能算得清楚的東西也不全都重要。」
>
> ——愛因斯坦

生物標記和夢想之間的因果與關連

使用毒物興奮效應和超適應負荷的概念所設計的「壓力杯」，有其特殊用意。這是以具象的方式，讓大家更容易在日常生活中作出健康和健全的抉擇。畢竟我們對抗的是慢性病，還是有許多人希望有更明確的檢測方式，來評估自己的健康管理是否成功。我們將會介紹一些「生物指標」的量測方式，透過血液檢查和心臟監測等等評估，來了解健康情形。

有相關 ≠ 有因果關係

請留意，許多生物指標只是反映健康和疾病的**相關性**，這些數據只是互相有關連，但並不是導致健康或生病的原因。在後面膽固醇和脂蛋白的單元解說裡，我們首先會了解到，從血液檢測中測得的小顆緻密低密度脂蛋白（small-dense LDL）和氧化低密度脂蛋白（oxidized LDL），會跟增加心臟病風險有關，但是並沒有證據能證明低密度脂蛋白會直接導致心臟病。換句話說，雖然心臟病患者的低密度脂蛋白量似乎比較高，也存在一些有力的理論，但目前還不知它是如何導致心臟病，無法論斷為因果關係。如果草率下定論，用揣測出來的疾病關連性去看量測結果，最終可能會帶著我們走入歧途。這現象如同本書在營養單元所討論，在觀察性研究就更是如此。以下是單靠觀察性研究結果推導，得出錯誤結論的例子：

收集 10 萬人的飲食和運動習慣、本身是否患有疾病與疾病種類，分析問卷結果，發現大量飲用咖啡的族群，罹患肺癌的機率最高。結論是，從數據推導得出，喝咖啡與患肺癌有關，接下來媒體取得這份初步研究結果，寫了篇報導說喝咖啡會得肺癌。這類謬誤並不少見，因爲我們每天在新聞媒體上看到的關於紅肉、雞蛋、飽和脂肪相關的報導，其實都源自觀察性研究。

當新聞媒體發布了「咖啡 = 肺癌」的報導後，咖啡銷量開始下滑，研究人員才重新意識到他們當初忽略了問卷中還有問到吸菸的問題，經過重新分析，才又注意到吸菸和肺癌也有很強的因果關係。結果事實證明，研究對象中常喝咖啡的人，其實同時也有吸菸的習慣。在這個觀察性研究中，喝咖啡與肺癌相關，但咖啡並不是肺癌的成因，而吸菸是已知的肺癌因子，這是經過實驗證實，在最初的分析中卻漏了這點。在這個研究結果中，吸菸是干擾因子。喝咖啡的人容易有吸菸的習慣，而吸菸者則容易罹患肺癌。經過再次分析，咖啡與肺癌有關連，那是因爲喝咖啡和吸菸習慣有關，而不能說成是咖啡會導致肺癌。

任何觀察性研究都受限於干擾因子太多，研究人員會試著釐清環境中所有可能的干擾因子（咖啡）和疾病（肺癌）的關連，但想要控制林林總總、各式各樣的干擾因子幾乎不可能，這就是爲什麼透過觀察性研究所得到的結果不建議當成定論，而是作爲一種假設，需要用更進一步的研究來證實。

從肺癌形成的機制來看，所謂咖啡與肺癌有相關這個結論，其實並沒有多大意義，因爲沒有一個合理的機制，能解釋喝咖啡會導致肺癌。研究人員可以利用咖啡和肺癌間的關連性，去作進一步的假設和實驗，但絕對不適合直接得出咖啡會導致肺癌的結論。遺憾的是，這種以偏概全的情況經常發生，新聞媒體那些聳動的標題傳遞了片面且不正確的資訊，讓大家的觀念更混淆。而再隔一個月，或許又會有另一項觀察性研究報導，結果和前一個大相逕庭。

我們花時間談這個問題，是因爲接下來會討論到的許多生物指標，都與疾病有相關性。這些指標裡，有些和疾病之間有較強的相關性，有些則是已有足夠的研究支持其可能導致疾病。這些生物指標不是直接導致疾病的成因，實際上他們更像是「健康警示燈」，健康發生問題主要可能還是因爲生活習慣不良。

經典電影《聖杯傳奇》的「獵巫」場景就是很好的例子，完美演繹了因果關係錯誤如何導致災難性後果。那場戲開始是村民們想確定某個女人是不是女巫，貝德維爾爵士和亞瑟王現身「教育」了村民們何謂因果關連，以及如何判斷。

爵士：安靜，安靜。安靜！有很多方法可以判斷她是不是女巫。

村民們：有嗎？什麼方法？

爵士：告訴我該拿女巫怎麼辦？

村民 2：用火燒！

村民們：燒掉，把她們全燒掉！

爵士：除了女巫，你們還燒什麼？

村民1：更多女巫！

村民2：木頭！

爵士：那麼為什麼女巫會燃燒？（一片安靜）

村民3：因……因為女巫是木頭做的？

爵士：很好！

村民們：對嘛對嘛……

爵士：那麼我們怎麼判斷女巫是不是木頭做的？

村民1：用她們建造橋樑。

爵士：有意思，但是你不也能用石頭造橋嗎？

村民2：哦，是齁。

爵士：木頭會沉入水中嗎？

村民1：不，不。

村民2：會的！她們浮起來！

村民1：把她扔進池塘裡！

村民們：池塘！

爵士：什麼東西也會漂浮在水中？

村民1：麵包！

村民2：蘋果！

村民3：小石頭！

村民1：蘋果酒！

村民2：美味的肉汁！

村民1：櫻桃！

村民2：泥！

村民3：教堂啦，教堂！

村民2：鉛！

亞瑟王：是鴨子。

村民們：哦。

爵士：沒錯！所以，從邏輯上來說……。

村民1：如果……她……和鴨子一樣重，是木頭做的。

爵士：所以？

村民1：就是女巫！

村民們：一個女巫！

爵士：所以邏輯上得用更大的秤！

別神經質

　　後面介紹的一些生物指標，最好的使用方式是定期監測，並將結果與你的「實際感受」比對連結。比如你的定期測試結果很差，而你實際上也在變胖而且感覺很不好，那麼測試結果就是你的健康在走下坡的佐證。那些具有 A 型人格或者說是強迫型人格傾向的人，很容易把測試結果看得太嚴重，或忍不住頻繁檢測。運用這些生物指標的目的在自我訓練，讓自己對身體狀況變化感覺更敏銳，最理想的情況是你越來越能「聽懂」身體所發出的訊號，然後漸漸不需要依賴生物測試來證明。

　　我們會仔細說明以下生物指標的基本原理。這部分的內容偏技術性，但對於了解每個指標的意義、重要性及其局限性而言，都是必要。以下是會討論到的生物指標：

1. 血脂（膽固醇）
2. 身體的檢查
3. 發炎指標
4. 心率變異性

　　我們會先從膽固醇的檢測開始，這部分應該沒什麼問題。但遺憾的是，人們對於膽固醇有許多錯誤的認知和資訊，更不用說檢測血液中的膽固醇了。希望大家在「獵巫」膽固醇之前，可以把事情再弄清楚一點。

檢測 1：膽固醇

> 「飲食中的飽和脂肪和膽固醇並不是導致冠狀動脈心臟病的原因。這在本世紀乃至任何一個世紀裡，都是最大的科學迷思。」
>
> ——喬治‧曼恩（George V. Mann）醫學博士

　　曼恩博士是弗雷明漢心臟研究（Framingham Heart Study）的共同主持人之一，縱觀他的職業生涯，一直在找尋心臟病的危險因子，他認為飲食中的膽固醇和飽和脂肪不會導致心臟病，但這個論點引起許多質疑。社會已經完全被膽固醇危害健康的訊息給「洗腦」，而曼恩博士的言論就像違背眾意逆風而行。

　　在過去 50 年裡，膽固醇甚至比飽和脂肪更加被妖魔化，「低膽固醇」食品

和抗膽固醇的公衛訊息根深蒂固。那觀念深植人心的程度，甚至到只是建議大家帶點批判性思考重點檢視這些研究，都需要冒著被貼上「醫學異類」標籤的風險，對抗膽固醇幾乎可以說是種信仰了。但我們還是希望大家一起退後一步看看，就像本書前面〈主要營養素〉的單元所說明的飽和脂肪一樣，以科學的角度來審視膽固醇，了解後再作判斷。

膽固醇是什麼？

在我們討論以膽固醇做為生物指標之前，需要先了解膽固醇和脂蛋白之間的生化和生理學（稍後會詳細介紹）。先有基礎認知，才能理解這項檢驗，然後可以為健康做出明智的決定。

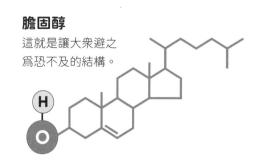

膽固醇
這就是讓大眾避之為恐不及的結構。

在維持大腦和身體功能方面，膽固醇是不可或缺的一分子，下面是膽固醇的一些用途：

• 維持細胞膜正常功能。膽固醇能穩定細胞膜結構，並可作為抗氧化劑（在前面的〈單元不飽和脂肪〉討論過脂質過氧化機制），可以避免自由基鏈鎖反應破壞細胞膜。

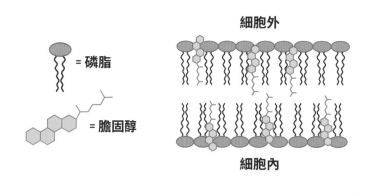

細胞外

= 磷脂

= 膽固醇

細胞內

這是細胞膜橫切面。細胞膜是由雙層的磷脂質（phospholipid）所構成，膽固醇在其中扮演著穩定和抗氧化的作用。如果沒有膽固醇來穩定細胞膜，那就會需要像植物般的細胞壁來強化，而且很容易因為氧化而受到損傷。

• 膽固醇是神經細胞傳訊必須的物質。膽固醇是構成神經細胞上稱為髓鞘的「絕緣」物質的成分。髓鞘包裹在神經細胞軸突上的「神經傳導物質」周圍，作用類似於電線上的絕緣層，確保訊號可以快速有效地從一個神經細胞傳遞到另一個神經細胞。事實上，膽固醇是大腦和其他神經細胞合成髓鞘的「速率限制的步驟」（rate-limiting step）。換句話說，髓鞘產生的速度快慢，取

決於膽固醇供應的穩定程度。可想而知，膽固醇是兒童時期的大腦發育，以及老年時期大腦神經連結退化速度的關鍵。近期研究顯示，老年人口中，膽固醇較高的人壽命較長。

- 膽固醇是製造許多重要賀爾蒙的原料，包括皮質醇、醛固酮（aldosterone）、黃體素、睪固酮、雌激素和維生素 D。

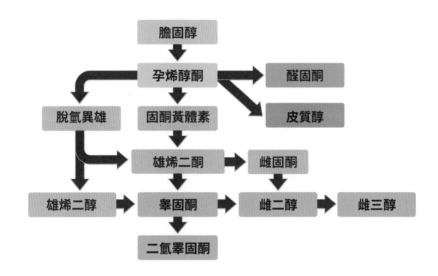

這是個簡化過的路徑圖，說明以膽固醇為原料製成的一些重要激素。睪固酮和雌激素對人體的重要性自然不在話下，醛固酮則和維持腎臟電解質平衡有關，皮質醇是參與壓力反應的關鍵激素。

- 膽固醇是膽鹽的成分和脂質連帶脂溶性維生素 A、D、E 和 K 吸收的關鍵。
- 膽固醇大量存在於母乳中，是提供嬰兒大腦發育所需的重要成分。
- 膽固醇對身體功能舉足輕重，因此人體有維持膽固醇濃度的系統，功能在確保身體運作能夠持續。也因為這個系統存在的關係，人們基本上難以透過飲食顯著改變血中膽固醇的濃度。

如果攝取的膽固醇比身體所需的少，身體就會合成更多的膽固醇。反之，如果攝取的膽固醇比需要的多，身體就會減少合成膽固醇。這條膽固醇的底線是身體知道，但你和醫生並不知道。綜合上述訊息，從「第一原理」的角度來看，透過藥物以人為方式降低血中膽固醇濃度，可能會造成讓人始料未及的後果。關於使用藥物降低膽固醇濃度的研究中，可以觀察到一些意想不到的副作用。

快速複習 | 關於神經細胞，參見第二階段了解敵人的敵人 3〈不斷在改變的大腦〉。

- 記憶力減退：因爲大腦中的神經細胞需要膽固醇維持正常功能。
- 肌肉損傷：這可能是因爲輔酶 Q10 的不足所導致，輔酶 Q10 是重要的抗氧化劑，與膽固醇的合成途徑相同。
- 勃起功能障礙：膽固醇是睪固酮的成分，含量不足會影響睪固酮合成量。

儘管科學界和醫學界有許多人還是無法改變對膽固醇的負面看法，但當前科學走向正在轉變。他們將問題的矛頭，從膽固醇轉向了脂蛋白，而脂蛋白正是運送脂肪和膽固醇的載體。

可以透過飲食來改變血中的膽固醇嗎？

研究顯示，大多數人改變飲食中的膽固醇含量，只能增減血中膽固醇濃度約 5%。一旦血中膽固醇因增加攝取膽固醇而略有增加，高密度脂蛋白相關類型的膽固醇也會隨之增加，接下來負責運送脂肪酸分子的大顆鬆散低密度脂蛋白膽固醇也會開始增加。（稍後會詳細介紹，但這兩者都是好東西！）儘管你可能聽過飲食控制，但對於大多數人來說，改變膽固醇的攝取量不太能改變血中的膽固醇濃度。根據最近的研究結果，這樣的變化太細微，並不足以影響人們罹患心臟病的風險高低。

認識脂蛋白

脂蛋白是運送脂肪和膽固醇的**載體**，不同的脂蛋白其特性和功能各不相同。需要牢記的一個重點是，最近的研究顯示，碳水化合物的含量和類型才是導致脂蛋白「劣化」的最大因素之一，而不是飲食中的膽固醇或飽和脂肪。我們特意簡化了這個說法，但希望訊息還是夠清楚。

脂蛋白的主要可分成：**乳糜微粒**（chylomicron）、**極低密度脂蛋白**（VLDL）、**低密度脂蛋白**（LDL）和**高密度脂蛋白**（HDL），你很可能從以往就醫經驗裡，就已經聽過一些脂蛋白的名字。很重要所以我們要不斷重複提醒，這些脂蛋白只是膽固醇的載體，並不是膽固醇，也不代表膽固醇！

醫學小記 | 有些人確實可以從降低膽固醇的藥物中受益，例如有心臟病史的男性。其餘的大多數人都可以透過適當的營養、生活方式和運動來改變「血脂分布」，而不用承受上列任何一種副作用。

脂蛋白（載體）的類型

脂蛋白粒子的基本結構橫切面

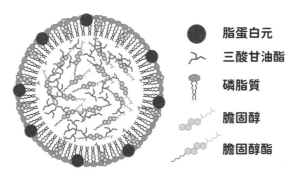

- 脂蛋白元
- 三酸甘油酯
- 磷脂質
- 膽固醇
- 膽固醇酯

脂蛋白粒子本身呈現立體球狀，外圈的磷脂質各有 2 條尾巴，每條尾巴都由不飽和脂肪酸組成。這些帶有雙鍵的不飽和脂肪容易被氧化（參見〈認識營養與代謝〉）。粒子中的脂蛋白元（apolipoprotein），是脂蛋白的名片，讓各種受體得以辨識的標記，用以區分一個脂蛋白是低密度脂蛋白、高密度脂蛋白，還是乳糜微粒。不同的脂蛋白，其脂蛋白元（標記）也就不一樣。游離膽固醇存在於磷脂膜中，有助於支撐脂蛋白結構，並可作爲抗氧化劑。內核則由三酸甘油酯和膽固醇酯（cholesterol esters）的脂肪組成。核心包裹著膽固醇和三酸甘油酯的「貨物」，會輸送到身體的各個細胞以供使用。膽固醇酯則是由具有「尾巴」的膽固醇所組成，這些尾巴是不同類型的脂肪酸。

乳糜微粒

乳糜微粒（chylomicron）是運送膳食來源脂質的主要脂蛋白。

- 飲食中的三酸甘油酯（脂肪）會結合乳糜微粒，在進入血液之前，會先經過淋巴系統運送（短鍊和中鏈脂肪除外），以防止大量脂質衝入血液。

- 身體裡對三酸甘油酯需求高的地方（例如骨骼和心肌需要用來供能，脂肪組織則用以儲存），在組織附近的血管中有種名爲脂蛋白脂酶（lipoprotein lipase）的酵素，這種酵素會讓三酸甘油酯脫離乳糜微粒，以便細胞取得脂肪，用於供給能量或儲存。

極低密度脂蛋白

- 極低密度脂蛋白（very low density lipoprotein, VLDL）由肝臟合成。

- VLDL 負責運送體內合成的脂肪和膽固醇。當肝臟內的肝醣飽和，過量的葡萄糖會被合成爲三酸甘油酯交由 VLDL 運走。VLDL 是肝臟合成的膽固醇的初級載體，提供組織所需的膽固醇，以維持前述的那些重要功能。

- VLDL 還會和脂蛋白脂肪酶相互作用，脂蛋白脂肪酶會催化 VLDL 釋出所運載的脂質，以便儲存在脂肪細胞，或供其他組織作爲能量或結構支用。

- 在卸下大部分的三酸甘油酯之後，VLDL 會轉化爲相對富含膽固醇的 LDL。

低密度脂蛋白

低密度脂蛋白（low density lipoprotein, LDL）被稱為「壞膽固醇」，但 LDL 是載體，本身既不是膽固醇，也不壞，LDL 的功能是從肝臟將膽固醇運送到身體各處提供所需，細胞收到後，就能執行前述那些基本功能。在正常情況下，LDL 會穿過血管到達接收部位，並與其 LDL 受體「結合」停留，你可以把 LDL 想像成是通勤列車，到站（LDL 受體）時，就會讓膽固醇乘客下車。

但「魔鬼藏在細節裡」，事實證明，LDL 依據大小不同，有次分類：**小顆緻密低密度脂蛋白**（sdLDL）和**大顆鬆散低密度脂蛋白**（lbLDL）。近期科學指出，不同種類的 LDL 在造成心血管疾病這個問題上，所扮演的角色可能大異其趣，而且每種 LDL 的量受飲食影響很大。後面很快就會有進一步的說明。

高密度脂蛋白

高密度脂蛋白（high density lipoprotein, HDL）被稱為「好膽固醇」，儘管它也不是膽固醇，而是另一種膽固醇載體。基本上，這種載體會帶走組織沒用完的多餘膽固醇，運送回肝臟。

小顆緻密 VS. 大顆鬆散的低密度脂蛋白

我們剛剛介紹了 LDL 載體依據其大小而有「次分類」的概念。小顆緻密 LDL 和大顆鬆散 LDL 這 2 個主要次分類之間的差異，不僅在於大小，對於心臟病的病程發展影響也頗為不同。這 2 種類型的低密度脂蛋白都會攜帶膽固醇。它們所攜帶的膽固醇成分相同，是攜帶者本身不同，就像乘客是同一個人，但交通工具可能是公共汽車，也可能是計程車。不同類型的 LDL，不論是小顆緻密或是大顆鬆散，都是由極低密度脂蛋白而來。遺傳因素決定了個人體內不同種類 LDL 的比例，但合成的量多寡則是受到飲食的影響。

必須要先建立的觀念是，人體細胞需要膽固醇，而肝臟會製造脂蛋白載體，隨時準備運送足量膽固醇量給需要的細胞。大顆鬆散 LDL 比小顆緻密 LDL 能載運更多膽固醇，因此運送同樣數量的膽固醇所需的大顆鬆散 LDL 顆粒較少。換言之，如果身體製造的是小顆緻密 LDL，就需要合成更多顆粒才能運送同量的膽固醇，如此一來會造成健康問題，下面我們馬上就會解釋原因。

關鍵重點｜LDL 不是膽固醇，儘管它們總被稱為「壞膽固醇」。膽固醇就是膽固醇，不管是在什麼載體上，而 LDL 是其中一種膽固醇載體。

關鍵重點｜儘管被稱為「好膽固醇」，但 HDL 並不是膽固醇。膽固醇就是膽固醇，不管是在什麼載體上。HDL 是另一種膽固醇載體。

簡單比喻一下，大顆鬆散 LDL 可以想像成是載客量大的膽固醇公共汽車，而小顆緻密 LDL 就是載客量相對很少的膽固醇計程車。下一節會用「公共汽車」和「計程車」這樣的比喻來說明不同類型的脂蛋白如何形成。如果能夠了解這一點，就更能明白膽固醇濃度檢驗數據的意義所在。

「運送」膽固醇

簡單複習一下，脂蛋白是脂肪（三酸甘油酯）和膽固醇的載體：

- 乳糜微粒是運送從食物中攝取的脂肪和膽固醇的載體。
- VLDL 和 LDL 也是載體，運送由肝臟合成或加工的脂肪（三酸甘油酯）和膽固醇。
- LDL 是膽固醇從肝臟運送到身體其他部位的主要載體。
- HDL 是另一種載體，可將體內多餘的膽固醇帶回肝臟方便「循環利用」。

當肝臟開始合成 VLDL，並將三酸甘油酯和膽固醇「包」進顆粒時，這個運送過程就算開始了。每顆 VLDL 中三酸甘油酯含量多少，取決於你的飲食和「代謝健康」程度。第二階段的敵人 2〈8 個步驟對抗肥胖和糖尿病〉步驟 6 中曾經說明，飲食中過量的葡萄糖和果糖，會被肝臟轉化為三酸甘油酯（脂肪）。還有，有胰島素阻抗或有糖尿病史的人，脂肪細胞的儲存功能不佳，會傾向釋出三酸甘油酯，經過循環回到肝臟。

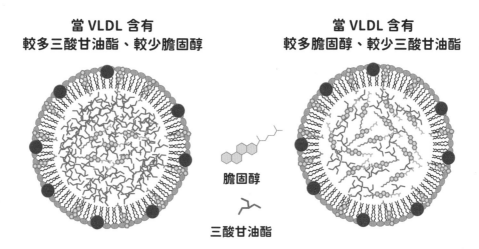

當 VLDL 含有 較多三酸甘油酯、較少膽固醇　　**當 VLDL 含有 較多膽固醇、較少三酸甘油酯**

膽固醇

三酸甘油酯

當飲食中的糖分過高、本身有胰島素阻抗問題，或是兩者合併發生，都會導致體內三酸甘油酯含量高，則 VLDL 裡面會被三酸甘油酯塞滿，就沒有太多空間能用來運送膽固醇。

身體健康且無胰島素阻抗、糖類攝取也不過量的人，肝臟也不會合成過量的三酸甘油酯，當 VLDL 要執行運送任務，就不會被三酸甘油酯塞滿，也就有更多的空間用來承載膽固醇。

因此，不論是糖吃太多或是胰島素阻抗，都會迫使肝臟需要合成或處理更多的三酸甘油酯，然而事實上兩者通常合併發生。這些三酸甘油酯會被肝臟包覆進 VLDL 載體中，目的是運送到肌肉或脂肪細胞中，提供能量或儲存。肝臟會試著將三酸甘油酯從肝臟中排出，這樣就不會累積形成「脂肪肝」，或造成毒性。

VLDL 從肝臟分泌出來後，會先將三酸甘油酯運送到肌肉和脂肪細胞，用以提供能量或是被儲存起來。將三酸甘油酯卸貨之後，VLDL 就會重新組裝，轉化為 LDL，此時的 LDL 裡載有大量膽固醇可以運送到身體各處。由 VLDL 所產化形成的 LDL 類型，取決於原始 VLDL 中三酸甘油酯的含量。

• 裝滿三酸甘油酯的 VLDL 在把三酸甘油酯卸貨之後，轉化為小顆緻密 LDL。小顆緻密 LDL 所含的膽固醇量相對較少，那是因為最初 VLDL 在包裝時，三酸甘油酯占掉了大部分的位置，壓縮到了膽固醇的空間。

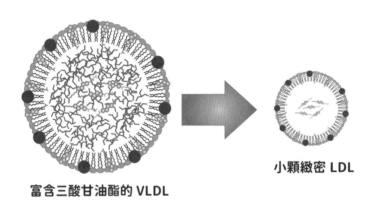

小顆緻密 LDL

富含三酸甘油酯的 VLDL

• 三酸甘油酯含量「正常」、膽固醇含量相對較多的 VLDL，一旦把三酸甘油酯卸貨後，就會轉化為大顆鬆散 LDL。大顆鬆散 LDL 所含的膽固醇較多，因為原始的 VLDL 裡本來就有較多空間承載膽固醇。

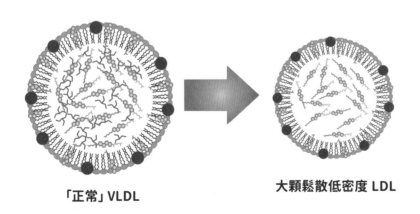

「正常」VLDL

大顆鬆散低密度 LDL

膽固醇是無辜的乘客

膽固醇會造成心臟病這個理論始於 20 世紀初，那時是因為從心臟病患的動脈壁上找到膽固醇，此一發現成為將膽固醇妖魔化為心臟病元凶之始，在過去的 50 年裡始終如此。近期科學顯示，膽固醇本身並不會導致動脈變窄血管堵塞，反而脂蛋白載體才是問題，尤其是我們剛剛提到的小顆緻密 LDL。

早期研究認為膽固醇可能是堵塞動脈的原因，而且到現在都還是這麼認為。事實上，膽固醇比較像是一個無辜的旁觀者，由於被脂蛋白載體，尤其是小顆緻密 LDL 攜帶著、卡在動脈壁上，才出現在事發現場。把動脈壁堵塞問題怪在膽固醇的身上，就像把計程車交通事故歸咎在付錢的乘客身上一樣。乘客（膽固醇）只是坐在計程車上，與事故的發生無關，在事故現場看到乘客，然後要他們負責肇事責任，這很明顯是錯誤的邏輯。如果要乘客負責肇事責任並不正確，那麼我們為什麼要膽固醇為血管堵塞負責呢？

大顆鬆散 LDL 的運送

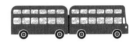

由正常 VLDL 形成的大顆鬆散 LDL，每顆都帶有相對大量的膽固醇，這些顆粒會將膽固醇運送到體內各處有需要的細胞。當大顆鬆散 LDL 到達目的地，要將膽固醇卸貨時，它會停靠在指定的「車站」，就像公共汽車到站停車一樣。這個所謂的「車站」，指的是 LDL 受體。大顆鬆散 LDL 顆粒會「停靠」在 LDL 受體，然後釋放膽固醇，完成膽固醇轉運蛋白 LDL 的使命。大顆鬆散 LDL 的顆粒較大，同時也相對比較不容易受到自由基損害，可以在血中停留較長時間而不會被氧化。大顆鬆散 LDL 就像一輛以膽固醇為乘客的公車。公共汽車大而堅固不易損壞，旅途中發生事故的可能性也較小。

小顆緻密 LDL 的運送

由三酸甘油酯含量高的 VLDL 所形成的小顆緻密 LDL，與大顆鬆散 LDL 的特性不同。首先，它們能運送的膽固醇量較少，因此若想與大顆鬆散 LDL 運送相同數量的膽固醇，就需要更多顆粒才行。再者，小顆緻密 LDL 顆粒較容易受到自由基的破壞，之後就會被轉化成「氧化 LDL」（oxLDL），這是種極不穩定的危險顆粒。還有，小顆緻密 LDL 顆粒也比較容易到不了站（LDL 受體），使膽固醇無法有效送達目的地。這是因為它們更容易發生「意外」，比如在運送過程中卡在動脈壁上。總而言之，小顆緻密 LDL 沒有辦法帶太多膽固醇、容易被自由基破壞，運送時也容易發生意外，卡在動脈壁上，無法可靠地把膽固醇送到目的地。

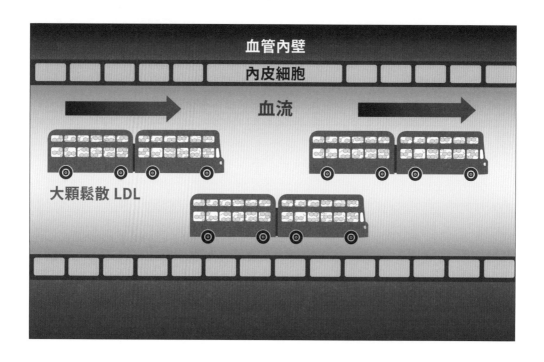

大顆鬆散 LDL 正常運作，將大量膽固醇從肝臟輸出，透過血流到體內
各種細胞上的指定「停靠站」（LDL 受體），這些細胞需要膽固醇來維持
生命與運作。

一般情況下，大顆鬆散 LDL 不會因為與動脈壁摩擦碰撞產生問題。許
多醫藥公衛人士把攜帶膽固醇的 LDL 都叫作「壞膽固醇」，醫生只看膽
固醇多少，沒有細究患者身上的 LDL 顆粒類型，結果是，大顆鬆散
LDL 也很不幸的被歸類為「壞膽固醇」。

這是動脈的「橫切面」。想像一下動脈，就
像花園裡澆水用的軟水管一樣。可以看到
血液流經的管腔內有沒有變窄或「堵塞」，
大顆鬆散 LDL 膽固醇運輸系統運作穩定正
常，不會造成問題。

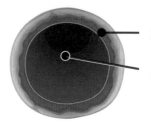

平滑肌

內腔

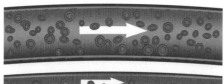

健康的血管

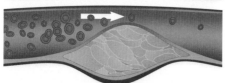

動脈粥樣硬化

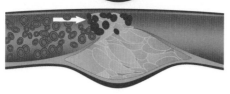

動脈粥樣硬化斑塊
破裂阻塞血管

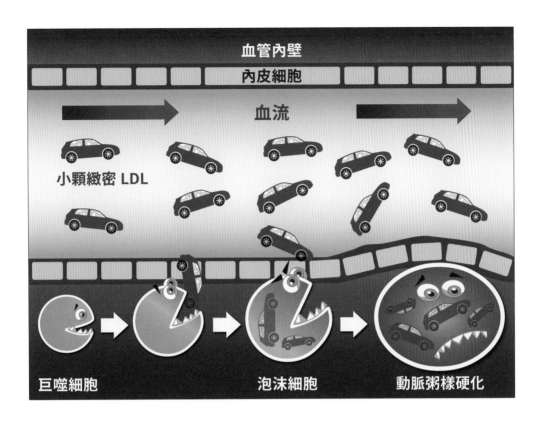

小顆緻密 LDL 在運送膽固醇時，很容易卡在動脈壁上造成大問題。小顆緻密 LDL 可能會在不應該結合的地方與動脈壁結合，這不是在運送膽固醇的過程該停靠的站，但小顆緻密 LDL 顆粒容易出錯，沒有停在膽固醇乘客指定下車的站（LDL 受體），而是卡在動脈壁上，破壞動脈內壁（內皮細胞）。

一旦小顆緻密 LDL 穿過動脈壁上的內皮細胞，進入動脈的肌肉層，就很容易被自由基氧化。氧化後的小顆緻密 LDL 變成非常活躍的氧化 LDL，就好比撞上護欄後著火的汽車，刺激免疫系統處於高度戒備狀態。先天性免疫系統裡的巨噬細胞，會對事故現場作出反應，就像警察處理道路車禍一樣。這些巨噬細胞「知道」這些小顆緻密 LDL（此時膽固醇乘客還在車上）不應該存在動脈壁內，為了保護身體不受這種氧化過的小顆緻密 LDL 傷害，巨噬細胞會吞噬掉它們。吞噬小顆緻密 LDL 顆粒的巨噬細胞最後變成泡沫細胞（foam cells），不斷累積形成動脈粥樣腫。

身體免疫系統會強化動脈粥樣腫，用以隔離這個該區域，最後這個區域會形成動脈粥樣硬化。這種粥樣斑塊是從內部突出讓動脈壁隆起，使動脈變窄導致心臟病。

再看動脈的橫切面，下方的動脈粥樣硬化導致動脈管腔窄化，還有這個區域是處於高度發炎狀態，這就是小顆緻密 LDL 特別容易導致心臟病的原因。可以想像，當比較細小的心血管發生這樣的事情，慢慢就會越來越狹窄，然後**導致心臟病發作**。

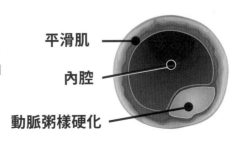

膽固醇檢驗

典型的膽固醇檢驗報告包含高密度脂蛋白膽固醇（HDL-C）、極低密度脂蛋白（VLDL）、三酸甘油酯（TG）、總膽固醇和低密度脂蛋白膽固醇（LDL-C）。VLDL、LDL 和 HDL 的檢測數字，代表這些脂蛋白各自所含的膽固醇量。

換句話說，我們檢驗的是不同載體脂蛋白上的「膽固醇乘客數量」。這些數值難以說明脂蛋白本身的數量和大小。此外，檢驗 LDL 所含的膽固醇的值也不是個直接測量值，它是透過佛里瓦爾德公式（Friedewald equation）運算得出。佛里瓦爾德的計算結果只能說是 LDL 所帶的膽固醇量的估計值。

再強調一次，LDL 膽固醇檢驗是測 LDL 所攜帶的「膽固醇量」（乘客），無法確知 LDL 粒子的量或類型，但 LDL 粒子的量或類型的數據，對於預測心血管疾病的風險大小非常重要。因為研究顯示，用這兩個數據中的任一個來預測心臟病風險，都比檢驗 LDL 所含的膽固醇量更準。下面我們會舉例子說明這個概念。

患者 A 的情況

患者 A 找醫生檢測膽固醇，結果顯示他經過計算的 LDL 所含的膽固醇量為150mg/dl。醫生很擔心地說這數值太高，所以要他盡量避開含有膽固醇的食物。儘管現在科學已知不是如此，但這種建議還是持續著！經過一番爭論之後，他作了第 2 項測試，評估他的 LDL 粒子大小和數量。結果顯示，LDL 粒子的類型主要是大顆鬆散 LDL（公共汽車），粒子數量相對較低。患者 A 大部分的「公共汽車」載有 150mg/dl 膽固醇，數量落在正常範圍。但如果只看一開始的檢驗結果 150mg/dl，醫生原本是建議他降低膽固醇（乘客）的量。儘管患者 A 一開始測得的膽固醇「高」，但若加上 LDL 數量和大小的資訊，他的心臟病發作風險其實相對低。

患者 B 的情況

隔天換患者 B 來作年度體檢。他作了膽固醇檢驗，結果顯示計算而得的 LDL 膽固醇濃度為 125mg/dl。醫生說他的「壞膽固醇」數據還算不錯，只是有

醫學小記｜佛里瓦爾德公式是用來估計 LDL 所含的膽固醇量，算式為：低密度脂蛋白膽固醇＝總膽固醇－高密度脂蛋白膽固醇－（三酸甘油酯／ 5）。

點高，只要多注意自己吃進了多少膽固醇。但 1 個月後，患者 B 心臟小動脈堵塞，輕微心臟病發作，他因此需要裝心臟支架，這時心臟專科醫師要求他作 LDL 粒子大小和數量的檢驗。檢驗結果顯示，粒子大部分都是小顆緻密 LDL 粒子（計程車），而且數量高於正常水準。患者 B 很疑惑地告訴醫師，他上個月才檢驗過「壞膽固醇」，數值正常。心臟專科醫師解釋說，雖然膽固醇（乘客）數量正常，但它們是由大量小顆緻密 LDL 分開攜帶，眾所周知這種顆粒與心臟病密切相關。

兩相比較可能看出，患者 A 體內膽固醇較高，但都包裹在大顆鬆散 LDL 裡，相較於膽固醇較低的患者 B，患者 A 的 LDL 粒子數量甚至更少。患者 B 的問題在於整體 LDL 粒子數量不但比較多，並且大半屬於與心臟和血管疾病相關的小顆緻密類型。因為小顆緻密 LDL 能載的膽固醇較少，所以從標準膽固醇檢驗值來看是正常，因為這檢驗只是計算乘客數量。

患者 A 總體上有更多乘客，但 LDL 顆粒卻更少，因為他有大顆鬆散 LDL 顆粒可以載更多乘客，而大顆鬆散 LDL 顆粒不太會讓動脈壁出問題。在這種情況下，即使他的「壞膽固醇」數值高，對心臟健康來說也不構成威脅。比較患者 A 與 B 的情況，就能了解單靠常規膽固醇檢驗預估心臟病風險，的確存在盲點，然而傳統的血脂檢驗並非全然無用。我們會告訴你如何從這個檢驗裡，看到除了總膽固醇之外的珍貴訊息。首先，讓我們更深入地討論顆粒大小。

什麼會影響 LDL 大小？

雖然遺傳是個原因，但對於多數人來說，營養攝取對於人體有多少大顆鬆散和小顆緻密 LDL 更是決定性的因素。小顆緻密 LDL 顆粒的合成，主要來自下列的飲食生活方式：

- 習慣吃高糖、高澱粉的食物，超過身體所能承受的量，導致多餘的糖被合成三酸甘油酯。
- 糖尿病、肥胖、睡眠不良、腸道發炎、慢性壓力等問題導致發炎和氧化壓力反應，並產生胰島素阻抗，使鼓脹的脂肪細胞釋出脂肪，跑到肝臟。
- 肝臟處理來自飲食的油脂和身體原有脂肪細胞釋出的三酸甘油酯，並將這些三酸甘油酯加工包裝成 VLDL 粒子。這些 VLDL 被三酸甘油酯塞滿，幾乎沒有空間能裝膽固醇。
- 當 VLDL 所含的三酸甘油酯卸貨後，就會轉化形成小顆緻密 LDL。

過量的澱粉和糖以及胰島素阻抗，是形成小顆緻密 LDL 的主要原因。對於已經有胰島素阻抗，飲食中又含有大量澱粉和糖的人，多餘的脂肪會轉成三酸甘油酯，促進小顆緻密 LDL 的合成。話說回來，飲食中所含的脂肪並不像大家想像的那樣是個大隱患，主要問題還是本身有胰島素阻抗，然後又吃大量甜食、澱粉再加上脂肪。

值得注意的是，飲食中的膽固醇並不會促進小顆緻密 LDL 合成。減少攝取膽固醇，只會讓身體根據需求「重新」合成更多的膽固醇。當沒有胰島素阻抗問題，也不吃超量澱粉、碳水化合物和糖時，身體就會傾向**形成大顆鬆散 LDL**。肝臟不必為了應付過量的糖和澱粉去合成產生三酸甘油酯，而脂肪細胞也能發揮本分儲存油脂，所以也不需要肝臟幫忙額外處理。

- 當肝臟需要包進 VLDL 中的三酸甘油酯少了，就更能合成「正常」的 VLDL，為膽固醇「乘客」提供更多空間。
- 當 VLDL 釋出少量三酸甘油酯後，就會轉化為大顆鬆散 LDL。
- 少吃那些會促進發炎的 ω-6 多元不飽和脂肪，也有助於減少發炎和氧化壓力反應、維持胰島素敏感性、減少體內三酸甘油酯的量，進而能合成更多大顆鬆散 LDL。

標準膽固醇檢測沒用嗎？

在標準膽固醇檢驗（一般稱為血脂檢驗）中，其實含有一些非常有用的訊息，可以不用另外檢驗粒子大小和粒子數量。

技術筆記｜飲食中的脂肪類型也是重點。快餐和加工食品所含的植物油中有大量 ω-6 多元不飽和脂肪，會刺激發炎反應、氧化壓力反應，並使胰島素阻抗情形惡化。隨著胰島素阻抗每況愈下，身體的碳水化合物耐受度也在溜滑梯，結果肝臟加班合成更多三酸甘油酯，導致更多的小顆緻密 LDL 產生。這些小顆緻密 LDL 更容易被氧化，因為有些 ω-6 多元不飽和脂肪會被包進小顆緻密 LDL 粒子中。

技術筆記｜吃越多膽固醇，身體需要自行合成的膽固醇就越少。膽固醇攝取量增加，會在短期內使體內膽固醇小幅增加，但增加的主要是大顆鬆散 LDL，而不是小顆緻密 LDL。大多數膳食來源的飽和脂肪，具有短期、小幅增加大顆鬆散 LDL 的效果。飲食中的飽和脂肪和膽固醇也會增加 HDL 的含量，高密度脂蛋白是膽固醇清除劑（一般稱為「好膽固醇」）。唯一真的需要避免的飽和脂肪，是我們在前面提過會促進發炎的棕櫚酸。

1. 人們普遍認為，HDL 膽固醇高和心臟病的風險小兩者相關（請記得相關性和因果關係不同）。HDL 膽固醇高，代表多餘的膽固醇能被 HDL 運回肝臟。由於膽固醇本身不會導致心血管疾病，所以目前也不清楚為何會認為能降低心臟病風險、實際作用機制為何，但這的確是個熱門的研究領域。**我們對於 HDL 沒有什麼特別的評論，頂多只有 HDL 濃度高通常代表心臟病風險低。**

2. 三酸甘油酯過高者，罹患心臟病的風險也高。醫界常習慣性的忽略三酸甘油酯濃度，除非數值真的太高。我們前面已經說明過，為何三酸甘油酯過多會促進小顆緻密 LDL 的合成，而這些顆粒正是心臟病的主要危險因子之一。正如前面反覆討論，三酸甘油酯過高和肥胖、糖尿病、脂肪肝等等疾病相關，而這些都是發炎性疾病。我們還知道，心臟病本身也是一種發炎性疾病，肥胖和糖尿病則會加速病程。也因此，醫界也慢慢開始更注意三酸甘油酯濃度。

3. 血脂檢驗常看到的結果是三酸甘油酯高、HDL 低，另外 HDL 高、三酸甘油酯低的情形也很常見。近期科學研究顯示，比起膽固醇濃度這個數據，用 HDL 與三酸甘油酯的比例來預測心臟病和糖尿病風險更準確：
   • 高 HDL + 低三酸甘油酯 = 低風險
   • 低 HDL + 高三酸甘油酯 = 高風險

4. HDL 比上三酸甘油酯的比率，也能用來評估 LDL 顆粒大小：
   • 高 HDL + 低三酸甘油酯 = 大顆鬆散 LDL（即公共汽車）
   • 低 HDL + 高三酸甘油酯 = 小顆緻密 LDL（即計程車）

「好」的血脂檢驗數字是多少？

首先請記住，任何膽固醇檢驗數值都與身體狀況息息相關。這些數值能成為你的「健康警示燈」，也別忘了要和其他可能的心臟病風險因子合併解讀，比如心臟病家族史、高血壓、肥胖症、糖尿病和吸菸等等，都是眾所周知的心血管疾病危險因子，血脂檢驗（膽固醇和三酸甘油酯）只是反映健康狀況的線索之一。

「不良」的血脂組成，例如低 HDL、高三酸甘油酯、高小顆緻密 LDL 的情況，常見於糖尿病、肥胖和高血壓等發炎性疾病的患者身上。大多數心臟病患者同時有大部分的風險因子，而不僅僅只有血脂檢驗值不良。「修復」肥胖症和糖尿病，不但可以降低發炎和氧化壓力，而且也經常能同時「修復」高血壓和異常血脂檢驗值，使小顆緻密 LDL 轉變為大顆鬆散 LDL，並不需要「治療」膽固醇。

這個冗長的討論用意是在強調我們不應忽略整體因素，只單看檢驗值說話，我們要避免見樹不見林、習慣性地想要「治療」檢驗值，事實上我們該改善的是生活習慣，人好了數值自然也就正常了。血脂檢驗可以作為評估、了解自己的健康情況的方式之一，以下是傳統血脂檢驗的建議評估數值：

檢驗狀況 A（良好）

- 三酸甘油酯低於 100mg/dl
- 高密度脂蛋白高於 60mg/dl
- LDL 膽固醇數值的判讀，需要合併是哪種脂蛋白來作判斷，但按照範例 A 其他數值良好的情形下來看，基本上會偏向以大顆鬆散 LDL 為主。

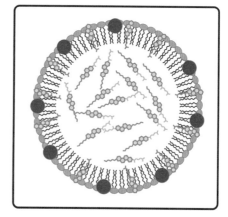

請注意三酸甘油酯的目標值不應超過 100mg/dl。大多數檢驗將「正常」設為低於 150mg/dl。我們則是認為應該要設得低一些，以代謝角度看來，我不認為 150mg/dl 算得上健康。

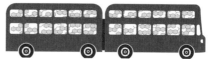

檢驗狀況 B（不良）

- 三酸甘油酯超過 150mg/dl
- 高密度脂蛋白低於 40mg/dl
- LDL 膽固醇或許是「正常範圍」，但這情形基本上會偏向以小顆緻密 LDL 為主。

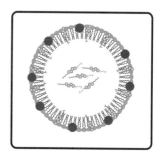

技術筆記｜研究顯示，能用來預測心臟病風險的是 LDL 粒子數量，不是膽固醇量。LDL 粒子數量高，基本上表示小顆緻密 LDL 數量多（也有例外，無法一概而論）。目前的檢驗技術可測量 LDL 粒子大小，但有時會有不一致的情形。隨著科技進步，這項檢驗可能會越來越準確，如果你想直接驗脂蛋白粒子大小（特別是正考慮開始用藥的人），請詢問醫生哪種檢驗最穩定。目前檢驗粒子以核磁共振方式最為可靠，如果你想釐清個人的血脂檢驗結果，作為未來治療的參考，這個檢驗可能很有用。

更複雜的部分

信不信由你，若將膽固醇和脂蛋白放在一起看，情況就會變複雜，難怪大家會覺得困惑！對於真的有興趣想要深入了解的人，這裡補充一些重點：

- 脂蛋白（比如 LDL 的數量），與細菌入侵的免疫反應相關，受到感染時就會升高，因此如果在感染期間做血液檢查，數字可能會有異常。

- LDL 受體（車站）的數量，可能會因為身體狀況不同而有變化。比如說，甲狀腺激素能控制 LDL 受體的合成數量，對於甲狀腺功能低下的人，LDL 受體數量會比較低。LDL 受體數量低，這主要會有下列問題：

  ——脂蛋白需要停靠在 LDL 受體（車站），才能卸下膽固醇供細胞使用。

  ——如果 LDL 受體（讓乘客下車的「車站」）數量不夠，LDL 在血液中停留的時間就會拉長。

  —— LDL 在血液中停留的時間越長，就越容易被氧化，即使是大顆鬆散 LDL 也一樣。你可以把它想像成一艘長期泡在海裡的船，再怎麼好的船，要是一直泡著，最後船身也免不了生鏽。

  ——修復甲狀腺功能障礙，也能同時改進 LDL 受體不足的問題，進而使膽固醇和脂蛋白問題得到改善。

- 史他汀類降血脂藥無法改變小顆緻密 LDL 的比例，從邏輯上來看，甚至可能使比例變得更糟。因為這類藥物的作用之一是使細胞產生更多的 LDL 受體，雖然這對大顆鬆散 LDL 有益，但別忘了小顆緻密 LDL 沒辦法好好停靠在正常的 LDL 受體「車站」。也就是說，血液裡會剩下更多小顆緻密 LDL，然後小顆緻密 LDL 的粒子又很容易被氧化！有很多人在服用史他汀類藥物時，雖然膽固醇「正常」，卻心臟病發作，很可能就是這原因。

- 加工食品、環境污染和代謝紊亂（糖尿病）所額外增加的氧化壓力和發炎，會促進 LDL 在血液中的氧化速度。

技術筆記 ｜ 有份觀察性研究提到，以史他汀類藥物降低膽固醇的期間，患者體內小顆緻密 LDL 的比例會上升。雖然以史他汀類藥物治療可能導致小顆緻密 LDL 比例升高這一點，在臨床治療上還不算是公認的事實，但小顆緻密 LDL 比例改變會影響健康，這在科學上的確是不爭的事實。這裡想強調的重點是，那篇研究裡忽略了經史他汀類藥物治療後，患者身上的小顆緻密 LDL 比例增加的問題。很有意思的是，該研究的所有作者，都與生產史他汀類藥物的製藥公司有著密切關係，有幾位作者甚至就是製藥公司的員工，所以這個研究結果與他們個人利益高度相關。遺憾的是，在膽固醇研究中這類利益連結並不罕見。

- 小顆緻密 LDL 粒子中所能承載的膽固醇含量相對較低，而膽固醇本身其實是種抗氧化劑，所以膽固醇含量低，也可能是小顆緻密 LDL 容易被氧化的原因之一。

脂蛋白和膽固醇的關係之複雜，讓人頭暈目眩，以致於在看血脂檢驗報告時會有難以理解之感。但不論如何，看待這些數據的底線還是在於，它們只能顯示身體狀態是否健康，而不能用來診斷疾病。儘管已知脂蛋白粒子氧化後，會與身體免疫系統的相互作用，成為心臟病的主要推手，但我們仍然只能說它是心臟病風險因子，不能直接認定因果關係，當成致病因子來診斷是否罹病。血脂檢驗數據無法直接用以判斷是否罹病，還有很多其他因素共同作用，而這個綜合性作用的結果比起單看血液檢驗數值更有代表性。

要點總結

1. 高三酸甘油酯加上低 HDL 通常表示代謝狀態不佳，可透過飲食調整改善。
2. 高三酸甘油酯加上低 HDL 通常表示小顆緻密 LDL 數量多，這些粒子容易氧化造成動脈粥樣硬化斑塊。高三酸甘油酯和低 HDL 是胰島素阻抗和糖尿病的高風險因子。
3. 當血脂中的總膽固醇數量特別高（總膽固醇高和 LDL 高，即使 HDL 高），可能表示身體有以下狀況：
   - 甲狀腺功能不良：治療甲狀腺可能改善膽固醇檢測值。
   - 近期曾受感染：因為細菌感染，脂蛋白隨著免疫反應而升高。
   - 遺傳因素：因為遺傳，LDL 受體功能較差，這稱為家族性高膽固醇血症。有這種家族遺傳的人，看診時別忘了提醒醫師。
   - 膽固醇數值異常地高，通常和 LDL 受體功能障礙有關，應謹慎處理。請小心，要是在血流循環中停留時間太長，即使是大顆鬆散 LDL 也同樣會被氧化。
4. 應專注在如何讓血脂檢驗數值朝向正常方向的改善，而不要太過執著於數字本身大小。比如說，當 HDL 增加，三酸甘油酯降低到 100 以下算是好現象，不要糾結於三酸甘油酯檢驗值是 70 還是 80。
5. 研究顯示，LDL 總粒子數（不是 LDL 膽固醇數）和心臟病的相關性最大。LDL 粒子數量多，常是因為小顆緻密 LDL 的關係（當然也是有例外）。當 LDL 數量過高是來自遺傳或是甲狀腺這類原因，可以用史他汀類藥物治療。

6. 膳食膽固醇連同大多數飽和脂肪，和心臟病風險幾乎沒有關連，不論如何改變飲食，對血液中的膽固醇量幾乎不會有影響。現在再回頭看曼恩博士的說法就更有感了。

7. 脂蛋白和膽固醇的檢驗數據與健康狀況相關，可以作爲「健康警示」，但人體運作非常複雜，還沒有完全弄清楚所有的細節。

希望這個單元至少能提供知識並消除一些疑惑，幫助大家有助於爲健康作出更明智的決定。如果你還是有些困惑，也不用著急，隨著科學的進步，我們會更清楚脂蛋白和膽固醇在人體健康中的作用爲何。如果能讓大家在看完這個單元之後，對於血脂的認識不只停留在「好膽固醇」和「壞膽固醇」，那麼這一切努力都是值得的！

檢測 2：身體的測量

對體重懷抱不健康的執著

時下流行用體重是否減輕，來衡量生活方式是否變得更健康，人們很容易去談自己用什麼的飲食法，在怎樣的時間內減掉了多少體重。快速減肥通常需要嚴格限制熱量，而且就如我們前面說過的那樣，被減掉的不只是體重，大部分都是珍貴的肌肉。但也不只是大家流行用體重來衡量健康，醫界和科學界長期以來也一直用體重指數（BMI）作爲健康標誌。BMI 公式結合了身高和體重，是目前用於判斷人「正常」「過重」或「肥胖」的方法，但近期研究顯示，BMI 可能不是衡量體脂和健康狀況的最佳指標。使用 BMI 的問題在於它無法反映肌肉量。

• 肌肉量大的人即使身體脂肪比率很低，也可能歸類爲「過重」，許多運動員的 BMI 都落在「過重」的範圍，但他們很明顯根本不胖，外表看來也不會不健康。

• 肌肉量非常少的人（這不是好事）BMI 值也可能「正常」，即使他們有大量的體脂肪，甚至可能有胰島素阻抗或糖尿病等代謝性疾病。

瘦胖子

體重是計算 BMI 最主要的參數，這也產生了一種全新的不健康族群：瘦胖子。這些人的 BMI「正常」，但脂肪含量很高，遠高於肌肉量。這一類的人肚子

通常比較大圈，屬於中廣型肥胖，回想一下〈肥胖症〉單元，這類型的脂肪發炎性高，而且肯定不健康，即便他們的體重被歸類在「正常範圍」。

擺脫體重

秤斤秤兩地用體重是否減輕，來評估自己是否更健康，並不是好的科學方法，這麼做除了製造壓力，還可能讓人變得神經質。體重每天都會波動，這主要是因為體內水分的增減，而不是體脂的變化。我們看過許多慣於節食的人，情緒沮喪壓力又大、每天量體重，始終困於那偶然增減的 1 公斤。那偶然的 1 公斤，會迫使他們更嚴格的限制飲食，或是埋首健身房用大量運動累垮身體。

這種做法對心理健康不好，也無法培養出健康的飲食和運動習慣，這也是節食長期下來會失敗的關鍵。會造成體重來回的減輕、反彈，然後心情更沮喪，周而復始不斷的惡性循環。瘦身產業持續用廣告強化「減肥」訊息，好讓節食這件事徒勞無功不停循環下去。不要被體重綁架，把體重計跟其他垃圾一起扔了。

我們需要一種簡單且合乎科學的方式來評估健康，而不是依賴不可靠的體重變化。我們要的是真正能反映健康情況的數據，腰圍身高比就是這樣的指數。

腰圍身高比

腰圍身高比（waistto hip ratio, WHR）是非常容易計算的簡單數據。

1. 以肚臍為高度測量腰圍，用英吋或公分測量都沒關係，只要腰圍和身高都用同樣的單位就可以。
2. 測身高（多數人都知道自己身高多少）。
3. 用腰圍除以身高，所得結果就是腰圍身高比。

一般而言，腰圍身高比若保持在 0.5 以下，對健康較好也比較不易有慢性病的傾向。

腰圍身高比範例

借用本書醫師作者克里斯的測量值，計算如下：

· 克里斯的腰圍 81 公分，身高是 175 公分。

· 腰圍身高比計算方式是「腰圍」除以「身高」。

· 81÷175=0.46，克里斯的腰圍身高比為 0.46。

腰圍身高比高於 0.5 時，容易有下列慢性疾病：

- 糖尿病
- 高血壓
- 心臟病
- 代謝症候群引發的三酸甘油酯過高

這些項目與肥胖症引起的慢性發炎和氧化壓力相關疾病一樣。值得注意的是，使用以體重爲主要參數的 BMI 評估健康狀況時，許多有前述疾病風險的人，可能會被歸類爲健康。比如「瘦胖子」在 BMI 評估下會被歸類爲健康，若改以 WHR 評估，就能正確地識別爲不健康，只用 BMI 會錯估可能有疾病風險的人。

即便不是特別關注健康，但大多數人都還是會追求健康、苗條的外表。大概沒什人會對著未來的另一半說：「就算外表看來健康苗條，但我更在乎你有沒有過重。」這情況聽來荒謬，但這不就是體重至上的樣子嗎？但無論體重計上的數字是什麼，一個精瘦、肌肉發達的人，都健康有魅力。

腰圍身高比是用來衡量健康程度和身材最佳指標，提高肌肉量也是預防慢性疾病並避免早衰的最佳方法。身形差不多的人，肌肉量高者體重較重。以下是幾個範例，能更具體的說明腰圍身高比勝過體重計：

範例 1：吉兒

吉兒的身高是 168 公分，體重 82 公斤，腰圍 97 公分。之後吉兒開始以限制飲食的速成法減重，習慣不斷監測體重減少情況，4 個月後的結果是：

- 體重從 82 公斤降到 68 公斤，減掉了 14 公斤。
- 腰圍從 97 公分下降到 86 公分。
- BMI 從 29（過重）降至 24.2（正常）。
- 腰圍身高比從 0.58 降到 0.52。

範例 2：凱瑟琳

凱瑟琳一開始的條件與吉兒相同，身高是 168 公分，體重 82 公斤，腰圍 97 公分。凱瑟琳用的是《強壯靈藥》的戰術，4 個月後的結果是：

- 體重從 82 公斤下降至 70 公斤，減掉了 12 公斤。
- 腰圍從 97 公分下降到 79 公分。
- BMI 從 29（過重）下降到 25（過重）。
- WHR 從 0.58 下降到 0.47。

範例分析

　　如果你只看體重變化，吉兒的速成飲食似乎比凱瑟琳的方法更有效。畢竟，吉兒比凱瑟琳多減了 2 公斤對吧？如果我們用 BMI 評估成效，吉兒最後從過重到正常，而凱瑟琳卻仍被歸類為過重。如果不只是看體重，我們會注意到吉兒的腰圍只減少了 11 公分，而凱瑟琳卻減少了 18 公分。吉兒節食了 4 個月腰圍身高比仍高於 0.5，仍然籠罩在慢性病的風險之下，同時間凱瑟琳的數值已降到 0.47 的健康範圍。凱瑟琳也比吉兒更瘦，能穿更小號的衣服，儘管體重數字減得沒吉兒多。這表示什麼？吉兒體重減輕了，為什麼她沒有比凱瑟琳更瘦？

　　吉兒繼續用她的節食速成法，但熱量太少無法供給活動所需。對她的大腦來說，她減少進食是種威脅，因此大腦啟動了威脅反應系統應付飢餓狀態。壓力反應系統會提高皮質醇分泌，使肌肉分解產生葡萄糖提供大腦熱量，皮質醇濃度高也會使腹部周圍的脂肪很難減。進一步的檢查發現，在減重 14 公斤中，肌肉減掉了 5 公斤，脂肪減掉了 9 公斤。

　　凱瑟琳遵循本書的戰術，並增加運動量，同時也改善了食物品質，這有助重整大腦中的飢餓感傳遞系統。她自然而然地攝取足夠的熱量，以供活動所需，大腦當然也不會收到飢餓威脅訊息，同時也避免了多餘的皮質醇分泌。此外，她執行了本書的運動計畫，在 4 個月內增加了 2.5 公斤肌肉（反觀吉兒卻因節食掉了 5 公斤肌肉）。進一步調查顯示，凱瑟琳減掉了 13.5 公斤脂肪。儘管總體重減得比吉兒少，但凱瑟琳還是比吉兒多減掉了 4.5 公斤的脂肪，還增加了肌肉量。凱瑟琳在外表上看起來也更苗條、身體也更健康，即使她比吉兒重 2 公斤，但她現在的衣服尺碼比吉兒小 2 號。

　　從這些範例中我們可以看到體重和 BMI 實在不是一個好的身體健康評估標準，甚至可能讓人搞錯方向。從改善健康的角度來看，腰圍身高比更能評估健康是否朝著改善的方向走、是否和外表改善的情況一樣。當你使用本書的戰術來改變生活方式，請注意 2 項重要結論：

1. 保持腰圍長度小於身高的一半。

2. 扔掉體重計，用皮尺

腰圍身高比和健康的關係

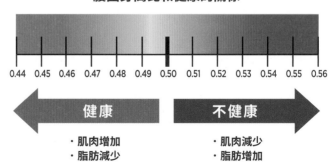

檢測 3：發炎指標

C- 反應蛋白

目前臨床上還沒有準確能測量慢性氧化壓力的檢驗，但有個很好的慢性發炎指標。這種「發炎指標」稱為 C 反應蛋白（c-reactive protein, CRP）。CRP 是由肝臟合成的特別蛋白，當身體發炎時會顯著增加。臨床上 CRP 被歸類為急性期反應蛋白。急性期反應蛋白是在發炎情況升高時所產生，是身體受損尤其是受到細菌入侵時的防禦反應。回想一下基礎訓練中的內容，免疫細胞會產生稱為細胞激素的化學物質，將發炎訊息傳遞到全身以刺激傷口癒合，或抵禦外來細菌的攻擊。當肝臟檢測到免疫細胞產生的細胞激素，就會開始製造急性期反應物幫助身體防禦，其中 CRP 就是一例。

現代醫學可以透過血液常規檢測，找出 CRP 濃度是否升高，用以判斷身體是否處於發炎狀態。在臨床上 CRP 數值也能幫助區分細菌或病毒感染。我們使用 CRP 指數輔助辨識輕度慢性發炎狀況，而慢性發炎正是許多慢性疾病的危險因子。事實上 CRP 已證實可作為糖尿病和心臟病的高度預測指標，同時它在肥胖者的身上，數值也不斷攀升。

CRP 和罹患心臟病風險

比起高膽固醇或高血壓檢驗，CRP 升高更能準確預測心臟病風險。美國國家臨床生化檢驗醫學研究院（The National Academy of Clinical Biochemistry Laboratory Medicine）發現，CRP 是唯一能用來預防心臟病的生物指標。

技術筆記 | 許多研究都在找尋可能的發炎指標，來預測心臟病和糖尿病等等慢性發炎疾病的風險。如果你正在對抗糖尿病、肥胖症或心臟病，希望評估改善方向是否正確，那麼 CRP 是目前已知最相關的指數，也是我們建議用來追蹤成效的方法。

高敏感性 C 反應蛋白

　　CRP 首次被用來作為發炎指標時，那時候的技術還無法測出低濃度的 CRP。由於慢性的發炎強度通常極低，因此需要有足以準確測量低濃度 CRP 的檢驗才行，這時就需要用到高敏感性 C 反應蛋白（high sensitivity c-reactive protein, hsCRP）檢驗了，現在技術已經能測量到慢性發炎所產生的極低濃度 CRP。

CRP 沒有特異性

　　hsCRP 這個發炎指標沒有特異性，而這也是使用上常被詬病的地方。沒有特異性就表示，任何可能刺激免疫系統發炎反應的物質，都可能使它的數值升高，所以這項檢驗在需要診斷特定疾病時，可能沒什麼幫助。但是對於使用 hsCRP 來監測慢性發炎情況、對抗慢性病的你我而言，hsCRP 的非特異性卻是個優點。晝夜節律紊亂、慢性壓力、肥胖症、腸道發炎和缺乏運動都會使身體處於輕度發炎狀態，使 hsCRP 升高。任何輕度發炎都會使 hsCRP 這個指數升高，這表示當我們在對抗健康 5 大敵人時，能夠運用 hsCRP 濃度高低作為評估成效的指標。

怎樣的 HSCRP 數值才是好？

　　相關研究都提到 hsCRP 濃度與心臟病風險的相關性。分級如下表所示。

hsCRP 濃度	心臟病風險
低於 1mg/L	低度
1~3mg/L	中度
高於 3mg/L	高度

我們建議本書讀者能將 hsCRP 保持在 1.0mg/L 以下。

技術筆記｜hsCRP 超過 1.0mg/L，罹患其他慢性疾病的風險也會增加，如糖尿病、高血壓和癌症。不過，這些疾病風險和 hsCRP 濃度高低的關連，實際上還不像心臟病有較明確的數字能輔助判斷。此外，由於 CRP 的非特異性，有類風濕性關節炎或活動性癌症等疾病的人，CRP 會遠高於一般人。受傷或有活動性感染，也會使 CRP 大幅升高。有上述疾病或症狀的人，也無法使用 hsCRP 來監測慢性病風險。

高敏感性 C 反應蛋白是「你能做的身體檢測」的一部分，能夠評估預防慢性病的成效、監測你的進展：

- 改善晝夜節律紊亂、睡眠品質良好，hsCRP 濃度會降低。
- 通過大腦訓練控制慢性壓力，會使 hsCRP 濃度降低。
- 透過〈8 個步驟對抗肥胖和糖尿病〉降低體脂和胰島素阻抗，同時也能降低 hsCRP 濃度。
- 避免腸道發炎，會使原本較高的 hsCRP 濃度下降。
- 多運動可以抑制缺乏運動引起的發炎，降低 hsCRP 濃度。

請在定期健康檢查裡加入 hsCRP 血液檢驗，連同血脂數據一起作為對抗慢性病《強壯靈藥》作戰計畫的一部分。

檢測 4：心率變異分析

如果只能選一個生物指標來衡量健康狀況，那麼心率變異性，也就是一般簡稱的 HRV 就是那個萬裡挑一的生物指標。在我們看來，心率變異性占有這個崇高地位當之無愧，因為它是評估日常壓力的最佳指標。

檢視心率變異性

我們在〈慢性壓力〉一章中簡要討論了心率變異性以及生理回饋。簡單地說，HRV 是每次心跳之間時間長度的自然變化。心率由自律神經系統的 2 個分支控制，特別是「戰鬥或逃跑」交感神經系統和「休息和消化」副交感神經系統。

為了應付可能的威脅，「戰鬥或逃跑」交感神經系統會使心率加快，它還會使心臟如機器般規律跳動，每次心跳間的變化縮小。

交感（戰鬥或逃跑）神經系統能使心跳增加，並保持規律跳動，讓每次跳動間隔變得很固定。上圖紅色箭頭間距就能看出這種規律性，間距幾乎都一樣長，這表示每次心跳間隔時間幾乎相同。此現象即低心率變異性（Low HRV）。

當負責「戰鬥或逃跑」的交感神經系統主導時，心率變異性較低。規律性的刺激交感神經系統不會影響健康，例如定期積極運動或面對週期性的情況時。不過，當交感神經系統主導成為常態時，比如長期慢性壓力或疾病，就會影響健康。當威脅遠離後，負責「休息和消化」的副交感神經系統會減慢心跳的速度。在大多數情況下，副交感神經系統應該是要管制心跳的系統，在副交感神經系統主導下，健康的心臟每次跳動間隔會有不同。

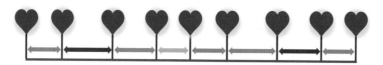

當威脅遠離（或運動結束），負責休息和消化的副交感神經系統會使心跳減慢，並且讓心臟在每次跳動之間的時間有變化，由上圖綠色箭頭間距不同，就能看出這種特性。這些箭頭顯示每次心跳之間的間隔不同，深綠色箭頭表示心跳間隔增長，淺綠色箭頭表示心跳間隔縮短。這種有如節拍一樣的心跳間隔變化，稱為高心率變異性（High HRV）。

以 HRV 作為「壓力杯」的評估指標

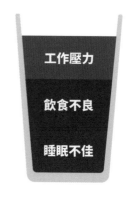

慢性壓力、健康不良、睡眠不佳和新陳代謝受損，對大腦來說都是種「威脅」，為了應對這些日常威脅，負責「戰鬥或逃跑」的交感神經系統只能一直保持在運作狀態。日常生活中持續存在的低度慢性壓力，會導致身體慢性發炎和氧化壓力，而不斷運作的「戰鬥或逃跑」系統，會使身體壓力天天滿載，讓大腦和身體在習慣失敗的戰鬥中不停奮戰著。

測量心率變異性能讓人明白自律神經系統的當前狀態，到底是由「戰鬥或逃跑」交感神經系統，還是由「休息和消化」副交感神經系統主導？若是從健康的角度來看，當然是盡量由副交感神經系統作主。本書中的金銀銅各級防禦戰術，都能提升副交感神經作用，同時降低「戰鬥或逃跑」交感神經系統的力量。運用本書的防禦戰術來改善健康的同時，我們可以追蹤自律神經系統了解進展如何。

快速複習｜關於交感神經系統和副交感神經系統的介紹，請參見第一階段基礎訓練的訓練 1〈核心主題 4：壓力反應〉。

- **心率變異性低**，表示「戰鬥或逃跑」交感神經系統主導身體，這不是個好現象。心率變異性低表示我們努力的方向不對，身體壓力已經滿載。
- **心率變異性高**，表示「休息和消化」的副交感神經系統占優勢，這是身體最自然放鬆的狀態，對健康也最好。心率變異性高是好現象，表示身體壓力在可控的範圍內。

我們前面的高強度「爆發式心肺運動」課程中，測量運動後心率恢復的這個部分，就是融合了這樣的概念。

心率變異性和健康

我們認為心率變異性是了解身體壓力的窗口，科學研究結果也支持這個看法。回想一下第一階段的基礎訓練，我們以動態恆定和超適應負荷輔以具象的「壓力杯」，來說明身體壓力和慢性病的關係。近期研究顯示，超適應負荷（「壓力杯」滿溢）和肥胖症、糖尿病、心臟病、高血壓、焦慮和憂鬱都有關，而這些疾病也和低 HRV 有關。結論就是，HRV 正發展成為評估指標。

- HRV 數值低者，有罹患高血壓的傾向。
- 低 HRV 表示可能身體的葡萄糖耐受性差，而且有胰島素阻抗的傾向，有如糖尿病患者的情況。
- 比起大部分風險因子，例如高血壓和血脂檢測結果相比，用低 HRV 預測心臟病更準確。
- 高 HRV 代表壽命較長，長壽的人到老時 HRV 還是相對較高。
- 運動是提高 HRV 的最有力方法，前提是不要過度訓練反而導致壓力過大。

將低 HRV 和健康狀況不佳作連結，背後主要邏輯是壓力威脅系統慢性活化。壓力過大時，大腦會不斷活化壓力系統，使「戰鬥或逃跑」交感神經系統保持活躍狀態，如此一來交感神經系統不斷被強化，HRV 就會降低。低 HRV 是交感神經活化的表徵，這也是為何它與這麼多疾病相關，甚至在還沒有明顯臨床病徵或檢測數據前，就能先看到低 HRV 現象。

- 脂肪細胞怪物產生內部威脅導致發炎，活化壓力威脅系統，降低 HRV。
- 外部威脅如工作環境壓力過大，會活化壓力威脅系統，降低 HRV。
- 細菌感染或損傷等等的內部威脅，在短期內會降低心率變異性。
- 加工食品屬於外部威脅，會引起發炎和氧化壓力。當加工食品中的自由基淹沒氧化防禦系統（保鑣），壓力威脅系統會被活化，這會導致心率變異性下降，新陳代謝也將受損。

- 反芻性思考和憂慮帶來長期心理壓力，讓戰鬥或逃跑系統「加速」運轉，進而降低 HRV。
- 像新兵入伍那樣天天操練，過度訓練產生外部威脅，導致 HRV 降低。
- 慢性壓力是種威脅，會導致焦慮和憂鬱。患有焦慮症和憂鬱症的人，其 HRV 也較低。
- 睡眠不足和晝夜節律紊亂是內在威脅，而且是對大腦的超級威脅，也同樣會導致低 HRV。

心率變異性和晝夜節律

　　HRV 高低會隨著晝夜節律自然循環。在睡眠再生模式期間 HRV 會升高，HRV 在負責「休息和消化」的副交感神經系統的主導時增加，這很合理。當「壓力杯」滿溢，會使身體修復再生不良，錯失提升 HRV 的機會。當 HRV 在夜間無法升高，也意味著身體會朝向糖尿病的方向發展。

　　上述說明，你就可以了解，為什麼 HRV 會是評估身體壓力和整體健康狀況的理想指標。有些科學家甚至認為，應該把 HRV 納入常規健康檢查項目，成為疾病預防的一環，協助預測疾病的發生。使用 HRV 來評估身心健康，能得到常規血液檢驗無法提供的訊息。作為本書的讀者，你應該能明白身心是一體，兩者相互影響密不可分。

測量心率變異性

　　HRV 相當複雜，需要相對精細的運算。前些年測量 HRV 都還需要昂貴的專用儀器，遠超出了普通人的能力範圍。現在只需要智慧型手機加上穿戴式心率監測器，就能獲得相當準確的 HRV 測量值。智慧型手機應用程式能從穿戴式裝置讀取心跳進行計算，所得的 HRV 數值會介於 0-100。數值越高表示 HRV 越高。一般而言，HRV 高，表示神經系統較為健康、壓力威脅系統活化程度較低。HRV 數值越高表示身體越是處於副交感神經系統主導的狀態，這是件好事。反之，HRV 數值越低，則表示越受到「戰鬥或逃跑」交感神經系統的支配，是身體壓力過大的負面訊息。

追蹤 HRV 數值

HRV 是非常個人化的指數，不建議與其他人的數值進行比較，但一般而言，健康的人 HRV 通常也較高。要運用這指數，可以先測量當前的狀況，然後一邊實踐本書所教的飲食和運動計畫，一邊追蹤 HRV 的變化情形。隨著壓力減輕、睡眠變好、營養改善、體脂變少加上定期運動，你的整體 HRV 數值會慢慢提高。不過，要注意的地方是，HRV 會根據每日情況不同而波動。前晚沒睡好、壓力上升、運動過度或連續亂吃垃圾食品，都會導致你的數值暫時性的下降。

何時測量？如何測量？

在理想情況下應該每天選在同樣的時間，並盡可能在同樣的環境、用相同的測量方法。我們建議早上一醒來就測量 HRV，這樣除了能讓測量時間固定，也考慮到生理時鐘的影響，還能讓身體都是以同樣的姿勢測量。HRV 對環境的變化非常敏感，所以選剛醒來就量，這還有個好處，就是日天裡各種壓力，還來不及影響到你身心，如此一來影響因子也比較少。這些數值可以用來參考，尤其是在安排運動時，可以避免身體壓力過大。

使用 HRV 調配活動量

讓我們舉個例子說明如何運用每天量到的 HRV 數值。

運用 HRV 的範例

克里斯 44 歲，男性，沒有慢性病，身體屬於較為健康的類型。他的 HRV 數值通常介於 80-85 之間。他每週運動 3-4 次，一般而言都睡得很好，但某日因為上呼吸道感染睡得很差，那天早晨他的 HRV 數值就從平日的 80 掉到了 68。他那晚原本的訓練計畫是要練深蹲，經過特別緊張繁忙的一天後，他下班後回家做了 10 分鐘的爆發式心肺運動，接著又練了深蹲。第 2 天早上，他的 HRV 又掉到了 58，他覺得筋疲力盡，上呼吸道感染也更嚴重。

克里斯生病後的 HRV 數值降了 12，可是他沒有修改鍛鍊計畫，還是繼續做原定的爆發式心肺運動加深蹲，這讓身體承受了很大的壓力。結果導致已經因為睡眠不足和疾病壓力爆棚的身體，又再雪上加霜。克里斯沒留意到隔日 HRV 值

又降了 10，這時他應該取消當天的鍛鍊，改成休息日，或頂多走一小段路，而不是繁重的深蹲鍛鍊。結果免疫系統因為壓力過大受到抑制，他也冒著上呼吸道感染情況惡化的風險。如果他在 HRV 為 68 的那天選擇休息，身體會慢慢康復，再隔日他的 HRV 數值會更高，還能做更多深蹲鍛鍊，也不會被壓力淹沒。

指引方針

如何應對 HRV 數值下降，並沒有什麼既定的方式，但我們確實有一些建議。

- 當數值下降超過 10，請考慮取消運動計畫把當天改為休息日，並增加大腦訓練課程。

- 如果連續 2 天數值下降，就真的要留心可能下降的原因，睡眠不良通常是造成這種情況的首要因素，因此要優先考慮處理睡眠問題（可以使用〈敵人 4：晝夜節律紊亂〉單元中的方法）。還有，這天當然不要做繁重的身體訓練。

追蹤 HRV 數值能有效確保不會過度操練身體。還能用它來評估執行強效防禦戰術後的效果。如果克里斯能用 30 分鐘的正念呼吸練習來代替當天原先的深蹲鍛鍊，那麼第 2 天他的 HRV 或許能回到 80-85，而不是 58 加上疲憊不舒服的身體。當 HRV 數值下降時，若能採用適當的防守策略，就可以讓身體從淹沒的壓力中恢復過來。HRV 數值下降能提醒你更加注意後續的睡眠品質、飲食，或增加一些大腦訓練。

HRV 的設備

隨著技術的進步，會有更多居家 HRV 監測設備能夠選擇，但目前也已經有一些不錯的產品。為了幫助大家了解，我們介紹一下個人曾使用過的 2 個系統，先聲明我們跟這兩家公司沒有任何關係。這兩家系統如下：

- SweetBeat™ 程式：這是款低價但可靠的智慧型手機應用程式，用來測量心率變異性。它需要挑配藍牙心率監測帶使用，例如 Polar® H7。這個程式有附加其他像是食物過敏和減肥相關的功能，但這部分我們不曾使用也沒有評估過，先不予置評。

- BioForce HRV：這是由頂尖綜合格鬥訓練師喬爾‧傑米森（Joel Jamieson）開發的 HRV 測量組。這個產品價格稍高，但有附帶一本內容精闢的手冊，教人如何用 HRV 搭配運動。這款 HRV 測量組會用到智慧型手機應用程式和藍牙心率監測器胸帶，它還架設了一個很不錯的網站，能用來追蹤測量結果。克里斯使用過這項產品 3 個月，發覺它的確能夠可靠地監測 HRV 指數，讓人

能好好的規劃運動計畫。特別提示：產品附贈的手冊內包含大量有關 HRV 和動態恆定的資訊，這點令人驚喜。從手冊可以看出喬爾精通於動態平衡和生理恆定負荷失衡，並能將這些概念運用在訓練高階運動員，強烈推薦。

小結

　　HRV 指數確實是了解自身神經系統和壓力狀態的一扇窗，**這是本單元所有分析方法中最重要也最關鍵的生物指標**，我們強烈建議定期檢測 HRV，用來預防壓力過大。有效管理壓力，是避免壓力造成健康問題的最佳解方，而追蹤管理 HRV 是目前已知管理壓力最好的辦法。用 HRV 好好管理自身壓力，同時也能改善本章節中提到的另外 3 個生物指標，這確實是個萬中選一的關鍵生物指標。請適當運用我們建議的生物指標，並牢記風險因子和致病因子兩者有別，此外也不要對這些指標量測結果太過神經質，反而把它們變成是壓力來源。

軍事情報（參考文獻）

Ashwell M, Gunn P, & Gibson S. Waist-to-height ratio is a better screening tool than waist circumference and BMI for adult cardiometabolic risk factors: systematic review and meta-analysis. *Obes Rev* 13 (2012): 275-286.

Barona J, & Fernandez ML. Dietary cholesterol affects plasma lipid levels, the intravascular processing of lipoproteins and reverse cholesterol transport without increasing the risk for heart disease. *Nutrients* 4 (2012): 1015-1025.

Bays H, et al. Are post-treatment low-density lipoprotein subclass pattern analyses potentially misleading? *Lipids Health Dis* 9 (2010): 136.

Bener A, et al. Obesity index that better predicts metabolic syndrome: body mass index, waist circumference, waist hip ratio, or waist height ratio. *J Obes* (2013): 269038.

Bittner V, et al. The triglyceride/high-density lipoprotein cholesterol ratio predicts all-cause mortality in women with suspected myocardial ischemia: a report from the Women's Ischemia Syndrome Evaluation (WISE). *Am Heart J* 157 (2009): 548-555.

Blake GJ, & Ridker PM. C-reactive protein: a surrogate risk marker or mediator of atherothrombosis? *Am J Physiol Regul Integr Comp Physiol* 285 (2003): R1250-R1252.

Blankstein R, et al. Predictors of coronary heart disease events among asymptomatic persons with low low-density lipoprotein cholesterol MESA (Multi-Ethnic Study of Atherosclerosis). *J Am Coll Cardiol* 58 (2011): 364-374.

Brosschot JF, Van Dijk E, & Thayer JF. Daily worry is related to low heart rate variability during waking and the subsequent nocturnal sleep period. *Int J Psychophysiol* 63 (2007): 39-47.

Browning LM, Hsieh SD, & Ashwell MA. systematic review of waist-to-height ratio as a screening tool for the prediction of cardiovascular disease and diabetes: 0.5 could be a suitable global boundary value. *Nutr Res Rev* 23 (2010): 247-269.

Brunoni AR, et al. Heart rate variability is a trait marker of major depressive disorder: evidence from the sertraline vs. electric current therapy to treat depression clinical study. *Int J Neuropsychopharmacol* 16 (2013): 1937-1949.

Chapman MJ, et al. Triglyceride-rich lipoproteins and high-density lipoprotein cholesterol in patients at high risk of cardiovascular disease: evidence and guidance for management. *Eur Heart J* 32 (2011): 1345-1361.

Choi CU, et al. Statins do not decrease small, dense low-density lipoprotein. *Tex Heart Inst J* 37 (2010): 421-428.

Davidson MH, et al. Clinical utility of inflammatory markers and advanced lipoprotein testing: advice from an expert panel of lipid specialists. *J Clin Lipidol* 5 (2011): 338-367.

El Harchaoui K, et al. Value of low-density lipoprotein particle number and size as predictors of coronary artery disease in apparently healthy men and women: the EPIC-Norfolk Prospective Population Study. *J Am Coll Cardiol* 49 (2007): 547-553.

Fernandez ML. Rethinking dietary cholesterol. *Curr Opin Clin Nutr Metab Care* 15 (2012): 117-121.

Galeano NF, Al-Haideri M, Keyserman F, Rumsey SC, & Deckelbaum RJ. Small dense low density lipoprotein has increased affinity for LDL receptor-independent cell surface binding sites: a potential mechanism for increased atherogenicity. *J Lipid Res* 39 (1998): 1263-1273.

Gazi IF, Tsimihodimos V, Tselepis AD, Elisaf M, & Mikhailidis DP. Clinical importance and therapeutic modulation of small dense low-density lipoprotein particles. Expert Opin Biol Ther 7 (2007): 53-72.

Gerber PA, et al. Small, dense LDL particles predict changes in intima media thickness and insulin resistance in men with type 2 diabetes and prediabetes—a prospective cohort study. *PLoS One* 8 (2013): e72763.

Goh LG, Dhaliwal SS, Welborn TA, Lee AH, & Della PR. Anthropometric measurements of general and central obesity and the prediction of cardiovascular disease risk in women: a cross-sectional study. *BMJ Open* 4 (2014): e004138.

Grad E, & Danenberg HD. C-reactive protein and atherothrombosis: Cause or effect? *Blood Rev* 27 (2013): 23-29.

Gratas-Delamarche A, Derbre F, Vincent S, & Cillard J. Physical inactivity, insulin resistance, and the oxidative-inflammatory loop. *Free Radic Res* 48 (2014): 93-108.

Haensel A, Mills PJ, Nelesen RA, Ziegler MG, & Dimsdale JE. The relationship between heart rate variability and inflammatory markers in cardiovascular diseases. *Psychoneuroendocrinology* 33 (2008): 1305-1312.

Hayashino Y, et al. Effects of exercise on C-reactive protein, inflammatory cytokine and adipokine in patients with type 2 diabetes: A meta-analysis of randomized controlled trials. *Metabolism* 63 (2014): 431-440.

Hovingh GK, Davidson MH, Kastelein JJ, & O'Connor AM. Diagnosis and treatment of familial hypercholesterolaemia. *Eur Heart J* 34 (2013): 962-971.

Howell WH, McNamara DJ, Tosca MA, Smith BT, & Gaines JA. Plasma lipid and lipoprotein responses to dietary fat and cholesterol: a meta-analysis. *Am J Clin Nutr* 65 (1997): 1747-1764.

Jarczok MN, Li J, Mauss D, Fischer JE, & Thayer JF. Heart rate variability is associated with glycemic status after controlling for components of the metabolic syndrome. *Int J Cardiol* 167 (2013): 855-861.

Johnson TV, Abbasi A, & Master VA. Systematic review of the evidence of a relationship between chronic psychosocial stress and C-reactive protein. *Mol Diagn Ther* 17 (2013): 147-164.

Kemp AH, & Quintana DS. The relationship between mental and physical health: insights from the study of heart rate variability. *Int J Psychophysiol* 89 (2013): 288-296.

Kemp AH, Quintana DS, Felmingham KL, Matthews S, & Jelinek HF. Depression, comorbid anxiety disorders, and heart rate variability in physically healthy, unmedicated patients: implications for cardiovascular risk. *PLoS One* 7 (2012): e30777.

Libby P, Ridker PM, & Hansson GK. Inflammation in atherosclerosis: from pathophysiology to practice. *J Am Coll Cardiol* 54 (2009): 2129-2138.

Maeda S, et al. Associations between small dense LDL, HDL subfractions (HDL2, HDL3) and risk of atherosclerosis in Japanese-Americans. *J Atheroscler Thromb* 19 (2012): 444-452.

Maki KC, Dicklin MR, Davidson MH, Mize PD, & Kulkarni KR. Indicators of the atherogenic lipoprotein phenotype measured with density gradient ultracentrifugation predict changes in carotid intima-media thickness in men and women. *Vasc Health Risk Manag* 8 (2012): 31-38.

Maki KC, Slavin JL, Rains TM, & Kris-Etherton PM. Limitations of observational evidence: implications for evidence-based dietary recommendations. *Adv Nutr* 5 (2014): 7-15.

Mangalmurti SS, & Davidson MH. The incremental value of lipids and inflammatory biomarkers in determining residual cardiovascular risk. *Curr Atheroscler Rep* 13 (2011): 373-380.

Meier-Ewert HK, et al. Effect of sleep loss on C-reactive protein, an inflammatory marker of cardiovascular risk. *J Am Coll Cardiol* 43 (2004): 678-683.

Meisinger C, Baumert J, Khuseyinova N, Loewel H, & Koenig W. Plasma oxidized low-density lipoprotein, a strong predictor for acute coronary heart disease events in apparently healthy, middle-aged men from the general population. *Circulation* 112 (2005): 651-657.

Mikhailidis DP, et al. "European panel on low density lipoprotein (LDL) subclasses": a statement on the pathophysiology, atherogenicity and clinical significance of LDL subclasses. *Curr Vasc Pharmacol* 9 (2011): 533-571.

Miller YI, et al. Oxidation-specific epitopes are danger-associated molecular patterns recognized by pattern recognition receptors of innate immunity. *Circ Res* 108 (2011): 235-248.

Mostafa SA, et al. The association of the triglyceride-to-HDL cholesterol ratio with insulin resistance in white European and South Asian men and women. *PLoS One* 7 (2012): e50931.

Musunuru K. Atherogenic dyslipidemia: cardiovascular risk and dietary intervention. *Lipids* 45 (2010): 907-914.

Myers GL, et al. National Academy of Clinical Biochemistry Laboratory Medicine Practice guidelines: emerging biomarkers for primary prevention of cardiovascular disease. *Clin Chem* 55 (2009): 378-384.

Oliveros E, Somers VK, Sochor O, Goe K, & Lopez-Jimenez F. The concept of normal weight obesity. *Prog Cardiovasc Dis* 56 (2014): 426-433.

Onat A, Can G, Kaya H, & Hergenc G. "Atherogenic index of plasma" (log10 triglyceride/high-density lipoprotein-cholesterol) predicts high blood pressure, diabetes, and vascular events. *J Clin Lipidol* 4 (2010): 89-98.

Park BS, & Yoon JS. Relative skeletal muscle mass is associated with development of metabolic syndrome. *Diabetes Metab J* 37 (2013): 458-464.

Peterson MM, et al. Apolipoprotein B is an innate barrier against invasive staphylococcus aureus infection. *Cell Host Microbe* 4 (2008): 555-566.

Petursson H, Sigurdsson JA, Bengtsson C, Nilsen TI, & Getz L. Is the use of cholesterol in mortality risk algorithms in clinical guidelines valid? Ten years prospective data from the Norwegian HUNT 2 study. *J Eval Clin Pract* 18 (2012): 159-168.

Rodriguez-Hernandez H, Simental-Mendia LE, Rodriguez-Ramirez G, & Reyes-Romero MA. Obesity and inflammation: epidemiology, risk factors, and markers of inflammation. *Int J Endocrinol* (2013): 678159.

Savva SC, Lamnisos D, & Kafatos AG. Predicting cardiometabolic risk: waist-to-height ratio or BMI. A meta-analysis. *Diabetes Metab Syndr Obes* 6 (2013): 403-419.

Shen H, et al. Correlation between serum levels of small-dense low density lipoprotein cholesterol and carotid stenosis in cerebral infarction patients >65 years of age. *Ann Vasc Surg* 28 (2014): 375-380.

Tani M, et al. Small dense LDL enhances THP-1 macrophage foam cell formation. *J Atheroscler Thromb* 18 (2011): 698-704.

Thayer JF. Vagal tone and the inflammatory reflex. *Cleve Clin J Med* 76 Suppl 2 (2009): S23-S26.

Thayer JF, Ahs F, Fredrikson M, Sollers JJ, & Wager TD. A meta-analysis of heart rate variability and neuroimaging studies: implications for heart rate variability as a marker of stress and health. *Neurosci Biobehav Rev* 36 (2012): 747-756.

Thayer JF, & Sternberg E. Beyond heart rate variability: vagal regulation of allostatic systems. *Ann N Y Acad Sci* 1088 (2006): 361-372.

Toft-Petersen, AP, et al. Small dense LDL particles—a predictor of coronary artery disease evaluated by invasive and CT-based techniques: a case-control study. *Lipids Health Dis* 10 (2011): 21.

Toth PP. Insulin resistance, small LDL particles, and risk for atherosclerotic disease. *Curr Vasc Pharmacol* (2013).

Tsimihodimos V, Gazi I, Kostara C, Tselepis AD, & Elisaf M. Plasma lipoproteins and triacylglycerol are predictors of small, dense LDL particles. *Lipids* **42** (2007): 403-409.

Tsimikas S, & Miller YI. Oxidative modification of lipoproteins: mechanisms, role in inflammation and potential clinical applications in cardiovascular disease. *Curr Pharm Des* **17** (2011): 27-37.

Vinik AI. The conductor of the autonomic orchestra. *Front Endocrinol* (Lausanne) **3** (2012): 71.

Wang X, et al. Inflammatory markers and risk of type 2 diabetes: a systematic review and meta-analysis. *Diabetes Care* **36** (2013): 166-175.

Weismann D, & Binder CJ. The innate immune response to products of phospholipid peroxidation. *Biochim Biophys Acta* **1818** (2012): 2465-2475.

Windham BG, et al. The relationship between heart rate variability and adiposity differs for central and overall adiposity. *J Obes* (2012): 149516.

Xhyheri B, Manfrini O, Mazzolini M, Pizzi C, & Bugiardini R. Heart rate variability today. *Prog Cardiovasc Dis* **55** (2012): 321-331.

Younis N, Charlton-Menys V, Sharma R, Soran H, & Durrington PN. Glycation of LDL in non-diabetic people: Small dense LDL is preferentially glycated both in vivo and in vitro. *Atherosclerosis* **202** (2009): 162-168.

Zulfiqar U, Jurivich DA, Gao W, & Singer DH. Relation of high heart rate variability to healthy longevity. *Am J Cardiol* **105** (2010): 1181-1185.

克里斯多夫・哈迪醫師的話

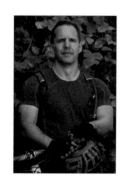

每當患者問我「能做些什麼改善健康？」，而我想說的一切都包含在《強壯靈藥》這本書裡了。在短短 30 分鐘的看診時間裡，我只能盡量傳遞一些預防疾病的知識，但仍然是這麼有限。

當初編寫本書的初衷是想寫一系列資訊比較深入的講義，一份可以讓我的患者在到診前就先閱讀的有關營養、緩解壓力、運動、睡眠習慣等主題的「家庭作業」。我透過梳理科學文獻來編寫這些講義，讓我的每個建議背後都有最新的學理支持，在編譯了幾十份講義之後，我開始意識到這份講義儼然已經有了書的雛形。有了書本架構以後它開始有了生命，一路成長遠遠超出了最初預想的範圍。

本來只想花 1 個月左右的時間編寫，但一路下來卻開啟了 2 年無休無止的追尋，最終寫成了《強壯靈藥》這本書。期間還經歷了我退伍、就任新職和搬家到別州等生活大事。寫這本書完全是基於一股熱忱，來自於對科學、醫學的投入以及希望為公共衛生作出貢獻的心意。當我聽到那些科學論據不紮實，或根本不科學的促進健康的說法時，總是會感到遺憾氣餒，而我也發現自己越來越容易厭倦這樣的事。本書對我來說是一種宣洩。我終於站上前線，做了一些事情，而不會只是繼續抱怨那些疾病預防哪裡不對。透過本書，我提供的是解決方法，而不只是抱怨和批評。

大家身邊總會有朋友和家人受到慢性病的折磨，迫切需要務實有效解決的方案，而生活在資訊爆炸的時代，面對大量相互矛盾的訊息，人們其實很難在大海撈針。我希望這本書能夠為人們提供基礎知識，在紛亂的訊息大海裡篩選並撈到需要的資訊。在讀過了無數看似互不相關的科學研究後，我開始體認到，最好的辦法還是從慢性病源頭開始，先了解基礎過程，然後由此建立一個框架。

從表面上看，很明顯的睡眠障礙、營養不良、缺乏運動、壓力和肥胖問題，都會導致種種慢性疾病，但暗地裡其實有個被低估的潛在共通點，將這些疾病聯繫在一起。而慢性發炎和氧化壓力，就是那個將慢性疾病的許多原因聯繫在一起的潛在機制。為了解釋超適應負荷這個概念，我們創造了「壓力杯」這個概念，用它具象地說明了慢性壓力、腸道發炎、晝夜節律紊亂、肥胖症和缺乏運動這些問題，如何共同推升長期發炎和氧化壓力，成為慢性疾病的前兆。

雖然我寫的是本促進健康的書，從事的又是全職醫療工作，但諷刺的是，我總是讓自己的壓力爆棚。在寫書的這段過程裡，我比任何時候都更覺得有感壓力和容易生病！我絕對是超適應負荷的例子！在寫這本書的兩年裡，我告訴患者緩解壓力之道，同時又完美身體力行如何壓力超載，現在想起來真是言行不一，我的端粒肯定也脫落了好幾層。但在本書完成後，我也回歸健康之路，重新身體力行書裡的概念：「醫者自醫！」

　　《強壯靈藥》的目標是以普通人可以理解的方式，解釋生物化學、生理學和病理學這些不易理解的概念，把這些概念融會貫通交織成基礎知識，讓一般人也有能力判斷、選擇有益健康的生活方式。我想打開人體的「黑盒子」，揭開慢性病的神祕面紗讓所有人能看到。我的目的是幫助人們了解到，他們所選擇的生活方式對健康有怎樣的影響，以及我們給出的預防疾病的建議有何科學根據。我仍然堅信，只要人們能理解既有的生活方式會對健康造成什麼影響，並能具體想像身體大腦會發生什麼事，就會更有動機和動力去改變原有的不良習慣。無知是種幸福，可一旦揭開知識的面紗，糟糕的生活習慣就無所遁形、更不容易被忽視了。當好習慣取代了壞習慣，身體越來越健康，正面力量和動力也會油然而生。

　　這本書借用軍隊訓練的口吻和描述方式讓我倍感親切，這是因為我長期為國服務，曾服役了 13 年。更重要的是，用軍事語氣來描繪，更能突顯當前公共衛生情況的危機感。如果你還不相信人類正與慢性病抗戰，那就真的是在逃避現實。曾有預測指出，人類壽命即將要開倒車，平均壽命竟然要開始縮短，這說法不嚇人嗎？為什麼？為何會有這種可怕的情況？這是可以預防的嗎？在現代環境中生活，要成就最佳的健康狀態實在困難。要保持最佳健康狀態，需要有知識、夠勤奮、能計畫加上有條不紊的方法。

　　人類雖然已經脫離野外原始生活，但還是能從古人身上學到不少。他們的生活裡有「激烈的運動」，加上很多「心肺運動」，並且都吃純天然的食物。這樣的生活模式拿到現在，也是相當受用的。然而，現代問題需要現代解方。難道指正舊有觀點的錯誤之處也不對嗎？我們得揚棄不夠全面、積非成是的成見。本書希望的是，結合老祖先的智慧和經驗，加上現代進步的科學，融合成對抗慢性疾病的方法，以尋求最佳的健康狀態。

　　我們這本書會讓那些真正有動力的人更強大。如果你有心、有動力，那麼我們已經告訴你如何開始。如果你已經受夠了，也厭倦了那個「容易疲憊和生病的自己」，那麼就將本書闡述的那些又實在又具體的計畫付諸實踐。我們已經教過你身體的機制，還有如何改進它。雖然前方沒有捷徑，但方法明確可期，每個人都能讓身體更健康。

致謝

想到要給那些不論是直接或是間接支持本書的人，寫一段適當的感謝語，實在感到很不容易。多年來，很幸運身邊能有如此家人、朋友、同事和老師，還有那些不能忽略、令人懷念的人。

感謝 John Du Cane、Derek Brigham 和 Dragon Door 團隊使本書出版成眞。

在肌力與體能訓練領域，我要感謝：Dan Cenidoza、Chuck Miller、Mike Krivka、Lauren Bunney、Donna Pierce、Susan Simpson、Sandor Sommer 和 Rob Miller。

感謝我的同事：Steve English, M.D., Don Berry, D.C., Maegan Knutson, N.D., Kim Broom, M.D., Dianna Chamblin, M.D., Gail English, M.D., Fran Read, M.D., Jiho Bryson, M.D. MPH, Bob Handel, M.D., Marti Bradley, R.N., Kathy Schram, R.N., Gavin Gordon, M.D., Joe Divita, M.D., Brad Olson, M.D., Chris Hoernig, R.N., Jenny Tinch, M.D. MPH, Erin Duffy, M.D. MPH, Bob Klem, M.D., Colleen Clark, John Trueblood, PA-C, Mike Puckett, CIH, Carolyn Ramos, R.N., Osama Boulos, Phd., Carole Stonnell, and Stephanie Cramer。

感謝我的恩師這些年來的友誼、授業解惑；另外有三位特別要提到的是 Mark Elliott 博士、Craig Thorne, MD MPH 和 Virginia Weaver, MD MPH。

感謝我在軍艦上夥伴：Rory Miller、Sean Pearson、Ken Richards、Walt East、John Broom、Rob White 和 Ryan De La Cruz。

非常感謝我的家人和代理孕母一家：Marty 和 Stacy Gallagher、Brian 和 Gina Knoll 以及 Knoll 家族的其他成員、整個 Randall 和 Thomas 家族、Dennis 和 Karen Polli、Joe 和 Charlotte Coddington、Riddhi 和 Eric Blow，尤其是對 Cathy Hardy（世上最偉大的媽媽）、Jason 和 Reagan Hardy 的所有愛和支持。

最後要提到的是安娜‧哈迪，她是個了不起的女兒，也是我靈感的泉源，對她的感激之情難以言表。感謝我的摯友、同事和才華橫溢的妻子嘉莉，陪伴我一路走來，沒有妳的愛和支持，這本書就不會存在。

馬蒂・加拉格爾教練的話

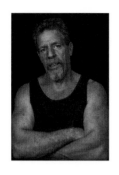

這本書所傳達的「最重要」訊息是什麼？是培養自我能力。對於如何才能達到目標，有效改善身體和生活方式，你真的不應該再有疑問了，你手上拿著的就是路線圖。我們的方法經過實際經驗佐證，只要你有心有熱誠，再加上紀律，完全遵守、執行這個方法，它絕不會讓你失望。

營養策略不但有效而且很有系統，並不是那種只能流行一時的所謂健康妙招，而書中的運動策略則是來自訓練頂尖運動員的經驗，在不失其根本及效果的前提下精簡，降低強度，讓人容易入門。你可以按照個人生活方式和行程，創造適合自己的運動模式。我們提供原則也保留了彈性，讓大家能依個人需求調整，逐漸地去適應我們的健身方法。我們和海軍陸戰隊訓練新兵的方式不同，會先教你怎麼游泳，不會一下子就把你扔進深水池裡。

本書設計的訓練裡，應用了「並行策略」的概念。同步執行這些計畫，除了身體上的轉變，精神上也會重新校正回歸。當人的身體經歷過徹底的轉變，心理上也會同步有深刻的轉變。

王爾德（Oscar Wilde）曾說：「感受力就是一切。」他的觀點從來都是如此透徹，對於如何看待自己和周圍環境的這個觀察也不例外。消極的自我認知像是精神上的枷鎖，牢牢的套在脖子上，但將這種消極的認知能透過實實在在的排毒，和高強度、釋放腦內啡的運動，來轉變成為積極的自我認知，能讓身體和心理上同步重生。

我曾幫助過數百次深受矚目的身體改造計畫，而這樣的轉變中，重新定義自我是最重要的關鍵，實際上我們在幫助人們重塑全新的自己。社會學家卡蜜兒・佩利亞（Camille Paglia）曾形容健美運動（透過營養和運動，重新設計並塑造人體外形）是「奮力對抗自然」之舉。確實，與其被生活的慣性推著走，還不如去掌握自己的生活，去對抗所謂的「必然」和順其自然的想法。若不願臣服在看似注定的命運底下，那就起身奮戰吧。

選擇奮戰的人明白，生活本來就是一場戰鬥，所以欣然接受挑戰。臣服於日復一日的習慣之下，只能說是活著，算不上生活。我們想要的更多，要有條不紊地運用書裡的並行戰術來提高生活品質。慢慢的，這些訓練會帶來改變，讓我們獲得滿滿活力、增進肌肉和健康，並且一直保持下去。

我們也不反對傳統的方法，把重心放在增加運動強度、揮灑汗水，但我們更相信四兩能撥千斤，透過營養和有機飲食來排除毒素。運用正確的營養觀念，熟練地準備適當的膳食，將營養和訓練合而為一，發揮綜效。

能讓身體脫胎換骨所需的一切知識，都包含在這本書裡。我們希望讓這能成為一本工作手冊，所以請運用我們給你的知識和策略，加上你個人想法，融會貫通應用在生活之中。我們給你的方法都盡量試試看，避免挑食只做自己喜歡的、只看自己想看的。不要對這個書中不合意、沒意思或不易理解的部分視而不見。我們的規劃有策略性且相互關連，單獨分開只會讓成效不彰。當有系統地同步練習，顧全各個方面時，就會看到外表有明顯的進步。當你開始愛上這種充滿活力的生活方式，那麼改變就不再是「要不要」的問題，而是「何時」的問題。

致謝

我要感謝 2 個人：克里斯·哈迪和我的妻子史黛西。

當克里斯首次提議我們合寫一本「公共衛生」的書，我心存懷疑但又實在好奇。克里斯有著精彩的人生故事，而我是他的忠實粉絲，在遇到他之前，我就知道他聲名遠播，而遠早於我們合作寫書之前，我心理上就已經把他當成我的好友、知己。我們之間有許多共同的興趣，除了最初將我們拉在一起的肌力、爆發力、體能的話題，我們還有很多共同之處。當時他是在約翰霍普金斯大學進修的海軍頂尖醫官，而我們會認識，要感謝我們共同的朋友 Sandy Sommer。

我們之間能聊的很多，克里斯是個音樂家，很懂爵士樂和融合音樂，同時又身兼科學家和醫生的角色。在他年輕的生命裡，曾服役於陸軍和海軍，剛完成 13 年的軍旅生涯，有著豐富閱歷的他，受到紮實的阻力訓練所吸引。我們都喜歡 Weston A. Price、Krishnamurti、Mahavishnu Orchestra 和 Trailer Park Boys，所以也不難理解為何我們一見如故。他是有機食品愛好者，我們也一起邊吃邊討論如何將我們訓練頂尖運動員的經驗，還有營養方面的知識帶給大家。

我工作的對象是頂尖運動員，而他的對象是受苦的病人。我跟他分享了我的看法，我認為把訓練菁英運動員的方法調整、稀釋一下，應該能成為適合大眾的方法。我的想法顯然沒錯，大眾認為這些訓練菁英的方法太苛刻、太操，超出「普通人」的能力範圍顯然是種誤解。相反的，健身主流像是約翰 Q 和瑪麗 J 他們教的那些所謂「適度」「有感」的健身花招，不慍不火什麼用也沒有。那些軟趴趴的訓練永遠也不會有效，這些方法從未見效，未來也不會成功。這是因為，如果不夠努力，就沒辦法說服身體往改變的方向走。

當然，這些原本給菁英運動員的訓練，也得先拔牙去爪，才能交給普羅大眾來運用，克里斯很清楚這一點。我們共同探討如何保留能有效轉變的訓練，但又能讓一般人適應的方法，以及營養攝取要如何搭配，這本書就是協同合作下的產物。對於兩個完全不同的問題，我們都得出了一樣的結論：他找到了讓身體受損的人修復的方法，而我也找到了使人身體更強健的方法。

　　這本書完整展示了克里斯寬廣的視野。相較於我那有限的所知，克里斯可謂確實是學識淵博，當這位巨人擘劃出健康世界的願景，並將這個願景付諸實踐時，我很驕傲自己能夠參與其中。

　　對於我的妻子史黛西，我要感謝她不遺餘力的付出，她包辦了生活中大大小小的一切，無私奉獻，也忍受我那有增無減的怪癖和情緒波動。在這本書接近完成最後的那段過程裡，她笑說我怪到「幾乎差不多就要變成那種獨居在森林裡，專向敵人寄炸彈的恐怖分子。」史黛西，真的很感謝妳，謝謝妳的幽默、耐心和充沛的活力……

　　策馬奔騰　　疾馳於刀光　　隱身於烽火間

　　禪境詩句獻給史黛西

STRENGTH & CONDITIONING 010

強壯靈藥：全方位重整生理機能、延長強壯顛峰的個人健身計畫
Strong Medicine: How to Conquer Chronic Disease and Achieve Your Full Genetic Potential

作　　者　克里斯多夫・哈迪（Christopher G. Hardy）
　　　　　馬蒂・加拉格爾（Marty Gallagher）
譯　　者　范瑋倫

堡壘文化有限公司

總 編 輯｜簡欣彥　　副總編輯｜簡伯儒
責任編輯｜郭純靜　　文字協力｜翁蓓玉
行銷企劃｜黃怡婷
封面設計｜萬勝安　　內頁構成｜劉孟宗

出　　版　堡壘文化有限公司
發　　行　遠足文化事業股份有限公司（讀書共和國出版集團）
出　　版　堡壘文化有限公司
發　　行　遠足文化事業股份有限公司
　　　　　地址　231 新北市新店區民權路 108-2 號 9 樓
　　　　　電話　02-22181417　傳真　02-22188057
　　　　　Email　service@bookrep.com.tw
　　　　　郵撥帳號　19504465 遠足文化事業股份有限公司
　　　　　客服專線　0800-221-029
　　　　　網址　http://www.bookrep.com.tw
法律顧問　華洋法律事務所　蘇文生律師
印　　製　凱林彩印有限公司

初版 1 刷　2023 年 10 月
初版 2 刷　2024 年 7 月

定　　價　880 元

ISBN　　978-626-7375-05-1
　　　　　9786267375099（PDF）
　　　　　9786267375105（EPUB）

國家圖書館出版品預行編目資料

強壯靈藥：全方位重整生理機能、延長強壯顛峰的個人健身計畫 /
克里斯多夫. 哈迪 (Christopher G. Hardy), 馬蒂. 加拉格爾 (Marty
Gallagher) 著；范瑋倫譯 · 初版 · 新北市：堡壘文化有限公司出版
：遠足文化事業股份有限公司發行, 2023.10
384 面；19x26 公分. -- (Strength & conditioning；10)
譯自：Strong medicine : how to conquer chronic disease and
achieve your full genetic potential
ISBN 978-626-7375-05-1(平裝)
1.CST: 預防醫學 2.CST: 體能訓練 3.CST: 營養學

412.5　　　　　　　　　　　　　　　　112014281